实用临床口腔医学新进展

主编 马丰香 翟媛媛 李华星 陈玉书

张明卉 朱思超 吴红霞

上海科学技术文献出版社

Shanghai Scientific and Technological Literature Press

图书在版编目（CIP）数据

实用临床口腔医学新进展 / 马丰香等主编 .-- 上海：
上海科学技术文献出版社,2023
ISBN 978-7-5439-8952-8

Ⅰ.①实… Ⅱ.①马… Ⅲ.口腔科学 Ⅳ.① R78

中国国家版本馆CIP数据核字（2023）第194552号

组稿编辑：张　树
责任编辑：王　珺
封面设计：宗　宁

实用临床口腔医学新进展

SHIYONG LINCHUANG KOUQIANG YIXUE XINJINZHAN

主　　编：马丰香　翟媛媛　李华星　陈玉书　张明卉　朱思超　吴红霞
出版发行：上海科学技术文献出版社
地　　址：上海市长乐路746号
邮政编码：200040
经　　销：全国新华书店
印　　刷：山东麦德森文化传媒有限公司
开　　本：787mm×1092mm　1/16
印　　张：23
字　　数：586千字
版　　次：2023年9月第1版　2023年9月第1次印刷
书　　号：ISBN 978-7-5439-8952-8
定　　价：198.00元

Foreword 前言

　　作为全身健康的重要组成部分，口腔健康直接或间接影响着全身健康。口腔健康是指无口腔颌面部慢性疼痛、口腔癌、口腔溃疡、先天性缺陷（如唇腭裂、牙周疾病、龋病、牙齿丧失），以及影响口腔的其他疾病。要想保持口腔健康就必须正确认识和了解口腔疾病。

　　口腔疾病不但妨碍口腔行使正常功能，干扰口腔健康，严重的还可能影响人的外貌形象和社会交往，甚至导致或加剧某些全身疾病。我国居民口腔疾病患病率很高，每个人都有可能受到口腔疾病的困扰，且根据调查发现85％以上的龋齿没有得到及时的治疗。面对如此严重的口腔疾病流行态势，为了帮助我国居民掌握正确的口腔卫生保健知识，养成良好的口腔卫生习惯，提高口腔健康水平，我们特组织了一批经验丰富的口腔科临床医师编写了《实用临床口腔医学新进展》。

　　本书首先介绍了口腔解剖生理、口腔科疾病的常见症状；然后介绍了儿童常见口腔疾病诊疗；之后对临床常见牙体疾病、牙周病、牙髓病与根尖周病等进行了详细阐述；最后介绍了口腔正畸术、口腔修复术、口腔种植术相关内容。本书从多个方面阐述了临床医师需要掌握的专业理论知识和实践操作技能。目的是使临床医师在了解口腔基础学科的基础上，熟悉各种口腔常见疾病的诊疗过程，从而提高其医疗质量和工作效率。本书遵循专业理论知识与实践操作技能并重的原则，以口腔医疗临床实际需求为导向，重视临床严谨科学态度的培养。本书适合各级医院口腔科临床医师、医学院校口腔专业讲师参考使用。

　　口腔医学是一门正在迅速发展的学科，尽管在编写中各位编者尽了最大努力，但由于编写水平有限、编写经验不足，书中难免存在一些缺点和不足。我们恳请广大同行和读者提出宝贵意见以期再版时予以改正和优化。

《实用临床口腔医学新进展》编委会

2023 年 5 月

Contents **目录**

1

第一章　口腔解剖生理

第一节　牙体解剖生理

一、牙的概述

(一)牙的分类

人的一生有两副牙,第一副为乳牙,第二副为恒牙。乳牙共 20 个,恒牙共 32 个。根据牙的形态和功能不同,乳牙分为乳切牙、乳尖牙和乳磨牙 3 类。恒牙可分为切牙、尖牙、前磨牙和磨牙4 类。切牙和尖牙位于口腔前庭前部、口角之前,故称为前牙;前磨牙和磨牙位于口角之后,故称为后牙。

(二)牙的功能

牙最重要的功能是咀嚼,其次可协助发音及言语,并在保持面部正常形态等方面起着一定的作用。

(三)临床牙位记录

临床上为了便于描述牙的部位及名称,每个牙均以一定的符号加以表示,目前最常用的牙位记录方法有两种。

1.部位记录法

该法为目前我国常用的记录法,以两条相互垂直的直线将牙弓分为 A、B、C、D 4 个象限,竖线代表中线,区分左右;横线表示殆面,横线以上为上颌牙,横线以下为下颌牙。乳牙用罗马数字Ⅰ~Ⅴ表示;恒牙用阿拉伯数字 1~8 表示。越近中线数字越小,如中切牙为1;越远离中线数字越大,如第三磨牙为8。

(1)乳牙临床牙位:采用罗马数字记录,如图 1-1 所示。

例如,Ⅳ⌐表示左上颌第一乳磨牙,⌐Ⅳ表示右上颌第一乳磨牙。

(2)恒牙临床牙位:采用阿拉伯数字记录,如图 1-2 所示。

例如,⌐6表示左上颌第一磨牙,43⌐表示右下颌尖牙及第一前磨牙。

2.国际牙科联合会系统

国际牙科联合会系统记录牙位时,第一位数表示象限和乳牙或恒牙,即以 1 表示恒牙右上区,2 表示恒牙左上区,3 表示恒牙左下区,4 表示恒牙右下区;5 表示乳牙右上区,6 表示乳牙左上区,7 表示乳牙左下区,8 表示乳牙右下区;第二位数表示各牙与中线相关的位置,越近中线牙数字越小。此种记录方法适用于计算机统计。

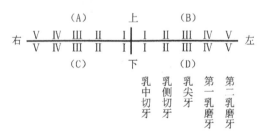

图 1-1　乳牙临床牙位记录

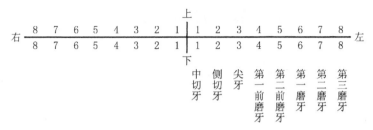

图 1-2　恒牙临床牙位记录

(1)恒牙编号:如图 1-3 所示。

18	17	16	15	14	13	12	11	21	22	23	24	25	26	27	28
48	47	46	45	44	43	42	41	31	32	33	34	35	36	37	38

图 1-3　恒牙编号

每个牙的符号均为两位数,其个位数代表牙序,十位数代表部位,如♯15 即右上颌第二前磨牙。

(2)乳牙编号:如图 1-4 所示。

55	54	53	52	51	61	62	63	64	65
85	84	83	82	81	71	72	73	74	75

图 1-4　乳牙编号

如♯71 代表左下颌乳中切牙。

(四)牙的萌出

牙的发育过程分为发育、钙化和萌出 3 个阶段。牙胚是由来自外胚叶的成釉器和来自中胚叶的乳突状结缔组织构成,形成牙滤泡,包埋于上下颌骨内。随着颌骨的生长发育,牙胚亦钙化发育,逐渐穿破牙囊,突破牙龈而显露于口腔。牙胚破龈而出的现象称出龈。从牙冠破龈至达到咬合接触的全过程叫萌出。牙萌出的时间是指出龈的时间。牙萌出具有下列生理特点:①牙萌出有明确的时间和顺序。②下颌牙萌出时间常较上颌同名牙为早。③牙萌出都是左右对称同时萌出,如一对下颌中切牙同时萌出等。④女性稍早于男性。

1.乳牙的萌出

胚胎两个月,乳牙胚即已发生,5～6个月钙化。新生儿颌骨内已有20个乳牙胚。

乳牙于生后半岁左右开始萌出,约两岁半全部出齐。其萌出顺序约为乳中切牙→乳侧切牙→第一乳磨牙→乳尖牙→第二乳磨牙,通常下颌牙萌出早于上颌同名牙。乳牙正常萌出过程受多种因素的影响,诸如牙胚发育状况,牙根及牙槽骨的生长,口周肌肉的作用,以及全身内分泌因素的影响等,可使上述萌出顺序有所差异。但由于从乳牙萌出至替牙开始尚有一段较长的时间,因此乳牙萌出顺序异常,通常不会导致不良影响。

2.恒牙的萌出

胚胎4个月,第一恒磨牙胚即已发生,它是恒牙中最早发生的牙胚。胚胎5～6个月,恒切牙及尖牙的牙胚即发生。胚胎10个月,前磨牙的牙胚发生。新生儿第一恒磨牙胚已钙化。3～4个月切牙胚已钙化。16～18个月第一前磨牙胚钙化。20～24个月第二前磨牙胚钙化。在5岁以前,尖牙胚及第二磨牙胚均已钙化,第三磨牙胚发生。

儿童6岁左右,在第二乳磨牙的远中部位,萌出第一个恒牙即第一磨牙,不替换任何乳牙。6～7岁至12～13岁,乳牙逐渐为恒牙所替换,此段时期称为替牙殆期。12～13岁以后,称为恒牙殆期。

恒牙萌出较乳牙顺序略有不同:首先萌出者为第一恒磨牙,前磨牙更换乳磨牙的位置,磨牙则在乳磨牙的远中部位萌出。恒牙萌出亦有其顺序,上颌多为6－1－2－4－3－5－7或6－1－2－4－5－3－7;下颌多为6－1－2－3－4－5－7或6－1－2－4－3－5－7。第三磨牙萌出期很晚,在20岁左右,故又名智齿,也可终身不出,因此成人恒牙28～32个均属正常。

(五)牙的组成部分

1.外部观察

从外部观察,每个牙均可分牙冠、牙颈和牙根3个部分。

(1)牙冠:有解剖牙冠和临床牙冠之分。解剖牙冠为牙釉质覆盖的部分,牙冠与牙根以牙颈为界。临床牙冠为牙体露于口腔的部分,牙冠与牙根以龈缘为界。正常健康人的牙,特别是青年人的牙,临床牙冠常小于解剖牙冠;老年人或有牙周病的牙,因牙龈萎缩,临床牙冠常大于解剖牙冠。大部分文献所称牙冠指解剖牙冠而言。牙冠的外形随其功能而异。

(2)牙根:亦分为解剖牙根和临床牙根。解剖牙根为牙骨质覆盖的部分,牙根与牙冠以牙颈为界;临床牙根为牙体在口腔内不能见到的部分,牙根与牙冠以龈缘为界,其大小变化见上述牙冠部分。大部分文献所称牙根指解剖牙根而言。牙因功能不同,其牙根的数目常有不同。前牙用以切割和撕裂食物,功能简单,故为单根。前磨牙用以捣碎食物,功能较为复杂,故为1～2根。磨牙用以磨细食物,功能更为复杂,故多为2～3根。牙根尖部有根尖孔,有牙髓神经、血管和淋巴管通过。

(3)牙颈:牙冠与牙根交界处为牙颈。因其呈线形,故又称颈线或颈缘。

2.剖面观察

通过牙体的纵剖面可见牙体由3种硬组织(牙釉质、牙骨质、牙本质)及一种软组织(牙髓)组成。

(1)牙釉质:是构成牙冠表层的硬组织,也是牙体组织中高度钙化最坚硬的组织,呈白色半透明状。

(2)牙骨质:是构成牙根表面的硬组织,色泽较黄。

（3）牙本质：是构成牙体的主质，位于牙釉质与牙骨质的内层，不如牙釉质坚硬，在其内层有一容纳牙髓的腔，称为牙腔。

（4）牙髓：是充满在牙腔中的蜂窝组织，内含血管、神经和淋巴管。

（六）牙体一般应用名词及表面解剖标志

1.应用术语

（1）中线：将颅面部平分为左右两等份的一条假想垂直线，该直线位于面部正中矢状面上，中线通过左右两眼之间、鼻尖和左右两中切牙的接触区。中线将牙弓分成左右对称的两部分。

（2）牙体长轴：为经过牙冠与牙根中心的一条假想直线。

（3）接触区：相邻两牙邻面的接触部位，称接触区或邻接区。

（4）外形高点：为牙体各轴面上最突出的部分。

（5）线角与点角：牙冠上两面相交处成一线，所成的角称线角；如前牙的近中面与唇面的交角称为近唇线角。后牙的近中面与颊面的交角称近颊线角。三面相交处成一点所成的角称点角。磨牙的近中面、颊面与殆面相交处称为近颊殆点角，前牙的近中面、唇面与切嵴所成的角称近唇切点角。

（6）牙体三等分：为了便于描述，常将牙体的轴面，在一个方向分为三等份，其中一份称为1/3。如在垂直方向牙冠可分为切1/3、中1/3和颈1/3；牙根可分为颈1/3、中1/3和根尖1/3；在近远中方向牙冠可分为近中1/3、中1/3和远中1/3；在唇（颊）舌方向牙冠邻面则分为唇（颊）1/3、中1/3和舌1/3。

2.牙冠各面的名称

每个牙均有与牙体长轴大致平行的4个轴面，分别称为唇（颊）面、舌（腭）面、近中面和远中面；并有与牙体长轴基本垂直的殆面或切嵴。

（1）唇面或颊面：前牙牙冠靠近唇黏膜的一面称唇面，后牙牙冠靠近颊黏膜的一面称颊面。

（2）舌面或腭面：前牙或后牙牙冠靠近舌侧的一面均称舌面，上颌牙牙冠的舌面接近腭，故亦称腭面。

（3）近中面与远中面：凡牙冠面向中线的牙面称近中面，牙冠背向中线的称远中面，每个牙的牙冠均有一个近中面和一个远中面。近、远中面合称为邻面。

（4）殆面和切嵴：上下颌后牙相对而发生咀嚼作用的一面称为殆面。前牙无殆面，切端有切咬功能的嵴，称为切嵴。

3.牙冠表面解剖标志

（1）牙冠的突起部分。

牙尖：牙冠上近似锥体形、突出成尖的部分称牙尖。位于尖牙的切端，前磨牙和磨牙的殆面上。

切缘结节：初萌切牙切缘上圆形的隆突称切缘结节，随着牙的切磨逐渐消失。

舌面隆突：前牙舌面近颈缘部的半月形隆突起，称舌面隆突，为前牙的解剖特征之一。

嵴：牙冠上细长形的牙釉质隆起，均称为嵴。根据嵴的位置、形状和方向，可分为切嵴、轴嵴、边缘嵴、三角嵴、牙尖嵴、横嵴、斜嵴和颈嵴。①切嵴：为切牙切缘舌侧长条形的牙釉质隆起。②轴嵴：为轴面上从牙尖顶伸向牙颈的纵形隆起。位于尖牙唇面者，称为唇轴嵴；位于后牙颊面者，称为颊轴嵴；位于尖牙及后牙舌面者，称为舌轴嵴。③边缘嵴：为前牙舌面近远中边缘及后牙殆面边缘细长形的牙釉质隆起。④三角嵴：为殆面牙尖两斜面汇合成的细长形的牙釉质隆起。

每条三角嵴均由近中和远中两斜面汇合而成。⑤牙尖嵴:从牙尖顶分别斜向近、远中的嵴,称为牙尖嵴。尖牙的近、远中牙尖嵴组成切嵴;后牙颊尖和舌尖的近、远中牙尖嵴,分别组成颊𬌗边缘嵴和舌𬌗边缘嵴。⑥横嵴:为𬌗面相对牙尖两三角嵴相连、横过𬌗面的细长形牙釉质隆起,为下颌第一前磨牙𬌗面的重要解剖特征。⑦斜嵴:𬌗面斜形相对的两牙尖三角嵴相连,称为斜嵴。为上颌第一磨牙重要的解剖标志。⑧颈嵴:牙冠唇、颊面沿颈缘部位、微显突起的细长形的牙釉质隆起,称为颈嵴。在唇面者称为唇颈嵴;在颊面者称为颊颈嵴。

(2)牙冠的凹陷部分。

沟:位于牙冠的轴面及𬌗面,介于牙尖和嵴之间,或窝的底部的细长凹陷部分,略似山间的溪流。①发育沟:为牙生长发育时,两生长叶相连所形成的明显而有规则的浅沟。②副沟:除发育沟以外的任何沟都称副沟,其形态不规则。③裂:钙化不全的沟称为裂,常为龋病的好发部位。

点隙:为 3 条或 3 条以上发育沟的汇合处所成的点状凹陷。该处牙釉质若钙化不全,则成为点隙裂。裂沟和点隙裂均是龋的好发部位。

窝:牙冠舌面及𬌗面上不规则的凹陷,称为窝。如前牙舌面的舌窝、后牙𬌗面的中央窝等。

(3)斜面:组成牙尖的各面,称为斜面。两斜面相交成嵴,四斜面相交则组成牙尖的顶,各斜面依其在牙尖的位置而命名,如尖牙牙尖的斜面有近唇斜面、远唇斜面、近舌斜面和远舌斜面。

(4)生长叶:牙发育的钙化中心称为生长叶,其交界处为发育沟,多数牙是由 4 个生长叶发育而成,部分牙是由 5 个生长叶发育而成。

二、牙体内外形态解剖及生理

(一)牙的外形

1.恒牙的外形

恒牙共有 32 个,上下颌各 16 个。因牙的形态和功能不同,依次分为切牙、尖牙、前磨牙和磨牙 4 种类型 16 种。

(1)切牙组:切牙位于口腔前部,包括上颌中切牙、上颌侧切牙、下颌中切牙及下颌侧切牙。切牙组的共同特点:①上颌切牙体积较下颌切牙大。②牙冠由唇面、舌面、近中面、远中面 4 个面和一个切嵴组成。③牙冠唇、舌面呈梯形,在唇面切 1/3 处有两条纵形发育沟。舌面中央有舌面窝,颈 1/3 处突出即称舌面隆突。④牙冠邻面呈三角形,接触区均位于近切角处。⑤牙根为单根,较直,根尖段略偏远中。

上颌中切牙:为切牙中体积最大、前牙中近远中径最宽、牙弓中位置最靠前的牙。①唇面:略呈梯形,切颈径大于近远中径。切 1/3 和中 1/3 较平坦,颈 1/3 较突出为唇颈嵴。切 1/3 可见两条发育沟,近中缘和切缘较直,远中缘及颈缘较突。切缘与近中缘相交而成的近中切角近似直角,与远中缘相交而成的远中切角略为圆钝,借以区分左右。新萌出者切缘可见 3 个切缘结节。牙冠唇面形态可分为卵圆形,尖圆形和方圆形,常与人的面型相协调。②舌面:较唇面为小,中央凹陷成窝称舌窝,周边围以突起的嵴,在牙颈部者称舌面隆突,靠近中者称近中边缘嵴,靠远中缘者称远中边缘嵴,在切端位于切缘舌侧者称为切嵴。③邻面:近中面似三角形,顶为切端,底为颈缘,呈"V"字形。接触区在切 1/3 靠近切角。远中面似近中面但稍短而圆突。接触区在切 1/3 距切角稍远。④切嵴:切端唇侧较平,舌侧圆突成嵴,称切嵴,与下颌牙的切嵴接触时,能发挥切割功能。侧面观察,切嵴在牙体长轴的唇侧。⑤牙根:为单根,粗壮较直,唇侧宽于舌侧,牙根向根尖逐渐缩小,根长较冠长稍长,亦有根长短于冠长者或偶见牙根弯向唇侧、舌侧和远中唇侧者。

牙根颈部横切面为圆三角形。

上颌侧切牙：为切牙中唇面最突、舌窝最深、远中切角最为圆钝者。①唇面：较上颌中切牙者窄小、圆突，近中缘稍长，远中缘较短，与切缘弧形相连，因而切缘明显斜向远中。近中切角似锐角，远中切角呈圆弧形。②舌面：边缘嵴较中切牙者显著，舌窝窄而深，有时有沟越过舌面隆突的远中，延续到根颈部成为裂沟，为龋病的好发部位。③邻面：略呈三角形，近远中接触区均在切1/3，距切缘稍远。④切嵴：向远中舌侧倾斜度较中切牙大，似与远中面连续。⑤牙根：单根，较中切牙者细而稍长，根长大于冠长，颈横切面为卵圆形。上颌侧切牙的变异形态较多，如呈锥形或先天缺失者。

下颌中切牙：下颌中切牙是全口牙中体积最小、形态最为对称、离体后较难区分左右者。下颌中切牙的形态特点如下所述。①牙冠：下颌中切牙牙冠宽度约为上颌中切牙者的2/3。②唇面：狭长且光滑平坦，切颈径明显大于近远中径，近中缘与远中缘约对称，近中切角与远中切角约相等，切缘平直，离体后较难区分左右。③舌面：近远中边缘嵴微突，舌面窝浅。④邻面：约呈三角形，近远中接触区均在切1/3靠近切角。⑤牙根：单根形扁，远中面的长形凹陷，较近中面者略深，可作为鉴别左右的参考。根中1/3横切面呈葫芦形。

下颌侧切牙：下颌侧切牙与下颌中切牙相似，但有下列特点。①下颌侧切牙的牙冠较下颌中切牙稍宽。②唇面：切缘略向远中倾斜，远中切角较近中切角圆钝。③邻面：约呈三角形，近中接触区在切1/3靠近切角，远中接触区在切1/3距切角稍远。④牙根：为单根，形扁圆，较下颌中切牙者稍长，根尖偏向远中。

上颌切牙与下颌切牙的区别：①上颌切牙的牙冠宽大，唇面发育沟明显；下颌切牙的牙冠窄小，唇面光滑，发育沟不明显。②上颌切牙的舌面边缘嵴明显，舌窝较深；下颌切牙的舌面无明显边缘嵴，舌窝较窄浅。③侧面观，上颌切牙的切嵴在牙体长轴的唇侧；下颌切牙的切嵴靠近牙体长轴。④上颌切牙牙根粗壮而直；下颌切牙牙根窄而扁，近远中面凹陷呈沟状。

(2)尖牙组：尖牙位于侧切牙的远中，包括上颌尖牙和下颌尖牙。尖牙的共同特点：①牙冠由唇面、舌面、近中面、远中面4个面和一个牙尖组成。②唇、舌面似圆五边形，唇轴嵴将唇面分成两个斜面，舌轴嵴将舌面分成两个舌面窝。③邻面呈三角形，较厚，唇颈嵴和舌面隆突显著。④牙尖均偏近中。⑤牙根粗壮，单根，根尖段偏远中。

上颌尖牙：为全口牙中牙体和牙根最长、牙尖最大的牙。①唇面：似圆五边形，其五边由近中缘、近中斜缘、远中斜缘、远中缘和颈缘组成。其中近中斜缘短，与近中缘相连形成近中切角；远中斜缘长，与远中缘相连形成远中切角。初萌出的尖牙，近、远中斜缘在牙尖顶处相交约呈90°。唇面中部有突起的唇轴嵴，由牙尖顶伸至颈1/3，将唇面分为近唇斜面和远唇斜面。唇轴嵴两侧各有一条发育沟。外形高点在中1/3与颈1/3交界处的唇轴嵴上。②舌面：较唇面稍小，远中边缘嵴较近中边缘嵴短而突。近中牙尖嵴短，远中牙尖嵴长。舌面隆突显著，由牙尖至舌面隆突有一纵嵴称舌轴嵴，将舌窝分成近中舌窝和远中舌窝。③邻面：似三角形，远中面比近中面更为突出且短小。近中接触区距近中牙尖嵴较近，远中接触区则距远中牙尖嵴稍远。④牙尖：牙尖由4个嵴和4个斜面组成。4个嵴为唇轴嵴、舌轴嵴、近中牙尖嵴、远中牙尖嵴，4个斜面即近唇斜面、远唇斜面、近舌斜面和远舌斜面。4个牙尖嵴汇合成牙尖顶，牙尖顶偏近中。⑤牙根：单根，形粗壮，唇舌径大于近远中径，根长约为冠长的两倍，根颈横切面为卵圆三角形。根尖弯向远中。

下颌尖牙：似上颌尖牙，但有下列特点。①下颌尖牙较上颌者窄而薄，牙冠窄而细长，近远中径较上颌尖牙者小，故牙体显得细长。②牙冠唇面为狭长五边形，切颈径明显大于近远中径。唇颈嵴、唇轴嵴及发育沟不如上颌尖牙者明显。唇面近中缘最长,约与牙体长轴接近平行,远中缘较短,切缘由近、远中斜缘组成。近中斜缘短,远中斜缘长,两者长度约为1:2,近、远中斜缘的交角>90°。唇面观察下颌尖牙牙冠与牙根两者的近中缘相续约呈直线。③舌面小于唇面,略凹,舌轴嵴不如上颌尖牙者明显,在切1/3处较突。外形高点在舌面隆突。④邻面观察下颌尖牙牙冠与牙根两者的唇缘相连约呈弧线。⑤牙尖不如上颌尖牙者显突,牙尖顶明显偏近中。⑥牙根为单根,扁圆细长,近、远中根面有浅的长形凹陷。根颈1/3处横切面呈扁圆形。根尖偏向远中。

上颌尖牙与下颌尖牙的区别:①上颌尖牙体积较大,牙冠宽大;下颌尖牙体积较小,牙冠窄长。②上颌尖牙唇颈嵴、唇轴嵴、舌轴嵴和舌面隆突较明显,舌窝较深;下颌尖牙唇颈嵴、唇轴嵴、舌轴嵴和舌面隆突不很明显,舌窝较浅。③上颌尖牙近中缘自颈缘至切缘向近中展开;下颌尖牙近中缘与牙根近中缘相连成直线。④上颌尖牙近中斜缘与远中斜缘相交近似直角;下颌尖牙者成钝角。⑤上颌尖牙牙尖顶偏近中;下颌者明显偏近中。⑥上颌尖牙冠、根的唇缘相连不成弧线;下颌尖牙冠、根的唇缘相连成弧线。⑦上颌尖牙牙根粗长,颈横切面成卵圆三角形;下颌尖牙牙根细长,颈横切面成扁圆形。

(3)前磨牙组:前磨牙又称双尖牙,位于尖牙与磨牙之间,包括上颌第一前磨牙、上颌第二前磨牙、下颌第一前磨牙与下颌第二前磨牙。

前磨牙的共同特点:①牙冠呈立方形,由颊面、舌面、近中面、远中面及𬌗面组成。②颊面显突,颊轴嵴明显;舌面圆弧,舌轴嵴不明显。邻面似四边形。③𬌗面有颊、舌、2个牙尖或3个牙尖(下颌第二前磨牙有三尖型者),颊尖长而尖锐,舌尖低而圆钝。两尖的三角嵴自牙尖顶至面中央,将𬌗面分成近中窝、远中窝,有发育沟、点隙分布。④牙根一般为单根,扁圆形,根尖段偏远中。

上颌第一前磨牙:上颌第一前磨牙为前磨牙中体积最大,颊尖偏向远中和有近中沟(由近中点隙越过近中边缘嵴至近中面者)。①颊面:与尖牙唇面相似但较短小,颊面中部有纵行的颊轴嵴,颊尖是前磨牙中唯一偏向远中者。外形高点在颈1/3的颊颈嵴上。②舌面:小于颊面,似卵圆形,光滑而圆突,舌尖偏向近中,较颊尖矮小、圆钝。外形高点在中1/3。③邻面:约呈四边形,近远中接触区均靠𬌗缘偏颊侧。近中面近颈部明显凹陷,有沟从𬌗面近中边缘嵴跨过至近中面的𬌗1/3处。④𬌗面:外形为轮廓显著的六边形,颊边宽于舌边。边缘嵴由近、远中边缘嵴和颊、舌尖的近远中牙尖嵴围成。𬌗面有颊舌两尖,颊尖长大锐利,舌尖较短小圆钝。从颊、舌尖顶分别有伸向𬌗面中央的三角嵴,分别称为颊尖三角嵴和舌尖三角嵴。𬌗面中央低下称为中央窝,窝的周边由近、远𬌗边缘嵴和颊、舌尖的近、远中牙尖嵴围成,窝底有近远中向的中央沟,其两端为近远中点隙。由近中点隙越过近中边缘嵴至近中面的沟,称近中沟,为上颌第一前磨牙的特有解剖标志。⑤牙根:形扁,多在牙根中部或根尖1/3处分为颊舌两根。颊根长于舌根,根的近远中面较平,自颈缘以下至根分叉处有沟状凹陷。远中面的沟较近中面者深。少数为单根,其近中面的沟长,约占根长的大部分。根尖偏向远中。

上颌第二前磨牙:似上颌第一前磨牙,但有下列特点。①上颌第二前磨牙的𬌗面较对称,轮廓不如上颌第一前磨牙者锐突,牙尖较圆钝。②上颌第二前磨牙的颊面颈部较上颌第一前磨牙者宽,𬌗缘两牙尖嵴交角所成的颊尖圆钝,偏向近中,发育沟不明显,颊轴嵴圆钝。③邻面仍呈四边形,近远中接触区仍在近𬌗缘偏颊侧。但近中面颈部少有凹陷,亦无沟越过近中边缘嵴至近中面。④𬌗面颊缘与舌缘宽度相近,𬌗面诸角较圆钝,颊舌尖的高度、大小相近,颊舌两尖均偏近中。中央窝浅而窄,无沟跨过近中边缘嵴至近中面。中央沟较短,近远中点隙相距亦较近。⑤上颌第二前磨牙多为扁形单根,牙根多不分叉。

下颌第一前磨牙：下颌第一前磨牙为前磨牙中体积最小、颊舌尖高度差别最大、殆面有横嵴者，其特点如下所述。①颊面：颊面向舌侧倾斜显著。颊尖高耸、长大尖锐，偏向近中。颊轴嵴在颈 1/3 处显突，颊颈嵴呈新月形，外形高点位于颈 1/3 处。②舌面：舌面较短小，仅及颊面的 1/2。舌尖明显小于颊尖。③邻面：近远中接触区均靠殆缘偏颊侧。④殆面：呈卵圆形，最大特点是颊尖长大而舌尖很小，两尖均偏近中。颊尖三角嵴与舌尖三角嵴相连而成横嵴，为该牙的重要解剖标志。横嵴越过殆面，将殆面分成较小的三角形近中窝，与较大的长圆形远中窝。⑤牙根：单根，扁而细长，颊侧宽于舌侧。根尖略为弯向远中。近中面的根尖部常有分叉痕迹。

下颌第二前磨牙：牙冠。外形方圆，牙冠殆颈高度、颊舌厚度和近远中宽度相近，舌面与颊面大小约相等。颊面颈部较下颌第一前磨牙者稍宽，颊轴嵴较圆。舌面与颊面大小相近，若为两舌尖者，则舌面宽于颊面，两尖之间有舌沟通过，近中舌尖大于远中舌尖。邻面近远中接触区均靠殆缘偏颊侧。殆面呈圆形或卵圆形。殆面的发育沟有 3 种形态：呈"H"形者，约占 43%；呈"U"形者，约占 26%，上述两型为二尖型；呈"Y"形者，约占 31%，为三尖型。殆面中央有时可见一小牙尖，称中央尖或畸形中央尖，易磨损使牙腔暴露，引起牙髓炎或根尖周炎。中央尖可见于诸前磨牙，但以下颌第二前磨牙多见。牙根：单根，扁圆，近中面无分叉痕迹。

上颌前磨牙与下颌前磨牙的区别：①上颌前磨牙的牙冠较直，略偏牙体长轴的颊侧；下颌前磨牙的牙冠向舌侧倾斜。②上颌前磨牙的牙冠颊舌径大于近远中径，牙冠较狭长；下颌前磨牙的牙冠，颊舌径与近远中径相近，牙冠方圆。

(4)磨牙组：磨牙担负着咀嚼的主要任务，位于前磨牙的远中，包括上颌第一、二、三磨牙和下颌第一、二、三磨牙。上、下、左、右共 12 个，牙体由第一磨牙至第三磨牙依次渐小。磨牙的牙冠体积大，殆面亦大，有 4～5 个牙尖，牙根一般为 2～3 根。

上颌第一磨牙：上颌第一磨牙约 6 岁即出现于口腔，故又名六龄牙。①颊面：略呈梯形，近远中宽度大于殆颈高度，近中缘长而直，远中缘稍短而突，殆缘长于颈缘，殆缘由近、远中颊尖的 4 条牙尖嵴连续组成。近中颊尖略宽于远中颊尖，二尖间有颊沟通过，约与颊轴嵴平行，近中颊尖的颊轴嵴显著。外形高点在颈 1/3。②舌面：大小与颊面相近或稍小，殆缘由近、远中舌尖的 4 条牙尖嵴组成。近中舌尖宽于远中舌尖，二尖间有远中舌沟通过。舌轴嵴不明显，外形高点在中 1/3。少数近中舌尖的舌侧有第五牙尖，又称卡氏尖。第五牙尖的尖顶既不达殆面也无髓角，故称其为结节更恰当。③邻面：近、远中面约为四边形，颊舌面厚度大于殆颈高度，颈部平坦，外形高点在殆 1/3 处。近中接触区靠殆缘偏颊侧；远中接触区靠殆缘中 1/3 处。④殆面：呈斜方形，结构复杂。殆面的边缘嵴、牙尖、三角嵴与斜面、窝、点隙及沟描述如下。边缘嵴：殆面的四边为颊殆边缘嵴、舌殆边缘嵴、近殆边缘嵴和远殆边缘嵴围成。颊殆边缘嵴由近、远中颊尖的 4 个牙尖嵴构成，即近中颊尖的近、远中牙尖嵴及远中颊尖的近、远中牙尖嵴；舌殆边缘嵴由近、远中舌尖的 4 个牙尖嵴构成，即近中舌尖的近、远中牙尖嵴和远中舌尖的近、远中牙尖嵴。近殆边缘嵴短而直，远殆边缘嵴稍长。近颊殆角及远舌殆角为锐角；远颊殆角及近舌殆角为钝角。牙尖：一般为 4 个，即近中颊尖、远中颊尖、近中舌尖和远中舌尖，颊侧牙尖较锐，舌侧牙尖较钝，近中舌尖是 4 个牙尖中最大者，是上颌第一磨牙的主要功能尖，远中舌尖则是其中最小者。三角嵴：每一牙尖均有一个三角嵴；近中颊尖三角嵴由其牙尖顶斜向舌侧远中至殆面中部；远中颊尖三角嵴由其牙尖顶斜向舌侧近中至殆面中部；近中舌尖三角嵴由其牙尖顶端斜向颊侧远中至殆面中部；远中舌尖三角嵴由其牙尖顶端斜向颊侧近中至殆面中部。由远中颊尖三角嵴与近中舌尖三角嵴相连成嵴，称为斜嵴，为上颌第一磨牙的解剖特征。斜面：每一牙尖均有 4 个斜面，颊尖的颊斜面无咬合接触,但颊尖的舌斜面、舌尖的颊斜面和舌斜面均有咬合接触。窝及点隙:殆面的中部凹陷成窝,由殆面斜嵴将殆面分为近中窝及远中窝。近中窝较大,位于斜嵴与近殆边缘嵴之间,约占殆面近中的 2/3,又名中央窝,窝内有中央点隙;远中窝较小,位于斜嵴与远殆缘嵴之间,约占殆面远中的 1/3。沟:颊沟自中央点隙伸向颊侧,在两颊尖之间经颊殆边缘嵴而至颊面;近中沟自中央点隙伸向近中,止于近殆边缘嵴之内。远中舌沟一端至远中边缘嵴内,另一端经两舌尖之间越过舌殆边缘嵴至舌面。⑤牙根:由 3 根组成,一舌根在舌侧,两颊根分别称为近中颊根和远中颊根。近中颊根位于牙冠近中颊侧颈部之上,根的近远中面皆平,颊面宽于舌面;远中颊根位于牙冠远中颊侧颈部之上,较近中颊根短小;舌根位于牙冠舌侧颈部之上,为 3 根中之最大者,其颊舌两面较宽且平,舌面有沟。两颊根之间相距较近,颊根与舌根之间分开较远,3 根之间所占面积较大,故有利于牙的稳固。牙根未分叉的部分叫根干或称根柱。

上颌第二磨牙:似上颌第一磨牙,但有下列特点。①牙冠较上颌第一磨牙为窄。②牙冠颊面自近中向远中面舌侧的倾斜度大于第一磨牙。远中颊尖明显缩小。③近中舌尖占舌面的大部分,极少有第五牙尖。④殆面斜嵴不如第一磨牙明显,有远中沟越过,有的上颌第二磨牙殆面无斜嵴可见。⑤牙根数目与上颌第一磨牙相同,但根之间分叉度比较小,且向远中偏斜。少数牙根愈合成两根,即近中颊根或远中颊根与舌根愈合,或近、远中颊根愈合,使原有的 3 根愈合成两根;极少数为近、远中根和舌根相互愈合。

上颌第三磨牙:①该牙的形态变异最多,其规则形态与上颌第二磨牙相似,但牙冠较小,根较短,牙冠各轴面中 1/3 较圆突,外形高点在中 1/3 处。②远中舌尖很小甚或缺如,故颊面宽而舌面窄,殆面呈圆三角形。有时牙尖多而界限不明显,殆面副沟多。③牙根多合并成一锥形根。但根的数目和形态变异很大。④其变异形态有前磨牙型、多尖型及多根型。

下颌第一磨牙:下颌第一磨牙为恒牙中萌出最早、殆面尖、嵴、沟、窝、斜面最多的牙。①颊面:约呈梯形,近远中径大于殆颈径。殆缘长于颈缘,近中缘直,远中缘突。殆缘可见近中颊尖、远中颊尖和远中尖的半个牙尖,分别有颊沟和远颊沟分隔。近中颊尖与远中颊尖的颊轴嵴与颊沟平行,远中尖的颊轴嵴不显著。颊颈嵴与颈缘平行。外形高点在颈 1/3。②舌面:亦呈梯形,较颊面小而光滑圆突。殆缘可见近、中舌尖,舌沟从两舌尖间越过。无明显轴嵴,外形高点在中 1/3。③邻面:约呈四边形,牙冠倾向舌侧,颊尖低于舌尖。近中接触区在近殆缘偏颊侧;远中接触区在靠近殆缘中 1/3 处。远中面小于近中面。由近中面颊缘与颈缘构成的颊颈角和由舌缘与殆缘构成的舌殆角均较锐。④殆面:略呈长方形,形态复杂。殆面的边缘嵴、牙尖、三角嵴与斜面、窝、点隙及沟描述如下。边缘嵴:殆缘由 4 条边缘嵴围成,颊殆边缘嵴长于舌殆边缘嵴,近殆边缘嵴较长且直,远殆边缘嵴较短且突。牙尖:可见 5 个牙尖。近、远中颊尖短而圆,近、远中舌尖长而尖,远中尖最小位于颊面与远中面交界处。三角嵴:殆面 5 条牙尖三角嵴朝向中央窝,其中以远中颊尖三角嵴最长,远中尖三角嵴最短。斜面:舌尖的舌斜面与对颌牙无咬合接触。颊尖和远中尖的颊斜面和舌斜面及舌尖的颊斜面与对颌牙均有咬合接触。窝及点隙:中央窝位于殆面二近中牙尖三角嵴的远侧及远殆边缘嵴近侧,窝内有中央点隙。在近殆边缘嵴的内侧有较小的三角形近中窝,窝内有近中点隙。沟:共计 5 条发育沟,其中颊沟由中央点隙伸向颊侧,经近中颊尖与远中颊尖之间至颊面;舌沟由中央点隙经两舌尖之间至舌面;近中沟由中央点隙伸向近中,止于近殆边缘嵴之内;远中沟由中央点隙伸向远中,止于远殆边缘嵴之内;远中颊尖与远中尖之间有一条远颊沟,从远中沟上分出,向远颊方向至颊面。⑤牙根:双根,扁而厚,根干短。近中根较远中根稍大,近中根的近、远中根面有较深的长形凹陷,根尖弯向远中;远中根的长形凹陷仅见于其近中根面,根尖亦弯向远中。有时远中根分为颊、舌两根,远中舌根短小弯曲。

下颌第二磨牙:牙冠。拾面可分为 4 尖型和 5 尖型。4 尖型者无远中尖,又可分两种类型:①拾面 4 条发育沟呈"十"形分布,即颊沟、舌沟、近中沟和远中沟,整个拾面似"田"字形,为 4 尖型的主要类型,约占 50％。②另一类发育沟呈"X"形分布,此型约占 5％。5 尖型约占 45％,与下颌第一磨牙相似,具有 5 个牙尖,但稍小,离体后两者不易区别。牙根:近远中根相距较近,皆偏远中,有时聚成一锥体形。极少数分叉为 3 根,即近中颊根、近中舌根和远中根。少数牙近、远中根颊侧融合,舌侧仍分开,牙根横断面呈"C"形,故称为"C"形根。

下颌第三磨牙:①为全口牙中形态、大小和位置变异较多者之一。②拾面 5 尖者似下颌第一磨牙,4 尖者似下颌第二磨牙。③牙冠各轴面光滑,外形高点在牙冠中 1/3 处。拾面牙尖、嵴、窝不清晰,副沟多。④牙根常融合成锥形,也有分叉成多根者。

上颌磨牙与下颌磨牙的区别:①上颌磨牙的牙冠拾面呈斜方形,颊舌径大于近远中径;下颌磨牙的牙冠拾面呈长方形,近远中径大于颊舌径。②上颌磨牙的牙冠较直;下颌磨牙的牙冠倾向舌侧。③上颌磨牙的颊尖锐而舌尖钝;下颌磨牙的舌尖锐而颊尖钝。④上颌磨牙多为 3 根;下颌磨牙多为双根。

2.乳牙外形

乳牙共 20 个,上、下颌各 10 个,位于中线两侧,左右成对排列,由中线向远中依次分为乳切牙、乳尖牙和乳磨牙。乳牙与恒牙比较,无乳前磨牙。除下颌第一乳磨牙的形态较特殊外,其余乳牙的形态与恒牙相似。

乳牙具有下列特点:①乳牙体积小,牙冠短而宽,乳白色。②乳牙颈部缩窄,唇颈嵴、颊颈嵴明显突出。拾面缩窄,冠根分明。③宽冠窄根是乳前牙的特点,但上颌乳中切牙为宽冠宽根,根尖弯向唇侧。④上颌乳尖牙近中牙尖嵴长于远中牙尖嵴,是乳尖牙和恒尖牙中唯一牙尖偏向远中者。⑤下颌第二乳磨牙 3 个颊尖等大。

3.牙体形态的生理意义

牙体形态和生理功能是密切相关的,形态结构是功能活动的物质基础。现将牙体形态的生理意义分述如下。

(1)牙冠形态的生理意义。

切端及拾面形态的生理意义:切牙的切嵴具有切割食物的功能。尖牙的牙尖具有穿透和撕裂食物的作用。前磨牙和磨牙拾面有凸形结构,即牙尖、三角嵴、斜面和边缘嵴;并有凹形结构:窝及发育沟。咀嚼时,上下颌后牙拾面凸形结构与凸形结构接触可压碎食物;凸形结构与凹形结构接触可磨细食物。上下颌后牙拾面牙尖与窝接触,可保持上下颌牙拾关系稳定。拾面组成三角嵴的两斜面,咀嚼时既可磨细食物,又可在上下颌牙接触时,下颌牙沿上颌牙尖的斜面运动,以便进入牙尖交错位。边缘嵴的作用是将食物局限在拾面窝内,以便对颌牙尖进行捣碎和磨细。发育沟如舌沟或颊沟是磨细食物溢向固有口腔或口腔前庭的通道。

牙冠轴面突度的生理意义:①牙冠唇、颊、舌面突度的生理意义。前牙唇舌面及后牙颊面的突度均在颈 1/3,后牙舌面的突度则在中 1/3。咀嚼时,牙冠的正常突度,可使部分咀嚼过的食物擦过牙龈表面,起着按摩作用,促进血液循环,有利于牙龈的健康。若牙冠突度过小或平直,食物经过该处将给牙龈过大的压力;反之,若牙冠突度过大,食物经过该处则不能触及牙龈,均不利于龈组织的健康。牙冠颈 1/3 的突度,还可扩展龈缘,使其紧张有力。②牙冠邻面突度的生理意义。前牙及后牙邻面突度分别在切 1/3 和拾 1/3 处,相邻两牙借邻接点相接,邻接点因磨耗呈小面,称为接触区。前牙接触区呈椭圆形,切颈径大于唇舌径,近中面者靠近切角,远中面者距切角稍远。后牙接触区亦呈椭圆形,颊舌径大于殆颈径。第一、二前磨牙近远中面接触区及第一磨牙近中面接触区均在近殆缘偏颊侧。第一磨牙远中面接触区、第二磨牙近远中面接触区及第三磨牙近中接触区均在近殆缘中 1/3 处。在正常接触区的周围均有呈"V"字形的空隙,称为楔状隙或外展隙。在唇(颊)、舌侧者分别称为唇(颊)楔状隙或舌楔状隙;在切、殆方者,分别称为切楔状隙或殆楔状隙;在龈方者称为邻间隙,有龈乳头充满,可保护牙槽骨和牙冠邻面。

正常的牙邻接,不仅可防止食物嵌塞,免使龈乳头受压萎缩及牙槽突降低,而且可使牙及殆关系稳定、牙弓完整,有利于咀嚼,对颞下颌关节、咀嚼肌和牙周组织的健康均具有重要意义。

(2)牙根形态的生理意义:牙根在牙槽窝的稳固是保证牙冠行使其生理功能的前提,稳固的牙根又与其形态密切相关,如多根牙较单根牙稳固,长根牙较短根牙稳固,粗根牙较细根牙稳固,扁根牙较圆根牙稳固,根尖所占面积大于殆面者稳固等。如上颌第一磨牙,牙根多、根形扁、根尖所占面积大于殆面,因而是全口牙中最稳固的牙,又如上颌尖牙,牙根粗长,故较其他单根牙稳固。

(二)牙髓腔解剖

牙髓腔是位于牙体内部的一个与牙体外形相似,同时又显著缩小的空腔,简称牙腔。位于牙体中部,周壁除根尖孔(有的牙尚有副孔和/或侧孔)外,其余绝大部分均被坚硬的牙本质所包被,牙腔内充满牙髓。牙腔的形状与牙体外形基本相似,但体积却显著缩小。

1.牙腔各部名称

(1)髓室:牙腔朝向牙冠的一端扩大成室,称为髓室。牙腔位于牙冠及牙根颈部的部分,其形状与牙冠的外形相似。前牙髓室与根管无明显界限;后牙髓室呈立方形,分顶、底及四壁,是牙腔中较宽阔的部分。①髓室顶与髓室底:与殆面或切嵴相对应的髓室壁称髓室顶,与髓室顶相对应的髓室壁名髓室底,两者之间的距离称为髓室高度。②髓室壁:与牙体轴面相对应的牙腔牙本质壁分别称近中髓壁、远中髓壁、颊侧髓壁和舌侧髓壁。亦有将髓室顶和髓室底列入髓室壁者,则髓室共有六壁。③髓角:为髓室伸向牙尖突出成角形的部分,其形状、位置与牙尖的高度相似。髓角与殆面的距离因年龄而异。乳牙与刚萌出不久的恒牙髓室大,髓角至殆面的距离近;老年人由于牙腔增龄变化,牙腔内径变小,髓角变低,殆面至髓角的距离变大。④根管口:为髓室底上髓室与根管的移行处。

(2)根管系统:是牙腔除髓室以外的管道部分,包括根管、管间吻合、根管侧支、根尖分歧、根尖分叉及副根管,它们共同组成根管系统。

根管为位于牙根内的那部分牙腔。任何一个牙的牙冠及牙根颈部内仅有一个髓室,而每个牙根内却不一定只有一个根管。通常一个较圆的牙根内有一个与其外形相似的根管,但一个较扁的牙根内,则可能有 1 个根管、2 个根管或混合形式,偶可见一个牙根内有 3 个根管者。

2.牙腔的增龄变化及病理变化

牙腔的形态随年龄的增长不断变化。乳牙的牙腔从相对比例看较恒牙者大,青少年恒牙的牙腔又比老年者大,表现为髓室大,髓角高、根管粗、根尖孔亦大。随年龄的增长,牙腔内壁有继发性牙本质沉积,使牙腔的体积逐渐减小,髓角变低,根管变细,根尖孔窄小,有的牙腔部分或全部钙化阻塞。髓室增龄变化的继发性牙本质沉积方式因牙位而不同,上颌前牙继发性牙本质主要沉积在髓室舌侧壁,其次为髓室顶。磨牙主要沉积在髓室底,其次为髓室顶和侧壁。因此,老年人恒牙髓室底常为凸起形,而年轻人多为扁平状。此外,牙腔病理性变化,如因外伤、酸腐、龋病或非功能性磨损等致牙本质暴露,在受伤处相对的牙腔壁上形成修复性牙本质,使牙腔缩小。

3.恒牙牙腔形态

（1）切牙的牙腔形态：与相应的牙体外形相似，髓室与根管无明显界限，其特点是根管多为单根管，根尖孔多位于根尖顶。

（2）尖牙的牙腔形态：与相应的牙体外形相似，髓室与根管无明显界限，其特点是根管多为单根管，根尖孔多位于根尖顶。

（3）上颌前磨牙的牙腔形态：上颌前磨牙的髓室类似立方形，颊舌径大于近远中径，髓室位于牙冠颈部及根柱内。髓室顶形凹，最凹处约与颈平齐。髓室顶上有颊舌两个髓角，牙根内有1～2个根管。

（4）下颌前磨牙的牙腔形态：下颌前磨牙髓室顶上有颊、舌两个髓角，髓室向下多与单根管相通。

（5）上颌磨牙的牙腔形态：上颌磨牙的牙腔似立方形，髓室顶上有4个髓角与相应的牙尖斜相对应，髓室底上可见3～4个根管口，与相应的根管相通。

（6）下颌磨牙的牙腔形态：与上颌磨牙一样，髓室较大呈大立方形，根管亦多而复杂，大多有5个髓角，一般有2～3个或更多的根管口。

4.乳牙牙腔形态

乳牙的牙腔形态虽与乳牙的外形相似，但按牙体比例而言，乳牙牙腔较恒牙者为大，表现为髓室大、髓壁薄、髓角高、根管粗、根管方向斜度较大，根尖孔亦大。

乳前牙牙腔与其牙冠外形相似，根管多为单根管，偶见下颌乳切牙根管分为唇、舌向两根管。乳磨牙髓室较大，通常均有3个根管：上颌乳磨牙有2个颊侧根管，一个舌侧根管；下颌乳磨牙有2个近中根管，1个远中根管。下颌第二乳磨牙有时可出现4个根管，其分布为近中2个根管，远中2个根管。

（陈玉书）

第二节　牙列、𬌗与颌位解剖生理

一、牙列

上、下颌牙的牙根生长在牙槽窝内，其牙冠按照一定的顺序、方向和位置彼此邻接，排列成弓形，称为牙列或牙弓。上颌者称为上牙列（弓），下颌者称为下牙列（弓）。

（一）牙列分型

1.按照构成牙的类别分型

按照构成牙的类别分型，牙列可以分为恒牙列、乳牙列和混合牙列。

2.按照牙列形态特征分型

从𬌗面对牙列的形态进行观察分析，可见牙列的形态尽管有其一定的规律，但个体之间并不完全相同。根据6个前牙的排列情况，可将牙列分为3种基本类型。

（1）方圆型：上、下牙列中4个切牙的切缘连线略直，弓形牙列从尖牙的远中才开始弯曲向后。

（2）尖圆型：自上颌侧切牙即明显弯曲向后，弓形牙列的前牙段向前突出非常明显。

（3）椭圆型：介于方圆型与尖圆型之间，弓形牙列自上颌侧切牙的远中开始，向后逐渐弯曲，使得前牙段较圆突。

3.按照牙列中牙的排列情况分型

可大致分为正常牙列和异常牙列。

（二）牙列的生理意义

正常牙列的外形是连续、规则和整齐的，每个牙齿的牙槽窝也是规范的。牙与牙紧密邻接，互相支持，使全牙列成为一个整体，在咀嚼运动中保持稳固，𬌗力分散，有利于咀嚼功能的发挥，并避免食物嵌塞对牙周组织的创伤。再者，弓形牙列紧贴唇颊，是颌面部丰满的强力支柱，如果牙列有缺损或全部失去，即使年龄尚小，也会显得面部凹陷而容颜衰老。再者，牙列紧贴唇颊，使口腔本部有足够的空间，有利于舌的活动，以行使其运转食物及吞咽和发音的功能。

（三）牙正常排列的倾斜规律

一般以牙冠的倾斜方向来表示牙长轴倾斜情况。

1.近远中向倾斜

正常情况下，上颌中切牙较正或稍向近中倾斜，上颌尖牙略向近中倾斜，上颌侧切牙是上前牙中向近中的倾斜程度最大者；下颌切牙和尖牙的近远中倾斜程度均比较小。上、下颌前磨牙及第一磨牙在近远中方向上的倾斜度相对较小，牙长轴较正，上、下颌第二、三磨牙向近中倾斜的程度依次增大。

2.唇（颊）舌向倾斜

一般来说，上下颌切牙均向唇侧倾斜，与颌骨前端牙槽突的倾斜方向一致，下颌切牙的倾斜度较上颌切牙小。上、下颌的尖牙、上颌前磨牙，以及上、下颌的第一磨牙相对较正，下颌前磨牙略向舌侧倾斜。上颌第二、三磨牙向颊侧倾斜，下颌第二、三磨牙向舌侧倾斜。

3.垂直向关系

为方便描述上、下颌牙在垂直方向上的排列情况，首先需要假设一个参考平面，然后描述各牙相对于该参考平面的垂直向位置关系，该平面即为𬌗平面。其定义是从上颌中切牙的近中邻接点到双侧第一磨牙的近中颊尖顶所构成的假想平面，称修复学𬌗平面，该𬌗平面与鼻翼耳屏线平行，基本上平分颌间距离，并与上唇缘有一定的位置关系，因此在口腔修复的临床中，常以此平面作为制作全口义齿𬌗堤和排列人工牙的依据。在文献报道中，也有人采用双侧第二磨牙的近中舌尖顶或远中颊尖顶作为定位点定义𬌗平面。

在解剖学研究中，为了准确记录与上、下颌牙咬合有关的下颌运动，以及下颌骨或下牙列相对于上颌骨或上牙列的位置关系，常以下颌牙列为基准定义𬌗平面，称其为解剖学𬌗平面，是从下颌中切牙的近中邻接点到双侧下颌第二磨牙远中颊尖顶所构成的假想平面。

以上颌牙列为基准的𬌗平面作为参考平面，各牙与该平面的位置关系：上颌中切牙、尖牙、前磨牙颊尖与该平面接触，依据不同的上颌𬌗平面的定义，上颌第一磨牙的近颊尖、近舌尖或上颌第二磨牙颊尖，与该平面接触；侧切牙与该平面不接触，磨牙的牙尖距离该平面的距离，从前向后依次增大。

（四）牙列𬌗面形态特征

1.纵𬌗曲线

（1）下颌牙列的纵𬌗曲线：连接下颌切牙的切缘、尖牙的牙尖、前磨牙的颊尖及磨牙的近、远中颊尖的连线。该连线从前向后是一条凹向上的曲线，又称为 Spee 曲线。该曲线的切牙段较平直,从尖牙向后经前磨牙至第一磨牙的远颊尖逐渐降低,然后第二、三磨牙的颊尖又逐渐升高。

（2）上颌牙列的纵𬌗曲线:为连接上颌切牙的切缘、尖牙的牙尖、前磨牙的颊尖及磨牙的近、远中颊尖的连线。该连线从前向后是一条凸向下的曲线。由切牙至第一磨牙近颊尖段较平直,从第一磨牙的近颊尖至最后磨牙的远颊尖段则逐渐向上弯曲,此段曲线亦称为补偿曲线。

2.横𬌗曲线

横𬌗曲线又称 Wilson 曲线。上颌磨牙牙冠偏向颊侧,下颌磨牙牙冠偏向舌侧,故上下颌磨牙的颊尖与舌尖的高度不一致。若将上颌左右两侧同名磨牙的颊尖和舌尖彼此相连,形成一条凸向下的曲线,称为上颌牙列的横𬌗曲线。同样将下颌左右两侧同名磨牙的颊尖和舌尖彼此相连,形成一条凹面向上的曲线,称为下颌牙列的横𬌗曲线。

上、下颌牙列的𬌗曲线,无论是横𬌗曲线还是纵𬌗曲线,均彼此相似或吻合,使得上、下颌牙在咀嚼运动过程中,能够保持密切的接触关系,并与下颌运动的方式相协调。同时,𬌗曲线与牙槽突的曲线形态也是基本一致的,这对于咀嚼力的分散与传导,保护牙周组织健康,都是十分重要的。

（五）牙列与面部标志

1.鼻翼耳屏线

鼻翼耳屏线是指从一侧鼻翼中点到同侧耳屏中点的假想连线,该线与𬌗平面平行,与眶耳平面的交角约 15°。牙列缺失后,常参考该线来确定𬌗平面,以恢复牙列及咬合关系。

2.眶耳平面

眶耳平面是连接双侧眶下缘最低点和外耳道上缘的一个假想平面,当人端坐,头保持直立位置时,该平面与地平面平行。此平面常被作为描述上下牙列、下颌骨及咬合关系相对于上颌乃至颅面其他结构的位置情况和运动关系的基本参考平面,在放射投照检查中具有重要的定位参考意义,是临床最常用的参考平面之一。

3.Balk Will 角

从髁突中心至下颌中切牙近中邻接点连线,与𬌗平面所构成的交角,称为 Balk Will 角,正常平均约为 26°。

4.Bonwill 三角

根据 Bonwill 的研究,下颌骨双侧髁突中心与下颌中切牙近中切角接触点相连,恰构成一个等边三角形,其边长为 10.16 cm,称为 Bonwill 三角。后有研究证实,这一三角形很少是等边形的,而等腰形者较多,等腰表明面部两侧对称。

5.Monson 球面

在 Bonwill 三角学说的基础之上,Monson 又提出,如以眉间点为中心,以 10.16 cm 为半径做一球面,下颌牙列的𬌗面与此球面相吻合,而且上颌牙列的补偿曲线也是这球面上的一部分。

二、𬌗

𬌗即上颌牙与下颌牙发生接触的现象,包括运动的和静止的。随着下颌位置的变换,上、下颌牙接触的关系也有不同。其中,较为恒定和接触较多的𬌗有 3 种,即牙尖交错𬌗（正中𬌗）、前伸𬌗与侧𬌗。随着下颌位置的变换,上、下颌牙的接触关系也在改变。

（一）牙尖交错𬌗

牙尖交错𬌗是指上、下颌牙牙尖交错,达到最广泛、最紧密接触时的一种咬合关系。在过去很长一段时期内,该殆关系一直被称为正中殆,从字面上,它隐含了这样的内容:在上、下颌牙达到该咬合状态时,下颌的位置相对于颅骨而言,是位于正中的,无左右、上下、前后的偏移。实际上,下颌相对于颅骨是否位于正中,并非这种咬合关系存在的前提,在达到上、下颌牙最广泛、最紧密接触的咬合关系时,下颌可以不在正中。

1.牙尖交错殆的咬合接触特征

(1)近远中向关系:牙尖交错殆时,上下牙列中线对正,一般正对着上唇系带。除下颌中切牙和上颌最后一个磨牙外,其他牙均为一牙对应于对颌两牙,上下颌牙前后交错。正常时上颌尖牙的牙尖顶对应着下颌尖牙的远唇斜面及唇侧远中缘,下颌尖牙的牙尖顶,对应着上颌尖牙的近舌斜面及舌侧近中缘;上颌第一磨牙的近颊尖对着下颌第一磨牙的颊面沟,下颌第一磨牙的近颊尖对着上颌第一磨牙与第二前磨牙之间的殆(侧)楔状隙。

上下牙的这种对位关系的意义在于:一方面可使上下牙具有最广泛的接触面积,从而有利于咀嚼食物,提高咀嚼效率;另一方面,牙尖相互交错的咬合接触,既可分散殆力,避免个别牙负担过重,又不至于因对颌牙缺失而完全丧失咀嚼功能,并在短期内不会发生移位现象。

(2)唇(颊)舌向关系。①覆殆:是指牙尖交错殆时,上颌牙盖过下颌牙唇(颊)面的垂直距离。覆殆可根据下前牙咬在上前牙舌面的部位分为 3 度:在前牙区,上前牙盖过的部分不超过下前牙唇面的切 1/3 者为浅覆殆,为正常覆殆;咬在中 1/3 以内者为中(度)覆殆;咬在颈 1/3 者为深覆殆,有人习惯将咬在牙龈上称为重度深覆殆。②覆盖:是指牙尖交错殆时,上颌牙盖过下颌牙的水平距离。在前牙区,上颌切牙切缘到下颌切牙切缘的水平距离在 2~4 mm 以内为正常覆盖,超过者为深覆盖。深覆盖根据下切牙咬在上切牙舌侧的具体部位分为 3 种类型:下切牙咬在上切牙的切 1/3 之内,为浅覆盖;1/3~2/3 之内为中(度)覆盖;2/3 以上为深覆盖。

覆殆与覆盖关系存在的意义:一方面扩大了咀嚼面积,提高了咀嚼效能;另一方面使唇、颊及舌侧的软组织得到保护而不至于被咬伤。

切道及切道斜度:切道是指在咀嚼运动过程中,下颌前伸到上下颌切牙切缘相对后返回到牙尖交错殆的过程中,下颌切牙所运行的轨道。切道斜度的大小受覆殆与覆盖的影响,即覆盖越大切道斜度反而越小,覆殆越深则切道斜度越大。故切道斜度与覆盖呈负相关,与覆殆呈正相关。

前牙覆殆、覆盖关系分类:根据前牙的覆殆覆盖关系,可以将牙尖交错殆分为:①正常覆殆、覆盖。②深覆殆。③深覆盖。④对刃殆:指牙尖交错殆时,上下牙切缘接触,覆殆、覆盖均为零的前牙咬合关系。该种殆型对切割功能及面形均有一定程度的影响。⑤反殆:牙尖交错殆时,下前牙咬在上前牙之前,覆盖为负值。该殆型对切割功能、面型、唇齿音的发音等有较大的影响。⑥开殆:牙尖交错殆时,上下牙列部分前牙甚至前磨牙均不接触,上下牙切缘之间在垂直方向有空隙。

后牙覆殆、覆盖关系分类:①正常覆殆、覆盖。上牙列包盖在下牙列颊侧,同时下牙列包盖在上牙列舌侧,上、下颌牙尖交错嵌合,密切接触。②后牙反殆:表现为下后牙的颊尖咬在上后牙颊尖的颊侧。③锁殆:表现为上后牙的舌尖咬在下后牙颊尖的颊侧。④反锁殆:表现为下后牙的舌尖咬在上后牙颊尖的颊侧。

2.垂直向关系

牙尖交错殆正常时,下颌前牙切端的唇侧与上颌前牙舌面接触,上颌前磨牙的舌尖与下颌同名前磨牙的远中边缘嵴区域接触,下颌前磨牙的颊尖与上颌同名前磨牙的近中边缘嵴区域接触,上颌磨牙的舌尖和下颌同名磨牙的窝或边缘嵴区域相接触,下颌磨牙的颊尖与上颌同名磨牙的窝或边缘嵴区域相接触,特别需要指出的是,正常殆,上颌磨牙的近舌尖与下颌同名磨牙的中央窝相接触,下颌磨牙的远颊尖与上颌同名磨牙的中央窝相接触。

牙尖交错殆时,上、下颌牙的殆面关系可以有尖与窝之间、尖与沟之间、尖与隙之间及牙尖斜面与牙尖斜面等突面结构之间的多种并存的咬合接触形式,关于各种咬合接触的特点及其生理病理意义的研究,已发展成为一门新兴的学科——殆学,进行全面系统的阐述。

3.牙尖交错殆的正常标志

根据以上牙尖交错殆基本形态特征的描述,临床上判定牙尖交错殆是否正常,常参考以下标志。

(1)上、下牙列中线对正(当不存在牙列拥挤时),正对着上颌唇系带。

(2)除上颌最后一个磨牙及下颌中切牙外,每个牙都与对颌的两牙相对应接触。

(3)尖牙关系正常,即上颌尖牙的牙尖顶对应着下颌尖牙的远唇斜面及唇侧远中缘,下颌尖牙的牙尖顶,对应着上颌尖牙的近舌斜面及舌侧近中缘。

(4)第一磨牙关系为中性关系,即上颌第一磨牙的近颊尖正对着下颌第一磨牙的颊面沟,下颌磨牙的近颊尖对着上颌第一磨牙与第二前磨牙之间的殆(侧)楔状隙。

(5)前、后牙的覆殆覆盖关系正常。

(二)前伸殆与侧殆

1.前伸殆

指下颌前伸至上下切牙切刃相接触的咬合状态。

2.侧殆

下颌向左侧或右侧做咬合运动,所向侧为工作侧。

(三)殆型

在自然牙列中,根据上、下颌牙的接触情况,可分为单侧平衡殆和双侧平衡殆两种殆型。

1.单侧平衡殆

单侧平衡殆可分为尖牙保护殆和组牙功能殆。

(1)尖牙保护殆:是以尖牙做支撑,对其他牙起到保护作用。在自然牙列,下颌行使侧方咀嚼运动过程中,由下颌尖牙的唇面沿着上颌尖牙的舌面运动,并对下颌的运动起制导作用,此时全部后牙脱离殆接触,当下颌回到牙尖交错位时,全部后牙才发生一致性的殆接触,食物才被压碎及磨细。尖牙行使侧方咬合之初为非轴向的殆力,而后牙承受的是接近轴向的殆力。

尖牙具有单独承受非轴向的殆力而不使牙周组织遭受损伤的能力,是因为尖牙具有自身的优势:①尖牙位于牙列转弯处,在咀嚼运动中属于第三类杠杆,重臂长,故在尖牙处殆力已明显减弱。②尖牙有粗壮而长大的牙根,因此支持殆力的牙周膜面积大。③尖牙有比任何牙都占优势的冠根比例。④尖牙的牙周膜有丰富的感受器,对刺激感受敏感,能不断地及时做出调整反应。

(2)组牙功能殆:是指在行使咀嚼运动过程中,工作侧上下牙成组的接触。这些牙共同承担在咀嚼运动过程中产生的非轴向殆力。特点是在侧方咬合时,工作侧上下后牙均保持接触,而非工作侧上下后牙不接触;在前伸切咬时,上下颌前牙切缘相对而产生咬合接触,后牙则不接触。

组牙功能殆型者,咀嚼面积大,虽然承受非轴向的殆力,但是以组牙的形式行使功能,可使殆力分散,减轻个别牙的负担,从而对牙及牙周组织的健康起保护作用。

2.双侧平衡殆

根据殆位的不同,可分为正中殆平衡、前伸殆平衡与侧方殆平衡。

（1）正中𬌗平衡：是指在牙尖交错位时，上、下颌后牙间存在着广泛而均匀的点、线、面的接触，前牙间轻轻接触或不接触。

（2）前伸𬌗平衡：是指在牙尖交错位时，下颌前伸至前牙切缘相对，后牙保持𬌗接触关系为三点、多点或完善的接触𬌗平衡。

（3）侧方𬌗平衡：是指下颌做侧方咀嚼运动时，工作侧和非工作侧均有𬌗接触，在非工作侧牙的接触亦分为三点、多点或完善的接触𬌗平衡。

三、颌位

颌位即下颌的位置，是指下颌骨相对于上颌骨或下颌骨相对于颅骨的关系。

（一）牙尖交错位

1.定义

牙尖交错𬌗时下颌骨相对于上颌骨或颅骨的位置，称为牙尖交错位（ICP），它是以牙尖交错𬌗为前提，并随牙尖交错𬌗的变化而变化的下颌位置。无论牙尖交错𬌗为何种形态，它所确定的颌位就是牙尖交错位，故又称为牙位。

与牙尖交错𬌗类似，牙尖交错位曾被称为正中𬌗位（COP），这一名词是不够确切的，故现已将正中𬌗位一词改为牙尖交错位。

2.牙尖交错位正常的标志

常用来描述下颌位置的变量有两个——髁突在下颌窝中的位置和上下牙的咬合对应关系。牙尖交错位时这两个参考标志的特点如下所述。

（1）颞下颌关节：髁突在下颌窝中基本处于中央位置，即关节的前、后、上间隙基本相等。髁突的关节前斜面、关节盘中带、关节结节后斜面，三者之间密切接触，双侧髁突形态和位置对称，关节内压力正常。

（2）咬合关系：首先需要有正常的咬合垂直高度，在正常垂直高度状态下，上、下牙牙尖交错，接触广泛而紧密，具有正常的牙尖斜面引导作用，即当下颌自然闭口至上、下牙尖接触时，由于牙周膜本体感受器的反馈调节作用，咀嚼肌做相应的收缩，下颌牙沿着上颌牙牙尖斜面的引导，很自然而且稳定地进入牙尖交错位。

由于下颌位置的维持，需要有肌肉的收缩来完成，左、右两侧升、降颌肌相对平衡的收缩作用，对于维持正常的牙尖交错位，起着重要的作用，因此通常也将下颌骨的对称运动中，双侧咀嚼肌收缩对称、有力，作为牙尖交错位正常的重要标志之一。

3.牙尖交错位的特点

牙尖交错位以牙尖交错𬌗为依存条件，牙尖交错𬌗有异常变化，如某些错𬌗、多个牙缺失、𬌗面重度磨耗等，均可使牙尖交错位发生改变。牙尖交错位随牙尖交错𬌗的存在而存在，随牙尖交错𬌗的变化而变化，随牙尖交错𬌗的丧失而丧失。

4.牙尖交错位正常的意义

牙尖交错位是下颌的主要功能位，其咀嚼、言语、吞咽等功能活动，均与牙尖交错位关系密切；而且牙尖交错位是最易重复的下颌位置，临床上可作为许多检查、诊断和治疗的基准位；牙尖交错位正常，则双侧咀嚼肌可发挥相对均衡、对称的收缩力，有利于下颌的各种口腔功能运动的协调与稳定，对于防止运动时产生的创伤作用，具有积极的意义。

(二)后退接触位

1.定义

从牙尖交错位开始,下颌还可以后下移动少许(约 1 mm),此时,后牙牙尖斜面部分接触,前牙不接触,髁突位于其在下颌窝中的最后位置,从该位置开始,下颌可以做侧向运动,下颌的这个位置称为后退接触位(RCP),是下颌的生理性最后位。

2.后退接触位的形成机制

下颌之所以能从牙尖交错位退至后退接触位,主要是由以下诸因素决定。

(1)髁突后方关节窝内为软组织结构,具有一定的缓冲空间,使得髁突向后移动具有可能性。

(2)颞下颌关节韧带具有一定的可让性,它对髁突向后的运动,有一定的限定作用,同时也具有一定的缓冲范围,设想如果该结构不是韧带,而是骨性结构,那么这种硬组织结构是不可能允许髁突向后移动的。可见,在一定程度上,是颞下颌韧带(主要是其水平部)决定了下颌能够向后方做一定的运动,以及其移动的幅度,故有人将下颌的后退接触位称为韧带位。

(3)肌肉收缩是各种运动所必不可少的,下颌从牙尖交错位向后下运动至后退接触位的过程中,以及该位置的维持,主要由颞肌后束和二腹肌前腹、下颌舌骨肌、颏舌骨肌等舌骨上肌收缩而实现。

3.后退接触位的意义

由于后退接触位属于韧带位,为物理性定位,重复性好,当全口牙或大多数牙丧失后。以牙尖交错为前提的牙尖交错位也就丧失,或失去了其明确的标志,但此时后退接触位仍然存在,临床在修复缺牙过程中,可以以后退接触位作为取得牙尖交错位的参考位。

后退接触位是吞咽时下颌经常到达的位置,有报道证实,咀嚼硬物时下颌常到达此位。因此,后退接触位也是下颌的功能位之一。另外有学者指出,颞下颌关节紊乱症患者,移位的比例增高,后退时单侧后牙接触的比例增高,因此检查后退接触位存在或正常与否,对于颞下颌关节紊乱症的检查、诊断与治疗,也具有重要的价值。

4.获取后退接触位常用的方法

有被动法与主动法两种。被动法即用双手托住受试者的下颌,两拇指放在下唇中央下方,嘱受试者放松,然后轻推其下颌向后,一旦受试者取得该位,令其认真体会,即可自己重复。主动法即向受试对象说明下颌后退的要领,让其反复练习,一般练习几次后就可达到后退接触位,并能自如重复。可以请受试者尽量向后仰头,然后轻轻闭口,注意有意使下颌后缩,当后牙一有接触,便停止闭口运动,保持该位,此即后退接触位,反复练习即可自如重复。

(三)下颌姿势位

1.定义

当人直立或端坐,两眼平视前方,不咀嚼、不吞咽、不说话,下颌处于休息状态,上下牙不接触时,下颌所处的位置称为下颌姿势位(MPP)。

2.下颌姿势位特点

下颌姿势位时,上下牙均无接触,上下颌牙之间从前向后有一个楔形间隙,前端大而后端小,称之𬌗间隙或息止𬌗间隙,𬌗间隙的前端上下切牙切缘之间的距离比覆𬌗小1~3 mm,也有学者报道为2~4 mm 或2~5 mm。下颌姿势位时,双侧髁突位于关节窝的中央略向前下的位置,双侧颞肌、咬肌、翼外肌上头均有电位活动,颞肌的电位活动最为明显。

3.垂直距离与殆间隙

垂直距离通常是指下颌在下颌姿势位时面下 1/3 的高度,临床上以鼻底到颏下点的距离来表示。但有学者将牙尖交错殆时的面下 1/3 高度,也称为垂直距离。在下颌姿势位时,存在于上、下颌牙齿之间前大后小的楔形间隙,称为息止殆间隙,简称殆间隙。一般来说,在正常的垂直距离情况下,颌面部诸肌的张力适度,表情自然,能发挥最大的咀嚼功能。

垂直距离在口腔修复、正畸及正颌外科等口腔临床医疗工作中非常重要,因为它不仅关系到面容、发音、咀嚼等功能的恢复情况,而且如果在进行治疗时没有正确确定垂直距离,还可造成牙的支持组织的损伤,出现疼痛、局部骨质吸收及颞下颌关节紊乱症等疾病。因此确定正常的垂直距离,在恢复咬合的治疗中非常重要。临床上常以面中 1/3 的距离做对比参考,也常见以眼外眦到口角的距离做参考者。

4.下颌姿势位的形成机制

下颌姿势位是升颌肌对抗下颌骨本身的重量所保持的下颌位置,其形成机制的实质是升颌肌的牵张反射——下颌骨因其本身的重量而下垂,使升颌肌的肌纤维被拉长,刺激了升颌肌中的牵张感受器肌梭,通过神经系统的反馈调节,使升颌肌轻度收缩,以对抗下颌骨的重力下垂作用。因此,升颌肌的牵张反射调节,是形成下颌姿势位的主要机制。此外,牙周组织、颞下颌关节囊与关节韧带中的本体感受器对升颌肌的神经反馈调节,软组织的弹性与黏滞性,对下颌姿势位的保持也起着一定的作用。

5.下颌姿势位的意义

下颌姿势位有其重要的生理意义,在此位时上、下牙不接触,从而避免了非咀嚼性磨损,牙周及颞下颌关节组织基本不承受负荷,口颌肌比较放松,这是维持口颌系统健康所必需的。如果不咀嚼时上、下牙持续咬合数分钟,就会令人感到疲劳不适,咀嚼肌酸困甚至出现疼痛。实际上正常人在 24 小时内,上下牙接触的时间总共才十几分钟。紧咬牙或磨牙症患者,在非咀嚼情况下,例如,夜间睡眠状态下,也保持上、下牙的密切接触或接触运动,这不仅可造成牙的严重磨损,而且增加了牙周组织、咀嚼肌及颞下颌关节的负荷,对口颌系统有关组织结构,都会造成不同程度的损害。因此,保持下颌姿势位的相对稳定及正常的殆间隙是十分重要的。

下颌姿势位主要是靠肌张力和下颌骨重力的平衡来维持的,因此并非恒定不变。头位的改变,下颌骨重量的改变(如缺牙、牙磨损、戴义齿等),口颌肌的功能状态,精神心理因素调节下的神经系统活动的变化等,均可对下颌姿势位产生影响。但是,在正常条件下,在相当长的一段时间内,下颌姿势位又是相对稳定的,而且下颌姿势位并不以上、下颌牙的咬合为存在条件,因此,在全口牙缺失做总义齿修复确定颌位时,下颌姿势位可以作为恢复牙尖交错位的重要参考颌位。

(四)3 个基本颌位的关系

1.后退接触位与牙尖交错位

从后退接触位,下颌向前上移动 1 mm 左右到达牙尖交错位,这两个颌位的关系主要为水平方向的关系。在此移动过程中下颌无偏斜或偏斜＜0.5 mm,双侧后牙均匀对称接触,无单侧的咬合性接触,通常将这两个颌位之间的这种无偏斜的以前后向为主的位置关系,称为"长正中",意在从牙尖交错位向后退,或从后退接触位向前伸的对称性运动过程中,下颌相对于上颌始终处于正中的位置,没有偏斜或侧重。长正中的存在,可使下颌在进入牙尖交错位时的最大殆力得到一定的缓冲,有利于保护牙周组织及颞下颌关节、咀嚼肌等组织结构的健康。因此,长正中是正常生理现象。如果在此移动过程中仅单侧后牙接触,或移动时下颌有较大的左右偏斜,则说明有后退有咬合干扰,就没有长正中。

2.下颌姿势位与牙尖交错位

从下颌姿势位,下颌向前上移动1～3 mm到达牙尖交错位,这两个颌位主要表现为垂直方向的关系。在移动过程中,如向上的距离<1 mm,或有向后移动或过度的向前移动,以及出现左、右方向的移动时,表明可能存在颌位或肌肉功能的异常。

(张郧芳)

第三节 颌面部解剖生理

口腔颌面部位于头颅下前方,是机体的主要显露部分,为面部的一部分。所谓面部,指上至发际,下达下颌骨下缘,两侧至下颌支后缘的部位。通过以眉间点的水平线为界,颌面部指面部眉间点水平线以下的部位,由颌骨、颞下颌关节,涎腺及周围的软组织构成。具有咀嚼、消化、吞咽、呼吸、言语、表情等功能。

一、颌骨

(一)上颌骨

上颌骨为颜面部中1/3最大的骨。左右各一互相对称,它与邻骨连接,参与眼眶底、口腔顶、鼻腔底及侧壁、颞下窝和翼腭窝前壁、翼上颌裂和眶下裂的构成。上颌骨外形极不规则,由四突(额突、颧突、牙槽突、腭突)及一体(上颌骨体)所组成。

1.四突

(1)额突:为坚韧细长的骨板,上缘与额骨连接。其内外缘分别与泪骨及鼻骨连接。额突参与泪沟的组成,若上颌骨骨折累及鼻腔及眶底时,应仔细复位,以保证鼻泪管的通畅。

(2)颧突:为锥体形,位于上颌骨外上方与颧骨相连,向下与第一磨牙区的牙槽嵴组成颧牙槽嵴。

(3)牙槽突:又称牙槽骨,为上颌骨包在牙根周围的突起部分,每侧牙槽突上有7～8个牙槽窝容纳牙根。两侧牙槽突在正中线结合形成马蹄形的牙槽骨弓。牙槽窝的形态、大小、数目和深度与所容纳的牙根相适应。其中以尖牙的牙槽窝最深,磨牙的牙槽窝最大。前牙及前磨牙区牙槽突的唇、颊侧骨板薄而多孔,有利于麻醉药渗入骨松质内,达到局部浸润麻醉目的。

(4)腭突:为水平骨板,前部较厚,后部较薄,与对侧腭突在正中线相接,形成腭正中缝。腭突后缘与腭骨水平板连接构成硬腭,是固有口腔的顶部和鼻腔的底部。腭突下面于上颌中切牙之腭侧、腭正中缝与双侧尖牙的连线交点上有切牙孔,向上后通入两侧切牙管,有鼻腭神经及血管通过。鼻腭神经阻滞麻醉时,麻醉药即可注入切牙孔或切牙管内。

2.上颌骨体(一体)

占上颌骨的中央部,分前外、后、上、内4个面。体内的空腔为上颌窦。

(1)前外面:又称脸面,为上颌窦前壁。上界为眶下缘,眶下缘中点下方约0.5 cm处为眶下孔,眶下神经及血管通过此孔。眶下孔的下方骨面呈浅凹称尖牙窝,该处骨壁菲薄,常是上颌窦开窗术及眶下间隙切开引流手术的切口标志。下界为牙槽突底部,内界为鼻切迹,外界为颧牙槽嵴。

（2）上面：又称眶面，平滑呈三角形，构成眶下壁之大部。眶下沟向前延伸成眶下管，开口于眶下孔。眶下神经从眶下管内通过，沿途发出上牙槽前、中神经，经上颌窦前壁和外侧壁分布到前牙和前磨牙。

（3）后面：又称颞下面，其参与颞下窝和翼腭窝前壁的构成，后下方骨面微凸呈结节状，称上颌结节。后面中部有2~3个小孔，为上牙槽后神经血管所通过。上牙槽后神经和血管由此进入上颌骨，是进行上颌结节注射麻醉的重要标志。

（4）内面：又称鼻面，构成鼻腔的外侧壁，上颌窦开口于中鼻道。施行上颌窦根治术和上颌骨囊肿摘除时，可在鼻道开窗引流。

上颌骨骨质疏松，血液供应丰富，因此上颌骨骨折出血较多，但较下颌骨易于愈合。上颌骨骨髓炎远较下颌骨为少见，且多局限(图1-5)。

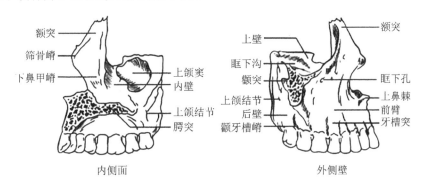

图1-5　上颌骨

解剖薄弱部位及其临床意义：上颌骨存在骨质疏密、厚薄不一、连接骨缝多、牙槽窝的深浅、大小不一致等因素，从而构成解剖结构上的一些薄弱环节或部位，这些部位常是骨折的好发部位。

（二）下颌骨

下颌骨是颌面部下1/3唯一可活动、两侧对称而又坚实的骨骼，在正中线融合成弓形。下颌骨分水平部和垂直部。水平部为下颌骨体，垂直部为左右两下颌支。

1.下颌骨体

下颌骨体可分为内外两面及上下两缘。两侧下颌骨体在中线连接而成颏联合。

（1）外面：两侧下颌骨体相连接的外下方骨隆起为颏结节。位于前磨牙下方，下颌骨体上、下缘之间有一孔，称颏孔。颏神经及血管通过此孔。颏孔的位置可随年龄的增长而逐渐上移和后移。成年人颏孔多朝向后、上、外方，颏神经麻醉颏孔注射法时应注意此方向。外斜线起自颏结节经颏孔下方，自前向后上斜行，止于升支前缘外下方的一线性骨嵴，其上有下唇方肌和三角肌附着。

（2）内面：两侧下颌骨体相连接的中央有一骨隆起为颏棘，可分上、下颏棘，分别有颏舌肌、颏舌骨肌附着。从颏棘斜向上方有一骨嵴，称内斜线，是下颌舌骨肌之附着线。内斜线上方，颏棘两侧有舌下腺窝，与舌下腺相邻；内斜线下方，中线两侧近下颌骨下缘处，有不明显的卵圆形陷窝，称二腹肌窝，是二腹肌前腹的起点，二腹肌窝的后上方又有颌下腺窝与颌下腺相接。

（3）上缘：上缘骨质疏松，称牙槽突；中有排列整齐、容纳牙根的牙槽窝，是颌骨牙源性感染的好发部位。下颌骨牙槽突内、外骨板均由较厚的骨密质构成，除切牙区外，很少有小孔通向其内的骨松质。下颌拔牙及牙槽骨手术时，除切牙区可采用浸润麻醉外，一般均采用阻滞麻醉。

（4）下缘：又称下颌底，外形圆钝，较长于上缘，骨质致密且圆厚，抗压力强，为下颌骨最坚实处，是面部表面解剖主要标志之一。

2.下颌支

下颌支或称下颌升支，是下颌骨的垂直部分，略呈长方形，分内、外两面，上下前后四缘和两突，即髁状突与喙突。

（1）内面：在下颌升支内面中央有一漏斗状骨孔即为下颌孔，是下牙槽神经、血管进入下颌管的入口，其开口处与下颌磨牙𬌗面等高。

（2）外面：呈扁平状表面粗糙，大部分为咬肌所附着。下颌支后缘与下颌体下缘相接处称下颌角，有茎突下颌韧带附着。

（3）下颌支上缘较薄，前有喙突，有颞肌附着；后有髁状突，分头、颈两部，颈部有翼外肌附着。髁状突与颞骨之关节窝构成颞下颌关节。喙突与髁状突之间有深的切迹称下颌切迹。下颌支后缘与下缘相交而成的部分为下颌角，有茎突下颌韧带附着。角前凹陷处称角前切迹，有颌外动脉绕过。

下颌骨为颌面部诸骨体中，体积最大、面积最广、位置也最为突出；髁状突颈部、下颌角、颏孔、正中联合等处比较薄弱处，为骨折的好发部位。骨折后，由于周围肌肉的收缩牵拉，常造成骨折片的明显移位；下颌骨血液供应较上颌骨差，故骨折的愈合也较上颌骨慢，发生骨髓炎较上颌骨多见且严重（图1-6）。

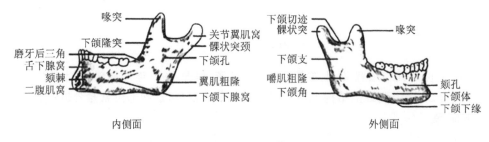

图1-6　下颌骨

二、肌肉

颌面部肌肉可分为表情肌和咀嚼肌两部分，具有咀嚼、语言、表情和吞咽等功能。

（一）表情肌

主要肌肉有眼轮匝肌、口轮匝肌、上唇方肌、下唇方肌、额肌、笑肌和颊肌等。表情肌的解剖生理特点：面部表情肌多薄而短小，收缩力弱，起自骨壁和筋膜浅面，止于皮肤。肌肉纤维多围绕面部孔裂，如眼、鼻和口腔，排列成环形或放射状。当表情肌收缩时，牵引额部、眼睑、口唇和颊部皮肤活动显露各种表情。由于表情肌与皮肤连接紧密，故当外伤或手术切开皮肤和表情肌后，创口常裂开较大，应考虑肌纤维行走的方向给予逐层缝合，以免引起术后内陷瘢痕。面部表情均受面神经支配，如果面神经受到损伤，则引起面瘫，造成面部畸形。

（二）咀嚼肌

主要附着在下颌骨上，当其收缩时可引起开口、闭口和下颌骨的前伸与侧方运动。可分为闭口和开口两组肌群和翼外肌。咀嚼肌的运动主要受三叉神经下颌神经的前股纤维支配。

1.闭口肌群(升颌肌)

主要附着在下颌角和下颌升支的内、外两面,由咬肌、颞肌、翼内肌组成。这组肌肉强大而有力,当收缩时,使下颌骨上升,口闭合,上、下牙齿殆面接触。

(1)咬肌:起自颧骨和颧弓下缘,止于下颌角和下颌支外侧面,为一块短而厚的肌肉,其作用为牵拉下颌向上前方。

(2)颞肌:起自颞骨鳞部的颞窝,通过颧弓深面,止于冠突。颞肌是一块扇形而强有力的肌肉,其作用是牵引下颌骨向上,微向后方。

(3)翼内肌:翼内肌是咀嚼肌中最深的一块,位于下颌支内侧面呈四边形的厚肌,在形态与功能上与咬肌相似,但比咬肌力量弱。其功能为使下颌骨向上,司闭口,并协助翼外肌使下颌前伸和侧方运动。

(4)翼外肌:位于颞下窝,大部分位于翼内肌的上方,起端有上、下两头,上头起于蝶骨大翼之颞下嵴及其下方之骨面;下头起自翼外板之外面,两头分别止于下颌关节盘前缘和髁突颈部。在开口运动时,可牵引下颌骨前伸和侧向运动。

2.开口肌群(降颌肌)

由二腹肌、下颌舌骨肌、颏舌骨肌组成。各肌分别附着在舌骨和下颌骨体上,共同构成肌性口底。其总的牵引方向是使下颌骨向下后方。当其收缩时,使下颌骨体下降,口张开,上、下牙齿殆面分离。

(1)二腹肌:位于下颌骨下方,前腹起自下颌二腹肌窝,后腹起自颞骨乳突切迹,前后腹在舌骨处形成圆腱,止于舌骨及其大角。作用是提舌骨向上或牵下颌骨向下。

(2)下颌舌骨肌:位于二股肌前腹上方深面,起自下颌体内侧下颌舌骨线,止于舌骨体。作用是提舌骨和口底向上,并牵引下颌骨向下。

(3)颏舌骨肌:位于下颌舌骨肌的上方中线的两侧。起自下颌骨颏下棘,止于舌骨体。作用是提舌骨向前,使下颌骨下降。

三、血管

(一)动脉

颌面部血液供应特别丰富,主要来自颈外动脉的分支,有舌动脉、颌外动脉、颌内动脉和颞浅动脉等。分支间和两侧动脉之间彼此吻合成网状,外伤及手术可引起大量出血,压迫止血时,还必须压迫出血动脉的近心端,才能暂时止血。由于血液供应充足既能促进伤口愈合又能提高局部组织的抗感染力。

(二)静脉

颌面部的静脉系统分支多而细小,彼此之间常常互相吻合成网。多数静脉与同名动脉伴行,其静脉血主要通过颈内、外静脉回流至心脏。常分为深浅两个静脉网:浅静脉网由面前静脉和面后静脉组成;深静脉网主要为翼静脉丛。面部静脉的特点是静脉瓣较少或无瓣膜,当肌肉收缩或挤压时易使血液反流。故颌面部的感染,特别是鼻根部与口角连线三角区的感染,若处理不当,则易逆行扩散入颅,引起海绵窦血栓性静脉炎等严重并发症。故常称此三角为面部的危险三角区。

四、淋巴

颌面部的淋巴组织极为丰富,淋巴管组成网状结构,其间有大小不一,数量不等的淋巴结群。

淋巴结收纳来自口腔颌面部不同区域的淋巴液,汇入淋巴结,共同构成颌面部的重要防御系统。正常情况下,淋巴结小而柔软,不易触及,但当其淋巴结所收容的范围内有炎症或肿瘤时,相应的淋巴结就会发生肿大,变硬而可被触及。急性炎症时伴有明显压痛,故淋巴结对炎症、肿瘤的诊断治疗及预后都有重要的临床意义。

五、神经

与口腔颌面部有关的主要神经,有运动神经和感觉神经。

(一)运动神经

主要有面神经、舌下神经和三叉神经第三支的前股纤维。

1.面神经

为第Ⅶ对脑神经,是以运动神经为主的混合性脑神经。它含运动、味觉和分泌纤维,管理颌面部表情肌的运动、舌前 2/3 的味觉和涎腺的分泌。

(1)运动纤维:起自脑桥的面神经核。面神经的颅外段穿过腮腺分布于颜面,分 5 支,即颞支、颧支、颊支、下颌缘支和颈支。各支在腺体内吻合成网,出腺体后面呈扇形分布,支配面部表情肌的活动。由于面神经与腮腺的关系密切,腮腺病变可影响面神经,使之发生暂时性或永久性的麻痹。在面部做手术时应了解面神经各支的走行,以免损伤造成面部畸形的严重后果。

(2)味觉纤维:面神经的鼓索支含味觉纤维,分布于舌前 2/3 的味蕾,司味觉。

(3)分泌纤维:来自副交感的唾液分泌纤维,起自脑桥的上涎核,到蝶腭神经节及颌下神经节,交换神经元后分别至泪腺、舌下腺、颌下腺、腭及鼻腔黏膜的腺体。

2.舌下神经

舌下神经是第Ⅻ对脑神经,分布至所有的舌肌,支配舌的运动。支配除舌腭肌以外的全部舌内、外肌,腭舌肌由迷走神经的咽支支配。

3.三叉神经

第三支,即下颌神经的前股发出的运动神经分布于咬肌、颞肌、翼内肌和翼外肌、鼓膜张肌、腭帆张肌、二腹肌前腹和下颌舌骨肌。

(二)感觉神经

主要为三叉神经,是第Ⅴ对脑神经,为脑神经中最大者,起于脑桥臂,司颌面部的感觉和咀嚼的运动。三叉神经的感觉神经,自颅内三叉神经半月节分出三大支:第 1 支为眼神经;第 2 支为上颌神经;第 3 支为下颌神经。其中上、下颌神经与口腔关系最为密切。

1.上颌神经

自半月神经节发出,由圆孔出颅,入翼腭窝、眶下裂、眶下沟、眶下管、出眶下孔后称眶下神经。一般将上颌神经分为 4 段,即颅内段、翼腭窝段、眶内段和面段。其分支为颧神经、蝶腭神经、上牙槽后神经、上牙槽中神经和上牙槽前神经。

2.下颌神经

含有感觉纤维和运动纤维的混合神经,是颅内三叉神经半月节发出的最大分支。下颌神经出卵圆孔后,分前后两股。前股较小,主要为运动神经,分别至咬肌、颞肌和翼外肌。其唯一的感觉神经是颊长神经。后股较大,多为感觉神经,主要分支有耳颞神经、舌神经和下牙槽神经(图 1-7)。

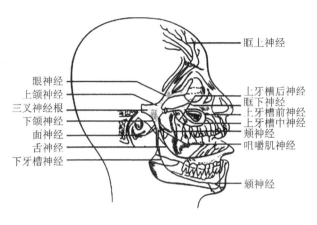

图 1-7　三叉神经

六、涎腺

涎腺又称唾液腺,分浆液腺、黏液腺和混合腺。有湿润口腔黏膜、消化食物、杀菌、调和食物便于吞咽及调节机体水分平衡等作用。分为大、小两种,小唾液腺又称无管腺,分布于唇、舌、颊、腭等处的黏膜固有层和黏膜下层,主要为黏液腺。大的唾液腺有 3 对,即腮腺、颌下腺和舌下腺,各有导管开口于口腔。

(一)腮腺

腮腺是涎腺中最大的一对,属浆液腺。位于两侧耳垂前下方和颌后窝内。腮腺由浅叶、深叶和峡部组成。腮腺导管长 5～7 cm,管腔直径约 3 mm,在腺体前缘近上端发出,行至嚼肌前缘时呈现直角向内穿过颊肌,开口正对上颌第二磨牙的颊黏膜上。

(二)颌下腺

颌下腺为混合腺,以浆液为主。位于颌下三角内呈扁椭圆形,腺体深层延长部,经下颌舌骨肌后缘进入口底,导管长约 5 cm,行走方向从后下向前上,开口于舌系带两旁的舌下肉阜,此导管常因涎石导致炎症。

(三)舌下腺

舌下腺为混合腺,以黏液为主。位于口底舌下,由若干小腺所构成,各小腺泡有其单独的短小导管,直接开口于口底。亦有少数导管汇入颌下腺导管。由于管口较小,不易发生逆行感染,但可成为潴留性囊肿的好发部位。

(四)小唾液腺

小唾液腺是分布在口腔及口咽部黏膜下层和黏膜固有层的散在小腺体,有 450～750 个。多数为黏液性小腺体,分泌物主要成分为黏蛋白。小唾液腺腺泡数量不多,每个小腺体均有一腺管直接开口于覆盖的口腔黏膜上。根据小唾液腺所在部位,分别称为唇腺、颊腺、腭腺、舌腺等。

七、颞下颌关节

颞下颌关节是颌面部唯一具有转动运动和滑动运动,左右协同统一的联动关节。具有咀嚼、吞咽、语言、表情等功能。由颞骨的下颌关节窝、下颌骨的髁状突、居于两者之间的关节盘、关节四周的关节囊和关节韧带所构成。

(朱思超)

第二章　口腔科疾病的常见症状

第一节　口　干

正常人一昼夜可分泌唾液 600～1 500 mL,这可使口腔黏膜保持湿润而不感口干。口干可由各种原因所致的唾液分泌量减少而引起,但也有唾液分泌正常而自觉口干者。

一、唾液腺疾病

由各种原因造成唾液腺破坏或萎缩均可引起口干症,如鼻咽部肿瘤经放射治疗(简称放疗)后两侧腮腺萎缩,唾液分泌减少;干燥综合征是一种自身免疫性疾病,以眼干、口干为主,还伴有肝脾大、多发性关节炎、吞咽困难等症状,但未涉及对唾液腺的破坏。患者常有一项或多项自身抗体水平增高及丙种球蛋白增高等。本病患者在无刺激时或用酸性药物、咀嚼石蜡等刺激时,均可见唾液分泌量明显减少。

二、神经、精神因素

由于情绪、精神因素的影响,有些神经衰弱患者常自觉口干,但多为暂时性的。检查患者口腔黏膜无明显的干燥,无刺激时唾液量减少,但用石蜡等刺激后唾液量并不减少。

三、更年期综合征

更年期综合征发生在女性更年期。除有一般症状外,常伴有口干、萎缩性舌炎,口腔黏膜糜烂、灼痛和刺痛等症状。

四、营养障碍

维生素 B_2 缺乏可出现口干、唇炎、口角炎、舌炎和阴囊炎等症状,有的还可出现咽部、鼻腔干燥,咽下困难等。

五、局部因素

由于腺样体增殖或前牙严重开𬌗等造成习惯性口呼吸者常有口干症状,尤以晨起时明显。

检查唾液,无刺激时及用酸性药物刺激后分泌量均正常。此外,口干症也可由其他系统病引起,如糖尿病、脱水、高热后及使用阿托品类药物后等。

（马丰香）

第二节　口　　臭

口臭是指口腔呼出的气体中含有令人不快的气味,是某些口腔、鼻咽部和全身性疾病的一个较常见症状,可以由多方面因素引起。

一、生理因素

晨起时常出现短时的口臭,刷牙后即可消除。口臭可由某些食物(蒜、洋葱等)和饮料(乙醇性)经过代谢后产生一些臭味物质经肺从口腔呼出所引起。某些全身应用的药物也可引起口臭,如亚硝酸戊酯、硝酸异山梨酯等。

二、病理因素

(一)口腔疾病

口腔呼出气体中的挥发性硫化物可导致口臭,其中90%的成分为甲基硫醇和硫化氢。临床上最常见的口臭原因是舌苔和牙周病变处的主要致病菌,如牙龈卟啉单胞菌、齿垢密螺旋体、福赛坦菌和中间普氏菌等的代谢产物。此外,牙周袋内的脓液和坏死组织、舌苔内潴留的食物残屑、脱落上皮细胞等也可引起口臭。在没有牙周炎的患者,舌苔则是口臭的主要来源,尤其与舌背的后1/3处舌苔的厚度和面积有关。用牙刷刷舌背或用刮舌板清除舌苔可显著减轻或消除口臭。

软垢、嵌塞于牙间隙和龋洞内的食物发酵腐败,也会引起口臭。有些坏死性病变,如坏死性溃疡性龈(口)炎、嗜伊红肉芽肿、恶性肉芽肿和癌瘤等,拔牙创伤的感染(干槽症)等,都有极显著的腐败性臭味。如果经过治疗彻底消除了口腔局部因素,口臭仍不消失,则应寻找其他部位的疾病。

(二)鼻咽部疾病

慢性咽(喉)炎、化脓性上颌窦炎、萎缩性鼻炎、小儿鼻内异物、滤泡性扁桃体炎等均能发出臭味。

(三)消化道、呼吸道及其他全身性疾病

消化道、呼吸道及其他全身性疾病如消化不良、肝硬化、支气管扩张继发肺部感染、肺脓肿、先天性气管食管瘘等均可引起口臭。糖尿病患者口中可有烂苹果气味,严重肾衰竭者口中可有氨味或尿味。此外,某些金属(如铅、汞)和有机物中毒时,可有异常气味。

(四)神经和精神异常

有些患者自觉口臭而实际并没有口臭,是存在心理性疾病,如口臭恐惧症等,或者由于某些神经疾病导致嗅觉或味觉障碍而产生。用鼻闻法、仪器测量法(气相色谱仪等)可直接检测口臭程度和挥发性硫化物的水平。

（马丰香）

第三节 牙　　痛

牙痛是口腔科临床上最常见的症状,也是患者就医的主要原因。可由牙齿本身的疾病、牙周组织及颌骨的某些疾病,甚至神经疾病和某些全身疾病所引起。对以牙痛为主诉的患者,必须先仔细询问病史,如疼痛起始时间及可能的原因、病程长短及变化情况、既往治疗史及疗效等。必要时还应询问工作性质、饮食习惯、有无不良习惯(如夜磨牙和咬硬物等)、全身健康状况及家族史等。关于牙痛本身,应询问牙痛的部位、性质、程度和发作时间。疼痛是尖锐剧烈的还是钝痛、酸痛;是自发痛还是激发痛、咬合时痛,自发痛是阵发的或是持续不断;有无夜间痛;疼痛部位是局限的或放散的,能否明确指出痛牙等。根据症状可得出一至数种初步印象,便于做进一步检查。应记住,疼痛是一种主观症状,由于不同个体对疼痛的敏感性和耐受性有所不同,而且有些其他部位的疾病也可表现为牵涉性牙痛。因此,对患者的主观症状应与客观检查所见、全身情况及实验室和放射学检查等结果结合起来分析,以作出正确的诊断。

一、引起牙痛的原因

(1)牙齿本身的疾病,如深龋、牙髓充血、各型急性牙髓炎、慢性牙髓炎、逆行性牙髓炎,由龋齿、外伤、化学药品等引起的急性根尖周炎、牙槽脓肿,微裂,牙根折裂,髓石,牙本质过敏,流电作用等。

(2)牙周组织的疾病,如牙周脓肿、急性龈乳头炎、冠周炎、坏死性溃疡性龈炎、干槽症等。

(3)牙齿附近组织的疾病所引起的牵涉痛:急性化脓性上颌窦炎和急性化脓性颌骨骨髓炎时,由于神经末梢受到炎症的侵犯,使该神经所支配的牙齿发生牵涉性痛。颌骨内或上颌窦内的肿物、埋伏牙等可压迫附近的牙根发生吸收,如有继发感染,可出现牙髓炎导致疼痛。急性化脓性中耳炎、咀嚼肌群的痉挛等均可出现牵涉性牙痛。

(4)神经系统疾病,如三叉神经痛患者常以牙痛为主诉。颞下窝肿物在早期可出现三叉神经第三支分布区的疼痛,翼腭窝肿物的早期由于压迫蝶腭神经节,可出现三叉神经第二支分布区的疼痛。

(5)有些全身疾病,如流感、癔症、神经衰弱、月经期和绝经期等可诉有牙痛。高空飞行时,牙髓内压力增高,可引起航空性牙痛。有的心绞痛患者可反射性地引起牙痛。

二、诊断步骤

(一)问清病史及症状特点

1.尖锐自发痛

尖锐自发痛最常见的为急性牙髓炎(浆液性、化脓性、坏疽性)、急性根尖周炎(浆液性、化脓性)。其他,如急性牙周脓肿、髓石、冠周炎、急性龈乳头炎、三叉神经痛、急性上颌窦炎等。

2.自发钝痛

自发钝痛常见为慢性龈乳头炎,创伤𬌗等。在机体抵抗力降低时,如疲劳、感冒、月经期等,可有轻度自发钝痛、胀痛。坏死性龈炎时牙齿可有撑离感和咬合痛。

3.激发痛

牙本质过敏和Ⅱ～Ⅲ龋齿(牙本质浅层、牙本质深层龋)或楔状缺损等,牙髓尚未受侵犯或仅有牙髓充血时,无自发痛,仅在敏感处或病损处遇到物理、化学刺激时才发生疼痛,刺激去除后疼痛即消失。慢性牙髓炎一般无自发痛而主要表现为激发痛,但当刺激去除后疼痛仍持续一至数分钟。咬合创伤引起牙髓充血时也可有对冷、热刺激敏感。

4.咬合痛

牙隐裂和牙根纵裂时,常表现为某一牙尖受力而产生水平分力时引起尖锐的疼痛。牙外伤、急性根尖周炎、急性牙周脓肿等均有明显的咬合痛和叩痛、牙齿挺出感。口腔内不同金属修复体之间产生的流电作用也可使患牙在轻咬时疼痛或与金属器械相接触时发生短暂的电击样刺痛。

以上疼痛除急性牙髓炎患者常不能自行明确定位外,一般都能明确指出痛牙。急性牙髓炎的疼痛常沿三叉神经向同侧对颌或同颌其他牙齿放散,但不会越过中线放散到对侧牙。

(二)初步检查

1.牙体疾病

牙体疾病最常见为龋齿。应注意邻面龋、潜在龋、隐蔽部位的龋齿、充填物下方的继发龋等。此外,如牙隐裂、牙根纵裂、畸形中央尖、楔状缺损、重度磨损、未垫底的深龋充填体、外伤露髓牙、牙冠变色或陈旧的牙冠折断等,均可为病源牙。

叩诊对识别患牙有一定帮助。急性根尖周炎和急性牙周脓肿时有明显叩痛,患牙松动。慢性牙髓炎、急性牙髓炎和慢性根尖周炎、边缘性牙周膜炎、创伤性根周膜炎等,均可有轻至中度叩痛。存在多个可疑病源牙时,叩诊反应常能有助于确定患牙。

2.牙周及附近组织疾病

急性龈乳头炎时可见牙间乳头红肿、触痛,多有食物嵌塞、异物刺激等局部因素。冠周炎多见于下颌第三磨牙阻生,远中及颊舌侧龈瓣红肿,可溢脓。牙周脓肿和逆行性牙髓炎时可探到深牙周袋,后者袋深接近根尖,牙齿大多松动。干槽症可见拔牙窝内有污秽坏死物,骨面暴露,腐臭,触之疼痛。反复急性发作的慢性根尖周炎可在牙龈或面部发现窦道。

急性牙槽脓肿、牙周脓肿、冠周炎等,炎症范围扩大时,牙龈及龈颊沟处肿胀变平,可有波动。面部可出现水肿,局部淋巴结肿大、压痛。若治疗不及时,可发展为蜂窝织炎、颌骨骨髓炎等。上颌窦炎引起的牙痛,常伴有前壁的压痛和脓性鼻涕、头痛等。上颌窦肿瘤局部多有膨隆,可有血性鼻涕、多个牙齿松动等。

(三)辅助检查

1.牙髓活力测验

根据对冷、热温度的反应,以及刺激除去后疼痛持续的时间,可以帮助诊断和确定患牙。也可用电流强度测试来判断牙髓的活力和反应性。

2.X线检查

X线检查可帮助发现隐蔽部位的龋齿。髓石在没有揭开髓室顶之前,只能凭X线片发现。慢性根尖周炎可见根尖周围有不同类型和大小的透射区。颌骨内或上颌窦内肿物、埋伏牙、牙根纵裂等也需靠X线检查来确诊。

(马丰香)

第四节 牙齿松动

正常情况下,牙齿只有极轻微的生理性动度。这种动度几乎不可觉察,且随不同牙位和一天内的不同时间而变动。一般在晨起时动度最大,这是因为夜间睡眠时,牙齿无颌接触,略从牙槽窝内挺出所致。醒后,由于咀嚼和吞咽时的殆接触将牙齿略压入牙槽窝内,致使牙齿的动度渐减小。这种 24 小时内动度的变化,在牙周健康的牙齿不甚明显,而在有殆习惯,如磨牙症、紧咬牙者较明显。妇女在月经期和妊娠期内牙齿的生理动度也增加。牙根吸收接近替牙期的乳牙也表现牙齿松动。引起牙齿病理性松动的主要原因如下。

一、牙周炎

牙周炎是使牙齿松动乃至脱落的最主要疾病。牙周袋的形成及长期存在的慢性炎症,使牙槽骨吸收,结缔组织附着不断丧失,继而使牙齿逐渐松动、移位,终致脱落。

二、殆创伤

牙周炎导致支持组织的破坏和牙齿移位,形成继发性殆创伤,使牙齿更加松动。单纯的(原发性)殆创伤,也可引起牙槽嵴顶的垂直吸收和牙周膜增宽,临床上出现牙齿松动。这种松动在殆创伤除去后,可以恢复正常。正畸治疗过程中,受力的牙槽骨发生吸收和改建,此时牙齿松动度明显增大,并发生移位;停止加力后,牙齿即可恢复稳固。

三、牙外伤

牙外伤最多见于前牙。根据撞击力的大小,使牙齿发生松动或折断。折断发生在牙冠时,牙齿一般不松动;根部折断时,常出现松动,折断部位越近牙颈部,则牙齿松动越重,预后也差。有的医师企图用橡皮圈不恰当地消除初萌的上颌恒中切牙之间的间隙,常使橡皮圈渐渐滑入龈缘以下,造成深牙周袋和牙槽骨吸收,牙齿极度松动和疼痛。患儿和家长常误以为橡皮圈已脱落,实际它已深陷入牙龈内,应仔细搜寻并取出橡皮圈。此种病例疗效一般均差,常导致拔牙。

四、根尖周炎

急性根尖周炎:牙齿突然松动,有伸长感,不敢对咬合,叩痛(＋＋)～(＋＋＋)。至牙槽脓肿阶段,根尖部和龈颊沟红肿、波动。这种主要由龋齿等引起的牙髓和根尖感染,在急性期过后,牙多能恢复稳固。

慢性根尖周炎,在根尖病变范围较小时,一般牙不太松动。当根尖病变较大或向根侧发展,破坏较多的牙周膜时,牙可出现松动。一般无明显自觉症状,仅有咬合不适感或反复肿胀史,有的根尖部可有瘘管。牙髓无活力。根尖病变的范围和性质可用 X 线检查来确诊。

五、颌骨骨髓炎

成人的颌骨骨髓炎多是继牙源性感染而发生,多见于下颌骨。急性期全身中毒症状明显,如高热、寒战、头痛,白细胞增至$(10\sim20)\times10^3/L$等。局部表现为广泛的蜂窝织炎。患侧下唇麻木,多个牙齿迅速松动,且有叩痛。这是由于牙周膜及周围骨髓腔内的炎症浸润。一旦颌骨内的化脓病变经口腔黏膜或面部皮肤破溃,或经手术切开、拔牙而得到引流,则病程转入亚急性或慢性期。除病源牙必须拔除外,邻近的松动牙常能恢复稳固。

六、颌骨内肿物

颌骨内的良性肿物或囊肿由于缓慢生长,压迫牙齿移位或牙根吸收,致使牙齿逐渐松动。恶性肿瘤则使颌骨广泛破坏,在短时间内即可使多个牙齿松动、移位。较常见的,如上颌窦癌,多在早期出现上颌数个磨牙松动和疼痛。若此时轻易拔牙,则可见拔牙窝内有多量软组织,短期内肿瘤即由拔牙窝中长出,似菜花状。所以,在无牙周病且无明显炎症的情况下,若有一或数个牙齿异常松动者,应提高警惕,进行X线检查,以便早期发现颌骨中的肿物。

七、其他

有些牙龈疾病伴有轻度的边缘性牙周膜炎时,也可出现轻度的牙齿松动,如坏死性龈炎、维生素C缺乏、龈乳头炎等。但松动程度较轻,治愈后牙齿多能恢复稳固。发生于颌骨的组织细胞增生症,为原因不明的、累及单核-吞噬细胞系统的、以组织细胞增生为主要病理学表现的疾病。当发生于颌骨时,可沿牙槽突破坏骨质,牙龈呈不规则的肉芽样增生,牙齿松动并疼痛;拔牙后伤口往往愈合不良。X线表现为溶骨性病变,牙槽骨破坏,病变区牙齿呈现"漂浮征"。本病多见于10岁以内的男童,好发于下颌骨。其他一些全身疾病,如Down综合征等的患儿,常有严重的牙周炎症和破坏,造成牙齿松动、脱落。牙周手术后的短期内,术区牙齿也会松动,数周内会恢复原来动度。

(马丰香)

第五节　牙龈出血

牙龈出血是口腔中常见的症状,出血部位可以是全口牙龈或局限于部分牙齿。多数患者是在牙龈受到机械刺激(如刷牙、剔牙、食物嵌塞、进食硬物、吮吸等)时流血,一般能自行停止;另有一些情况,在无刺激时即自动流血,出血量多,且无自限性。

一、牙龈的慢性炎症和炎症性增生

这是牙龈出血的最常见原因,如慢性龈缘炎、牙周炎、牙间乳头炎和牙龈增生等。牙龈缘及龈乳头红肿、松软,甚至增生。一般在受局部机械刺激时引起出血,量不多,能自行停止。将局部刺激物(如牙石、牙垢、嵌塞的食物、不良修复体等)除去后,炎症很快消退,出血亦即停止。

二、妊娠期龈炎和妊娠瘤

妊娠期龈炎和妊娠瘤常开始于妊娠的第3~4个月。牙龈红肿、松软、极易出血。分娩后,妊娠期龈炎多能消退到妊娠前水平,而妊娠瘤常需手术切除。有的人在慢性牙龈炎的基础上,于月经前或月经期可有牙龈出血,可能与牙龈毛细血管受性激素影响而扩张、脆性改变等有关。长期口服激素性避孕药者,也容易有牙龈出血和慢性炎症。

三、坏死性溃疡性牙龈炎

坏死性溃疡性牙龈炎为梭形杆菌、口腔螺旋体和中间普氏菌等的混合感染。主要特征为牙间乳头顶端的坏死性溃疡,腐臭,牙龈流血和疼痛,夜间睡眠时亦可有牙龈流血,就诊时亦可见牙间隙处或口角处有少量血迹。本病的发生常与口腔卫生不良、精神紧张或过度疲劳、吸烟等因素有关。

四、血液病

在遇到牙龈有广泛的自动出血,量多或不易止住时,应考虑有无全身因素,并及时做血液学检查和到内科诊治。较常见引起牙龈和口腔黏膜出血的血液病,有急性白血病、血友病、血小板减少性紫癜、再生障碍性贫血、粒细胞减少症等。

五、肿瘤

有些生长在牙龈上的肿瘤,如血管瘤、血管瘤型牙龈瘤、早期牙龈癌等也较易出血。其他较少见的,如发生在牙龈上的网织细胞肉瘤,早期常以牙龈出血为主诉,临床上很容易误诊为牙龈炎。有些转移瘤,如绒毛膜上皮癌等,也可引起牙龈大出血。

六、某些全身疾病

肝硬化、脾功能亢进、肾小球肾炎后期、系统性红斑狼疮等,由于凝血功能低下或严重贫血,均可能出现牙龈出血症状。伤寒的前驱症状有时有鼻出血和牙龈出血。在应用某些抗凝血药物或非甾体抗炎药,如水杨酸、肝素等治疗冠心病和血栓时,易有出血倾向。苯中毒时也可有牙龈被动出血或自动出血。

(马丰香)

第六节 牙龈肿大

牙龈肿大是诸多牙龈病的一个常见临床表现。

一、病史要点

(1)牙龈肿胀的病程,是突发还是逐渐发展。

(2)有无刷牙出血、食物嵌塞及口呼吸习惯。

(3)是否服用苯妥英钠、硝苯地平、环孢素等药物。

(4)家族中有无牙龈肿大者。

(5)已婚妇女的妊娠情况。

二、检查要点

(1)牙龈肿胀的范围,牙龈质地、颜色。

(2)有无牙列不齐、开唇露齿及口呼吸、舔龈等不良习惯。

(3)详细检查牙周情况。

(4)必要时做组织病理检查。

三、鉴别诊断

(一)慢性炎症性肿大

因长期局部刺激引起,如牙石、牙列拥挤、冠修复体边缘过长、口呼吸及舔龈习惯等。本型病程缓慢,无症状,开始龈乳头和/或龈缘轻度隆起,逐步地增生似救生圈套在牙齿周围。口呼吸引起的牙龈肿大与邻近未暴露的正常牙龈有明显的分界线。

(二)急性炎症性肿大

急性炎症性肿大常见于急性牙龈脓肿、急性牙周脓肿及急性龈乳头炎。

(三)药物性牙龈肿大

该类患者有明显的服药史,如苯妥英钠、环孢素、硝苯地平均可引起牙龈增生。增生的牙龈呈实质性,质地坚实,淡粉红色,仅发生于有牙区,停药后增生的龈组织可逐步消退。

(四)遗传性牙龈纤维瘤病

遗传性牙龈纤维瘤病是一种原因不明的少发病,多有家族史。病变波及牙龈、龈乳头及附着龈,且上、下颌的颊舌面都可广泛受侵,与苯妥英钠引起的牙龈增生不同。肿大的牙龈颜色正常,质地硬似皮革。重者可将牙齿完全盖住,牙齿移位,颌骨变形。表面光滑或呈小结节样。

(五)青春期牙龈肿大

青春期牙龈肿大见于青春期患者,发病部位有局部刺激因素,但炎症和增生反应较明显,虽经治疗不易痊愈,而且易复发。青春期过后经治疗能较快缓解。临床表现同一般慢性炎症性肿大,即牙龈充血水肿,松软光亮,牙间乳头呈球状突起。

(六)妊娠期牙龈肿大

正处于妊娠期的妇女,牙龈鲜红色或暗紫色,松软光亮,极易出血。单个或多个牙间乳头肥大增生,重者形成有蒂或无蒂的瘤状物,应诊断为妊娠期牙龈肿大。

(七)白血病牙龈肿大

牙龈色暗紫或苍白,表面光亮,外形呈不规则的结节状,龈缘处可有坏死的假膜。牙龈自动出血或激惹出血,不易止住。常伴有牙齿松动,全身乏力,低热及相应部位的淋巴结肿大。血常规检查有助诊断。

(八)化脓性肉芽肿牙龈肿大

化脓性肉芽肿牙龈肿大可以呈扁平无蒂的肿大或有蒂的瘤状物,色鲜红或暗红,质地柔软。病损表面有溃疡和脓性分泌物,如果病损时间长可转变为较硬的纤维上皮性乳头状瘤。组织病理检查为慢性炎症细胞浸润的肉芽组织。

(九)浆细胞肉芽肿

牙龈肿大,鲜红色,且松软易碎,极易出血,表面呈分叶状,质地如同肉芽组织。应结合组织病理检查,主要在结缔组织内有大量浸润的浆细胞,或表现为有大量血管和炎症细胞浸润的肉芽肿。

(十)牙龈良性及恶性肿瘤

牙龈良性及恶性肿瘤包括血管瘤、乳头状瘤、牙龈癌等,可结合组织病理检查加以区别。

(张　蕾)

第七节　开口困难

开口困难是指由于各种原因造成根本不能开口或开口甚小者。造成开口困难的原因很多,可分为感染性、瘢痕性、关节性、外伤性、肿瘤源性和精神、神经性等。

一、感染所致的开口困难

(一)下颌智齿冠周炎

下颌智齿冠周炎可以直接累及咬肌和翼内肌,引起肌肉痉挛,造成开口困难。

(二)颌面部深在间隙感染

颞下窝和翼下颌间隙感染刺激翼肌群痉挛造成开口困难。感染的来源常常是上、下磨牙感染扩散或在注射上颌结节、翼下颌传导麻醉时将感染带入。因感染在深部,早期在颜面部无明显红肿症状,不易发现。所以在有上、下磨牙感染或拔牙史,低热,开口困难,并在该间隙的相应部位(如上颌结节后方、翼下颌韧带处)有明显红肿和压痛者应考虑本病。

(三)化脓性下颌关节炎

化脓性下颌关节炎多数在下颌关节附近有化脓性病灶,如中耳炎、外耳道炎等,继之引起下颌关节疼痛,开口困难。检查时可见关节区有红肿,压痛明显,尤其不能上、下牙对拾,稍用力即可引起关节区剧痛。颞下颌关节侧位 X 线片可见关节间隙增宽。

(四)破伤风

由破伤风杆菌引起的一种以肌肉阵发性痉挛和紧张性收缩为特征的急性特异性感染,由于初期症状可表现为开口困难而来口腔科就诊。一般有外伤史。痉挛通常从咀嚼肌开始,先是咀嚼肌少许紧张,继之出现强直性痉挛呈开口困难状,同时还因表情肌的紧缩使面部表情很特殊,形成"苦笑面容"。当颈部、背部肌肉收缩,则形成背弓反张。其他,如咬肌下、下颌下、颊部蜂窝织炎、急性化脓性腮腺炎等,均可发生开口困难,体征表浅,容易诊断。

二、瘢痕所致的开口困难

(一)颌间瘢痕挛缩

常常由坏疽性口炎后在上、下颌间形成大量瘢痕,将上、下颌紧拉在一起而不能开口。一般有口腔颌面部溃烂史,颊侧口腔前庭处能触到索条状瘢痕区,有时还伴有唇颊组织的缺损。

(二)放射性瘢痕

鼻咽部、腮腺区、颞下窝等恶性肿物经大量放疗后,在关节周围有大量放射性瘢痕造成开口困难。开口困难的症状是逐渐发展起来的,以致到几乎完全不能开口。照射区皮肤均有慢性放射反应,如皮肤薄而透明,毛细血管扩张,并可见到深棕色的斑点状色素沉着。

（三）烧伤后瘢痕

由各种物理、化学因素所致口颊部深部烧伤后，逐渐形成大量增生的挛缩瘢痕造成开口困难。

三、颞下颌关节疾病所致的开口困难

（一）关节强直

一般由关节区化脓感染或外伤后关节腔内血肿机化逐渐形成关节融合。关节强直常发病于儿童，逐渐出现开口困难以致最后完全不能开口呈开口困难状。关节强直侧下颌骨发育短小，面部丰满呈圆形；而健侧下颌骨发育较长，面部反而显塌陷狭长。颞下颌关节侧位X线片可见患侧关节间隙消失，髁突和关节凹融合成致密团块。少数可由类风湿颞下颌关节炎造成，其特点为常累及两侧并伴有指关节或脊柱关节的类风湿关节炎，因此，同时可查到手指成梭形强直畸形或脊柱呈竹节样强直畸形。

（二）颞下颌关节盘脱出

急性脱臼后或长期颞下颌关节紊乱病后可使关节盘脱出，脱出的关节盘在髁突运动中成为机械障碍物，甚至可嵌顿在髁突和关节结节之间致不能开口，呈开口困难状。

四、外伤所致的开口困难

（一）颧弓、颧骨骨折

颧弓、颧骨为面侧部突出处，容易被伤及。最常见为呈M形颧弓双骨折，骨折片下陷妨碍喙突活动造成开口困难；颧骨体骨折后向下向后移位可使上颌骨和颧骨之间的间隙消失妨碍下颌骨活动造成开口困难。

（二）下颌髁突骨折

下颌髁突颈部是下颌骨结构中的薄弱区，当颏部和下颌体部受到外伤后容易在髁突颈部骨折而造成开口困难。此外，由于局部创伤引起的骨化性咬肌炎也可造成开口困难。新生儿开口困难除破伤风外应考虑由于难产使用高位产钳损伤颞下颌关节所致。

五、肿瘤所致的开口困难

关节区深部肿物可以引起开口困难，因为肿物在深部不易被查出，常误诊为一般颞下颌关节紊乱病而进行理疗。因此，有开口困难而同时存在有脑神经症状者应考虑是否有以下部位的肿物。

（一）颞下窝综合征

颞下窝综合征为原发于颞下窝肿物引起的一种综合征。因肿物侵犯翼肌、颞肌，故常有开口困难。早期有三叉神经第三支分布区持续性疼痛，继之出现下唇麻木，口角皮肤、颊黏膜异常感或麻木感。肿瘤长大时可在上颌后部口腔前庭处触到。

（二）翼腭窝综合征

翼腭窝综合征为原发于翼腭窝肿瘤引起的一种综合征，因肿瘤侵犯翼肌可引起开口困难外，最早出现三叉神经第二支分布区持续性疼痛和麻木，以后可影响眼眶累及视神经。

（三）上颌窦后部癌

肿瘤破坏上颌窦后壁，侵犯翼肌群，可以出现开口困难，并有三叉神经第二支分布区的持续

性疼痛和麻木,鼻腔有脓血性分泌物,上颌侧位体层 X 线片见上颌窦后壁骨质破坏。

(四)鼻咽癌

鼻咽癌侵犯咽侧壁,破坏翼板,可影响翼肌群,出现开口困难,并常伴有剧烈头痛、鼻塞、鼻出血、耳鸣、听力障碍及颈部肿块等症状。

六、肌痉挛、神经精神疾病

(一)癔症性开口困难

癔症性开口困难如与全身其他肌痉挛或抽搐症状伴发,则诊断比较容易;但如只出现开口困难症状,则诊断比较困难。此病多发生于女性青年,既往有癔症史,有独特的性格特征。一般在发病前有精神因素,然后突然发生开口困难。用语言暗示或间接暗示(用其他治疗法结合语言暗示),常能解除症状。

(二)颞下颌关节紊乱

咀嚼肌群痉挛型一般由翼外肌痉挛经不适当的治疗或在全身因素影响下(如过度疲劳、精神刺激)引起。主要临床表现为开口困难,X 线片关节像正常。用肌肉松弛剂能立即开口,药物作用过后又开口困难。一般病期较长。

(三)咬肌挛缩

常因精神受刺激后突然发生开口困难,有时查不出诱因。一般发生在一侧咬肌,触时咬肌明显变硬,用钟式听诊器检查有嗡嗡的肌杂音。用 2% 普鲁卡因溶液封闭肌肉和咬肌神经时,变硬的肌肉可恢复正常,肌杂音可消失或减轻,开口困难症状亦缓解。咬肌挛缩有时可伴有颞肌挛缩。

(张明卉)

第八节　颌面部麻木

颌面部麻木是因口腔颌面部损伤、炎症或肿瘤等造成支配口面部的三叉神经功能障碍而出现感觉异常、迟钝,甚至痛觉丧失。

一、病史要点

(1)有无外伤、手术、感染、肿瘤史。
(2)麻木的部位,发病的经过及目前情况。
(3)麻木是否进行性加重,有无缓解期。

二、检查要点

(一)检查感觉和肌肉运动

(1)面部触觉、痛觉、温度觉、直接与间接角膜反射,以确定麻木的范围和三叉神经第几支受损。
(2)检查咀嚼肌运动,如下颌有无偏斜、两侧肌张力与收缩力是否相等,有无咀嚼肌萎缩。

（二）检查引起麻木的病因

(1)有外伤史者查上、下颌骨有无骨摩擦音、骨不连续、压痛及异常动度。

(2)有无面部肿胀、多数牙松动及有无发热乏力等症状。

(3)有无颌骨膨隆、牙齿松动、张口受限、下颌偏斜。

三、鉴别要点

（一）外伤

上颌骨、颧骨骨折损伤眶下神经出现上唇、鼻、眶下区麻木；下颌骨骨折出现下唇麻木。患者有外伤史。X线片可见骨折线。

（二）颌骨炎症

急性化脓性中央型骨髓炎因炎症沿下颌管扩散使下牙槽神经受损出现下唇麻木。可有多数牙松动、面部肿胀，并伴全身中毒症状。X线片见骨质密度改变波及下颌管。待炎症控制后麻木可缓解或消失。

（三）手术损伤

拔阻生下颌第三磨牙时，损伤下牙槽神经或舌神经而出现下唇或舌麻木。颌下腺、舌下腺手术时损伤舌神经也引起舌麻木。

（四）肿瘤

1.下颌骨恶性肿瘤

进行性下唇麻木，病灶区牙齿松动、剧烈疼痛。X线片示弥散溶骨性破坏，下颌管受侵。

2.颞下窝肿瘤

下颌神经分布区持续性疼痛及感觉异常，颊长神经受侵时最早出现颊部麻木。张口受限，下颌向患侧偏。耳鸣、听力下降。CT扫描可见占位性病变。

3.翼腭窝肿瘤

可为原发或继发恶性肿瘤。眶下区麻木，张口受限。三叉神经第二支持续性疼痛，向磨牙区放射。继发于上颌窦癌者X线下可见骨质破坏，CT扫描示翼腭窝有占位性病变。

（五）颌面部感觉减低或消失

绝大多数是由于三叉神经周围支病变所致，但有时也可能因脑干的三叉神经中枢传导束有关通道病变引起患者三叉神经分布区痛觉、触觉等改变，此时应转神经内科进一步确诊。

（张明卉）

第九节 颌面部局部肿胀

颌面部局部肿胀是由于各种原因致毛细血管壁通透性改变、组织间隙过量积液、淋巴回流障碍及血管及淋巴管畸形的一种病理现象。

一、病史要点

(1)先天性抑或后天性有无外伤、手术、过敏及其他治疗史。

(2)肿胀出现的时间、发展过程。

(3)肿胀范围有无改变,有无全身反应。

(4)肿胀性质质地松软还是较硬,皮肤颜色有无改变等。

二、检查要点

(1)肿胀部位,皮肤色泽。

(2)肿胀质地,有无压痛、波动感、可压缩性或随体位改变其大小。

(3)穿刺液性质、色泽。

三、鉴别要点

(一)血管神经性水肿

突然发作的皮肤和黏膜局限性水肿,数小时或1~2天可自行消退。皮肤、黏膜紧张发亮,有胀感,以唇颊为好发区域,也可发生在口底、舌与颈部。如口底和舌根部的肿胀,可影响呼吸。患者体温正常,白细胞计数正常,嗜酸性粒细胞计数可增高。用糖皮质激素药物治疗效果明显。如反复发作则局部组织增厚,药物治疗效果欠佳。

(二)炎性肿胀

患者有牙痛、手术、外伤及结核接触史。炎性肿胀分为副性水肿及炎性浸润肿胀。副性水肿肿胀松软、无痛、皮肤可捏起皱褶,常见于牙槽脓肿所致肿胀。炎性浸润肿胀较硬、疼痛、发红、皮肤光亮、捏不起皱褶,常见于蜂窝织炎,如进一步发展为脓肿形成时穿刺有脓。

(三)损伤性水肿或血肿

损伤部位肿胀、压痛,皮肤伴出血性瘀斑,随着瘀斑的分解和吸收颜色逐渐变浅。挫伤后形成的血肿,开始较软,边界不清,以后逐渐变硬,边界逐渐清楚。伴有骨折时,肿胀或触及骨摩擦音及台阶感。

(四)淋巴管瘤

先天性,呈慢性肿大,边界不清楚,皮肤颜色正常,柔软,无压痛,一般无压缩性。发生在黏膜时表现为孤立或多发性散在小的圆形、囊性结节状或点状病损,浅黄色、柔软,以舌、唇、颊部多见。

(五)血管瘤和血管畸形

发生在颌面部深在的血管瘤局部肿大,皮色正常,侵及皮肤则呈紫色斑。有压缩性,低头试验阳性,穿刺有血液。对海绵状血管瘤(低流速静脉畸形)瘤腔造影有助于诊断。动脉造影有助于诊断蔓状血管瘤(动静脉畸形或高流速动静脉畸形)。

(六)手术后淋巴回流不畅

手术后淋巴回流不畅多发生在面颈部手术,尤其颈淋巴结清除术后。因面、颈部静脉与淋巴回流不畅所致。半侧面部肿胀,质地柔软、皮色正常。肿胀与体位有关,平卧时加重,下床活动后减轻。

(张明卉)

第十节 面 部 疼 痛

面部疼痛是口腔科常见的症状,不少患者因此而就诊。有的诊断及治疗都较容易,有的相当困难。不论是何种疼痛,都必须查清引起的原因。由牙齿引起的疼痛,查出病因是较为容易的,已见前述;但牵涉性痛和投射性痛的原因,却很难发现。颞下颌关节紊乱病引起的疼痛也常导致诊断进入迷途,因为它们很类似一些其他问题引起的疼痛。

诊断困难的另一因素,是患者对疼痛的叙述。这种叙述常是不准确的,但又与诊断有关联。患者对疼痛的反应决定于两种因素:一是患者的痛阈;二是患者对疼痛的敏感性。两者在每一患者都不相同,例如后者就会因患者的全身健康状态的变化及其他暂时性因素而时时改变。

所谓的投射性痛,是指疼痛传导途径的某一部位受到刺激,疼痛可能在此神经的周缘分布区发生。颅内肿瘤引起的面部疼痛即是一例。这类病变可能压迫三叉神经传导的中枢部分而引起其周缘支分布区的疼痛。投射性痛必须与牵涉性痛鉴别。所谓的牵涉性痛是疼痛发生部位与致痛部位远离的疼痛。在口腔科领域内,牵涉性痛最常见的例子可能是下牙病变引起的上牙疼痛。疼痛的冲动发生于有病变的牙齿,如果用局部麻醉方法阻断其传导,牵涉性痛即不发生。即是说,阻断三叉神经的下颌支,可以解除三叉神经上颌支分布区的疼痛。这也是诊断疑有牵涉性痛的一种有效方法。投射性痛的发生机制是很清楚的,但牵涉性痛却仍不十分清楚。提出过从有病部位传导的冲动有"传导交叉"而引起中枢"误解"的看法,但争议仍大。

面部和口腔组织的感觉神经为三叉神经、舌咽神经和颈丛的分支。三叉神经的各分支分布明确,少有重叠现象。但三叉神经和颈丛皮肤支之间,常有重叠分布。三叉、面和舌咽神经,以及由自主神经系统而来的分支,特别是与血管有关的交感神经之间,有复杂的彼此交通。交感神经对传送深部的冲动有一定作用,并已证明刺激上颈交感神经节可以引起这一类疼痛。面深部结构的疼痛冲动也可由面神经的本体感受纤维传导。但对这些传导途径在临床上的意义,争论颇大。与口腔有关的结构非常复杂,其神经之间的联系也颇为复杂。口腔组织及其深部,绝大多数为三叉神经分布。虽然其表面分布相当明确而少重叠,但对其深部的情况了解甚少。故诊断错误是难免的。

可以把面部疼痛大致分为 4 种类型:①由口腔、面部及紧密相关部分的可查出病变引起的疼痛,例如牙痛、上颌窦炎引起的疼痛,颞下颌关节紊乱病引起的疼痛等。②原因不明的面部疼痛:包括三叉神经痛,所谓的非典型性面痛等。③由于感觉传导途径中的病变投射到面部的疼痛,即投射痛,例如肿瘤压迫三叉神经而引起的继发性神经痛是一例子,尽管罕见。偏头痛也可列为此类,因其为颅内血管变化引起。④由身体其他部位引起的面部疼痛,即牵涉性痛,例如心绞痛可引起左下颌部的疼痛。

这种分类法仅是为诊断方便而作的,实际上严格区分有时是很困难的。

对疼痛的客观诊断是极为困难的,因为疼痛本身不能产生可查出的体征,需依靠患者的描述。而患者的描述又受患者的个人因素影响,如患者对疼痛的经验、敏感性,文化程度等。疼痛的程度无法用客观的方法检测,故对疼痛的反应是"正常的"或"异常的",也无法区别。对疼痛的诊断应分两步进行。首先应除外由于牙齿及其支持组织,以及与其紧密相关组织的病变所引起的疼痛,例如由上颌窦或颞下颌关节紊乱病所引起的。如果全面而仔细地检查不能发现异常,才能考虑其他的可能性。诊断时,应注意仔细询问病史,包括起病快慢、发作持续时间、有无间歇期、疼痛部位、疼痛性质、疼痛发作时间、疼痛程度、伴随症状,诱发、加重及缓解因素,家族史等。应进行全面、仔细的体格检查及神经系统检查,并根据需要做实验室检查。

一、神经痛

可以将神经痛看作是局限于一个感觉神经分布区的疼痛,其性质是阵发性的和严重的。神经痛有不少分类,但最重要的是应将其分为原发性的和继发性的。原发性神经痛指的是有疼痛而查不到引起原因者,但并不意味没有病理性改变,也许是直到目前还未发现而已。这种神经痛中最常见的是三叉神经痛,舌咽神经痛也不少见。

(一)三叉神经痛

由于其疼痛的特殊性,三叉神经痛的研究已有多年历史,但至今对其本质仍不明了。虽然疼痛通常是一症状而非疾病,但由于缺乏其他有关症状及对病因的基础知识,现只能认为疼痛是疾病本身。

三叉神经痛多发生于中老年,女性较多。疼痛几乎都发生于一侧,限于三叉神经之一支,以后可能扩展至二支或全部三支。疼痛剧烈,刀刺样,开始持续时间很短,几秒钟即消失,以后逐渐增加,延续数分钟甚至数十分钟。有“扳机点”存在是此病的特点之一。在两次发作之间,可以无痛或仅有钝痛感觉。可有自然缓解期,数周或数月不等,但永久缓解极罕见。

在疾病的初发期,疼痛的特点不明显,此时患者常认为是牙痛,而所指出有疼痛的牙却为健康牙;有时常误诊而拔除该牙。拔除后疼痛依然存在,患者又指疼痛来源于邻牙而要求拔除。对此情况应加以注意,进行全面检查并考虑三叉神经痛的可能性。相反,其他问题,如未萌出的牙等,可以引起类似三叉神经痛的症状。检查如发现这一类可能性,应加以处理。此病多发生于40岁以后,如为40岁以下者,应做仔细的神经学检查,以除外其他的可能性,如多发性硬化等。有人主张,卡马西平(痛痉宁)本身不是止痛药,但对三叉神经痛有特异性疗效,可以用对此药的疗效反应作为诊断的方法之一。

(二)舌咽神经痛

舌咽神经痛的情况与三叉神经痛颇相似,但远较其少见。疼痛的性质相似,单侧,发生于口咽部,有时可放射至耳部。吞咽可引起疼痛发作。也可有“扳机点”存在。用表面麻醉喷于此区能解除疼痛发生。卡马西平亦可用以辅助诊断。

二、继发性神经痛

面部和头部疼痛可以是很多颅内和颅外病变的症状之一。面部疼痛可由于肿瘤压迫或浸润三叉神经节或其周缘支而产生。原发性或继发性颅内肿瘤、鼻咽部肿瘤、动脉瘤、脑上皮样囊肿等,是文献报道中最常引起面部疼痛的病变;颅脑损伤后所遗留的病变也是引起面部疼痛的原因之一;疼痛多不是仅有的症状,但可能最早发生。如有侵犯其他脑神经症状,以及有麻木或感觉异常的存在,应立即想到继发性神经痛的可能性。

畸形性骨炎(佩吉特病,Paget 病)如累及颅底,可使卵圆孔狭窄而压迫三叉神经,产生疼痛症状;疼痛也可由于整个颅骨的畸形,使三叉神经感觉根在越过岩部时受压而产生。疼痛常似三叉神经痛,但多有其他症状,如听神经受压而发生的耳聋、颈椎改变而引起的颈丛感觉神经分布区的疼痛等。上颌或颧骨骨折遗留的眶下孔周围的创伤后纤维化,也可压迫神经而发生疼痛。继发性神经痛在与原发性者鉴别时,关键在于可以查出引起的原因,故仔细而全面的检查是必需的。

三、带状疱疹后神经痛

面部带状疱疹发生前、中或后,均可有疼痛。开始时,可能为发病部位严重的烧灼样痛,以后出现水疱。带状疱疹的疼痛相当剧烈。病后,受累神经可出现瘢痕,引起神经痛样疼痛,持续时间长,严重,对治疗反应差。老年人患带状疱疹者特别易出现疱疹后神经痛,并有感觉过敏或感觉异常症状。

四、偏头痛

偏头痛或偏头痛样神经痛(丛集性头痛)有时也就诊于口腔门诊。偏头痛基本上发生于头部,但有时也影响面部,通常是上颌部,故在鉴别诊断时应注意其可能性。典型的偏头痛在发作前(先兆期或颅内动脉收缩期)可有幻觉(如见闪光或某种颜色)或眩晕、心烦意乱、感觉异常、颜面变色等,症状与脑缺血有关,历时 10～30 分钟或几小时。随即出现疼痛发作,由于动脉扩张引起搏动性头痛,常伴有恶心、呕吐、面色苍白、畏光等自主神经症状。疼痛持续 2～3 小时,患者入睡,醒后疼痛消失,故睡眠能缓解偏头痛。麦角胺能缓解发作。

还有一种类似偏头痛的所谓急性偏头痛性神经痛,其病因似偏头痛,患者多为更年期的男性。疼痛为阵发性,通常持续 30 分钟,发作之间间歇时间不等。疼痛多位于眼后,扩延至上颌及颞部。患侧有流泪、结膜充血、鼻黏膜充血及流涕。常在夜间发作(三叉神经痛则少有在夜间发作者)。疼痛的发作为一连串的密集头痛发作,往往集中于 1 周内,随后有间歇期,达数周至数年,故又名丛集性头痛。少见的梅-罗综合征也可有偏头痛样疼痛。患者有唇部肿胀,有时伴有一过性或复发性面神经衰弱现象和颞部疼痛。有的患者舌有深裂,颊黏膜有肉芽肿样病变,似克罗恩病。以上诸病均对治疗偏头痛的药物反应良好。

五、非典型性面痛

非典型性面痛一词用以描述一种少见的疼痛情况,疼痛的分布无解剖规律可循,疼痛的性质不清,找不到与病理改变有关的证据。疼痛多为双侧,分布广泛,患者可描述疼痛从面部的某一部分放射至身体他部。疼痛多被描述为严重的连续性钝痛。有的患者有明显的精神性因素,对治疗的反应差,有的甚至越治疗情况越坏。

本病有多种类型,Mumford 将其分为 3 类。第一类为由于诊断技术问题而未完全了解的情况;第二类为将情况扩大的患者,这些患者对其面部和口腔有超过通常应有的特别注意。这些患者显得有些特殊并易被激惹,但仍属正常范围。他们常从一个医师转到另一个,以试图得到一个满意的诊断;第三类患者的症状,从生理学上或解剖学上都不能解释,但很易被认为有精神方面的因素。这类患者的疼痛部位常广泛,疼痛的主诉稀奇古怪。对这一类疾病,首先应做仔细而全面的检查,以除外可能引起疼痛的病变。

六、颞部疼痛

颞动脉炎和耳颞综合征可以引起颞部疼痛。二病虽少见,但也有就诊于口腔门诊者,应在诊断上注意。颞动脉炎属结缔组织性疾病,多见于 50 岁以上的女性。疼痛局限于颞部和额部,皆为颞浅动脉所分布的区域。早期有发热,颞动脉处红肿、热感及压痛,动脉可增厚甚至搏动消失。患者可伴有食欲缺乏、消化不良、体重减轻、出汗及肌痛等症状。疼痛为严重的钝痛,搏动性,偶为阵发性。平卧时增剧,头低位时更为强烈,仰头或压迫颈总动脉可缓解。在疼痛发作的间歇期,受累部对触痛非常敏感。有全身不适,弥散性肌肉和关节疼痛。也可有视力退化。基本病因为全身性动脉的炎症,早期可表现于颞浅动脉。疼痛亦可发生于牙、耳、下颌或颈部,故认为动脉炎还波及(如上颌动脉、面动脉等)其他分支。如不及时治疗,可能引起视神经的不可逆性损害。

诊断主要依靠临床检查,受累动脉扩大并疼痛。血沉明显加速。活组织检查常必要。耳颞综合征为耳颞神经因腮腺疾病受激惹而引起。腮腺疾病可为炎症、肿瘤或创伤(包括外科创伤)。疼痛发生于耳颞神经分布的部位,常为烧灼样痛。进食时伴有该部多汗及发红。间歇期受累部皮肤可有麻木或感觉异常。

七、牵涉性痛

此处所指为由远处而来在面部出现疼痛的情况,少见。冠状动脉供血不足时,疼痛可牵涉左侧下颌部,同时并有该病的其他症状。但也有报道左下颌部疼痛为患者的第一个主诉者,以后才发生了心肌梗死的其他症状。

八、由肌肉紊乱而引起的疼痛

疼痛由肌肉的病理性改变或功能紊乱引起,包括一组疾病,在文献中相当紊乱,但至少有6 种:①肌炎;②肌痉挛;③肌筋膜疼痛综合征;④纤维肌痛;⑤肌挛缩;⑥由结缔组织病引起的肌痛。

肌痉挛是肌肉突然的不随意的收缩,伴随疼痛及运动障碍。疼痛常持续数分钟至数天,运动逐渐恢复,疼痛亦渐轻。引起的原因常为过去较弱的肌肉发生过度伸张或收缩或正常肌肉的急性过度使用。由于姿势关系而产生的肌疲劳或衰弱、肌筋膜疼痛综合征、保护有关的创伤、慢性(长期)使用等,均是发病的诱因。当肌肉随意收缩时,如举重、进食、拔第三磨牙、打哈欠等,肌痉挛皆可发生。如成为慢性,可能产生纤维化或瘢痕,引起肌挛缩。

肌炎是整个肌肉的急性炎症,症状为疼痛、对压痛极敏感、肿胀、运动障碍并疼痛。如未治疗,可使肌肉产生骨化。血沉加快。表面皮肤可肿胀及充血。引起肌炎的原因为局部感染、创伤、蜂窝织炎、对肌肉本身或其邻近的激惹等。肌肉持续过度负荷也是引起原因之一。

肌痉挛时,以低浓度(0.5%)普鲁卡因溶液注射于局部可以缓解;但在肌炎时,任何注射皆不能耐受,且无益,应注意。

纤维肌痛罕见,为一综合征,又名肌筋膜炎或肌纤维炎,特征与肌筋膜疼痛综合征基本相同。但本病可发生于身体各负重肌肉,而后者发生于局部,如颌骨、颈部或下腰部。故本病的压痛点在身体各部均有。

结缔组织病,如红斑狼疮、硬皮病、舍格伦(Siabgren)综合征、动脉炎、类风湿关节炎等,也可累及肌肉而产生疼痛。特征为肌肉或关节滑膜有慢性炎症、压痛及疼痛。通过临床及实验室检查,诊断应不困难。肌筋膜疼痛综合征(myofascial pain syndrome,MRS),又名肌筋膜痛、肌筋膜疼痛功能紊乱综合征等,是最常见的慢性肌痛,其诊断标准有以下几点:

（1）骨骼肌、肌腱或韧带有呈硬条状的压痛区，即扳机点。

（2）疼痛自扳机点牵涉至他处，发生牵涉痛的部位相当恒定，见表 2-1。

表 2-1　肌筋膜扳机点及面部疼痛部位

疼痛部位	扳机点位置	疼痛部位	扳机点位置
颞下颌关节	咬肌深部	颏部	胸锁乳突肌
	颞肌中部	牙龈	咬肌浅部
	颞肌深部		翼内肌
	颞肌外侧部	上切牙	颞肌前部
	翼内肌	上尖牙	颞肌中部
	二腹肌	上前磨牙	颞肌中部
耳部	咬肌深部		咬肌浅部
	翼外肌	上磨牙	颞肌后部
	胸锁乳突肌	下磨牙	斜方肌
颌骨部	咬肌浅部		胸锁乳突肌
	斜方肌	下切牙	咬肌浅部
	二腹肌		二腹肌前部
	翼内肌	口腔、舌、硬腭	翼内肌
颊部	胸锁乳突肌		二腹肌
	咬肌浅部	上颌窦	翼外肌

（3）刺激活动的扳机点所产生的牵涉性痛可反复引出：所谓活动的扳机点是指该区对触诊高度敏感并引起牵涉性痛。潜在性扳机点一词则用以指该区亦敏感，但刺激时不产生牵涉性痛。

九、炎症性疼痛

炎症包括窦腔炎症、牙髓炎、根尖炎、各种间隙感染等。其中上颌窦炎疼痛部位主要在上颌部。因分泌物于夜间积滞，故疼痛在晨起时较重。起床后分泌物排出，疼痛缓解。弯腰低头时由于压力改变，可加重疼痛；抬头时好转。上颌窦前壁处有压痛，有流涕、鼻塞等症状，上颌窦穿刺可吸出脓液。

十、颈椎病

颈椎病可以直接引起头及面部疼痛，但更常见的是引起肌肉的紊乱而产生直接的疼痛或牵涉性痛。

颈椎病包括椎间盘、椎体骨关节及韧带等的疾病。常可产生头痛，有时为其唯一表现。头痛多在枕颈部，有时扩散至额部及颞部，或影响两侧，或在一侧，多为钝痛。疲劳、紧张、看书、颈部活动等使之加重。肩臂部疼痛、麻木、活动受限、X 线片所见等有助于诊断。

十一、颌骨疼痛

骨膜有丰富的感觉神经，对压力、张力等机械性刺激敏感，可产生相当剧烈的疼痛。颌骨疼痛与面部疼痛甚易混淆，在鉴别诊断时应注意。引起颌骨疼痛的原因很多，如急性化脓性骨髓炎、骨膜炎等。颌骨的一些骨病在临床上亦有骨痛表现,其较常见者有甲状旁腺功能亢进、老年性骨质疏松、骨质软化、畸形性骨炎、骨髓瘤等。其他的骨病及骨肿瘤在压迫或浸润神经,或侵及骨膜时,也可引起疼痛。

十二、灼性神经痛

头颈部的灼性神经痛少见,引起烧灼样痛并有感觉过敏。病因为创伤,包括手术创伤,可能成为非典型性面部疼痛的原因之一。曾有文献报道发生于多种面部创伤之后,包括拔除阻生第三磨牙、枪弹伤及头部创伤。临床特征为烧灼样疼痛,部位弥散而不局限;该部皮肤在压迫或轻触时发生疼痛(感觉过敏),或有感觉异常;冷、热、运动及情绪激动可使疼痛产生或加剧;皮肤可有局部发热、红肿或发冷、发绀等表现,为血管舒缩障碍引起。活动、咀嚼、咬合关系失调、打哈欠等引起及加剧疼痛;松弛可缓解疼痛。在诊断上,以局部麻醉药封闭星状神经节如能解除疼痛,则诊断可以成立。

十三、癌症疼痛

癌症疼痛的全面流行病学调查尚少报道。Foley 等(1979 年)报道不同部位癌痛发生率,口腔癌占 80%,居全身癌痛发生率第二位。北京大学口腔医院调查了 208 例延误诊治的口腔癌患者,因忽视疼痛的占 27%,仅次于因溃疡延误的。其原理是癌浸润增长可压迫或累及面部的血管、淋巴管和神经,造成局部缺血、缺氧,物质代谢产物积蓄,相应组织内致痛物质增加,刺激感觉神经末梢而致疼痛,尤其舌根癌常常会牵涉到半侧头部剧烈疼痛。

(张明卉)

第三章 儿童常见口腔疾病

第一节 牙 外 伤

一、牙外伤的定义及分类

牙外伤是指在突然的机械外力作用下,牙体硬组织、牙髓或牙周组织发生急性损伤的一种疾病。牙外伤可单独破坏一种组织,也可涉及多种组织同时受累。国际牙外伤学会根据损伤部位及临床症状,将牙外伤分为 3 大类。

(一)牙齿和牙槽骨骨折

1.简单冠折

简单冠折包括牙釉质损伤、牙釉质折断、牙釉质-牙本质折断,但牙髓没有暴露。

2.复杂冠折

牙体缺损,牙髓有暴露。

3.冠根折

冠根折包括简单冠根折、复杂冠根折。

4.根折

根折分为水平根折、斜线根折、垂直根折。

5.牙槽骨骨折

牙槽骨骨折包括简单牙槽骨骨折、复杂牙槽骨骨折。

(二)牙齿脱位损伤

(1)牙震荡。

(2)半脱位。

(3)脱出性脱位。

(4)侧方脱位。

(5)嵌入性脱位。

(三)牙齿撕脱性损伤(亦称脱臼)

(1)根尖闭合型牙齿撕脱伤。

（2）根尖开放型牙齿撕脱伤。

二、牙齿和牙槽骨骨折

（一）牙冠折断

牙冠折断是指牙釉质裂纹或牙釉质折断或釉质和牙本质的缺损。根据是否暴露牙髓，分为简单冠折和复杂冠折。通常为外力撞击或咬硬物所致。

1.简单冠折的诊断

（1）牙釉质裂纹：①一般无自觉症状。②牙冠釉质裂纹，无缺损。③检查时需注意有无合并牙周或牙髓损伤的症状。

（2）牙釉质折断：①仅有牙釉质缺损。②一般无自主症状。③检查常见切角或切缘折断，牙本质未暴露。④探诊无敏感。⑤牙冠断面锋利时，可能对周围软组织造成损伤。

（3）牙釉质、牙本质折断：①牙釉质折断，露出牙本质，或牙釉质及牙本质均缺损。②患牙出现冷、热刺激敏感或疼痛。③断面接近牙髓时，牙髓表面牙本质较薄，可以见到透牙髓的粉红色。探诊检查时需小心，避免穿透暴露牙髓。④牙冠断面锋利时，可能对周围软组织造成损伤。⑤牙髓活力检测（＋），但可出现牙髓暂时性"休克"。

2.复杂冠折

（1）诊断：①牙冠折断，暴露牙髓。②触痛明显，冷、热刺激痛，进食疼痛。③如未及时治疗，有时会出现牙髓组织增生形成息肉，触之易出血。④可能会出现牙髓炎症、坏死或牙冠变色。⑤牙冠断面锋利时，可能对周围软组织造成损伤。⑥牙髓活力检测（＋），但可出现牙髓暂时性"休克"。⑦X线片示牙周膜正常。

（2）治疗：①原则上应及时治疗，保护牙髓。②牙釉质裂纹，一般不需处理。较深的裂纹可用无刺激的涂料或用流动树脂封闭，防止细菌侵入，或食物色素渗入沉着。③存在咬合创伤时，需做调𬌗或全牙列𬌗垫。④仅有少量釉质缺损的牙齿，可以调磨锐利的断端，使其光滑舒适即可。⑤釉质及牙本质缺损，可即刻用复合树脂修复。近髓处，需先做氢氧化钙间接盖髓后再进行复合树脂修复。⑥复杂冠折根据露髓孔的大小和牙髓暴露的时间长短，进行直接盖髓术或部分活髓切断术。①年轻恒牙，露髓孔1 mm以内，且外伤时间在1～2小时内，可以考虑进行直接盖髓。需严格掌握适应证，否则容易治疗失败。②年轻恒牙露髓，首选冠髓切断术或部分冠髓切断术。③如果露髓时间长，牙髓感染或坏死，也应尽量保存部分根髓或根尖乳头，行根尖诱导术，以利于牙根继续发育。④患牙根尖已经形成：实施根管治疗，复合树脂修复或冠修复。⑦牙冠折断的断片，可以采用断冠树脂粘接术粘接，（但不能咬硬物），作为过渡性修复方法，待成年后改用其他永久修复方法。

（3）复查：外伤牙的预后具有难以预测性，定期复查牙髓活力、根尖状态十分重要。①釉质损伤：4周复查。②釉牙本质折断：4周、8周（X线片）、12周复查，至牙髓活力正常。③复杂冠折：4周、8周（X线片）、12周复查，以后可以每6个月复查。

（4）预防：儿童运动时可戴护牙托保护牙齿；提高牙外伤的公众认知度，减少并发症。

（二）冠根折断

冠根折是指外伤导致牙釉质、牙本质及牙骨质同时折断。根据是否暴露牙髓及折断程度，分为简单冠根折和复杂冠根折。

1.诊断

(1)简单冠根折:①有小的断片松动时,患牙咬合有疼痛感。②牙冠斜行釉质、牙本质及牙骨质同时折断。③牙髓未暴露。④折线达根面,常见断端在龈下 2~3 mm。⑤可伴有牙龈撕裂及牙龈沟渗血。

(2)复杂冠根折:①牙釉质、牙本质及牙骨质同时横行折断或纵向劈裂。②劈裂的部分常有松动,刺激牙髓及牙龈疼痛和出血。③牙髓暴露。④有时会有 2 条以上的折断线,X 线检查出现重叠,显示不清楚,需要多角度投照确诊。

2.治疗

(1)简单冠根折:①去除松动断片,可通过排龈止血,间接盖髓,复合树脂光固化修复。②断端松动在Ⅱ度以内,没有错位时,可以进行断冠粘接术。③牙髓症状明显时,需做根管治疗。④定期复查,检测牙髓和根尖状态。

(2)复杂冠根折:复杂冠根折预后较差,建议联系口腔修复、口腔正畸及牙周等专业的医师会诊,决定是否保留。①年轻恒牙,尽量保髓,牙根可继续发育。②牙根已发育完成恒牙,根管治疗,纤维桩核树脂修复或冠修复。③必要时行冠延长术,正畸牵引。断面过深于龈下时拔除。

(三)牙根折断

根折即牙根折断,包括根部的牙本质、牙骨质折断,根折平面的牙髓和牙周韧带受损。多见于年龄较大的儿童,牙根基本发育完成的牙齿。根折按折线方向分为水平根折、斜行根折和垂直根折 3 种类型。

1.水平根折

根据根折的部位分为根尖 1/3、根中 1/3、根颈 1/3。

(1)诊断:①患者感觉牙变长,咬合疼痛。症状与根折部位有关,越接近冠方症状越明显。②牙齿松动或不松动,牙龈出血。③X 线检查根折线,有时早期不清楚,需要跟踪观察。④牙髓活力测试开始可能无反应。

(2)治疗:①根尖 1/3 折,多数不需治疗。调低咬合,软食 2 周。②根中 1/3 折,尽量保存患牙。可采用局麻复位,弹性固定 2~3 个月,同时调低咬合或全牙列粭垫消除咬合创伤。③根颈 1/3 折,尽量保留残根,避免牙槽骨过早塌陷,为成年后种植修复创造条件。拔除折断部分,根管治疗。根牵引延长术。年轻恒牙,可采用根尖诱导术。桩核冠修复、临时冠修复或覆盖义齿修复。保持间隙。④定期复查。

2.斜行根折

(1)诊断:①牙松动、移位明显,常伴有颌面部软组织撕裂伤。②牙髓活力测试阴性。

(2)治疗:①拔除断片,正畸牵引,桩核冠修复。②严重者拔除,义齿修复。③预后较差,易发生内吸收。

3.垂直根折

儿童少见。多由于后牙咬硬物所致,易发生根尖感染,通常拔除。

(四)牙槽骨骨折

牙槽骨骨折包括牙槽窝碎裂、牙槽窝骨壁骨折、牙槽突骨折。简单牙槽骨骨折,局限于牙槽突或牙槽窝。超出牙槽突范围,称为复杂牙槽骨骨折。

1.诊断

(1)牙齿向根方或唇向或腭侧移位,牙齿松动。

（2）牙龈撕裂、出血、疼痛。

（3）牙齿不能正常咬合。

（4）牙槽突骨折可不累及牙槽窝，骨折片连同1个或多个牙齿发生松动或移位。

（5）牙槽突骨折可伴发上、下颌骨骨折，表现为面部肿胀、咬合紊乱、开闭口受限。

（6）X线检查可见牙槽窝骨折线，全口牙位曲面体层X线片可清晰显示骨折线位置。

（7）与根折鉴别，可改变投照角度。

2.治疗

（1）简单牙槽骨骨折：①局部麻醉下牙齿复位，软组织裂伤缝合，牙弓夹板固定患牙。②4周复查，追踪观察累及牙齿的牙髓活力，对症治疗。

（2）复杂牙槽骨骨折：①全麻下复位固定、内固定、牙弓夹板固定、颌间牵引固定等。②复查：分别于第1、第3、第6、第12个月时复查，监测牙髓情况。

三、牙齿脱位损伤

（一）牙震荡

牙震荡是指牙齿骤然受到直接或间接外力碰撞后造成的外伤，是单纯牙周膜轻度损伤，可造成牙周膜充血或水肿，使牙齿对咬合力敏感，但没有异常的松动和移动。

1.诊断

（1）患者自觉受伤的牙齿变长、酸痛，咬合不适。

（2）患牙叩诊疼痛，无松动移位，牙髓活力测试正常，牙龈沟无渗血。

（3）通常没有牙体组织的缺损或折断。

（4）牙髓电活力测试多为阳性。

（5）X线片显示患牙根尖周、牙周间隙正常。

2.治疗

（1）单纯牙震荡无须特殊治疗。

（2）嘱患者勿用患牙咬硬物，进软食2周，必要时调低咬合。

（3）监测患牙牙髓状态，每6个月复查。

（4）如患牙电活力测试无反应，牙冠颜色改变，说明牙髓已坏死，应及时行根管治疗术或根尖诱导术。

（二）半脱位

半脱位是指牙齿受到外伤后，造成牙周支持组织损伤，包括牙周膜纤维的破裂、水肿或出血，出现异常松动，但是没有移位。

1.诊断

（1）患者自觉受伤的牙齿松动，不能咬合。

（2）患牙叩诊疼痛、松动，但没有移位，牙龈沟渗血。

（3）牙髓活力测试无反应，但有可能恢复。

（4）可伴有牙体组织的损伤，冠折或根折。

（5）X线片显示患牙位于牙槽窝内，牙周间隙一般正常或轻微增宽。

2.治疗

（1）检查患牙有无咬合创伤，应及时调低对侧牙咬合。

(2)牙齿松动明显可行牙弓夹板固定,混合牙列可采用全口列殆垫。

(3)嘱患者勿用患牙咬硬物,进软食 2 周。

(4)监测患牙牙髓状态,分别于第 1、第 3、第 6、第 12 个月复查。

(5)如患牙电活力测试无反应,牙冠颜色改变,说明牙髓已坏死,应及时行根管治疗术或根尖诱导术。

(三)脱出性脱位

脱出性脱位是指牙齿受到外力后,牙齿自牙槽窝向切端方向部分移位,但没有完全脱离牙槽窝,造成牙周膜附着破坏,根尖血管神经束断裂,牙髓组织损伤。

1.诊断

(1)患者自觉受伤的牙齿松动,明显伸长,不能咬合。

(2)患牙松动、移位,牙龈出血。

(3)牙髓活力测试无反应。

(4)可伴有牙体组织的损伤、冠折或根折,亦可有牙槽突骨折。

(5)X 线片显示患牙根尖周间隙增宽。

2.鉴别诊断

牙根折断也可表现为牙齿冠向移位、松动,牙龈出血。X 线检查可确诊,牙根折断有明显的根折影像。

3.治疗

(1)手法轻柔复位患牙,弹性牙弓夹板固定术 2~4 周。

(2)调低患牙咬合,嘱患者勿用患牙咬硬物,进软食 2 周。

(3)患牙根尖孔已闭合,固定期间行根管治疗或保证定期复查。

(4)复查:牙弓夹板固定 2~4 周,牙髓监测 1 个月、3 个月、6 个月、12 个月。

(5)监测患牙牙髓状态,1 个月、3 个月、6 个月、12 个月复查。

(6)如患牙电活力测试无反应,牙冠颜色改变,说明牙髓已坏死,应及时行根管治疗术或根尖诱导术。

(四)侧方脱位

侧方脱位是指牙齿受到外力作用后,偏离其长轴向侧方移位,并伴有牙槽窝的骨折,或牙周膜损伤、牙槽骨壁折断、牙髓组织损伤和咬合关系错乱。

1.诊断

(1)症状:患者自觉受伤的牙齿向唇侧或腭侧移位,牙齿无松动,咬合错乱。

(2)体征:①患牙不松动,向唇侧或腭侧移位,牙龈出血。②叩诊金属音。③牙髓活力测试无反应,以后有可能恢复。④伴有牙槽突骨折,患者呈开口状、咬合错乱,牙龈撕裂和出血。⑤X 线片显示患牙牙根偏离中心,牙周间隙一侧消失、一侧增宽,牙槽骨断裂。牙齿唇舌向移位时,普通根尖片无法显示,需要拍锥形束 CT(cone-beamcomputed tomography,CBCT)片协助诊断。

2.治疗

(1)局麻下手法复位患牙,注意复位时解除锁结。

(2)弹性牙弓夹板固定,调低患牙咬合。

(3)嘱患者勿用患牙咬硬物,进软食 2 周。

(4)根尖已经发育完成的,需做根管治疗或密切观察随诊。

(5)复诊:牙弓夹板固定 4 周;监测患牙牙髓状态,分别于第 1、第 3、第 6、第 12 个月复查。每次拍 X 线片,观察患牙有无根尖炎症及牙根的外吸收。

(6)如患牙电活力测试无反应,牙冠颜色改变,说明牙髓已坏死,应及时行根管治疗术或根尖诱导术。

(五)嵌入性脱位

嵌入性脱位又称牙挫入,是指牙齿受到外力后,沿其长轴向牙槽窝深部移位,嵌入牙槽骨内,并伴有牙槽窝的碎裂,同时伴有牙周膜和牙髓的损伤。

1.诊断

(1)症状:患者自觉受伤的牙齿变短。

(2)体征:①患牙不松动,检查临床牙冠变短,牙龈出血。②叩诊金属音,叩诊无疼痛。③牙髓活力测试无反应。④伴有牙槽窝骨折、牙周膜损伤、牙龈出血。⑤在混合牙列,要注意与正在萌出的年轻恒牙区别,仔细询问病史。⑥X 线片显示患牙牙根与牙槽骨之间的正常牙周间隙和硬骨板影像消失。

2.治疗

牙齿嵌入性脱位应根据牙根发育的不同阶段、患者的年龄、牙嵌入的严重程度、牙槽骨的损伤程度决定治疗方法。

(1)自然再萌:牙根未发育完成的年轻恒牙,根端开阔,血液循环丰富,有可能自然再萌,一般需要 6 个月,可能萌出到原来位置。在患牙自然再萌的整个过程中,要定期检查监测患牙牙髓状态及有无牙根吸收,并及时治疗。

(2)正畸牵引:牙根已经发育完成的患牙,自然再萌的可能性小,应该采用正畸牵引的方法将患牙复位。定期检查监测患牙牙髓状态及有无牙根吸收,并及时治疗。

(3)完全嵌入的牙齿:局麻下用牙钳轻轻解除其与骨壁的锁结关系,再行牵引。

(4)外科手术即局麻下,将嵌入的患牙即刻复位到正常位置,恢复咬合关系,再行弹性牙弓夹板固定,保持 6～8 周。如有牙龈撕裂应进行缝合。

(5)根尖孔闭合的患牙,需做根管治疗。

(6)混合牙列,全牙列𬌗垫固位。

四、牙齿撕脱性损伤

牙齿撕脱性损伤是指在外力的突然作用下,牙齿完全脱出牙槽骨,牙周膜和牙髓同时损伤。分为根尖闭合型牙齿撕脱伤和根尖开放型牙齿撕脱伤。

(一)诊断

(1)病史采集很重要,应详细了解牙齿脱出离体时间及保存方式。

(2)牙齿脱落,牙槽窝出血。

(3)X 线片显示牙槽窝内空虚,没有牙齿影像,有时可见残留折断的牙根或牙槽窝的骨折线影像。

(二)治疗

牙齿完全脱落后应即刻局麻下进行再植。

(1)患者当时已自行即刻放回牙槽窝的患牙,不需取出,生理盐水冲洗,牙弓夹板固定。

(2)根尖开放型牙齿撕脱伤,可即刻植入,牙弓夹板固定。年轻恒牙牙根尚未发育完成、根尖孔开放,再植后牙髓恢复活力的可能性大,牙周血运丰富、固位良好。

(3)根尖闭合型牙齿撕脱伤,几乎 100% 发生牙髓坏死,可先再植,1 周后根管治疗,以防骨性粘连或炎性吸收。

(4)植入后的牙齿进行牙弓夹板固定 4 周,嘱患者软食至少 2 周,并注意清洁口腔。

(5)再植术后全身使用抗生素,有助于减少感染和牙根吸收。

(6)定期检查,最初 2 周检查 1 次,以后 6 个月检查 1 次,如有牙髓坏死及牙根吸收,应即刻进行根管治疗。再植牙至少应该接受 2～3 年随访。

(三)预后

(1)离体时间越短,储存方法越接近生理条件,再植后愈合效果越好。

(2)15～30 分钟内再植成功率较高,30 分钟以上牙周膜愈合机会很低。

(3)将撕脱的患牙保存在特殊的 Hanks 平衡液、生理盐水、牛奶或唾液等条件下,预后效果较好。干燥时间超过 5 分钟,发生根吸收的危险性增加。干燥保存超过 60 分钟,则牙周膜细胞几乎不可能存活。

(4)牙根面及牙槽窝无污染,牙齿再植的预后较好。

五、乳牙外伤

由于乳牙列的特点,严重的乳牙外伤有可能影响和损伤其下方的继承恒牙胚,需要正确判断和评估。在乳牙外伤治疗时,还需要考虑患牙距离替牙的年龄、患儿的配合程度等。

(一)乳牙折断治疗

1.乳牙简单冠折

(1)调磨锐利的边缘,避免划伤软组织。

(2)缺损较大的患牙,可以光固化复合树脂修复。

(3)术后 3 个月、6 个月复查,出现牙髓症状,进行根管治疗。

2.乳牙复杂冠折

(1)外伤露髓 24 小时以内,可以做冠髓切断术。

(2)牙冠缺损过大或露髓时间过长的牙齿,做牙髓摘除术、根管治疗。

3.乳牙冠根折

一般需要拔除。

4.乳牙根折

(1)根尖 1/3 折断,可不做特殊处理,避免用患牙咬物 2 周。术后 3 个月、6 个月复查,如出现牙髓症状,进行根管治疗。

(2)根中部折断,如松动明显,应拔除冠部断端,以免脱落误吸入气管;如果松动不明显,可尝试固定 4 周,如果效果不好则拔除。

(二)乳牙脱位和撕脱损伤治疗

1.乳牙震荡和半脱位

(1)一般不需治疗。

(2)软食 2 周,主要保持口腔卫生。

(3)复查周期为 1 个月、3 个月、6 个月,出现牙髓症状,进行根管治疗。

2.乳牙侧方移位和脱出性移位

(1)患牙松动明显,移位严重,应考虑拔除。

(2)牙齿移位不明显,就诊及时,可以考虑复位固定2周。

(3)术后1个月、3个月、6个月复查,出现牙髓症状,进行根管治疗。

3.乳牙嵌入

(1)乳牙嵌入<1/2,X线片显示未伤及恒牙胚,可以观察待萌。

(2)乳牙嵌入严重,冠唇向移位,可能影响恒牙胚时,应拔除乳牙。

(3)X线片可以帮助确认外伤乳牙对恒牙胚的影响。牙根影像变短,牙根唇向,离恒牙胚远;牙根影像显长,牙根腭向,靠近恒牙胚,可能影响恒牙胚。

(4)撕脱伤乳牙完全嵌入,容易被误认为撕脱伤,X线检查可帮助鉴别。

(5)嵌入的乳牙可能导致恒牙胚釉质发育不全、移位、畸形、埋伏阻生等,应定期观察恒牙胚的发育情况。

4.乳牙完全脱出

乳牙完全脱出,一般不再植。需注意观察恒牙胚的萌出和发育障碍。

(王代丽)

第二节　牙发育异常

一、牙数目异常

牙数目异常是指牙数目不足和牙数目过多。

(一)牙数目不足——先天缺牙

牙数目不足又称先天缺牙。先天缺牙是牙的先天缺失,是在牙胚形成过程中未能发育和未能形成牙,或是在牙胚发育早期,即牙蕾形成期发生的先天性异常。按先天缺失的牙数目,可分为个别牙缺失、多数牙缺失和先天无牙症;按先天缺牙与全身疾病的关系,又可分为单纯型先天缺牙和伴综合征型先天缺牙。与缺牙有关的常见综合征有外胚叶发育不全综合征,Reiger综合征等。单纯型先天缺牙是指不伴有其他系统、器官异常的先天缺牙。

1.个别牙或多数牙先天缺失

个别牙缺失是指除第三磨牙外,牙缺失数目少于6颗;多数牙缺失是指除第三磨牙外,牙缺失6颗或更多。

(1)病因:①遗传因素:牙的先天缺失主要是遗传因素。若父母中有一方先天缺牙,其子女的先天缺牙率很高。有的一个家族3代9人缺失某些牙。先天缺牙具有常染色体显性遗传特性、常染色体隐性遗传特性和多基因遗传特性。牙的发育是基因调控的复杂生理过程,这些基因中的1个或数个发生突变,都有可能致使牙胚发育停止或导致牙齿的先天缺失。随着分子遗传学、基因工程和人类基因组计划的研究进展,对于先天缺牙遗传因素的研究更加深入。目前,有关突变基因和突变位点的研究正在进行之中。例如,Sharpe(1995)研究发现,被剔除PAX9的小鼠影响了蕾状期牙胚的发育,导致了牙的缺失。Vastardis(1996)研究发现,MSX1基因位点突变时,小鼠表现为严重的多数牙缺失。Stackto(2000)应用微卫星标记法对1个常染色体显性遗传的先天缺牙家族进行全基因搜索,发现基因缺失的位点位于染色体14的同源染色体上。Frazier、Stock(2001)等认为,先天缺牙是常染色体显性遗传病,是位于14q12-q13的基因发生框移突变引起的等。相信在不久的将来,有关先天缺牙的遗传特性的研究会更加深入与明确。②环境因素:先天缺牙可能与牙板生成不足,或与牙胚增殖受到抑制有关。除了遗传因素外,也有学者认为其是胚胎早期受有害物质的影响所致。例如,在牙胚发育早期受到X线照射影响可引起局部牙缺失。而且,创伤、药物、感染和一些先天性疾病及母亲妊娠期的全身性疾病,如佝偻病、梅毒或严重的子宫内膜紊乱都有可能导致缺牙。对有的患者,环境因素是不可或缺的。

(2)临床特征:①牙的先天缺失是先天缺牙的临床特征。个别牙先天缺失通常不伴有全身其他组织器官的发育异常。②先天缺牙可以发生在乳牙列,也可以发生在恒牙列,恒牙缺失较乳牙缺失多见。乳牙缺失者,恒牙列也多有缺牙,应注意检查和观察。③乳牙最常见的先天缺牙是下颌中切牙和侧切牙,尤其是下颌乳侧切牙缺失较多见。乳牙缺失2颗牙最常见,其次是1颗牙,缺失5颗牙的较少见。④恒牙列中任何一颗牙都有先天缺失的可能,最常见的是下颌第二前磨牙,上颌侧切牙和上颌第二前磨牙。最少见的是第一磨牙、第二磨牙。⑤牙缺失可发生在单侧,也可发生在双侧,缺失牙位多呈对称性分布。⑥恒牙缺牙数目以2颗最常见,其次是1颗牙,缺6颗牙以上的较少见。恒牙缺失者,除先天缺牙外,余留牙的形态大小可能有改变。

(3)诊断要点:①牙数目、缺牙位置、间隙情况是其诊断依据。其中,牙数目少于正常数目为诊断要点。②排除牙外伤史和拔牙史所造成的牙齿缺失。③X线片排除埋藏牙或阻生牙。全口曲面断层X线片显示,若5岁半未见第二前磨牙牙胚,3岁半未见侧切牙牙胚者应高度怀疑先天缺牙。

(4)治疗原则:①缺牙数少者,若对咀嚼功能和美观影响不大,可不处理。②缺牙数多者,3~4岁后,可做活动义齿修复体,恢复咀嚼功能,促进颌面骨骼和肌肉的发育。注意,义齿修复体必须随儿童颌骨或牙弓的生长发育而更换,一般每年更换1次,以免妨碍患儿颌骨、牙弓的发育。③恒牙先天缺失时,值得考虑的是乳牙的保留问题。当恒牙排列拥挤时,可考虑拔除继承恒牙缺失的乳牙,为拥挤恒牙提供间隙;当恒牙排列并不拥挤时,则可保留乳牙,以维持间隙和咀嚼功能,直至乳牙自行脱落再行缺失牙的义齿修复。

2.先天性无牙症

先天性无牙症是大多数牙先天缺失或完全无牙,常是外胚叶发育不全综合征的一种表现,同时合并有皮肤、毛发、指甲等外胚叶器官的发育异常。

(1)病因:①先天性无牙症为遗传性疾病,遗传方式尚不明确,可能为常染色体显性或隐性遗传,其多数病例为伴X隐性遗传。男性多于女性,不同的外胚叶发育不全综合征的遗传方式不同。外胚叶发育不全综合征可能与多基因突变有关,或与基因多效应有关。现已有2个基因被克隆出来,一个是外胚叶发育不全综合征基因,该基因可引起无汗型外胚叶发育不全;另一个是Rieger综合征的基因。②外胚发育不全综合征在家族内或家族之间存在着遗传异质性。Freivc等指出,外胚叶发育不全有117种变形,临床表现型不一定是基因型的表征,几种基因可能都表现为一种表现型。也就是说,在已知的综合征中,症状相似,甚至症状相同的病例,其病因或遗传机制则可能不同,这种现象称为遗传异质性。本病由于外胚叶及其附属器的先天发育异常,部分汗腺或全部汗腺缺失,以及由于外胚叶的牙板未发育或发育不足,缺乏牙的始基,不能诱导外胚间充质的成牙本质细胞的发生,而导致部分或全口无牙畸形。

(2)临床特征:无汗型外胚叶发育不全的主要临床表现如下所述:①汗腺、皮肤、毛发的异常:汗腺缺失或缺少,患儿不出汗或很少出汗,不能耐受高温。故在气温稍有增高时,在轻度感染或在运动时,即出现不适或高热,不少患儿常因为不明原因的发热而就诊。患儿皮肤缺少毛囊和皮脂腺,皮肤干燥而多皱纹,尤其在眼周皮肤部位。毛发、眉毛、汗毛干枯、稀少、色浅,指甲发育不良。没有鼻毛,鼻黏膜干燥。②面部发育异常:患儿前额部和眶上部隆凸而鼻梁下陷,口唇突出,耳郭明显,似显现出其特殊面容。③口腔中的突出表现是先天缺牙:乳牙或恒牙多数或全部缺失,有的仅有寥寥无几的数颗牙,而残存的数颗牙距离稀疏、牙形小、呈圆锥形。无牙部位无牙槽嵴。有的涎腺(唾液腺)发育不良,唾液少而口干。

有汗型外胚叶发育不全又称毛发-指甲-牙综合征,主要表现是汗腺发育正常,其他表现则与无汗型外胚叶发育不全相似。例如:①发、眉毛纤细、色浅、稀疏。②指甲菲薄脆弱,有条纹而无光泽,常可出现甲沟感染而使指甲基质崩解、缺失或变厚。③牙先天缺失,缺失牙数不等,残存牙形态异常,前牙多呈锥形牙,或釉质发育不良。

(3)诊断要点:①上述无汗型或有汗型外胚叶发育不全的汗腺、皮肤、毛发、面部发育等异常表现。②口腔中的突出表现为部分或全部无牙,若有残留牙,其形态或结构也异常。③全口曲面断层 X 线片可确诊其缺牙状况。

(4)治疗原则:在患儿能够接受和配合时尽早制作活动义齿修复体以恢复咀嚼功能,促进颌面骨骼和肌肉的发育。注意,活动义齿修复体必须随患儿年龄增长和颌骨发育而不断更换。

(二)牙数目过多——多生牙

牙数目过多又称多生牙,是指超过正常牙数以外的牙或口腔中出现的多余牙。多生牙又称额外牙。人类乳牙列有 20 颗牙,恒牙列有 28～32 颗牙,除此以外发生的牙为多生牙或额外牙。

1.病因

多生牙发生的病因至今仍未定论,对其形成的原因有以下几种推测:

(1)牙源性上皮活性亢进导致了多生牙的形成:即在形成恒牙牙蕾之后,牙源性上皮活性亢进,牙板过度增殖,在相邻处出现新的牙蕾;或在牙板断裂时,脱落的上皮细胞再度增殖而成多生牙。

(2)牙胚的分裂是发生多生牙的可能致病因素:即 1 个牙蕾分裂为大小相同或不相同的 2 部分时可产生 2 个大小相同或不相同的牙,其中 1 个即为多生牙。

(3)多生牙的发生是返祖现象:在进化过程中,已经减少或消失的牙又重新出现了,可能为祖先原始牙数目的一种反应。

(4)遗传因素:遗传因素被认为是多生牙发生的一个重要因素。有报道,孪生兄弟在相同部位发生形态相似的多生牙。父代与子代也有类似的现象。

(5)多生牙的发生是综合征疾病中的一种表现:例如,唇腭裂、颅骨锁骨发育不全综合征、骨瘤肠息肉综合征等颌骨内多有多个埋藏多生牙现象。

2.临床特征

(1)口腔中可多出 1 个或数个牙:多生牙多见于混合牙列、恒牙列,较少见于乳牙列,发生率为 1%～3%。多生牙的形态不规则,有圆锥形、圆柱形、三角形或结节状等。但也有发育完好的多生牙,与正常邻牙形态相似。

(2)多生牙可位于颌骨的任何部位:多生牙好发于上颌中切牙之间,上颌前牙区比牙弓的任何部位都多见,上颌多生牙的发生较下颌多 8 倍。

（3）多生牙的萌出与位置具有多样性：多生牙有萌出于口腔中的，也有埋藏阻生的，约有 1/4 的多生牙是埋藏于颌骨内的。有在牙弓中，也有在牙弓外，有的位于正常牙的唇颊侧或舌腭侧，有的甚至位于鼻腔或上颌窦内。埋藏于颌骨内的多生牙常呈冠根轴向的倒置状态，即常见在颌骨内呈明显的牙轴异常状态。

（4）最多见的多生牙是位于 2 颗上颌中切牙的正中牙：此类多生牙使中切牙之间出现间隙而不能向中靠拢，使中切牙萌出受阻、移位、扭转，甚至导致邻近恒中切牙发育异常等。位于 2 颗中切牙间的多生牙，男性多于女性，多为单颗多生牙，也可表现为 2 颗或多颗多生牙，其中有萌出的，也有埋藏阻生的。

（5）多生牙对邻牙的其他影响：多生牙可造成邻牙异常的牙根吸收并出现相应症状，可能形成牙源性囊肿或含牙囊肿，还可能与正常牙融合成融合牙等。

3.诊断要点

（1）口腔中出现形态异常的，超出正常牙数目的额外牙。

（2）拍摄 X 线片明确诊断，以确定多生牙的数目、形态与位置，以及是否造成邻牙移位、扭转、萌出受阻或牙根吸收等。拍摄的 X 线片有根尖片、全口曲面断层片和多生牙定位的 CT 片。

4.治疗原则

（1）萌出于口腔中的多生牙应尽早发现，及时拔除。

（2）埋藏于颌骨内的多生牙是否应尽早拔除尚有争议，若不影响邻近恒牙的发育与萌出，或对邻近恒牙无压迫症状时，通常须等恒牙牙根发育完成后再行拔除。若需拔除，切勿损伤邻近的正在发育的恒牙牙根。

（3）当多生牙牙冠形态近似正常牙，或牙根有足够长度，或邻近恒牙的形态位置异常时，可拔除形态、位置异常的恒牙而保留多生牙。

二、牙形态异常

牙形态异常是指在牙发育过程中，受遗传因素或环境因素的影响，造成了牙形态的变异。临床常见的牙形态异常有畸形牙尖和畸形牙窝、双牙畸形、弯曲牙、牙髓腔异常及牙大小异常等。

（一）畸形牙尖与畸形牙窝

1.畸形中央尖

畸形中央尖是指在前磨牙的中央窝处，或接近中央窝的颊尖三角嵴上突起的圆锥形或半球形突起。常出现于下颌第二前磨牙，其次为下颌第一前磨牙、上颌第二前磨牙和上颌第一前磨牙。可单发或多发，常见左、右同名牙对称性发生。也有 7～8 颗前磨牙均发生畸形中央尖现象。

（1）病因：畸形中央尖为常染色体显性遗传，好发于中国、日本、菲律宾、马来西亚等东方人或蒙古人的前磨牙，发生率为 1%～5%，女性高于男性。

（2）临床特征：①中央尖高低不等，一般为 1～3 mm，构造不一，大多为釉质组成，中央部为薄层牙本质，并有髓角突入。②中央尖基底部较宽，约为 2 mm，游离端尖细。此尖磨损或折断后，可见底部环状痕迹，其痕迹中是突入尖内的髓角或形成的继发性牙本质。③通常无明显临床症状，常在口腔检查时偶然发现。有时在检查相应乳磨牙 X 线片时可见到该乳磨牙下方的继承恒牙殆面有畸形中央尖，应引起注意，在继承恒牙萌出后及时就诊并进行必要的预防性处理。④当尖而高细的中央尖折断后可并发牙髓根尖周炎症。值得注意的是，临床还可见到下颌乳磨牙尚未脱落，其继承恒磨牙尚未萌出即发生畸形中央尖折断，并导致根尖周炎的病例，甚至局部出现反复肿胀且于颌面部出现皮瘘的病例。因此,对接近替换期的无龋损的或无牙体缺损的乳磨牙,若局部出现明显肿胀时,应考虑其下方的继承恒牙有无畸形中央尖的可能。如有可能,应立即拔除乳磨牙,暴露继承恒牙,开髓、根管引流,使炎症尽快消退,以免延误治疗。有畸形中央尖的继承恒牙并不一定只有在萌出之后被咀嚼磨损或折断,未萌出的畸形中央尖也有折断的可能,其可能与即将脱落而松动的乳磨牙相接触有关。⑤牙根未发育完成之前,中央尖折断并发牙髓根尖周炎症后,牙根即可能停止发育。此时,X线片显示患牙牙根短、根管粗,根尖呈喇叭口状。

(3)诊断要点:①前磨牙中央窝处有圆锥形突起,此突起折断后可见环状痕迹或露髓点。②中央尖多见于下颌第二前磨牙,常对称性发生。③X线牙片是早期检查和诊断的必要手段。X线片可观察到突入中央尖的髓角,牙根发育程度、是否存在根尖周病及病变的程度与范围等。④多数患者是在中央尖折断及并发牙髓根尖周炎症后就诊。故在就诊患儿中,如果发现无龋坏或其他硬组织缺损的前磨牙有根尖周炎症时,或出现脓肿时,或出现瘘管反复溢脓时,应考虑到中央尖的可能。

(4)治疗原则:①小而圆钝的中央尖可不做处理,让其自行磨损。②无髓角突入的中央尖,可多次少量调磨,每次调磨高度不超过0.5 mm,3~4周调磨1次,调磨后涂敷氟制剂以防牙本质敏感。③有髓角伸入的中央尖,可在局部麻醉下磨除中央尖,制备洞形,深度为1.5~2 mm。仔细检查髓角是否暴露,依据情况分别采用间接盖髓术、直接盖髓术或活髓切断术。④活髓切断术适宜于中央尖折断出现早期牙髓炎的患牙,可保留生活根髓,使牙根继续发育。⑤对牙髓坏死或并发根尖周炎症的年轻恒牙可行根尖诱导成形术,促使牙根尖继续发育或根端闭合。对牙根已发育完成的患牙,则采用根管治疗术。⑥牙根过短且根尖周病变范围过大的患牙可给予拔除。

2.畸形舌窝和畸形舌尖

畸形舌窝和畸形舌尖为切牙的牙发育畸形,是牙发育期成釉器出现皱褶向内陷入牙乳头所致。当向内陷入牙乳头而形成窝状畸形时称为畸形舌窝,又称牙内陷。当成釉器向内陷入的同时,舌隆突呈圆锥形突起,则形成畸形舌尖,故畸形舌尖与畸形舌窝常伴随出现。而在畸形舌窝中,又根据其深浅与形态,分为畸形舌沟、畸形舌尖和牙中牙(图3-1)。

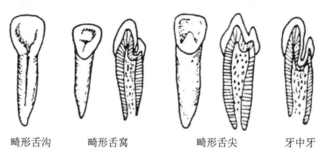

畸形舌沟　　畸形舌窝　　　　畸形舌尖　　　牙中牙

图3-1　畸形舌尖和畸形舌窝

(1)病因:与遗传因素有关。

(2)临床特征:①畸形舌窝和畸形舌尖,可发生于恒牙,也可发生于乳牙。恒牙多见于上颌侧切牙,其次是上颌中切牙,偶见尖牙。乳牙多见于上颌乳中切牙,其次是上颌乳侧切牙。牙中牙只发生于恒牙,多见于上颌恒侧切牙。②畸形舌窝:呈囊状,是较轻的一种,窝的底层为薄的牙本质与髓室相隔,窝的开口通向口腔,易堆积食物和菌斑,好发龋病,患龋后进展较快,并易引起牙髓根尖周炎症。③畸形舌尖:长短、形态不一,当舌尖过长,而且舌尖内有髓角突入时,一旦折断,易致牙髓感染,并发牙髓尖周炎症;呈圆锥形突起的畸形舌尖,常因咀嚼而出现咬合创伤。④畸形舌沟:是釉质内陷越过舌隆突的纵形裂沟,并可延续至根中部或根尖部,重者可将牙根分裂为二,是龋病的好发部位。同时由于舌沟的裂缝与牙周组织相邻,易引起牙周组织炎症,形成牙周袋,导致牙周或根尖周炎症,甚至逆行为牙髓炎症或牙髓坏死。⑤牙中牙:是舌侧窝内陷较深的一种,也是牙在发育期成釉器内陷入牙乳头后引起的。内陷深入的部位有牙釉质和牙本质,X线片显示其深入的凹陷部分好似包含在牙中的一个小牙,故称牙中牙。依据内陷深度及根尖周相通情况将牙内陷分为3型:Ⅰ型,指内陷终止于牙冠以内且不与髓腔相通;Ⅱ型,指内陷超过釉牙骨质界但未达到根尖周组织,也不与髓腔相通;Ⅲ型,指内陷超过釉牙骨质界,在根尖形成"第二根尖孔"的表现,且与牙髓、牙周组织相通。这是目前广泛采用的牙内陷分类法,即 Oehlers 分类法。牙中牙是牙内陷中较严重的一种,最多见于上颌侧切牙,其次是上颌中切牙,具有一定的对称性。在引起牙髓病之前一般无临床症状。Ⅲ型牙内陷的牙中牙最易引起牙髓感染并发牙髓根尖周炎症。

(3)诊断要点:①依据畸形舌窝和畸形舌尖的上述临床特征。②依据 X 线片显示特征易于诊断。其中,牙中牙的"牙冠中央内陷的空腔"好似牙中还包含着1个小牙为其 X 线片的特征。③临床上如果遇到恒上颌侧切牙或乳上颌中切牙出现查不到原因的牙髓根尖周炎时,应考虑畸形舌窝或畸形舌尖类疾病。

(4)治疗原则:①畸形舌尖若呈圆钝、不妨碍咬合可不处理。②畸形舌尖较高妨碍咬合,可采用分次磨除法,每周调磨1次,共调磨3~4次,调磨后涂氟制剂,以防牙本质敏感。③局部麻醉下磨除舌尖,制备1~2 mm 深的洞形,查看是否露髓而行间接盖髓术或直接盖髓术。④畸形舌尖折断并出现早期牙髓炎者可行活髓切断术。⑤年轻恒牙的畸形舌尖、畸形舌窝已并发牙髓根尖周炎者可行根尖诱导成形术。⑥畸形舌窝的患牙,早期应行窝沟封闭或预防性充填,以预防龋病的发生。⑦畸形舌沟牙周和根尖周炎症者,可进行牙周翻瓣手术并充填其畸形沟,当炎症反复发作而治疗无效时可考虑拔除。⑧牙中牙治疗较为困难,除需治疗导致牙髓、尖周组织感染的"小牙"外,还需对包绕它的根管进行治疗。此类治疗若不在根管显微镜下操作难以完成。有的患牙,在非手术治疗效果不佳时,也可考虑意向再植,即在麻醉下将患牙拔下,立即在口外进行全方位的根管治疗封闭根尖,并原位再植,定期观察。

(二)双牙畸形

在双牙畸形中,由于其形态和来源不同,又可分为融合牙、结合牙与双生牙(图 3-2)。

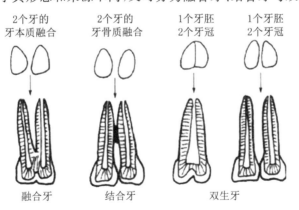

图 3-2 双牙畸形

1.融合牙

融合牙是由2个正常牙胚的牙釉质或牙本质融合在一起而成。根据融合时期的早晚,可以形成冠根完全融合,也可以形成冠部融合而根部分离,或根部融合而冠部分离。其中,冠部融合现象较多见。多数情况下,2个融合的牙有独立的髓腔和根管,少数情况下,有的也只有1个根管。

(1)病因:①牙发育期间,由于机械压力的因素,使2个正在发育的牙胚融合为一体。②可能有遗传因素。

(2)临床特征:①乳、恒牙都可出现融合牙,乳牙列的融合牙比恒牙列的多见。②乳牙列多见下颌乳中切牙与乳侧切牙的融合,或乳侧切牙与乳尖牙的融合。乳牙的融合多发生于单侧,也可对称性地出现于双侧。③恒牙列的融合牙多为多生牙和正常牙融合,也有恒侧切牙与恒尖牙的融合。④融合牙一般为2颗牙的融合,也有3颗牙的融合,但临床较少见。⑤乳牙融合牙常并发同位恒牙的先天缺失。此外,由于乳牙融合牙的近远中径小于非融合牙近远中径之和,因而当乳、恒牙替换时,对牙弓周长和牙排列会造成影响。若未并发同位恒牙的先天缺失,则应注意观察,并做好恒牙萌出后的预防性矫治。

(3)诊断要点:①牙釉质或牙本质融合一体的牙冠异常形态。②融合牙的融合处呈沟状、嵴状或切缘处有不同程度的局限性分离现象。③X线片显示冠部融合根部分开、根部融合冠部分开或冠根完全融合,以及髓腔、根管的状况。

(4)治疗原则:①融合牙对牙列影响不大时,可不做处理。②融合牙有碍美观或融合沟处易罹患龋病者,可行窝沟封闭或预防性充填。③影响继承恒牙萌出的乳前牙融合牙,可考虑拔除。④乳牙融合牙的同位继承恒牙先天缺失者,换牙时应及时进行间隙管理。

2.结合牙

结合牙是由于牙拥挤或创伤,使2个或2个以上基本发育完成的牙的牙根靠拢,由增生的牙骨质将其结合一起而成。与融合牙不同的是,任何相邻的牙都可能发生结合。通常为2个牙的结合,也有3个牙的结合。可发生在牙萌出前,也可发生在牙萌出后。结合牙的牙本质是完全分开的。

3.双生牙

双生牙是在牙胚发育期间,由成釉器内陷将牙胚的牙冠完全或不完全分开而成的畸形牙。双生牙有以下临床特征。

(1)双生牙由1个牙胚发育而来,有1个共同牙根和根管,牙数目不少。

(2)乳牙列和恒牙列均可发生。

(3)双生乳牙常伴有继承恒牙的先天缺失。

(4)有时双生牙与融合牙难以区分,尤其是与牙列中正常牙与多生牙之间形成的融合牙不易区分。

(5)双生牙的牙冠较正常同名牙冠大,可影响牙排列,此时可对该牙进行片切减径,或进行根管治疗并磨去非功能牙冠。

(三)弯曲牙

弯曲牙是牙冠和牙根形成一定弯曲角度的牙,通常指的是前牙弯曲。弯曲牙又称"锄形牙",其发生率为0.3%～1.4%。

1.病因

(1)形成弯曲牙最主要的原因是乳牙外伤,特别是乳切牙的嵌入性外伤,此类外伤可使正在发育的继承恒切牙改变冠、根方向而形成一定的弯曲角度。

(2)乳牙慢性根尖周炎症影响了恒牙胚发育并致其位置改变而造成恒牙牙根弯曲。

(3)多生牙对邻近恒牙胚的影响。例如它对邻近恒牙胚的挤压也可造成恒牙的弯曲畸形,或在拔除多生牙过程中的手术创伤,尤其是拔除埋藏多生牙时损伤了恒牙胚而导致牙的弯曲。

(4)其他因素。如牙源性肿瘤和异位萌出的干扰,系统性或遗传性疾病的影响等。因而,正在发育中的恒牙胚若受到创伤、挤压、刺激等则有可能导致牙胚的冠根发育、轴向偏离而形成弯曲。其中,恒牙胚异位发育而引起弯曲并导致埋伏阻生的现象常出现于乳牙无明确外伤史和无根尖周病的患者中。

2.临床特征

(1)弯曲牙多见于上颌恒中切牙。

(2)发生弯曲的部位取决于乳牙受伤的时间,由于受伤时间的不同,使恒牙胚可在冠根间弯曲,也可在牙根中部或近根尖处弯曲。因而,临床可见到牙冠弯曲、冠根弯曲、牙根弯曲或唇向弯曲、腭向弯曲、侧向弯曲等。多数弯曲牙牙根发育不足或牙根细小。

(3)因弯曲牙的冠根形成一定角度,多数出现萌出困难或不能自动萌出。患儿往往因乳牙脱落多时恒牙未能萌出而就诊;或因牙冠萌出方向异常,或唇侧黏膜被异常方向的牙冠造成创伤性溃疡而就诊。

3.诊断要点

(1)上颌切牙,尤其是埋藏阻生的上颌中切牙不能按时萌出或萌出位置异常,并有乳切牙龋病史、外伤史与拔牙史等。

(2)通过 X 线根尖片、咬合片、全口曲面断层片和锥形束 CT 进行检查可以确诊。X 线片可以显示患牙的冠根轴向的改变及牙根发育状况。近年采用牙科 CT 的三维重建图像技术可以明确弯曲牙的弯曲方向与角度、埋藏部位,牙根发育状况及弯曲牙牙根与牙槽骨的关系等,以此评估导萌、牵引技术的难度、实施和效果。

4.治疗原则

弯曲牙的治疗取决于弯曲程度、牙根发育状况及牙埋藏位置等。冠根弯曲角度越大,治疗难度越大。

(1)阻生的上颌弯曲年轻恒切牙多采用导萌牵引技术进行治疗,有开放式的牵引导萌技术和闭合式牵引导萌技术。它们是利用年轻恒牙牙根正在形成的有利条件及年轻恒牙萌出潜力,使未发育完成的牙根部分在正常位置继续发育,而闭合式导萌技术更具优点。

(2)牙根已发育完成,且牙根弯曲严重者不宜保留而需要拔除。

(四)牙髓腔异常

牙髓腔异常的牙是指牙体长而牙根短小、髓腔大而长的牙,或髓室顶至髓室底的高度高于正常,根分叉移向根尖方向的牙。因为此类牙形似有蹄类动物的牙,故又称牛牙样牙。

1.病因

(1)牙髓腔异常的病因尚不清楚,可能是牙的原始型。因为人的牙冠部短,牙根部长,牙髓腔较小,牙骨质与牙釉质交界处出现明显的牙颈部,多根牙从根分叉到颈部交界处的距离小于从殆面到颈部的距离,而牛牙样牙则恰相反。

(2)可能与遗传有关。有些综合征可能出现牛牙样牙现象,例如无汗型外胚叶发育不全、毛牙骨综合征、多发性肾功能障碍性难治性佝偻病等。

2.临床特征

(1)牙体长牙根短,根分叉到牙颈部的距离大于𬌗面到牙颈部的距离,髓室底的位置比正常牙明显移向根尖方向(图 3-3)。

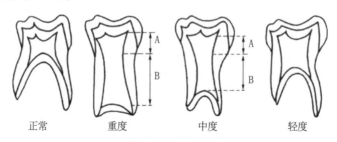

A.正常髓室;B.髓室延长部分

图 3-3 牙髓腔异常的分度

(2)根据牙体和髓室延长的程度,将牙髓腔异常分为 3 度:轻度,为比正常牙的髓室稍长的牙;重度,为根分叉接近根尖的牙;中度,为界于这两者之间的牙。

(3)乳、恒牙均可发生。乳牙多见于下颌第二乳磨牙,恒牙多见于下颌第二磨牙。牙髓腔异常可单发,也可与综合征并发。

(4)牙髓腔异常的牙无明显临床症状,常是在摄取 X 线牙片时方才发现异常表现。

3.诊断要点

(1)摄取 X 线牙片时方可发现或确诊。

(2)在乳磨牙或恒磨牙做根管治疗时,由于其髓室位置较低,根管口定位较困难时,再从摄取的 X 线片中发现其髓腔的异常。

4.治疗原则

(1)髓腔异常的牙对身体无明显影响,可不做处理。

(2)若此牙需要做根管治疗,而难以定位根管口时,可通过根管显微镜寻找根管口,并行根管治疗。

(五)过大牙与过小牙

1.过大牙

过大牙是指大于正常牙的牙,又称为牙过大。有个别牙过大和普遍牙过大。

(1)病因:①个别牙过大的病因尚不清楚。②普遍牙过大多见于脑垂体功能亢进的巨人症。③遗传因素与环境因素共同决定牙的大小。Townsend(1985)报道 47 例 XYY 男性,其牙大小一般较大,Y 染色体似能直接影响牙的大小。

(2)临床特征:①过大牙的体积较正常牙显著过大,而其形态与正常牙相似。②个别牙过大多见于上颌中切牙和下颌第三磨牙。普遍牙过大表现为全口所有牙都较正常牙大,例如全口巨牙症,巨牙的髓腔中多有髓石。

(3)治疗原则:个别牙过大对身体健康无任何影响可不做处理。有的可做适当调磨,但调磨以不引起牙髓敏感为原则。

2.过小牙

过小牙是指小于正常牙的牙,又称为牙过小。过小牙的形态常呈圆锥形,又称锥形牙。过小牙与锥形牙又统称过小畸形,有个别牙过小和普遍牙过小。

(1)病因:个别牙过小和普遍牙过小多与遗传因素有关。①普遍牙过小多见于脑垂体功能减退的侏儒症,临床较罕见。②个别牙过小或有的牙过小多见于某些具有遗传的综合征,或是其综合征的一个表现。例如,少汗型或无汗型外胚叶发育不全综合征,除无汗、缺汗、部分无牙或全部无牙外,残留牙则多为过小牙或锥形牙。缺牙症与牙过小常并存。

(2)临床特征:①过小牙体积较正常同名牙显著过小,与邻牙间有间隙。过小牙体积小,形态异常,但矿化正常。②个别牙过小多见于上颌侧切牙和上颌第三磨牙,多生牙也常为过小牙,呈锥形。③若为综合征中的一种表现,除出现过小牙外,还有口腔或全身的其他异常现象。

(3)诊断要点:牙大小或牙体积较正常牙显著过小的特征即可诊断。

(4)治疗原则:①影响美观,或与邻牙间隙过大者,可进行树脂冠、烤瓷冠修复牙外形。②对身体健康无任何影响,可不做处理。

三、牙结构异常

牙结构异常指的是牙发育期间,在牙基质形成或矿化时,受到干扰或障碍后造成的牙发育异常,且在牙体组织留下永久性发育缺陷或痕迹的现象。牙齿结构异常有牙釉质发育不全、牙本质发育不全、氟牙症、四环素着色牙和先天性梅毒牙等。

(一)釉质发育不全

釉质发育不全是牙发育过程中,由于受到严重的全身因素、局部因素或遗传因素的影响,使牙釉质的形成和/或矿化发生障碍,造成釉质发育的永久缺陷。或者在正常牙釉质发育所经历的釉基质形成、矿化和成熟过程中,其釉质发育受到障碍而出现的异常,包括牙釉质矿化不良和釉质发育不良。

1.病因

(1)全身因素:①营养障碍:当儿童机体严重缺乏维生素 A、维生素 D 和钙、磷元素时,可影响釉基质的形成和矿化。②高热性疾病:妊娠期和婴幼儿期的高热性疾病,如麻疹、猩红热和水痘等。③内分泌紊乱或其他疾病:婴儿手足抽搐症是由于甲状旁腺功能减退症,致使钙、磷代谢障碍,造成釉质发育缺陷。小儿肠道疾病、半乳糖血症、苯酮尿症等均可影响到牙釉质的发育。

(2)遗传因素:釉质发育不全可通过特定的遗传方式发生,其遗传方式有常染色体显性、常染色体隐性与 X 性连锁遗传等。由于相关基因的影响,可在一个家族几代成员中出现釉质发育不全患者。遗传性釉质发育不全可累及乳牙列和恒牙列,也可单独出现,或作为综合征的一个表征出现。例如,局限性真皮发育不全综合征、大疱性表皮松解症和 Rieger 综合征等。

(3)局部感染和创伤因素:继承恒牙牙冠形成期间,乳牙外伤或慢性根尖周炎症影响到恒牙胚时,可导致继承恒牙牙釉质发育不全。由乳牙慢性尖周感染导致其继承恒牙釉质发育不全的患牙常称为特奈牙,其影响取决于根尖周炎症程度与感染时恒牙胚的发育阶段。

2.临床特征

(1)主要特征为牙的变色和釉质缺损。①牙变色:变色的釉质为点状、斑片状的白垩色或黄褐色甚至深褐色。②釉质缺损:釉质出现实质性缺损,缺损的牙面出现横形或深浅不同的小窝,或宽窄不同的横沟、纵沟。有的釉质缺损范围较大,甚至无釉质形成,有的缺损严重时可使牙冠形态改变或缩小。

(2)依据釉质发育不全程度可分为釉质矿化不良和釉质发育不良。①釉质矿化不良:是釉质基质已形成,只在矿化时受到影响,使牙釉质的硬度和颜色出现改变而无实质缺损。②釉质发育不良:釉基质形成时,成釉细胞受到破坏,使釉质形成不良或不形成,其表面出现带状、窝状的实质缺损。绝大多数釉质缺损都有釉质颜色的改变,而釉质变色并不一定出现釉质缺损。若釉质矿化不良与釉质发育不良同时存在,则统称为釉质发育不全。

(3)依据釉质发育不全的程度,又可分为轻度、中度和重度。①轻度:釉质出现透明度改变,釉质表面呈白垩色、浅黄色或黄褐色,其釉质基本无实质缺损,或仅有小而浅的沟或窝状缺损。②中度:釉质表面出现实质性陷窝或带状缺损,色泽改变、加重,呈棕褐色。③重度:釉质大面积缺损,呈窝沟状或蜂窝状,有的甚至无釉质覆盖致牙冠变形,前牙切缘变薄。

(4)依据釉质发育不全出现的牙部位,可以推测儿童机体发生障碍的年龄。①中切牙的切缘和第一恒磨牙牙尖出现釉质发育不全,表示儿童机体发育障碍发生在1岁以内。②侧切牙切缘亦出现釉质缺损,表示机体障碍延续到2岁。③前牙与后牙的釉质发育都受到影响,表示机体障碍延续到3岁或3岁以后。④如果前牙无影响,只在前磨牙和第二磨牙出现釉质发育不全,则表示发育障碍发生在3岁以后。⑤乳牙釉质发育不全多因胎儿或新生儿出现机体障碍所致。因乳牙的釉质矿化开始于出生前,出生后出现的釉质发育不全多见于乳牙的新生线。因此,釉质发育不全是既往牙发育状况的记录,是牙发育过程中儿童机体障碍引起的,而不是当前儿童身体状况的反映,故患儿就诊时再补充钙和维生素已无治疗意义。

3.诊断要点

(1)牙釉质出现程度轻重不一的发育异常,以轻度的釉质变色到重度的釉质缺损或牙冠变形。

(2)单个牙上或成组的对称牙上或全口牙上出现上述釉质发育异常现象。单个牙出现釉质发育异常多与相应乳牙的慢性尖周感染或外伤有关,成组对称牙釉质发育异常与儿童3岁前后机体障碍有关,乳牙釉质发育异常则与胚胎或新生儿发育障碍有关。

(3)遗传性釉质发育不全具有家族史,家族中数代成员可连续出现类似的釉质发育异常现象。

(4)多见单个前磨牙出现的釉质形成和矿化障碍现象的牙为特奈牙,首先由 Turner 报道,是因先行乳磨牙根尖周炎症感染所致。因继承前磨牙牙胚位于乳磨牙根分支下方,难免受到乳磨牙根尖周感染的影响而出现釉质发育障碍。但是临床上经乳牙牙髓感染的不少,而特奈牙却不多见,这或许与感染的程度及继承恒牙牙胚发育时期有关。

4.治疗原则

(1)釉质着色而无实质缺损患牙可不处理。或可使用牙漂白剂、冷光美白技术等去除着色。对釉质发育不全牙应注意早期防龋治疗。

(2)着色深、牙体组织缺损多的患牙,可使用树脂、瓷贴或烤瓷冠、金属冠等修复。

(3)第一恒磨牙出现大面积釉质发育不全应尽早进行治疗,或局部涂氟降低牙髓敏感性,或充填治疗,或行预防冠修复。

(4)加强母婴健康保健,以预防可能导致釉质发育不全的疾病。积极治疗乳牙龋病,防止其牙髓根尖周并发症对继承恒牙牙胚釉质发育的影响。

（二）牙本质发育不全

牙本质发育不全是一种牙本质发育异常的常染色体显性遗传疾病。

1.病因

常染色体显性遗传，无性连锁，具有家族遗传性，可在一个家族上连续数代出现，男性、女性都可罹患。其中，遗传性乳尖牙本质的子代发生率约为50%，其致病基因定位于染色体4q21区域，遗传距离为2cm的范围内。编码牙本质涎磷蛋白的基因DSPP发生突变是导致遗传性乳尖牙本质的致病原因。

2.病理

牙本质发育不全的病理变化主要表现在牙本质和釉牙本质界。

(1)牙本质的病理变化：牙本质呈层板状，外层牙本质接近正常，牙本质小管呈细小分支，其余部位牙本质明显异常。牙本质小管数目减少，管径较大，排列紊乱，很不一致，一些短的、形态异常的小管通过不典型的球间牙本质，有的区域甚至完全没有小管，只见未矿化的牙本质基质。

(2)釉、牙本质界的病理变化：釉质一般均属正常，而釉质与牙本质的交界缺乏锯齿状交错结构，无扇贝状界面，近似线状结合，机械嵌合力差，故釉质易于剥脱。

(3)髓腔和根管内的病理变化：伴随着牙的逐渐磨耗，髓腔和根管内不断形成修复性牙本质，以至于髓腔被修复性牙本质填满。

3.临床特征

牙本质发育不全的牙变化特征表现在牙本质，牙釉质基本正常。乳牙与恒牙皆可受累，但乳牙列病损更为严重。

(1)牙的变化特征。①牙的色泽：全口牙呈半透明的琥珀色、灰蓝色、黄褐色或红褐色，牙冠多呈钝圆球形。②全口牙磨损明显：牙萌出不久，切缘或𬌗面釉质易被咀嚼磨损、碎裂或剥脱。釉质剥脱后牙本质外露，暴露的矿化不良的牙本质极易磨损，磨损后牙冠变短。③牙髓腔的变化：早期牙髓腔宽大，然后由于伴随着牙的逐渐磨耗，髓室和根管内不断形成修复性牙本质，以致髓腔被修复性牙本质堆积，使髓室和根管狭窄或完全闭塞。牙髓腔变化几乎遍及全部牙。④X线片显示特征：牙髓腔明显缩小，根管呈细线状，严重时可完全阻塞；牙根短而细，有的根尖部可见骨质稀疏区。恒牙与乳牙相比，受累相对较轻。

(2)牙本质发育不全的分型：牙本质发育不全分为3个亚型。①Ⅰ型牙本质发育不全：牙本质发育不全伴有骨骼发育不全。其骨骼发育不全的表现特征为发育缓慢，身材矮小，骨质疏松，性脆易断，可反复发生骨折，骨关节畸形。由于骨骼不能有效地支持体重，致使骨骼变形。如脊柱骨后凸、侧凸，上、下肢长骨弯曲等。此外，本型患者多数巩膜呈蓝色，角膜菲薄，部分患者还伴有进行性听力丧失。②Ⅱ型牙本质发育不全：本型牙本质发育不全又称遗传性乳光牙本质，主要表现是牙的变化而不伴有骨骼的发育不全。Ⅰ型、Ⅱ型均有类似的上述牙变化特征，但上述的牙色泽、磨损、髓腔改变及X线显示特征主要指的是本型即遗传性乳光牙本质的表现。③Ⅲ型牙本质发育不全：牙变化特征为空壳状牙和多发性露髓。牙本质菲薄，牙根发育不足，髓室和根管宽大，当釉质剥脱牙本质外露后，极易磨损，而致髓室暴露，造成牙槽脓肿或牙过早丧失。X线片显示患牙釉质与牙骨质处仅有一薄层牙本质，形似空壳，故称为空壳牙。而患牙的形态与色泽变化又类似于Ⅰ、Ⅱ型牙本质发育不全的牙表现。

(3)诊断要点：①上述的临床特征及各型的表现。其中，Ⅰ型除有牙的变化外，还伴有骨骼发育不全；Ⅱ型则主要表现在牙的变化上而不伴有骨骼的发育异常；Ⅲ型的牙变化较特殊，除色泽形态与Ⅰ、Ⅱ型相似外,其 X 线片显示薄层牙本质宛如空壳,较易鉴别。②有家族遗传史,且乳、恒牙均可罹患。

(4)治疗原则:治疗原则是防止牙磨损,维持咀嚼功能并改善牙美观。①乳牙列可采用覆盖切缘和𬌗面的𬌗垫修复。②恒牙列可采用全冠修复、树脂修复、覆盖义齿修复等。③对垂直距离短,伴有颞下颌关节紊乱症的患者,应进行咬合重建。

(三)氟牙症

氟牙症又称氟斑牙或斑釉牙,是人体在牙发育期间摄取过量的氟化物造成特殊类型的釉质发育不全,是一种地方性慢性氟中毒的突出表现,严重者可出现慢性氟骨症。

1.病因

主要病因是儿童在牙发育期间摄入过量的氟化物,过量氟化物可能通过干扰成釉细胞功能,减少釉基质蛋白分泌和降解,而影响釉质的发育。人体摄入过量氟化物的途径有如下几种:①饮水中含氟量过高。饮水中含氟量若超过 1 mg/L 时,就有可能出现氟牙症;若含氟量超过 3 mg/L 时,氟牙症的发生率可达 100%。含氟量越高,饮用时间越长,危害越明显。②食物中有较高的含氟量。例如茶叶、海产品等。③空气环境中含氟量过高。煤燃烧过程中可释放大量氟元素,当空气环境中的含氟量超过 1.06 mg/L 时则可能对牙釉质的发育产生不良影响,故生活在产煤区的人易患氟牙症。为此除饮水以外,还要注意环境中其他来源的氟化物的影响。因而,实际上氟牙症是地方性氟中毒的一种最敏感、最易被发现的疾病,在我国有一定的地域性。但是,氟牙症的发生也存在一定的个体差异,即同等剂量的氟化物作用于不同个体可能会引起不同程度的表现。

2.临床特征

(1)牙的表现特征:①其典型表现是同一时期发育的牙釉质表面失去光泽,呈现白垩色、黄褐色斑块,且斑块呈云雾状,与周围牙体组织无明显界限。②多数牙表面不仅出现斑块,而且出现点状、带状或窝状的实质缺损。③牙不仅变色或出现实质缺损,有的甚至使牙冠形态发生变异。

(2)氟牙症的临床分型:①轻度,牙表面出现白垩色、黄褐色斑块,但仍较坚硬,无实质缺损。②中度:牙表面有较多的变色斑块,并出现了点状、带状、窝状的实质缺损。③重度:牙的大部分或全部变色,甚至呈黑褐色,且有明显的蜂窝状实质缺损或形态变异。

(3)氟牙症的发生部位:氟牙症主要发生于恒牙,很少出现于乳牙。因为乳牙的釉质发育主要在胚胎期和乳儿期,而此期的胎盘对氟有屏障作用,母体摄入的氟素通过胎盘和母乳进入胎儿或婴儿体内的含量很少。

3.诊断要点

(1)上述的临床特征和备型的表现。

(2)儿童在 6~7 岁以前长期生活在饮水或空气环境中含氟量过高的高氟区。而 7 岁以后,因恒牙釉质已经发育完成,若生活在高氟区,就不会发生氟牙症。

4.治疗原则

(1)依据氟牙症的严重程度而选用不同治疗:①轻度者可不做治疗。②中度者可采用脱色、树脂充填、贴面修复等。③重度者则采用树脂修复、贴面修复或全冠修复等,或采用多种修复结合使用。

(2)预防为主。氟牙症的根本在于预防,预防的根本在于改良水源和当地不利条件,提高饮水质量和治理环境。

（四）四环素牙

四环素牙是指在儿童牙发育期间服用了四环素类药物而引起的牙内源性变色现象。

1.病因

（1）牙发育期服用了四环素类药物,服药后约有10%的药量不能被排出;未排出的四环素经血液分布到骨骼和牙中,牙中的四环素可与钙离子复合,形成四环素钙复合物沉积于牙本质中;沉积于牙本质中的复合物本身带有淡黄色荧光,而且可在紫外线作用下逐渐使牙变色而呈棕黄色或棕灰色。

（2）牙变色的轻重与服药剂量和时间有关。用药量越大,牙变色越重;用药时间越长,变色范围越广。

（3）因为四环素能够通过胎盘进入胎儿体内,妊娠5个月以上的妇女服用四环素药物后,婴儿乳牙也可变色。

（4）婴幼儿时期服用四环素类药物后可造成恒牙四环素变色。

（5）乳牙和恒牙最易受影响的时期是从胎儿5个月到出生后7岁左右。

2.临床特征

（1）牙的表现特征:①牙呈广泛弥漫的,而不是斑块状变色,其色泽呈均匀的浅褐色、浅灰色、深褐色、灰褐色至黑色等。②有的出现釉质发育不全和牙实质缺损。

（2）四环素变色牙的临床分型:①轻度,牙呈均匀的浅褐色或浅灰色。②中度:牙呈均匀的褐色或深褐色。③重度:牙呈深浅不等的黄褐色、深褐色、深灰色甚至黑色等,有的并有釉质实质缺损。

3.诊断要点

（1）上述牙的表现特征。

（2）牙在紫外线灯下照射显示荧光。

（3）患儿有四环素类药物的服用史。

4.治疗原则

（1）依据四环素变色牙的严重程度而选用不同治疗:①轻度变色者可不做处理。②中度、重度变色者可在脱色后采用贴面或冠修复。但至今尚无理想的脱色方法。

（2）预防为主:妊娠期、哺乳期妇女和8岁以下儿童禁止服用四环素类药物。

（五）先天性梅毒牙

先天性梅毒牙是在胚胎发育后期和出生后1年内,牙胚受梅毒螺旋体侵害而造成的牙釉质和牙本质发育不全,是先天性梅毒的牙受损表征,发生率为10%~30%。

1.病因

母体的梅毒螺旋体导致胎儿发生梅毒性炎症,影响了发育期的牙胚,引起了牙发育障碍而出现牙畸形。

2.临床特征

（1）牙的表现特征:①半月形切牙或桶状切牙。半月形切牙切缘中央有半月形凹陷,形似新月状;桶状牙切缘比牙颈部窄小,切角圆钝,牙冠形似木桶状。②桑葚状磨牙或蕾状磨牙:桑葚状磨牙牙冠表面粗糙,牙尖皱缩,殆面呈多颗粒状结节和坑窝凹陷,形似桑葚;蕾状磨牙牙冠短小,表面光滑,牙尖向中央聚拢,殆面缩窄,无颗粒状结节和坑窝凹陷,形似花蕾。③牙发育异常主要发生在上中切牙和第一恒磨牙,有时也可见于上颌尖牙和下颌切牙,这与牙胚组织损害发生的时机有关。④有的还可伴有牙数目异常和牙萌出异常。

（2）牙外的其他表征：哈钦森（1956年）发现先天性梅毒的4大特征是半月形牙、蕾状牙、耳聋和间质性角膜炎，故先天性梅毒牙又称哈钦森牙，是哈钦森三征中的一征。因此，除牙表征外，患儿还可能出现耳聋与间质性角膜炎等先天性梅毒的其他特征。

3.诊断要点

（1）双亲中有梅毒史。

（2）患儿本人梅毒血清试验阳性。

（3）恒中切牙、第一恒磨牙形态结构异常。但类似梅毒牙的牙畸形也偶见于非先天性梅毒患者，如佝偻病和外伤性患者，因而不能完全依靠牙畸形作出诊断。

（4）除牙异常外，有的有听力障碍和视力障碍等。

4.治疗原则

（1）梅毒血清试验阳性者，应先行抗梅毒治疗。

（2）形态结构异常的梅毒牙，可用复合树脂、树脂冠修复。第一恒磨牙可做高嵌体或金属冠修复。

（3）预防为主。先天性梅毒牙的最根本治疗和预防是妊娠期对母体进行抗梅毒治疗，妊娠4个月内用抗生素治疗，基本上可预防婴儿先天性梅毒的发生。

（六）牙根发育不良

牙根发育不良又称短根异常，是指牙根部生理性发育障碍的疾病，是一类先天性发育异常疾病。其牙根短小，牙根缺如，严重者造成牙过早脱落。

1.病因

牙根发育不良的病因尚不明确，可能与以下因素有关：

（1）遗传性因素：临床所见的牙根发育不良或短根异常病例中，多数无家族遗传史，为散发病例，可能是一种隐性遗传病。美国孟德尔人类遗传病数据库收录了多种与牙根发育不良相关的遗传病，如低磷酸酯酶症。低磷酸酯酶症是以血清碱性磷酸酶活性降低导致先天性骨代谢异常为特征的一种常染色体遗传性疾病，其致病基因为 ALPL 基因。当 ALPL 基因发生突变，其编码蛋白非组织特异性碱性磷酸酯酶功能就会受到影响，引起机体发生一系列改变。碱性磷酸酯酶作为一种较成熟的酶，参与和促进矿化活动，与矿化组织形成密切相关，无疑与牙体组织包括牙根硬组织的沉积与矿化密切相关，因而低磷酸酯酶症由于非组织特异性碱性磷酸酯酶的缺乏，很有可能导致牙根发育不良、牙早脱。

（2）全身性疾病：在某些全身性疾病中有的可出现牙根发育不良或短根异常现象。

（3）放疗和化学治疗（简称化疗）等医源性因素：Takinam 等曾报道1例水囊瘤患儿，7个月时经1个疗程的放疗痊愈，待4岁时口腔 X 线检查发现乳牙列中的尖牙、磨牙为短根异常。

2.临床特征

牙根发育不良的牙变化主要表现在牙根部，牙冠部基本正常，乳牙、恒牙均可累及，但在乳牙的牙根病损更为严重。由于引起牙根发育不良的因素不一，其临床表现也多不相同。

（1）患者多因牙萌出不久（通常在萌出后6～12个月），即逐渐出现松动与脱落而就诊。松动的牙除感觉咀嚼无力外，并无疼痛症状。由于牙的松动和脱落，有的患者就诊时口内仅留下几颗松动的乳牙或萌出不久的恒牙。

（2）低碱性磷酸酯酶症的临床表现多种多样，按照出现症状的年龄分为围产期型、婴幼儿型、儿童型和成人型等。婴幼儿型通常在子宫内或出生早期就发病;儿童型通常在出生后逐渐发病;成人型除血清碱性磷酸酶(alkaline phosphatase,ALP)含量较低,仅有轻微的牙症状,又称牙型低碱性磷酸酯酶症。

口腔检查和 X 线检查:有的牙齿松动,松动度不一;有的牙已脱落缺失,无牙龈炎和牙周袋,松动明显的患牙有的龈缘出现轻度肿胀充血现象。全口牙位曲面体层 X 线片显示上、下颌骨发育不如正常儿童,牙槽骨骨质稀疏,多数乳、恒牙牙冠矿化均匀,层次清楚,但有的髓腔大、牙根短、管壁薄;有的应萌出的牙未见发育的牙根;有的牙冠组织结构不清、髓室模糊、牙根短小,甚至无牙根。

血清碱性磷酸酯酶活性检查:低碱性磷酸酯酶症的患儿 ALP 活性连续 3 次检测的平均值低于正常参考值(30~110 U/L),通常处于骨骼发育时期的儿童血清 ALP 活性高于正常参考值。

3.诊断要点

(1)萌出不久的,或处于牙根稳定期的乳牙渐渐松动与脱落。

(2)松动的乳牙无明显牙龈炎和牙周袋。

(3)过早脱落的牙牙根短小或无牙根。

(4)低碱性磷酸酯酶症者,血清 ALP 持续降低,其他先天性发育异常疾病或综合征者可伴其他组织、器官的发育缺陷征象。

4.鉴别诊断要点

(1)年龄:出现松动或脱落的乳牙是处于乳牙根生理吸收尚未开始的年龄。

(2)X 线片显示:患牙的继承恒牙胚牙冠尚未发育完成或仅有牙尖的影像,此时乳牙根是不出现生理吸收的。

5.治疗

为了恢复咀嚼功能,促进颌面骨骼肌肉的发育,牙脱落后可做活动义齿修复体,修复体需随患儿的年龄增长和牙颌系统的发育而不断更换。关于低碱性磷酸酯酶症的治疗,有学者曾报道,通过每周静脉注射正常人血浆,3 个疗程后可达到一定效果。近年有关该类治疗的报道并不多,临床尚未常规实施。

四、牙萌出异常与脱落异常

牙萌出异常有牙萌出过早、牙萌出过迟、萌出血肿和牙异位萌出等,牙脱落异常有低位乳牙(牙固连)和乳牙滞留等。

(一)牙萌出过早

牙萌出过早又称牙早萌,是牙萌出时间超前于正常萌出的时间,而且萌出牙的牙根发育不足根长的 1/3。有乳牙早萌和恒牙早萌。

1.乳牙早萌

乳牙早萌指的是小儿出生时或出生不久口腔内就有牙萌出的现象。这类早萌有以下 2 现象:一种称为诞生牙,另一种称为新生牙。诞生牙是指婴儿出生时口腔内已萌出的牙,新生牙指婴儿出生后 30 天内萌出的牙,但区分它们并无实用临床意义。

(1)病因:乳牙早萌的原因不甚了解,有以下 2 种说法:①牙胚距口腔黏膜过近而过早萌出。②可能有家族倾向,或与种族特性有关。如美国黑种人比白种人的婴儿乳牙早萌的发生率高。

(2)临床特征:①多见于下颌乳中切牙,偶见上颌乳切牙与第一乳磨牙。②早萌乳牙牙冠形态基本正常,但釉质、牙本质菲薄且矿化不良,牙根尚未发育或发育很少。③早期乳牙多数是正常乳牙,少数是多生牙或额外牙。④因萌出的乳牙只与黏骨膜联结而无牙槽骨支持,牙齿松动或极度松动,并有自行脱落吸入呼吸道的危险。⑤松动不明显的早期乳牙,因牙切缘锐利,可能造成舌系带附近黏膜的创伤性溃疡。此类溃疡又称 Riga 病。

(3)诊断要点:①小儿出生时或出生不久即有乳牙萌出。②需与上皮珠鉴别。上皮珠是新生儿牙槽黏膜出现的角质珠,是牙板上皮剩余形成的角化物,或是类似牙的白色或有些灰色的球状物,米粒大小,数个或数十个,散在分布,可自行脱落,并非真正的牙,出生后数周可行脱落。

(4)治疗原则:①极度松动的早萌乳牙应及时拔除,以免其自行脱落时被吸入呼吸道。若正常乳牙,拔除后,在继承恒牙萌出前则出现乳牙缺失现象。②松动不明显者可保留观察,然后牙会逐渐稳固,有利于邻牙的萌出与排列。

2.恒牙早萌

恒牙早萌指恒牙牙根长度发育不足 1/3 即萌出于口腔。

(1)病因:多因先行的乳磨牙根尖周病变,将继承恒牙牙胚周围牙槽骨破坏,并有炎性肉芽组织将恒牙胚推出牙槽骨外,使恒牙过早暴露于口腔中。

(2)临床特征:①早萌恒牙松动或极度松动。②早萌恒牙常伴有釉质矿化不良或釉质发育不全现象。

(3)诊断要点:①萌出的时间超前于正常牙萌出的时间。②X 线片显示早萌恒牙牙根发育不足根长的 1/3。

(4)治疗原则:①早萌恒牙松动不明显,可不处理;若对颌乳牙缺失,为了防止早萌牙过长,可做阻萌器。②对早萌牙进行局部除氟或窝沟封闭,以预防龋病的发生。③控制乳牙根尖周炎症是预防恒牙早萌的重要措施。实践证明,控制乳牙根尖周炎症的感染对防止恒牙早萌更为重要。

(二)牙萌出过迟

牙萌出过迟又称牙迟萌,是牙萌出时期显著晚于正常萌出时期。有乳牙迟萌、恒牙迟萌及个别牙迟萌。

1.乳牙萌出过迟

乳牙萌出过迟是指小儿乳牙萌出时期显著晚于正常乳牙萌出时期。婴儿出生后 1 年,萌出第一颗乳牙,均属正常范围。

(1)病因:乳牙迟萌或萌出困难多与全身因素有关。例如,佝偻病、甲状腺功能减退症、良性脆骨症,即全身性骨化症及营养缺乏等。佝偻病患儿的乳牙能迟萌至出生后 14~15 个月,且常伴有牙釉质、牙本质发育异常。良性脆骨症者的唯一口腔表现是乳牙迟萌。

(2)临床特征:①小儿超过 1 周岁仍未见第一颗乳牙萌出,或超过 3 周岁乳牙尚未见全部萌出者。②小儿伴有全身性疾病或营养缺失等。

(3)诊断要点:显著晚于正常乳牙的萌出时期为其诊断要点。

(4)治疗原则:查明原因,针对全身性疾病或营养障碍进行治疗。

2.恒牙萌出过迟

恒牙萌出过迟指儿童恒牙显著晚于正常恒牙萌出时期,其牙根发育至根长的 2/3 或基本发育完成而尚未萌出的恒牙。有个别恒牙萌出过迟,也有多数恒牙或全部恒牙萌出过迟。

(1)病因:①遗传因素:多数恒牙或全部恒牙萌出过迟或萌出困难多与遗传因素有关。例如颅骨锁骨发育不良是一种常染色体显性遗传病,除牙发育不良或萌出困难外,还伴有颅囟门不闭合或闭合迟缓、颅缝增宽、颅顶膨隆、锁骨发育不良或锁骨部分缺如、钟状胸、骨盆发育畸形等症状。先天性甲状腺分泌缺乏可引起发育迟缓、全身性水肿、牙萌出过迟或错殆畸形等。这些疾病主要是遗传性成骨不全,牙槽骨重建困难而至恒牙萌出动力不足所致。②病因不甚了解的病例:多数恒牙或全部恒牙萌出过迟或萌出困难的患儿,全身检查并无明显异常,且 X 线片显示全口多数乳牙根无明显生理性吸收,恒牙胚发育未见异常,有的牙根甚至发育完全,但不见恒牙胚的殆向移动,似乎缺乏萌出的动力而迟迟不萌出。③个别恒牙萌出过迟多与乳牙病变、过早脱落或滞留有关:最常见的上颌乳切牙过早脱落,儿童用牙龈咀嚼,局部牙龈角化、增生、肥厚而阻挡恒切牙的萌出。乳尖牙或乳磨牙过早脱落,邻牙移位间隙过小,造成恒尖牙、恒前磨牙萌出困难或异位萌出。多生牙、牙瘤或囊肿的阻碍也可造成邻近恒牙萌出困难。恒牙牙胚发育异常,如切缘卷曲、冠根弯曲致其萌出困难或不能萌出。

(2)临床特征:①儿童个别恒牙、多数恒牙或全口恒牙的萌出期显著晚于正常恒牙的萌出期。②X 线片显示,恒牙牙根发育至根长的 2/3,或基本发育完成,而牙却未能萌出,而且乳牙牙根也无明显生理性吸收现象。③有的萌出过迟的恒牙邻近部位有局部干扰因素。④有的多数恒牙或全部恒牙萌出过迟者伴有全身疾病的临床表现。

(3)诊断要点:①上述的临床特征为诊断要点。②X 线片显示的牙根发育状况可明确其诊断。

(4)治疗原则:①与全身因素有关者,查明原因,进行针对性的治疗。②与局部干扰因素有关者,针对局部因素进行治疗。例如手术摘除牙瘤、囊肿,拔除已萌的或埋藏的多生牙。③因乳切牙过早脱落,龈组织增厚、角化而阻碍恒切牙萌出者,需施行导萌术或助萌术,使其尽快萌出。即在局部浸润麻醉下,切除其切缘部位的龈片,完全暴露切缘。但是须注意导萌术的适应证为 X 线片显示萌出受阻牙的牙轴方向正常,冠根无弯曲。牙根发育达根尖的 2/3,牙胚切缘已突破牙槽骨或位于黏膜下。受阻牙邻近无干扰因素,如牙瘤、囊肿、埋藏多生牙等。只有具备这些条件,施行导萌术方可有效。

(三)牙萌出血肿

乳牙或恒牙萌出前,位于即将萌出牙的局部牙龈出现蓝紫色的组织肿胀,称为萌出血肿或萌出囊肿。

1.病因

当牙在萌出过程中突破牙囊、牙槽骨时,在牙龈下聚积了血液或组织液而形成血肿或囊肿。

2.临床特征

(1)常发生于乳磨牙区域及第一恒磨牙区。

(2)在即将萌出的牙切缘或殆面处,牙龈肿胀,并呈蓝紫色,挑破黏膜后溢出血液或囊肿液体。

3.诊断要点

(1)X 线片显示牙的牙根发育至根长的 1/2～2/3,并突破牙槽骨即将萌出。

(2)局部牙龈肿胀并呈血紫色或蓝紫色。

4.治疗原则

(1)一般不需要治疗,数天内牙突破牙龈,血肿或囊肿自行消退。

(2)若血肿较大,可切开或挑破牙龈使牙冠暴露,促使牙龈萌出。

(四)牙异位萌出

牙异位萌出是指恒牙在萌出过程中未在牙列的正常位置萌出,而是异位萌出。多发生于上颌尖牙和第一恒磨牙,其次是下颌侧切牙和第一恒磨牙。

1.恒尖牙异位萌出

上颌恒尖牙的异位萌出可分为唇向异位和腭向异位,多为唇向异位萌出。有时尖牙可以与侧切牙或第一前磨牙置换成异位萌出。

(1)病因:①因儿童的牙弓长度不足,先萌出的侧切牙和第一前磨牙占据了尖牙的间隙,当尖牙萌出时,间隙不足而异位萌出。②因尖牙位于牙弓的转弯处,较易受到邻牙变化的影响。

(2)临床特征:①恒尖牙未在牙列的正常位置上,而在牙列的唇向位或腭向位萌出。②有时恒尖牙与侧切牙相互异位或第一前磨牙相互异位。③当中切牙早失或牙根弯曲未萌出时,尖牙还可越过侧切牙向前移位于中切牙位置萌出。④异位的尖牙还可斜位、横位埋藏于颌骨内。⑤异位恒尖牙与邻近的侧切牙牙根接触时,可使侧切牙牙根发生压迫性根吸收。

(3)诊断要点:①乳尖牙滞留,而触诊时尖牙区牙槽骨的唇侧或腭侧有恒尖牙膨隆的触觉。②侧切牙牙冠过度远中和唇舌向倾斜。例如,侧切牙牙冠向唇侧倾斜,恒尖牙牙冠可能移位于侧切牙牙根的唇侧;侧切牙牙冠向舌侧倾斜,恒尖牙牙冠可能移位于侧切牙牙根的腭侧。③X线检查。观察与评估恒尖牙的间隙大小,萌出路径,朝向相邻侧切牙和乳尖牙的方向,以及牙根发育状况等。

(4)治疗原则:①拔除乳尖牙:若发现上颌恒尖牙近中异位,X线片显示恒尖牙与相邻侧切牙牙根重叠的情况下,可考虑先拔除乳尖牙,以促使恒尖牙朝向更为远中和垂直方向萌出。如果异位恒尖牙与相邻的恒侧切牙重叠不超过侧切牙长轴的中线,拔除乳尖牙后恒尖牙自行萌出到正常位置的可能性有 85%～90%;如果重叠超过侧切牙长轴中线,拔除乳尖牙后恒尖牙自行萌出到正常位置的可能性有所下降。②根据全牙列情况,对异位恒尖牙进行正畸复位治疗。③预防为主,防止恒尖牙牙胚位置的变异。①保护乳尖牙,并尽可能保持到乳尖牙的正常替换时期。②及时治疗侧切牙和第一乳磨牙的牙髓根尖周病,以防恒尖牙牙胚移位。

2.第一恒磨牙异位萌出

第一恒磨牙异位萌出是指第一恒磨牙萌出时近中阻生,同时伴随第二乳磨牙牙根吸收和间隙丧失。

(1)病因:①第二乳磨牙和第一恒磨牙牙体积较大,而儿童颌骨较小,特别是上颌结节发育不足时,使第一恒磨牙萌出时间隙不够而发生阻生或近中倾斜。②第一恒磨牙萌出的角度异常,尤其是向近中萌出的角度增加而易发生近中倾斜与阻生。

(2)临床特征:①第一恒磨牙近中边缘嵴阻生在第二乳磨牙远中冠颈部以下,而其远中切缘嵴萌出,出现牙冠向近中倾斜现象。②第一恒磨牙异位萌出发生率为 2%～6%,其中 2/3 发生在上颌,男童比女童多发。③可发生于 1 个或多个象限,常出现于上颌两侧第一恒磨牙异位萌出,甚至出现 4 颗第一恒磨牙近中阻生现象。④约有 2/3 异位萌出的第一恒磨牙可自行矫正,称为可逆性异位萌出,多数可逆性异位萌出的第一恒磨牙可在 7～8 岁前自行解除;其余 1/3 异位萌出者,则可能导致第二乳磨牙早失或不得不拔除,称为不可逆性异位萌出。一般在 8 岁以后,第一恒磨牙仍未脱出受阻部位,即可判断为不可逆性异位萌出。

(3)诊断要点:①第一恒磨牙近中边缘嵴卡阻在第二乳磨牙远中冠颈部以下,而其远中边缘嵴已萌出,显示牙冠近中倾斜现象的临床特征。②X线片显示第二乳磨牙远中牙颈部或远中根被吸收,或出现非典型性的小的弧形的吸收区,而第一恒磨牙近中边缘嵴则嵌入吸收区内的表现是第一恒磨牙异位萌出的早期诊断依据。

(4)治疗原则:①第一恒磨牙异位萌出的主要临床危害是造成第二乳磨牙的间隙丧失,甚至早失,使第一恒磨牙近中异位萌出而不能建立中性𬌗关系,使𬌗关系紊乱,影响咀嚼功能,因此应早期发现并追踪观察。②儿童8岁后,第一恒磨牙仍不能自行调整萌出,可采取结扎分离法或分牙簧使其在萌出过程中向远中移位并于正常位置萌出。结扎分离法是用0.5～0.7 mm的铜丝在第一恒磨牙和第二乳磨牙之间进行结扎分离,从而对第一恒磨牙产生向远中的力量,渐渐促使其萌出(图3-4)。第一恒磨牙异位萌出得以矫正后,乳磨牙的牙根吸收通常可以停止,牙可保留于牙弓中,从而保持牙弓的完整性。③截冠法。如果是第二乳磨牙的远中根被完全吸收,而近牙根完好,可采用截冠法,建立空隙诱导第一恒磨牙萌出。截冠法是将第二乳磨牙的近牙根和腭根进行根管治疗后,截去远中根与部分牙冠,并修复剩余牙冠的治疗。通过截冠法治疗,以解除阻力,使第一恒磨牙萌出(图3-5)。④当第二乳磨牙牙根吸收严重、无法采用上述方法治疗时可拔除该牙,但须进行间隙保持,或采用导萌器,引导恒磨牙萌到正常位置。

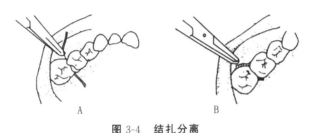

图 3-4 结扎分离

A.铜丝穿过 16、55 间;B.结扎铜丝分离 16、55

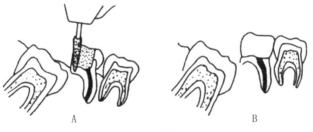

图 3-5 截冠修复法

A.截去远中部分牙冠;B.金属冠修复牙体

(五)乳牙脱落异常

乳牙脱落异常指的是乳牙固连和乳牙滞留。

1.乳牙固连

乳牙固连是指在乳牙根生理吸收间歇中,沉积的牙骨质与牙槽骨直接结合,丧失牙周膜,形成骨性粘连,使乳牙𬌗面低于正常𬌗平面的现象。此现象又称乳牙下沉或低位乳牙。

(1)病因:病因不甚明了,可能与以下因素有关:①乳牙根生理吸收过程中,牙骨质和牙槽骨修复过程过于活跃,使牙根根面与牙槽骨的骨质发生粘连及牙周膜丧失而使乳牙下沉。②牙周膜或牙槽骨受到创伤,使牙骨质和牙槽骨沉积过度而导致乳牙固连。③局部代谢障碍,可能与破骨和成骨活动不平衡有关。④有的有家族遗传倾向。

（2）临床特征：①多发于下颌第一乳磨牙，其次是下颌第二乳磨牙。②乳牙下沉，𬌗面低于正常𬌗平面 1～4 mm，严重时可在邻牙颈部以下。根据下沉程度分为 3 度：①轻度：患牙𬌗面低于𬌗平面，但位于邻牙接触点以上。②中度：患牙边缘嵴与邻牙接触点平齐或低于接触点。③重度：患牙𬌗面低于邻牙牙龈。③下沉牙无自觉症状，但牙的生理性动度已消失，叩诊声音较邻牙清脆。④下沉牙可延迟脱落，阻碍继承恒牙牙根发育与萌出，造成恒牙延迟萌出或阻生，或使继承恒牙异位萌出，或发生扭转异位。⑤下沉牙的𬌗面位置低，使邻牙向该处倾斜，对颌牙伸长，间隙缩小，牙弓发育不足。

（3）诊断要点：①固连乳牙的𬌗平面低于正常的邻牙的𬌗平面，并且无生理性动度，有延迟脱落等临床特征。②X 线片的显示特征为患牙牙周膜消失，或牙周膜连续性中断，牙根面和牙槽骨融为一体，或牙根面与牙槽骨连接接触面不清晰。有的出现继承恒牙先天缺失，或发育受阻，或位置变异。

（4）治疗原则：①定期观察。观察患牙能否自行脱落与替换。②拔除患牙。不能按时替换，下方恒牙错位或受阻时，应及时拔除该固定的乳牙。③对因乳牙固连而未萌出的继承恒牙可辅以正畸牵引。

2.乳牙滞留

乳牙滞留是指已到替换时期尚未脱落或替换的乳牙，或超过替换期而迟迟保留在牙列中的乳牙。

（1）病因：①因继承恒牙萌出方向异常，使乳牙牙根未吸收或吸收不完全而滞留。②因继承恒牙先天缺失或埋藏阻生等原因不能促使乳牙根的生理性吸收而滞留。③继承恒牙萌出潜力不足，乳牙根不被吸收而滞留。④全身因素，如佝偻病、侏儒症、外胚叶发育异常，以及某些遗传因素等致使多数乳牙滞留。

（2）临床特征：①混合牙列期，常见 1 个或 2 个乳牙滞留。2 个乳牙滞留往往是对称的。有的在该滞留乳牙的唇、颊、舌侧有继承恒牙萌出。②当下乳切牙未脱落，恒切牙从乳切牙舌侧萌出时，就出现了"双排牙"现象。第一乳磨牙的残根、残冠可滞留于萌出的第一前磨牙的颊侧或舌侧，第二乳磨牙滞留多因继承恒牙的先天缺失或埋藏阻生。③多数乳牙滞留较少见，而多数乳牙超过替换期未能脱落的病例，见于恒牙胚基本发育完成或发育完成，但无萌出动力的患者。

（3）诊断要点：①乳牙已到替换时期，而继承恒牙已于该乳牙根部，或唇、颊、舌侧萌出。②超过替换期而迟迟未能脱落并呈现在恒牙列中的乳牙。

（4）治疗原则：①当恒牙已萌出，乳牙尚未脱落时，应及时拔除该乳牙。②X 线片显示，无继承恒牙胚的超过替换期的滞留乳牙，则暂不给予处理。

当下乳切牙未脱落，恒切牙于舌侧萌出，出现"双排牙"现象时，应对乳、恒牙进行区别，拔除滞留乳切牙，而不应拔除刚刚萌出的恒切牙。当滞留乳牙拔除之后，恒切牙则可渐渐向唇侧移位，排列到它应有的位置上。倘若将舌侧萌出不久的恒牙拔除，那将永远失去该下颌恒中切牙。

（马丰香）

第三节 龋 病

一、乳牙龋病

龋病是一种以细菌作用为主的,多种因素影响的,发生于牙体硬组织的慢性进行性破坏性疾病。龋病也是一种由细菌与牙菌斑、食物成分、牙结构与所处环境及时间等几种因素综合作用下发生的疾病。乳牙龋病是儿童龋病的重要部分,它的好发因素、临床特征不仅有其特殊性,而且在治疗和预防方面与成人恒牙龋病亦有较大的不同。

(一)乳牙龋病的病因

1.致龋微生物

龋病是发生在牙硬组织的慢性疾病,牙、微生物和糖类(碳水化合物)是龋病发生的必要因素。其中,致龋微生物的存在和作用是龋病发生的先决条件。未萌出的牙是不会发生龋病的,而当这些牙萌出到口腔环境并与微生物菌群接触之后方可发生龋病的事实就是这个先决条件起作用的有力证据。

迄今为止,在口腔中发现了超过 200 种不同属的微生物,其中,牙菌斑生物膜中的口腔链球菌等 6 类细菌与龋病的形成密切相关。但在对儿童龋病口腔细菌多样性分析中发现,儿童唾液和菌斑中的微生物有显著不同,它们是否与患龋有关尚无定论。而龋活跃患者较健康儿童唾液的菌落结构变异较大,而且两者在菌落结构和基因上具有一定的鉴别特征;其特征菌种在糖类代谢、氮代谢、氨基酸转运代谢等相关功能群的功能基因亦有显著差异,从而提示,特征菌种可能是参与或代表龋病发生、发展的因子。

在参与龋病发生的特征菌种中,变形链球菌已成为致龋微生物中主要和最具毒性的细菌。耐酸性是变形链球菌最稳定的特性,而且这一特性与它的致龋性密切相关。

研究也表明,变形链球菌是婴幼儿龋或重度婴幼儿龋的主要致病菌。不过罹患婴幼儿龋的儿童口腔中也存在变形链球菌。而且,并非所有儿童龋病患者都存在变形链球菌。最近研究发现,与重度婴幼儿龋病相关的细菌除变形链球菌外,还有小韦永球菌、脊链球菌及戈氏放线菌等。

然而,无论是剖宫产或是自然分娩的新生儿,口腔内均无微生物。即在刚出生的婴儿口腔中并不存在变形链球菌,只有当乳牙开始萌出后才可在口腔内检测到致龋微生物。那么,变形链球菌等致龋微生物是如何传播到婴幼儿口腔中的? 其传播途径和传播方式有哪些? 首先,其传播途径是垂直传播。母亲是儿童口腔变形链球菌的主要来源,而唾液是传播致龋微生物的主要载体。即变形链球菌是从父母亲或喂养人的口腔中传入婴幼儿的。其次,其传播方式是一些不良喂养方式造成的。例如,喂养人自己嚼碎食物后喂婴幼儿,把奶嘴或饭勺放到自己口中试温度后再喂婴幼儿等,此种方式即可将喂养人口腔中的致龋菌传播到儿童口腔中,尤其是那些口腔内有未经治疗的龋病牙的父母亲和喂养人,他们更易将致龋微生物传播给新喂养的儿童。

婴幼儿出生后的 26 个月,即乳磨牙萌出初期是变形链球菌感染敏感时期,称为窗口期,而父母亲是儿童口腔中变形链球菌早期获得的重要来源。致龋菌越早传播给儿童,儿童越易患龋病。因此,为了减少或延迟这种细菌的传播机会,首先应对父母或喂养人的龋病进行治疗,以降低他们口腔内变形链球菌的细菌量水平。在儿童乳牙萌出阶段,母亲口腔内变形链球菌的减少对他们孩子口腔内这种细菌的繁殖和龋病的发生有着长远而重要的影响。

儿童3岁前由父母亲或喂养人传播给儿童的致龋菌已在口腔内繁殖,或开始造成乳牙的龋损。为此,阻断致龋微生物的传播应从父母亲或喂养人做起。喂养人不仅应注意喂养卫生,纠正不良的喂养方式,同时还应关注自身的口腔卫生,避免将致龋菌传播给婴幼儿。

当然,母子基因的相似性和饮食习惯的相同性,导致相近的口腔卫生环境而允许同类型微生物定植的因素是不可忽略的。儿童口腔内变形链球菌定植越早,其患龋的危险性越高。同时,除了变形球菌之外,嗜酸乳酸杆菌也参与到龋齿的形成和发展中。但是细菌本身是无法独立造成龋病的,还必须要有下述成分的参与。

2.糖类

龋病是一种多因素复合作用的细菌性疾病。在致龋微生物、食物、牙结构和作用时间等主要因素中,食物成分是龋病发生的重要条件之一。也就是说,没有食物的参与就不会发生龋。而在众多食物中,糖类则是致龋的食物。因而,人们认为,龋病是致龋菌作用于糖类产酸引起的。其发病特征是牙的无机成分在酸作用下的脱矿,以及伴随或随后的有机成分在酶作用下的分解。食物所含糖类的种类不同,其致龋性亦不用。含发酵糖类,如蔗糖、葡萄糖和果糖等的食物致龋力较大,而其中的蔗糖是变形链球菌代谢产物和合成胞外多糖的底物,它的致龋性最强。通俗地讲,致龋菌主要靠葡萄糖为生,而口腔内的葡萄糖,通常是由唾液将食物中的糖或淀粉等物质分解而成的。葡萄糖是致龋菌生存和致龋的有效成分。

蔗糖与其他糖类的致龋作用必须通过牙菌斑这一特定环境才可能实现。牙菌斑是未矿化的细菌性沉积物,是由黏性基质和在其中生长的细菌构成,是细菌的微生态环境。细菌可在这种环境中生长、发育、繁殖与衰亡,以及在其中进行复杂的代谢活动,从而说明龋病和牙菌斑的关系是极为密切的。可以认为,没有牙菌斑就不会产生龋病,若能控制牙菌斑的形成,就可在某种程度上控制龋病的发生。

尽管致龋微生物和糖类是龋病中的关键因素,但是,龋病真正的病因不是单一的细菌或糖,而是细菌、糖、人体口腔环境及时间4个因素相互作用,共同形成的一个特殊的口腔生态环境。

(二)乳牙龋病的好发因素

1.儿童的食物成分和饮食习惯

对儿童乳牙龋病而言,儿童的食物和饮食习惯是其好发的主要因素。儿童的食物主要是含糖的食物,而且其嗜食含糖的食物,例如,含糖的奶制品、甜点、饼干、小点心等。这类食品不仅含有大量可以作为致龋菌代谢底物的糖类(碳水化合物),还有很强的黏性,这种黏性可使其长时间停滞于牙面,增加菌斑中细菌产酸发酵的时间,从而加大了乳牙患龋的风险性。儿童频繁地进食是多数儿童的饮食习惯。由于糖类对龋病的影响受到其主要因素即进食频率的影响,儿童进食的频率,或进食次数可以使龋病发病的可能性大为增加,进食次数越多,龋病活跃性越显著。岳松龄曾指出,若每天3餐,菌斑pH下降3次,每次持续降低pH约40分钟,全天共降低120分钟。若增加含糖零食的次数,假如增加4次,则全天菌斑维持低pH状态时间可达280分钟。如此频繁的pH下降和如此长时间的低pH状态,打断了牙釉质脱矿后的再矿化动力学过程,其结果很有可能产生不能自行修复的龋病。

2.乳牙组织结构的特点

乳牙与恒牙比较,尤其与成人恒牙比较,其牙釉质、牙本质均较薄,而且其矿化度低,抗酸能力弱,在致龋微生物和糖类的共同作用下,很易患龋,患龋后龋病进展也较快。

3.乳牙解剖形态的特点

乳牙的牙颈部收缩明显,牙冠颈 1/3 处隆起,而且与邻牙的接触为面的接触,面接触非点接触的形态易滞留牙菌斑。乳磨牙𬌗面的点隙窝沟及牙列中的生理面隙等也易滞留食物而不易被清洁。

4.儿童口腔自洁作用和清洁作用差

儿童的睡眠时间长,入睡后口腔处于静止状态,随之唾液分泌少,使口腔自洁作用差;儿童年幼,其自行清洁口腔的能力也较差,因而增加了乳牙患龋的概率。

5.遗传因素

除了上述的乳牙龋病好发因素,还应考虑到遗传因素对乳牙龋病发病的影响。特别是有龋病家族史的儿童,这种家族遗传因素可能在质的方面影响到乳牙的矿化程度和/或抗龋能力,还可能在质的方面影响到儿童唾液的某些成分和性能,从而导致乳牙龋病易感性的个体差异。

近年来,龋病的发生具有遗传易感性的观点得到越来越多的关注,其中,对龋病发生的遗传学研究,不仅能更好地理解龋病发生的病理过程,而且对进一步了解乳牙龋病的病因,指导龋病早期诊断、预防和治疗均具有重要意义。遗传因素在乳牙龋病的病因探讨和防治研究中也是不能忽视的内容。

(三)乳牙龋病的临床特征

1.乳牙龋病的特点

(1)患病早,患病率高。乳牙萌出不久即可患龋,1 岁左右起可直线上升,七八岁达到高峰。此后,由于乳、恒牙替换,乳牙脱落,随之乳牙患龋率下降。

(2)乳牙龋病牙位多,龋蚀范围广。

(3)乳牙龋病进展快,但自觉症状不明显。

(4)乳牙患龋后,修复性牙本质形成活跃,此类防御功能有利于乳牙牙髓的自我保护。

2.乳牙龋病的好发牙位与好发牙面

(1)好发牙位:乳牙龋病好发牙位为上颌乳切牙、下颌乳磨牙,上颌乳磨牙与乳尖牙其次,下颌乳尖牙与下颌乳切牙发病最少。乳牙龋病常呈对称性发病,左、右同名牙可同时或先后患龋病。

(2)好发牙面:乳中切牙的近中、远中面和唇面,乳侧切牙的近中面和唇面,乳尖牙的唇面和远中面,第一乳磨牙的𬌗面和远中、近中面,第二乳磨牙𬌗面和近中面。总之,乳牙龋病好发于乳前牙邻面和唇面,乳磨牙的𬌗面与邻面。

(四)乳牙龋病的分类

1.婴幼儿龋病

婴幼儿龋是发生于婴幼儿的一类与奶瓶或母乳喂养不当有关的特殊的乳牙龋病,或是发生在婴幼儿和学龄前儿童的,开始侵袭上颌乳前牙,随后侵袭乳磨牙或更多乳牙的特殊乳牙龋病。

也就是说,婴幼儿龋应该包含 2 部分内容:一是婴幼儿的喂养方式,二是婴幼儿龋的发病顺序与特征。

婴幼儿龋病的报道历史由来已久。最早是由 Jacobi 儿科医师于 1862 年描述与报道的,他认为这种多数牙大面积破坏的龋病与婴幼儿喂食的牛奶和含糖饮料有关,但当时未能引起人们的注意。20 世纪初,有人用"奶嘴"形容这种特殊龋病,认为它最重要的原因是用奶瓶吸吮牛奶、糖水等引起,而且几乎都是在睡前或夜间食用。20 世纪 50 年代,有学者报道 1 名 11 个月婴儿发生了"猖獗龋",根据其父母亲对饮食状况的描述而诊断为"婴儿奶瓶龋"。20 世纪 60 年代后,报道的病例增多,于是将这类与奶瓶喂养有关的,具有典型特征的乳牙龋病称为"奶瓶龋"。后来,在母乳喂养的婴幼儿中也发现这种类型的龋病,有学者又将由于奶瓶和母乳喂养不当所造成的龋病统称为哺乳龋或喂养龋。之后,又出现了奶瓶喂养综合征,婴幼儿猖獗龋等名称。虽然有多种名称,但均指的是一类疾病。直到1994 年,美国疾病预防和控制中心首次提出婴幼儿龋这个名称。1999 年,美国儿童齿科学会将 5 岁前或更小儿童发生 1 个或多个乳牙龋病,包括龋损、龋牙缺失或充填修复者,定义为婴幼儿龋。同时特别指出,若<3 岁儿童出现平滑面龋,或出现上颌乳前牙龋,则可能发生婴幼儿龋或更为重度的婴幼儿龋;或者在 3~5 岁儿童中,3 岁儿童的乳牙龋失补牙数≥4,4 岁儿童的乳牙龋失补牙数≥5 个,5 岁儿童的乳牙龋失补牙数≥6 个者为重度婴幼儿龋病。

(1)好发因素:婴幼儿龋是由多种因素作用的结果,其好发的危险因素有喂养、饮食、口腔卫生行为、妊娠与出生情况等。但目前对许多因素的作用仍存在一定争议。鉴于婴幼儿龋的可预防性,在许多因素中,喂养和饮食因素显得尤为突出。①喂养方式不当的喂养因素:12~18 个月的幼儿,睡觉前用奶瓶或母乳哺乳,睡后含着奶瓶或乳头入睡,夜间哭闹用哺乳方式安抚等不当喂养方式易发生婴幼儿龋。因为,婴儿入睡后,唾液分泌减少,吞咽反射减弱,若使用奶瓶喂养,液体易存留于口腔之中并包绕牙周围,使乳牙长时间浸泡在含糖或含乳汁的液体中,而液体中的营养成分为致龋的微生物提供了充足的养分和繁殖场所,致使致龋菌在以糖为基质的牙菌斑内生长繁殖,产酸及分解破坏牙体组织而发生龋病。然而,有关奶瓶喂养与婴幼儿龋直接因果联系至今仍难以建立。同样,母乳喂养超过 1 岁的儿童,婴幼儿龋和重度婴幼儿龋的患病率均较高,因此,延长和不当的母乳喂养也是婴幼儿好发龋病的危险因素之一。②婴幼儿的饮食因素:婴幼儿的食物多是以含糖量高的乳品或糊状食物为主。儿童从出生到幼儿的饮食内容、性状和进餐规律都不同于较大儿童,而且,无规律地、频繁地食用零食,或将饮料液体、食物长时间地含在嘴里等不当的饮食习惯,打断了牙脱矿和再矿化的动力学过程,使乳牙持续处于脱矿状态而导致龋病。这样的饮食因素成为婴幼儿龋致病的危险因素。

(2)临床特征:①发病特点:婴幼儿龋发病早,进展快,可在短时间内导致多个牙、多个牙面的龋病损害。②发病顺序:婴幼儿龋是开始侵袭上颌乳前牙,然后侵袭乳磨牙和更多乳牙特征的龋病,尤其是上颌乳前牙唇面与邻面的广泛龋损可导致整个牙冠被破坏(图 3-6)。

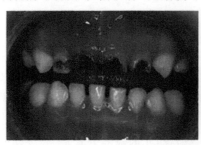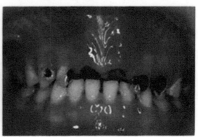

图 3-6　婴幼儿龋的好发牙位

其中,重症婴幼儿龋的侵袭模式是从上颌乳前牙开始,迅速向着下颌、上颌第一、第二乳磨牙进展,直至侵袭到下颌乳尖牙与下颌乳切牙,最终,全口乳牙几乎均成为龋病的患牙。

　　婴幼儿龋出现的发病顺序,即先上颌乳前牙、后乳磨牙至下颌乳前牙的顺序与睡前、睡中吸乳有关。因为,上颌乳前牙周围的唾液量较少,自洁作用较差,若长时间浸泡在乳汁或糖液中,势必较其他部位的牙更易遭受龋蚀的侵害。下颌乳前牙位于舌下腺和颌下腺导管的开口邻近处,且婴幼儿吸吮时下颌、下唇运动和舌尖的保护使之不易受到龋蚀损害。

　　(3)婴幼儿龋进展的临床表现:最初,乳上前牙光滑面出现白垩色脱矿的斑点或斑片(图 3-7);随后,龋病加剧,不仅侵蚀牙的平滑面,而且沿着牙颈部,环绕牙冠发生(图 3-8);最后,龋病使牙破损,仅残留龋蚀的残冠或残根(图 3-9)。

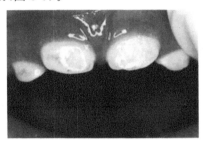

图 3-7　婴幼儿龋(初期)

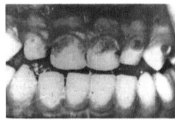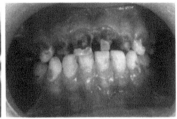

图 3-8　婴幼儿龋(龋病加剧)

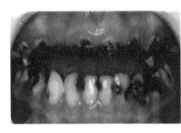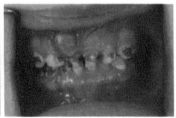

图 3-9　重度婴幼儿龋(龋病重度)

　　(4)婴幼儿龋患病的年龄和牙位:1～2 岁好发于上颌乳前牙,3～4 岁好发于乳磨牙窝沟,4～5 岁好发于乳磨牙邻面。早期下前牙无龋,4～5 岁时患龋。故有学者将婴幼儿龋是否波及下切牙作为界定重度婴幼儿龋的重要标志。3～4 岁前,上颌乳前牙龋病随年龄增长而增加;3～4 岁后,乳磨牙龋蚀逐渐上升。乳尖牙萌出较晚,故较第一乳磨牙患病概率低。一旦婴幼儿的乳前牙出现唇面或邻面龋病,就意味着婴幼儿龋发病的开始。也就是说,乳上前牙的龋病是婴幼儿龋开始的危险信号,乳上前牙患龋是预测乳磨牙可能发生龋病的有意义指标。

　　2.乳牙猖獗性龋

　　猖獗性龋的概念尚不一致,目前,Massler 的定义仍被广泛接受,即儿童在短期内发生多个牙位、多个牙面的急性进展性的龋病。

(1)好发因素：①患儿情绪紊乱和情绪紧张。②患儿有嗜甜食的不良习惯。当患儿处于情绪紊乱或紧张状态下，往往激起不同寻常的对甜食的渴望或嗜好；与此同时，患儿又常伴有唾液量的减少，而且性状发生改变而变得黏稠。③患儿对龋病有高度的易感性。当一个患儿口腔中在短期内发生多个牙的龋病，就应考虑该患儿是否对龋病有高度的易感性。

(2)临床特征：①短期内突然发生龋病。②乳牙龋病无序地波及广泛牙，且迅速形成龋洞。③乳牙龋病很易波及牙髓，并在短期内致整个牙冠破坏，而使牙髓坏死并发根尖周炎。④常发生在不好发的牙上，例如，乳下前牙的邻面与牙颈部（图3-10）。

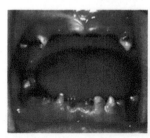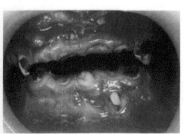

图3-10　猖獗性龋（重度）

(五)乳牙龋病对儿童健康的危害

乳牙的健康关系到儿童颌面骨骼肌肉的发育、恒牙的萌出和排列，一旦乳牙患龋，必然对儿童健康产生危害。

1.乳牙龋病对乳牙列健康的影响

乳牙是儿童咀嚼的主要器官，它的形态和功能直接影响儿童的咀嚼功能，因而，乳牙龋对乳牙列健康的危害主要表现在对咀嚼功能的影响，以及由于此功能受到影响而出现的其他问题。

(1)当儿童因龋病而降低咀嚼功能之后，必然影响到儿童颌骨和牙弓的正常发育，以及颌骨内正在发育的恒牙胚。

(2)当龋病的乳牙牙冠近远中径减少，或因龋病早失后，使其为继承恒牙所占的间隙减少，待恒牙萌出时因间隙不足而位置异常，造成恒牙排列紊乱。

(3)若一侧乳牙发生龋病，则可使儿童出现偏侧咀嚼而影响龋病侧或失用侧颌面骨骼和肌肉的发育，导致儿童面部发育不对称，甚至颌面部的整体发育不足。

2.乳牙龋病对儿童营养吸收和生长发育的危害

咀嚼功能的降低还可直接影响儿童食物的摄入、消化和吸收，使需要增加食物品种和数量的儿童，由于咀嚼功能降低导致的食物摄入与消化不足而影响营养吸收，继而影响到儿童的生长发育。

3.乳牙龋病可能成为儿童机体的感染病灶

乳牙龋病若未能得到及时治疗，随着乳牙龋病的进展，很快即可直接并发牙髓和根尖周组织的炎症。此类炎症不仅可使乳牙根出现病理性吸收，使继承恒牙萌出过早或萌出过迟，导致恒牙萌出顺序和位置异常，而且还可能成为机体的感染病灶，引起儿童某些全身性慢性疾病，如肾小球肾炎、血小板减少性紫癜、风湿热等。

4.乳牙龋病对儿童心理的影响

乳牙龋病，尤其是乳前牙龋病、崩坏和早失会影响儿童的美观与正常发育，造成儿童的自卑心理，产生一定的心理压抑。有的儿童原本活泼爱笑，因为乳前牙的广泛龋病而不愿开朗大笑，甚至紧闭口唇、害羞不语。

由此可见,乳牙龋是严重危害乳牙列的健康、儿童营养吸收、生长发育和心理健康的一种破坏性疾病。完整健康的乳牙列能够发挥正常的咀嚼功能,能保障恒牙、颌面部骨骼和肌肉的正常生长发育,引导继承恒牙的正常萌出与排列,使儿童获得健康并使用终身的恒牙。

(六)乳牙龋病治疗目的及治疗的必要性

1.乳牙龋病的治疗目的

(1)终止龋病的进展。因为龋病是不能自行修复,而且难以静止的疾病。

(2)保护乳牙牙髓的正常活力,以避免因龋病而引起牙髓病、根尖周病的并发症。此类并发症很可能影响其继承恒牙的正常发育和萌出,还可能影响儿童机体健康。

(3)通过治疗,恢复乳牙的牙体形态和咀嚼功能。

(4)维护牙列的完整性,使乳牙能正常地被继承恒牙替换,有利于颌骨和牙弓的生长发育及恒牙的萌出和排列。

2.乳牙龋病治疗的必要性

至今,我国儿童乳牙的患龋率仍居高不下,而且未经治疗的龋病患牙占绝大多数。经调查统计,仅有不到5％的乳牙龋病得到了治疗。除了治疗条件之外,更重要的还是观念问题。那些认为乳牙是需替换的牙,乳牙龋病可治可不治的陈旧观念至今还在阻碍着乳牙治疗的进展。为此,很需要强调乳牙龋病治疗的必要性。

(1)乳牙的健康不仅关系到儿童颌面骨骼肌肉和牙弓的发育,而且关系到继承恒牙胚的发育、萌出及萌出后的排列。由此可见,乳牙的健康作用是无可非议的。

(2)乳牙龋病的直接并发症是乳牙牙髓、根尖周病,此类并发症对儿童的口腔和身体健康都具有危害性,它们可能成为机体感染病灶而引起其他一些全身性慢性疾病。

观念的转变是首要的,观念转变之后,若能定期对儿童进行口腔检查,并在检查中做到早发现早治疗,这样就可能减少致龋菌的滋生场所,防止龋病在儿童口腔内的传播。

(七)乳牙龋病的治疗方法

乳牙龋病的治疗方法有药物治疗、充填修复法、嵌体修复法、金属成品冠修复法等。

1.药物治疗

乳牙龋病的药物治疗是在去除软化的龋蚀牙质与修整外形之后涂布防龋药物的治疗。它不能恢复牙体形态,但可起到抑制或停止龋蚀进展的作用。

(1)适应证:①广泛的平滑面浅龋。②剥脱状的环形龋。③不易制备洞形的乳前牙唇面、邻面浅龋,以及乳磨牙𬌗面与颊面的浅龋。

(2)操作步骤:①修整外形,磨去龋蚀周围明显的无基质和尖锐边缘并修整外形,使其成为自洁区。②磨去或挖去软化的龋蚀牙质。③清洁牙面,干燥防湿。④涂布药物:用小棉球或小毛刷蘸取药物反复涂擦已修整的龋蚀牙面2~3分钟,每周涂1~2次,3~4周为1个疗程。

(3)注意事项:①涂布要有足够的时间,使药液浸润牙面以发挥其功效。②使用有腐蚀性的药物时,小棉球切忌浸药过量;涂布药物之后应拭去过多的药液,以免流及黏膜造成损伤。

(4)常用的涂布药物:①75％氟化钠甘油或2％氟化钠溶液:涂布氟化钠溶液之后,牙表面可形成难解的氟磷灰石或氟化钙,从而降低牙质的溶解度和促进牙质的再矿化。②8％氟化亚锡:作为表面活化剂,氟化亚锡可阻止细菌黏附,减少菌斑形成;氟化亚锡与羟磷灰石反应形成的磷酸氟锡是高度结晶的反应产物,此产物可促进牙质的再矿化。③10％氟化钼酸铵:涂布于牙面之后,能较快地形成较多的氟化钙和氟磷灰石,从而增强牙质的抗酸性,促进牙质再矿化而达到抑制龋蚀进展的目的。氟化钼酸铵不使牙着色。④酸性磷酸氟化钠:又称酸性氟磷酸盐,有液剂和凝胶2种,氟化钠和正磷酸是其主要成分。氟化物对软组织无腐蚀性,不使牙变色,安全有效,前后牙均可使用。⑤10%氨硝酸银或38%氟化氨银:氨银制剂涂布后,其中的银离子可与牙质中有机成分的蛋白质结合,形成蛋白银而沉淀。沉淀于牙本质小管内的银离子可堵塞牙本质小管,并抑制管内细菌的生长繁殖。此外,银离子还可与牙质中的无机成分发生化学反应,增强牙的抗龋力。但是,氨银制剂对软组织有腐蚀性,切忌涂布到龈、唇、颊黏膜上。而且,氨银制剂涂布后可使牙面变黑,极影响美观,不宜用于前牙。鉴于氨银制剂的腐蚀性和使牙着色,目前临床已较少应用,尤其是前牙应用更少。

2.充填修复治疗

充填修复治疗是去除龋蚀病变的组织、制备洞形、修复材料充填、恢复牙体外形和牙功能的治疗。

乳牙充填修复治疗的材料有玻璃离子水门汀、复合树脂及银汞合金等。因不同的修复充填材料的性能所定,它们在适应证的选择、操作步骤、注意事项等方面均有所不同,以下分别阐述。

(1)玻璃离子水门汀充填修复治疗:玻璃离子水门汀充填修复治疗是20世纪70年代的产物。1972年,Wilson在聚羟酸锌粘固粉的基础上研制发明。1975年,作为商品第一次出现于欧洲市场上,随后进入多个国家。

玻璃离子水门汀是由基质硅酸铝玻璃粉和聚丙烯酸、酒石酸的水溶液组成,当两者调拌后,发生酸碱反应而结固。基本成分为 SiO_2-Al_2O_3-CaF_2-$AlPO_4$-$NaAlF_6$,基质成分中含有氟化物,能缓慢释放氟离子。

玻璃离子水门汀用于乳牙充填修复的主要优点是:①玻璃离子水门汀对牙髓刺激小;②玻璃离子水门汀与牙体,尤其与牙本质有很好的化学黏结作用;③玻璃离子水门汀热膨胀系数与牙接近,封闭性能好;④玻璃离子水门汀能释放氟离子,具有使脱矿牙质再矿化,并由此达到预防继发龋的目的等优点。它在乳牙充填修复中的应用主要在于它的防龋作用,而该类材料的防龋作用是以它的释氟特性为基础的。实际上,玻璃离子水门汀在临床的应用并不顺利。早期,由于其黏结力不足,颜色呈白垩色,易龟裂等缺点,临床应用较少。然而,随着20世纪80年代夹层修复技术的问世和改良性玻璃离子的研发,对它的研究逐步深入,目前已在临床上广泛应用。

玻璃离子水门汀主要包括传统型玻璃离子水门汀、树脂改良型玻璃离子水门汀、多元酸改良复合树脂和金属加热型玻璃离子。树脂改良型玻璃离子水门汀是在传统玻璃离子中加入少量光固化树脂基质成分而成,多元酸改良复合树脂是由离子析出性的玻璃粉和聚羧酸改性树脂形成。这2种改良型材料中增加了树脂成分,而加强了玻璃离子的抗折强度和耐磨性,它们的生物相容性、机械强度等性能均优于传统玻璃离子水门汀。而树脂改良型玻璃离子水门汀的释氟性能接近传统玻璃离子水门汀而优于多元酸改良复合树脂。金属加强型玻璃离子水门汀是在传统玻璃离子中加入金属离子而成。由于它的氟离子释放量较少未能在临床上推广使用。

1)玻璃离子水门汀充填修复的适应证:①乳牙龋病各类洞形的修复,包括乳前牙、乳磨牙邻面、𬌗面、唇颊面与舌面的龋病缺损修复;②乳牙窝洞垫基底、窝沟封闭、黏结金属冠等。

2)玻璃离子水门汀充填修复的操作步骤:①去除龋蚀组织,可不做预防性扩展。②窝洞制备:玻璃离子水门汀与牙体组织有化学黏结,对固位形的要求较银汞合金修复保守,但在必要时需做倒凹、鸠尾等附加固位形以增加固位。窝洞的点角、线角圆钝,以利于材料的填入。由于玻璃离子水门汀脆性大,强度低,洞缘釉质可不做斜面。③牙面处理:根据所用产品的说明处理牙面。例如,用10%聚丙烯酸或0.5 mol/L乙二胺四乙酸处理牙面10～20秒,去除污染层,然后用水充分清洗干净。如果没有上述处理剂,也可用乙醇处理牙面。④垫基底:除洞底近髓或距牙髓不足0.5 mm的深窝洞需用氢氧化钙垫底外,一般不需垫基底。垫基底后涂布黏结剂。⑤填充材料:传统玻璃离子水门汀由粉、液组成,为自凝型,调制时按粉、液以3∶1的比例,用塑料调拌刀于涂塑调拌纸上调拌,调拌在1分钟内完成。调制后,立即将材料放置于窝洞中,并用挤干75%乙醇(酒精)棉球快速送压就位成型。树脂改良型玻璃离子水门汀也是由粉、液组成的,具有双重固化作用,按比例调拌后,立即用充填器将材料从窝洞一侧送入窝洞,以排除空气,防止气泡形成,光照固化或分层光照固化。若为邻面、合面缺损的窝洞,在填材料之前需放置成型片和楔子,前牙用聚酯膜成型片,将其置于两牙间,用楔子加以固定;后牙用不锈钢成型片,用成型片夹固定。⑥涂隔水剂:自凝型或化学固化型玻璃离子水门汀虽在数分钟内可达临床固化,但完全固化需24小时,故充填后表面需涂一层隔水剂,如凡士林或釉质黏结剂,以防固化反应受唾液的干扰和固化过程中脱水而产生龟裂。若是光照固化的玻璃离子水门汀则不需涂隔水剂。⑦修整外形和调磨:化学固化型玻璃离子水门汀在充填24小时后进行充填体外形修整和调磨,树脂改良型玻璃离子水门汀在填充材料光固化后即可进行使用,邻面可用砂纸条擦光。

3)玻璃离子水门汀与复合树脂的联合修复:玻璃离子水门汀与牙体组织有化学黏结,对牙髓刺激性小,且可释放氟,但玻璃离子的机械性能、耐磨性能与美观不如复合树脂;复合树脂的机械性能与美观性较好,但对牙髓刺激大。若将这2种材料联合使用,即可起到互补作用,被认为是理想的乳牙充填修复方法或牙本质修复体系。

采用玻璃离子水门汀和复合树脂联合进行牙体组织缺损修复的方法称为夹层充填修复的方法,即用玻璃离子水门汀作为基底材料黏结于洞底的牙本质,然后再用复合树脂充填修复牙体缺损部分的方法。这种联合应用的方法又称三明治技术。本技术既改善了复合树脂与洞壁的密合性,阻断了树脂对牙髓的刺激,又避免了玻璃离子单独修复的缺陷。

操作步骤:①去除龋蚀组织、窝洞制备与玻璃离子水门汀的步骤与要求相同;②玻璃离子水门汀垫底;③酸蚀剂酸蚀窝洞壁,冲洗,干燥;④涂布黏结剂,光照固化;⑤足量复合树脂充填窝洞,光照固化,或复合树脂分层充填窝洞,光照固化;⑥调磨、修整外形。

(2)复合树脂充填修复治疗:复合树脂主要由有机的树脂基质和无机的填料组成。自20世纪60年代后期推出使用以来,经不断改进,特别是随着耐磨性能的提高,现已广泛用于牙体修复,是目前较为理想的牙色修复材料。它最突出的优点是美观,可提供与牙最佳的颜色匹配。

复合树脂的固化方式有化学固化和光固化2种类型,化学固化材料由于要调拌,易产生气泡,影响理化性能,颜色也不够稳定;而光固化树脂由于其性能较好,且操作方便,是目前临床上主要用的树脂材料。复合树脂是通过黏结技术黏结到窝洞内,使其洞形预备的要求较银汞合金简单,而且能保存更多的牙体组织。若依据使用牙位分类,有前牙复合树脂和后牙复合树脂,而它作为后牙修复材料的不足表现在于聚合收缩,耐磨性差,远期密合度随着磨损而出现缝隙等。而且复合树脂对牙髓有刺激性,可致牙髓充血、水肿、炎性细胞浸润,甚至牙髓坏死。随着人们对美观要求的不断提高,复合树脂修复越来越广泛地应用于临床。

1)适应证:①乳前牙邻面、唇面龋蚀缺损的修复;②乳前牙多面龋蚀缺损修复,环形龋蚀缺损及切端缺损修复可结合透明塑胶冠的应用使其成型;③乳磨牙拾面、邻面、颊、舌面龋蚀缺损的修复；④乳磨牙广泛龋蚀的复合树脂修复可结合金属成品冠修复。

2）禁忌证：①乳磨牙多牙面广泛龋蚀，且牙冠高度明显降低者；②乳牙龋蚀呈残冠、残根者。

3）操作步骤：①去除龋蚀组织，可不做预防性扩展。②制备窝洞：除去薄弱、游离、锐利的釉质外，尽可能保留牙体组织；不必强求固位洞形，也可不制成标准盒形洞；洞缘釉质可制备成斜面状，增大树脂的黏结面，减少洞缘的微渗漏。复合树脂可借助黏结剂与特殊处理的牙面结合，故洞形预备较银汞合金修复保守。③术区隔离：推荐使用橡皮障进行术区隔离。亦可使用简易隔湿法，如棉卷、吸唾器、排龈线等。④垫基底：复合树脂为非良导体，但残存的单体可刺激牙髓，中等深度以上的窝洞需垫基底，以隔绝来自复合树脂的化学刺激。常用的垫底材料有玻璃离子粘固剂和可固化的氢氧化钙。因玻璃离子粘固剂对牙髓刺激性小，与牙体组织有黏结作用，且经酸蚀的表面可形成微孔的表层结构，有利于复合树脂的固位。可固化氢氧化钙可促进修复性牙本质形成，有保护牙髓的作用。⑤洞壁、洞缘的牙面酸蚀和黏结处理。用 30%～50%磷酸涂布洞缘釉质以酸蚀釉质；用牙本质处理剂处理牙本质面，水冲洗、吹干，再涂布黏结剂，光照固化；或用自酸蚀性黏结剂涂布洞壁、洞缘处牙面并光照固化，一次完成牙面处理。自酸蚀黏结剂是将酸蚀剂与底胶合二为一，其酸蚀牙釉质、牙本质的不是磷酸，而是含有磷酸基单体的酸性处理液。它酸性柔和，一方面溶解玷污层，另一方面酸蚀矿物质，由于无残余酸，不需水冲洗，操作更简化。⑥复合树脂充填修复：将复合树脂分次填入窝洞，分层固化，每层厚度 2～3 mm，每次光照约 40 秒。充填修复时注意，控制厚度，逐层固化，首先充填邻面，然后充填𬌗面。分层固化不仅可使树脂固化充分，而且可提高修复体与洞壁的密合度，减少微渗漏与继发龋的发生。若是邻面窝洞，在充填树脂材料前需放置聚酯薄膜成型片或金属成型片。⑦修整外形与抛光。采用金刚砂车针或专用车针修整牙体外形，由粗到细打磨抛光。特别注意去除邻面充填物的悬突，调磨咬合高点（图 3-11 病例 A、B）。

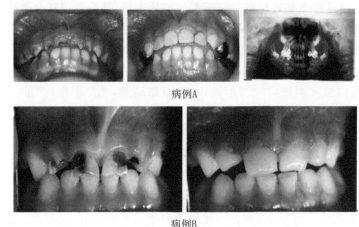

图 3-11　乳前牙龋病复合树脂修复（病例 A、B）

4）乳前牙复合树脂牙冠成形修复术的操作步骤：①去除龋蚀组织，制备窝洞，术区隔离，洞壁、洞缘酸蚀、黏结处理同上；②选择大小合适的透明塑料冠套，按患牙牙冠高度修剪冠套，在患牙试合后备用；③在套冠的切角处用探针刺出一小孔，修复，便于气泡和多余树脂溢出；④将复合树脂注入冠套内后套置于患牙，用探针去除颈缘与切角小孔处溢出的多余树脂；⑤光固化树脂后去除套冠；⑥调磨、抛光（图 3-12）。

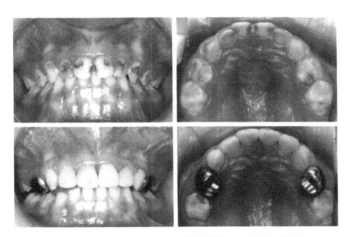

图 3-12 乳牙龋病树脂和成品冠修复(术前、术后)

(3)银汞合金充填修复治疗:银汞合金充填修复治疗是由汞和银合金粉组成的特殊合金,是一种具有长久应用历史的牙体修复材料。据史书记载,早在唐代我国就用银膏修补牙。银膏是由银、汞和锡制成,与今天临床用的银汞合金有共同之处。1826 年,法国人 Traveam 用银汞合金进行牙体修复,其使用的银汞合金是汞、铋、铅和锡的混合物,是在 100 ℃中将混合物熔化后注入牙中。19 世纪 30 年代中期,美国开始应用银汞合金进行牙体修复。1908 年,G. V. Black 以龋损部位为基础,将制备的窝洞分成 5 类,该分类法是目前国际上普遍采用的窝洞分类法。随着材料制备和性能的不断改进,银汞合金在牙体修复的应用已得到包括 WHO 在内的多家国际组织的认可。

银汞合金具有抗压强度好、耐磨性强、性能稳定、对牙髓无刺激、可塑性大、方便操作等特点,一直是后牙充填的主要充填材料。但因其色泽与牙齿色泽相差较大;无黏结性,具有对冷、热刺激的传导作用等缺陷,近年来,随着充填修复材料与设备的不断发展,银汞合金在牙体修复中的地位已发生了变化。但由于树脂类及玻璃离子类牙色材料在理化性能的不足,目前尚无法完全取代银汞合金在后牙充填修复中的地位。而对于乳牙牙体修复而言,银汞合金已逐渐被黏结修复的牙色材料所替代,但以银汞合金为依据设计的充填术或窝洞制备原则与特点仍是当前制备窝洞的重要指南。因此,我们仍有必要了解和掌握银汞合金充填修复治疗的有关问题。

1)银汞合金充填治疗的窝洞预备特点:①窝洞预备须有一定深度和宽度,且须去除无基或空悬釉质,使其有足够的强度和固位;②窝洞须制备成盒形洞,即底平壁直的盒形,必要时还须增加辅助固位形,如鸠尾固位、梯形固位、倒凹固位或沟固位等,使银汞修复体有良好固位。

面角为直角,不做釉质侧壁的短斜面,避免修复体边缘薄弱折裂(图 3-13 至图 3-24)。

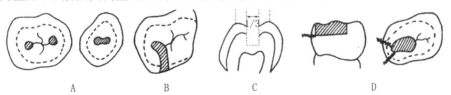

A   B   C   D

图 3-13   乳磨牙 Ⅰ 类洞

A.单面洞;B.复面洞;C.颊舌壁间为颊舌尖距之 1/3～1/2;D.邻壁过薄,应做 Ⅱ 类洞

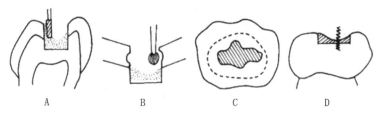

图 3-14 乳磨牙Ⅰ类洞的制备

A、B.磨去洞口龋质与游离釉质；C.洞壁应避开髓角；D.洞形过浅易折断

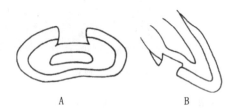

图 3-15 乳前牙Ⅰ类洞

A.单面洞；B.龈壁牙本质部可稍斜向根方

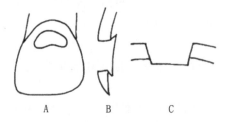

图 3-16 乳牙Ⅴ类洞

A.外形；B.龈、切端可略加倒凹；C.近、远中略外斜

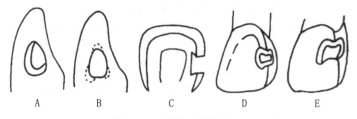

图 3-17 乳前牙Ⅲ类洞

A、B.加倒凹的单面洞；C.倒凹避开髓角；D、E.唇面、舌面固位扣

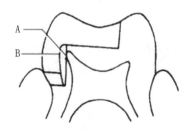

A.垂直穿髓；B.外倾保牙髓

图 3-18 乳磨牙Ⅱ类洞邻面轴壁外形

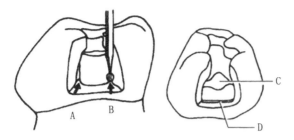

A.颊轴线角固位沟;B.舌轴线角固位沟;C.轴髓线角中部固位沟;D.轴颈线角固位沟

图 3-19 乳磨牙Ⅱ类洞邻接面固位沟

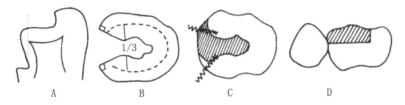

图 3-20 乳磨牙邻合面Ⅱ类洞

A.轴壁应避开髓角;B、C.颊、舌壁形成不当易折裂;D.无台阶的Ⅱ类洞

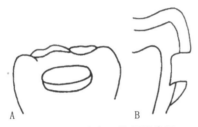

图 3-21 乳磨牙单面Ⅱ类洞

A.唇面洞;B.舌面洞

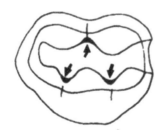

图 3-22 乳磨牙Ⅱ类洞咬合面潜凹固位

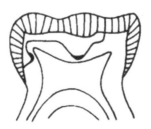

图 3-23 深洞点状垫底

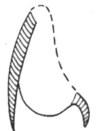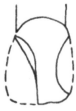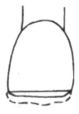

图 3-24　残存牙体硬组织的保存

2)银汞合金充填治疗的窝洞外形制备原则:①以龋蚀病变为基础制备其外形;②洞缘必须扩展到健康的牙体组织上,且呈圆钝曲线;③窝洞外形应尽量避开牙尖和牙嵴等承受咬合力的部位;④邻面洞的颊、舌洞壁应位于接触区以外,分别进入楔状隙或外展隙。

3)制备窝洞时必须遵循的基本原则:①去尽龋蚀组织,消除龋源感染与刺激,终止龋病进展;②保护牙髓组织,备洞时需用水冷却,不向髓腔方向加压,特别是深龋近髓处更需避免加压,熟悉牙体的解剖形态与组织结构,防止意外露髓;③尽量保留健康牙体组织,洞形做最小限度的扩展,或不做预防性扩展,邻面洞的龈缘应尽量位于牙龈边缘的面方向。

4)完成窝洞制备的步骤:①去尽残存于窝洞中的龋蚀牙质;②预备辅助的固位形与抗力形;③完成并修整洞缘;④冲洗、干燥、消毒窝洞。

总之,在牙体缺损修复领域中,针对银汞合金和银汞合金充填修复术所设计的 Black 5 类洞形分类及其备洞原则可以称为经典中的经典,其各类洞形与备洞原则自提出之日起,一直是国内外牙体充填修复术的理论依据。例如,备洞原则中的固位原则,主要是针对没有黏结性的材料,需依靠摩擦固位、洞壁固位、倒凹固位、梯形固位、鸠尾固位等机械固位方式。但是,至今日臻成熟的黏结固位修复时,是否可以完全抛弃这些固位方式或窝洞外形制备原则乃是值得认真思考的。实际上,上述的备洞原则在考虑固位和抗力的同时,也考虑到维护牙的健康。例如,预防性扩展和邻面外展隙处理,不仅与固位与抗力有关,也是为了减少菌斑聚集,进而预防龋病。这些原则在实施复合树脂和玻璃离子水门汀黏结修复时不应完全忽略与抛弃。无论怎样,经典中的科学思维和治疗原则仍需坚守。

乳牙银汞合金充填修复治疗时的几点要求:①选择适宜的适应证。乳磨牙殆面、颊面、舌面等单面窝沟龋的修复;乳磨牙殆面与邻面、殆面与颊面、殆面与舌面等复面龋的修复。②注意其禁忌证:乳前牙的单面或复面龋。乳磨牙龋蚀范围广、洞壁薄、固位差、抗力弱的龋病。③掌握操作步骤:开扩洞口,进入龋蚀区,去除龋蚀组织;制备窝洞,清洗、干燥、消毒窝洞;按比例调制银汞合金;有效地隔湿,垫基底。中等深度以上窝洞均需垫基底。充填合金,反复多次地在窝洞内填压合金材料,使之在窝洞内形成均匀致密的充填体;邻面洞在充填前应放置成型片,以防出现悬突;银汞合金充填后除需刻形、调合外,还需在充填24小时后用精修抛光钻进行抛光。

注意事项:①备洞时应考虑到乳牙牙体解剖特点和组织结构特点,如釉质牙本质薄,髓腔大、髓角高,牙颈部缩窄,乳磨牙殆面颊舌径小并易磨耗等;②修复外形时应考虑到乳牙列的生理间隙,不必勉强恢复接触点,尽可能恢复牙冠外形,但不拘泥于牙尖嵌合的修复;③修复时注意恢复咬合高度;④充填过程中须严格防湿;⑤调制和充填过程中须避免汞对环境的污染,应采用胶囊状银汞合金充填材料,不用手接触材料,妥善回收和处理从患者口腔内清除的多余汞合金等。

3.乳牙非创伤性充填术

非创伤性充填术是使用手用器械清除龋坏的牙体组织,然后用黏结、耐压和耐磨性能较好的玻璃离子材料充填龋洞的技术。

非创伤性充填术源于微创观念的建立。龋病治疗的传统观念认为,所有变色牙本质均应去除;现行的观念是,在感染、变色、质软的龋蚀组织下有未感染的脱矿变色层,该脱矿变色层可以在使用玻璃离子类材料充填之后得以再矿化而不必去除,这可以使得切割牙体组织降到最低。因玻璃离子类材料充填后有释放氟化物和其他矿物质的能力,从而使脱矿变色层得以再矿化。微创观念正是基于这一观念建立的。

(1)非创伤性充填术的优点:①采用手用器械,不需要昂贵的电动牙科设备,可以不受医院条件限制,为患者提供简单充填治疗,符合现代预防的基本观点。②采用有黏结性的玻璃离子材料,只需最少的洞形预备,得以保存较多的健康牙体组织。③玻璃离子材料中氟离子的释放可使牙体组织再矿化,防止继发龋病的发生,兼有治疗和预防效果。④操作简单,适合在医疗条件相对滞后的地区开展。

(2)适应证:①适用于医疗设备短缺、没有电动牙科设备的地区。②适用于因为心理或身体原因不能耐受常规牙科治疗的特殊人群,如难以合作儿童或智障儿童、患有某些特殊疾病的儿童等。③适用于乳牙或恒牙的中小龋洞,能允许手用器械进入,能去净龋坏牙体组织,无牙髓暴露,无可疑牙髓炎的患者。

(3)操作步骤:①检查、清洁龋坏牙。检查龋坏牙的部位、深度等,判断是否适合施行非创伤性充填术。②洞形制备:使用手用器械去除龋坏牙体组织,略修整洞形。③清洁洞形:用牙本质处理剂清洁洞形,促进玻璃离子材料与牙齿结构间的化学结合。④调和材料:按产品说明调拌材料,准备充填。⑤充填:用调和刀将材料充填到预备好的窝洞中。可配合使用戴手套的示指上涂少许凡士林,用力按压窝洞和窝沟里的软修复材料,指压约20秒后,用器械去除多余材料。⑥修整边缘与咬合,最后涂凡士林。⑦医嘱:充填结束后1小时内不进食。

(4)非创伤性充填修复体可能发生问题的原因与处理:①修复体完全脱落:其原因可能有修复过程中唾液或血液污染;修复材料调和过稀或过干;腐质和软化牙本质未去尽;留有隐裂的釉质薄片断裂。可通过彻底清洁窝洞,用牙本质处理剂处理,按操作步骤重新修复窝洞等。②修复体部分脱落:由于修复体过高或充填材料时混有气泡所致。可先用探针或小号挖匙和湿棉球清洁牙面或挖去残留修复材料,再用所调和的玻璃离子材料修复脱落的部位,调𬌗,确保修复体无咬𬌗高点。③修复体断裂:最常发生于过高的复面洞修复体。如果断端松动能去除,则按部分脱落修复;如果断端松动不能去除,则需用电动牙钻做传统修复治疗。④修复体磨损严重:其原因可能有患儿常吃较硬食物,有磨牙咬牙习惯,或修复材料调拌得过干或过稀等。清洁牙面和残留修复体,去除软化牙本质,用牙本质处理剂处理原有材料和窝洞壁,重新覆盖一层新材料完成再次修复。⑤修复体边缘继发龋:去除继发龋后,按操作步骤修复邻近原修复体边缘的窝洞。

(5)非创伤性充填术应用的局限性:尽管非创伤性充填术早已得到世界卫生组织的认可和推荐,在农村偏远地区儿童中可用以开展治疗,控制龋病发展,提高龋齿治疗率。但影响它治疗成功的因素较多,其中最为重要的是龋洞的固位形和抗力形,故它属于过度治疗形式,医师须注意这种治疗只适应于能定期复诊的患儿,以便在复诊中可及时发现问题并补充治疗,非创伤修复术只作为决定性修复前的过度治疗。而且,很多乳磨牙邻面龋的非创伤修复治疗还有待进一步观察和探讨。并非乳牙龋病均可采用此类修复治疗而不进行定期复诊与补充治疗。

4.乳牙化学机械去龋修复治疗

乳牙化学机械去龋修复治疗是指先用化学凝胶将龋蚀组织软化,再用专门设计的手用器械将软化的龋蚀组织刮除,最后用材料充填窝洞的修复技术。

采用化学机械去除龋蚀方法替代旋转器械去龋方法,其中最新的 Carisolv 化学机械去龋修复技术提供了一种替代传统去龋的全新概念。

Carisolv 是以含有次氯酸钠和 3 种氨基酸的凝胶(A 组分:亮氨酸、赖氨酸、谷氨酸、NaCl、NaOH;B 组分:NaClO)破坏龋蚀组织中的不饱和或变性的胶原纤维,从而软化龋坏牙质,之后用专门设计的手用器械将其轻轻去除再行充填。

化学机械去龋的治疗特点如下:

(1)可提高对牙本质的黏结力。该化学凝胶 pH 为 11,对玷污层有一定溶解作用,故去龋过程中产生的玷污层少。而且化学机械去龋后牙本质小管口开放,有利于黏结材料的渗入而提高其对牙本质的黏结力。

(2)对健康牙体组织无明显影响。该治疗操作温和、无痛、无刺激,只对脱矿牙本质的变化胶原纤维起作用,对健康牙体组织无明显影响。

(3)减轻了患儿对牙科治疗的畏惧及儿童牙科医师的工作强度。采用化学机械去龋替代传统的旋转机械去龋减少了儿童的畏惧和局部麻醉的需要,使龋病治疗容易被儿童接受。

以上特点是选择化学机械去龋的前提。因而,化学机械去龋法在乳牙龋病治疗中是有应用前景的。

5.HALL 技术

HALL 技术是用一个不锈钢冠封闭龋患,使其停止发展。其不钻磨或挖除龋蚀,可以称作不去龋。该技术是以一位苏格兰口腔医师 Norna Hall 的名字命名的。推测封闭感染和受累牙本质,杜绝微渗漏能够阻止龋病发展。在一份观察 12 个月的随机对照试验报道中,Hall 技术冠修复明显好于常规去龋和复合体修复($P=0.002$)。表明如果封闭剂将龋蚀封闭完好,龋病不会发展。Hall 技术是否适用于深龋尚不知晓。

6.乳牙嵌体修复术

嵌体是一种嵌入牙体组织内部,恢复牙体缺损的形态和功能的修复体。

嵌体有 2 种,一种是洞内嵌体,用以恢复患牙牙体缺损;一种是高嵌体,用以恢复患牙的咬合关系。乳牙嵌体主要是用以恢复牙体缺损,是洞内嵌体。嵌体按制作材料的不同有金属嵌体、瓷嵌体和复合树脂嵌体。乳牙嵌体修复术主要选用复合树脂嵌体和银合金嵌体。

嵌体按制作方法的不同有直接法和间接法。

(1)适应证:①乳磨牙的𬌗面龋洞、邻𬌗面龋的复面洞。②乳磨牙龋病缺损较多的多面洞,或牙冠高度降低的广泛缺损。③乳磨牙经牙髓治疗后伴广而深的牙体缺损患牙。乳牙嵌体修复术仅适用于乳磨牙。

(2)禁忌证:①萌出不久,髓腔宽大,髓角高的乳磨牙。②乳前牙不做嵌体修复术。

(3)操作步骤:①去除软化的龋蚀牙本质。②洞形的制备:洞形呈底平壁直,若洞底部分过深可通过垫底使其底平;窝洞无倒凹;轴壁间应彼此平行,或微向𬌗面外展 2°～5°;角呈圆钝形等(图 3-25,图 3-26)。③取模和灌注工作模。用印模膏、硅橡胶印膜材料联合取模,或用藻酸盐印模材料、琼脂印模材料联合取模。用硬石膏灌注工作模。④暂封窝洞。用氧化锌丁香油粘固剂暂封窝洞。⑤嵌体制作。复合树脂嵌体制作:在工作模上涂布分离剂,分层填充和分层固化树脂;按解剖形态、咬合关系、邻牙间接触关系雕刻嵌体表面形态;打磨抛光已雕刻的嵌体。⑥粘固嵌体:患牙隔湿,75%乙醇消毒、吹干,黏结剂粘固嵌体。⑦调殆磨改:再次检查咬合关系,调殆磨改。银合金嵌体的制作:在工作模上用铸造蜡制作嵌体蜡形,此蜡形需与洞形密合,有良好的咬合、邻接关系和解剖形态;在蜡形上安插铸道,固定在坩埚形成座上;用中低熔合金铸造包埋材料包埋、去蜡,用银合金材料铸造;在工作模上试合,嵌入铸件,抛光,粘固于窝洞内。

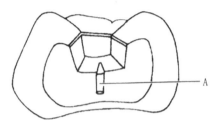

A.无阶梯,有固位沟

图 3-25 片切式嵌体洞邻接面观

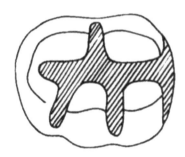

图 3-26 Willet 式嵌体洞

7.乳牙金属成品冠修复术

金属成品冠修复术是指采用富有弹性的,厚度为 0.14 mm 的,并备有各乳磨牙解剖形态与不同大小型号的金属成品冠修复乳牙牙冠的方法。

(1)适应证:①乳磨牙牙冠缺损范围大,用其他方法难以修复牙冠形态,或难以使修复体具有良好抗力形和固位形,或难以恢复与邻牙接触者。②龋病活跃性强,易发生继发龋者。③间隙保持器中作固位体等。

(2)操作步骤:①去除龋蚀组织,按常规充填窝洞,或行牙髓治疗后充填窝洞。②牙体制备。邻面制备使近远中面相平行,颊舌面制备磨去近颈 1/3 的特别隆起处,邻面与颊、舌面相交线角呈圆钝状;殆面均匀磨去约 1 mm,殆面与轴面的线角亦应圆钝;牙颈部不能出现台阶等(图 3-27)。③选择成品冠:按牙尖及其大小选择合适的成品冠。成品冠大小有 2 种表示法,一种是以冠的近远中径长度定号码,试用前应测试修复牙的近远中径;另一种是在成品冠舌面印有冠套周径的大小,以毫米计数,试用前应测修复牙比隆起部稍缩窄的近颈部的周长。④修整成品冠:参照患牙牙体制备后牙冠高度与颈缘曲线形态修剪成品冠颈缘,使颈缘达龈下 0.5～1 mm 为妥。用专用修整钳修整殆面凹凸,颊舌邻面隆起和颈缘紧缩,尽力使其有适合的解剖形态。也可采用间接法修整成品冠,即在牙体制备后,对患牙局部取模,翻制石膏模型,将选择的成品冠在模型上反复修剪、修整与试合,缩短在患儿口腔内操作时间。⑤打磨、抛光与试戴:用细砂轮、橡皮轮打磨、抛光修剪过的成品冠颈缘,反复试戴,观察牙颈部是否密合、殆面有无咬合高点及其与邻牙的关系等。

⑥粘固成品冠：成品冠用 75％乙醇（酒精）棉球消毒、吹干；患牙隔湿、消毒、干燥；用玻璃离子粘固剂、磷酸锌粘固剂或复合树脂等将选择、修整好的成品冠粘固于患牙（图 3-28）。

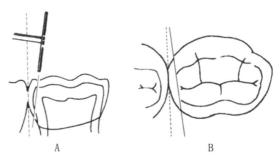

图 3-27　邻面片切方向

A.向牙尖倾斜；B.向舌侧倾斜

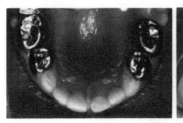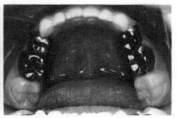

图 3-28　乳磨牙成品冠修复

（3）注意事项：①在患牙试合或试戴时，注意牙龈缘有无发白，咬合时有无早接触高点及与邻牙的接触关系，如有异常应严格予以修整、调拾。②粘固成品冠时宜由术者用手指压住直至黏结剂凝固。如由患儿自行咬住成品冠易发生冠轴移位。

二、年轻恒牙龋病

年轻恒牙是指新萌出的、在形态和结构上尚未完全成熟的恒牙。年轻恒前牙初萌时，钙化不成熟，有时牙龈瓣覆盖部分牙冠，难于清洁，更容易罹患龋齿。

（一）诊断

（1）多见于第一恒磨牙的拾面。

（2）深龋近髓时，对冷热刺激敏感。

（3）检查发现白垩状、墨浸状，探诊牙面粗糙，或可探及龋洞，龋蚀的腐质比较软，说明龋进展快，如果不及时治疗，很快发展为牙髓病和根尖周病。

（二）治疗

（1）早期龋白垩状时，可以局部涂布氟化物，再矿化处理，定期复查。

（2）浅龋及中龋可以去腐质后，做复合树脂充填。

（3）深龋去除腐质后，氢氧化钙间接盖髓，再行复合树脂充填。

（4）牙齿尚未完全萌出，有龈瓣覆盖的龋洞，可以采用玻璃离子先做无创性修复，待牙齿完全萌出后，再做常规修复。或做龈瓣切除后常规复合树脂充填修复。

（三）注意事项

（1）氟化物预防龋齿：适用于龋齿易感的患者。

（2）窝沟封闭：对于龋齿易感或存在深窝沟的牙齿，建议及早做窝沟封闭预防窝沟龋齿。

（翟媛媛）

第四节　乳牙牙髓病与根尖周病

一、乳牙牙髓病

乳牙牙髓病是牙髓组织疾病，包括牙髓炎症和牙髓坏死。乳牙牙髓病多由深龋感染引起，为龋病的并发病。当龋病涉及牙本质时，或达到牙本质深层时，细菌或毒素可以通过牙本质小管刺激或侵入牙髓，使牙髓发生炎症反应，故乳牙患龋后，感染很易由深龋波及牙髓；当龋病进一步发展至穿髓时，牙髓即受到直接感染而发生炎症，炎症可在冠髓中蔓延甚至累及根髓；当牙髓炎症继续发展，牙髓组织可因感染加重而出现坏死。

乳牙牙髓病除龋病感染外，也可由牙外伤引起。例如，牙受到撞击或跌伤后，有的使牙周膜损伤或根尖周血液循环受阻，甚至血管断裂；有的使牙冠折断或牙髓暴露，从而引起牙髓炎症或牙髓坏死。

由于牙髓病的临床表现和病理改变的不一致性，故临床诊断与病理学诊断符合率较低。乳牙牙髓病的分类也多是按临床表现进行的，即分为急性牙髓炎、慢性牙髓炎、牙髓坏死和牙体吸收等。

（一）乳牙急性牙髓炎

乳牙急性牙髓炎是指发生在乳牙牙髓组织中的急性炎症，多发生在受过意外创伤和近期进行过牙体治疗的牙。例如：①制洞时切割牙体组织过多；②充填时使用树脂类材料或银汞合金材料而未垫好基底；③制洞时意外露髓而未能发现给予充填者；④来源于龋病的急性牙髓炎多是慢性牙髓炎急性发作。

1.临床特征

（1）自发痛：在患儿未受到任何外界刺激的情况下发生疼痛是急性牙髓炎的重要症状。患儿常在玩耍时或睡觉时疼痛，有时可在熟睡时痛醒。

（2）刺激痛：冷热温度刺激可诱发疼痛或使疼痛加重，但乳牙对温度刺激的反应不如成人恒牙牙髓炎强烈。

（3）探痛：探查龋洞底较为敏感，如探到穿髓孔时即感到疼痛，有的可见少量脓液或血液自穿髓孔中溢出，溢出后疼痛缓解。

（4）叩痛：慢性牙髓炎急性发作的患牙，炎症已持续较长时间，多有叩诊疼痛。

（5）X线片显示：根尖周正常，但随着病变范围的扩展，有的可见牙周膜间隙增宽、硬骨板破损等现象。

2.诊断要点

（1）患牙曾有外伤史或有龋病、充填物。

（2）患牙出现较剧烈的、影响患儿睡眠的自发痛。

（3）冷热刺激可引起或加重患牙疼痛。

（4）患儿疼痛侧有多个可疑患牙时，应逐一检查，明确急性炎症的患牙，以便立即解除疼痛。

3.治疗原则

（1）明确患牙后，立即去除龋病腐质或充填物，扩大穿髓孔，行开髓减压，缓解疼痛。

（2）待急性炎症消退后行牙髓治疗或根管治疗术。

（二）乳牙慢性牙髓炎

乳牙慢性牙髓炎是指发生在乳牙牙髓组织中的慢性炎症，多因龋病和急性牙髓炎演变所致。来源于龋病的牙髓炎多是慢性牙髓炎，出现急性症状的多是慢性牙髓炎急性发作。

慢性牙髓炎可根据穿髓与否分为2类，未穿髓者称慢性闭锁性牙髓炎，穿髓者称慢性开放性牙髓炎。慢性开放性牙髓炎又分为慢性溃疡性牙髓炎和慢性增生性牙髓炎。

1.临床特征

（1）慢性牙髓炎的症状轻重不一，相差较为悬殊。多数患牙有轻微自发痛，主要表现在患儿玩耍时或入睡时疼痛。

（2）冷热温度刺激，或食物碎片嵌入龋洞时引起疼痛。

（3）慢性溃疡性牙髓炎较为多见，因深龋已经穿髓，利于引流，仅有轻微症状，探查穿髓孔时感觉疼痛。

（4）慢性增生性牙髓炎常见龋病穿髓孔较大的乳磨牙，或外伤冠折露髓后的乳前牙。可见增生的牙髓息肉穿出露髓孔，充满整个龋洞或冠折的露髓孔外。

牙髓息肉对刺激不敏感，也无明显症状，咀嚼食物压迫深部牙髓可引起疼痛，检查时可见龋洞中或冠折露髓处有红色肉芽组织，探触时不痛但易出血。

（5）慢性闭锁性牙髓炎是深龋接近牙髓，龋蚀感染通过薄层牙本质而产生的慢性炎症。一般有不定时的自发痛，有的则无明显症状，仅有冷热刺激痛，且刺激去除后多数情况下疼痛还可延续一段时间。

（6）龋源性慢性牙髓炎的病程较长，当牙髓炎范围较广泛时可出现叩痛。

（7）X线片可显示乳磨牙根分叉部位的牙周膜间隙增宽、硬骨板破损等异常表现。

2.诊断要点

（1）患牙疼痛或有冷热刺激症状。

（2）患牙有深龋，已穿髓，穿髓孔较大，龋洞内有增生的牙髓息肉，是慢性增生性牙髓炎的特征。

（3）患牙有深龋，已穿髓，牙髓仍有活力，是慢性溃疡性牙髓炎的特征。

（4）深龋未穿髓的慢性牙髓炎须与深龋鉴别，深龋仅有激发痛，并且在刺激去除后疼痛即可消失。

3.治疗原则

（1）早期轻度慢性牙髓炎，或炎症较局限的慢性牙髓炎可行活髓切断术。

（2）通常多采用根管治疗术。即在麻醉下去髓或失活后去髓，去髓后根管充填。

（三）乳牙牙髓坏死

乳牙牙髓坏死是指乳牙牙髓组织因感染、外伤或毒性药物作用后而造成的死亡。常是牙髓炎症发展的自然结局。

牙髓组织因感染而死亡或坏死后继发感染者称为牙髓坏疽。

1.临床特征

(1)通常无疼痛症状,但当引起根尖周炎症时则可出现疼痛。

(2)牙多有变色。这是牙髓坏死组织分解产物渗入牙本质小管的结果。

(3)深龋露髓无探痛,开髓时不痛,探查根髓时也无反应,为牙髓坏死;有的开髓后有恶臭,为牙髓坏疽。

(4)若患牙深龋,露髓,浅层无探痛,深层有探痛,表明浅层牙髓坏死,深层牙髓仍有活力;或冠髓已坏死,根髓仍有活力;或某一根髓已坏死,其他根髓仍有活力等表现均为牙髓部分坏死。这是牙髓尚未完全坏死之前的状态。

牙髓部分坏死的症状取决于尚未坏死部分的牙髓炎症程度与类型。如果尚未坏死部分的牙髓是慢性牙髓炎,就表现为慢性牙髓炎症状;如果是慢性牙髓炎急性发作,就表现为急性牙髓炎症状。

(5)X线片可显示根尖周和/或根分叉部位的硬板破损、骨质疏松现象。

2.诊断要点

(1)有牙髓炎症病史或牙外伤史。

(2)牙髓已无活力。

(3)牙变色。

(4)深龋露髓无探痛,开髓后或有恶臭。

(5)浅层冠髓已坏死,深层冠髓仍有活力;冠髓已死亡,根髓仍有活力者均为牙髓部分坏死。

3.治疗原则

采用乳牙根管治疗术进行治疗。

(四)乳牙牙体吸收

乳牙牙体吸收有生理性吸收和病理性吸收。生理性吸收是指当儿童到达一定年龄时,由于继承恒牙牙胚的渐渐萌出,使乳牙牙根发生的吸收。乳牙因为生理性吸收而脱落,同时被萌出的恒牙所替换。

病理性吸收有牙体内吸收和外吸收,其中,乳牙牙髓炎、根尖周炎、牙外伤和经活髓切断术治疗的乳牙都有可能出现内吸收或外吸收,此类病理性吸收可导致乳牙的过早脱落。

1.临床特征

(1)无自觉症状:乳牙牙体吸收一般无自觉症状,常在X线检查时才发现。

(2)乳牙牙体内吸收:乳牙牙体内吸收是牙髓组织转变为炎症性肉芽组织的结果,是从髓腔壁开始的牙体吸收,有以下特征。①吸收部位各不相同,可发生于牙髓室,也可发生于根管口或根管内。②当髓室壁吸收接近牙面时,牙冠内富有血管的肉芽组织颜色可透过菲薄的牙釉质,使牙冠显示出粉红色。③当吸收使牙面破坏穿孔、牙髓暴露时,可引起疼痛或出血等症状。④乳牙牙髓炎引起的髓腔内吸收,可使根管口或根管腔某部位对称性扩大甚至穿通。乳磨牙髓室的内吸收可使髓底穿通,位于根管内的吸收可使牙根折断。

(3)乳牙牙体外吸收:乳牙牙体外吸收是由牙根表面向着髓腔内发展,吸收根面的牙骨质和牙本质,可出现凹陷或蚕食状,有以下特征。①当外吸收限于牙体组织时,牙髓组织一般是正常的。②当外吸收侵蚀到牙髓时,牙髓组织可出现炎性变。③当外吸收使牙根折断或使牙根变短,则可出现牙齿松动。

2.诊断要点

牙体吸收的主要诊断依据是 X 线的典型表现。

(1)髓室壁出现边缘不规则的透射区,或根管内某部位呈圆形扩大等影像为牙体内吸收。

(2)大范围的内吸收显示出穿通牙的透射区或窝状透射区。

(3)外吸收显示某段根面粗糙或牙根缩短。

3.治疗原则

(1)一旦诊断为牙体内吸收,应立即去除炎性牙髓,行根管治疗术。

(2)因根尖周炎症或根分叉部位的根周组织炎症出现的牙体外吸收也应进行根管治疗术。

(3)大范围牙体吸收的患牙则拔除。

二、乳牙根尖周病

乳牙根尖周病是指根尖周围或根分叉处的牙骨质、牙周膜和牙槽骨的炎症性疾病。根尖周病绝大多数是由牙髓病发展而来,主要通过牙髓治疗即可治愈。

由于乳磨牙根分叉的结构特点,牙髓感染易通过该处扩散,因此乳磨牙尖周炎症又多发生于根分叉部位的根周组织内,表明绝大多数尖周病变与乳磨牙的髓腔解剖结构有关。

(一)乳牙急性根尖周炎

乳牙急性根尖周炎多为慢性根尖周炎的急性发作,即当根尖周组织破坏严重,炎性渗出引流不畅,以及机体抵抗力较差时可致急性炎症的发作。此外,牙遭受外力的创伤,以及牙髓治疗过程中药物或充填材料使用不当时可导致急性根尖周炎症。

1.临床特征

(1)有较剧烈的自发性痛、咀嚼痛和咬合痛。

(2)穿通患牙髓腔时,常见穿髓孔溢血、溢脓。

(3)患牙松动并有叩痛。若脓液从龈沟排出,则加剧患牙松动。

(4)患牙根尖部或根分叉部的牙龈红肿或出现脓肿。

(5)相应的颌面部肿胀,相关淋巴结增大,并伴有全身发热等症状。

(6)若患牙为慢性根尖周炎急性发作,X 线片可见其根尖部和/或根分叉部位有牙槽骨破坏、吸收现象。

2.诊断要点

上述临床特征中的患牙出现自发痛、咬合痛,穿髓孔溢脓和溢血,叩痛和松动,局部或颌面部肿胀,以及较明显的全身症状等。

3.治疗原则

(1)病源牙明确后立即建立髓腔引流。即开髓、揭髓室顶,去除髓室与根管内的坏死组织,冲洗,根管开放。

(2)局部牙龈肿胀区切开引流。

(3)抗生素全身应用。

(4)待急性炎症消退后进行根管治疗。

(二)乳牙慢性根尖周炎

乳牙慢性根尖周炎是根尖周或根分叉部位的牙周膜、牙槽骨和牙骨质发生的慢性炎症性病变。

乳牙根尖周病绝大多数是由牙髓感染发展而来。在牙髓感染中,牙髓炎症,特别是牙髓坏死后,细菌及其毒素、组织分解产物等可通过根尖孔到达根尖周组织,或通过乳磨牙髓室底之副根管到达根分叉部位的根周组织引起根尖周病。另外,牙遭受外力损伤,牙髓治疗过程中药物和充填材料使用不当等均可造成根尖周组织的严重损害。因牙髓病多由深龋或牙外伤感染引起,故乳牙根尖周病为龋病、牙外伤的并发症。

乳牙慢性根尖周炎的病理变化类型中虽也有根尖周肉芽肿、根尖周囊肿和根尖周脓肿,但这些病变类型并不是单一的破坏过程,而是一个破坏与修复的双向进行的病理变化,它们之间可以相互转化,病变区可以扩大或缩小,其转化或病变大小变化的决定因素是机体的抵抗力及病源毒力的强弱。对于乳牙慢性根尖周炎的各种类型,仅依靠临床表现和X线片观察是难以区别的,而且无论何种类型病变,应采用的治疗方法都是相同的,因此,临床上并无必要对它们进行区分。

1.临床特征

(1)多无明显症状,仅时而感咀嚼痛、咬合痛。

(2)牙冠变色,失去光泽。

(3)牙龈反复肿胀,反复溢脓。

(4)患牙有深龋,或有充填史、外伤史。

(5)X线片显示根尖部或根分叉部的牙周硬板破损和牙槽骨破坏。在X线片的观察中,还需注意观察恒牙胚的牙囊骨壁及恒牙胚是否受损,特别注意位于乳磨牙根分叉下方的恒牙胚发育是否受到影响。

2.诊断要点

(1)患牙深龋、露髓、无探痛。

(2)患牙牙龈反复肿胀、反复溢胀。

(3)患牙牙冠变色并有外伤史或充填史,以及X线片显示的根尖周或根分叉根周组织的异常表现。

(4)慢性根尖周炎须与颌骨内囊肿相鉴别:①颌骨内囊肿病变涉及的患牙牙髓活力多为正常。②颌骨内囊肿X线片显示,所涉及患牙根尖周膜及骨硬板是连续、规则的透射影像。

3.治疗原则

根管治疗术是治疗乳牙根尖周病的有效方法。即通过根管预备、根管消毒和用可吸收的根管充填材料充填根管,以促进根尖周病变愈合的治疗方法。

三、乳牙牙髓病与根尖周病的治疗

第三次全国口腔健康流行病学调查报道中表明,我国5岁儿童乳牙患龋率为66.0%,龋均为3.5,其中,有96.7%龋病患牙未经治疗。也就是说,只有不到5%的乳牙龋病得到了治疗。

乳牙龋病若未能及时治疗,可以发展为牙髓病和根尖周病。而针对牙髓病根尖周病的治疗为牙髓治疗,由此可见,乳牙牙髓治疗已成为儿童牙周病治疗的主要内容。在了解与熟悉各类牙髓治疗方法之前,更需了解乳牙牙髓治疗的目的。

(一)乳牙牙髓治疗的目的

1.消除感染,控制炎症,减轻疼痛

通过治疗,在消除牙髓和根管内感染的基础上,控制牙髓和根尖周组织的炎症,从而减轻随之引发的疼痛,避免由此感染或炎症可能带给儿童颌面部组织或机体的影响与损害。因为,乳牙牙髓尖周病有可能成为儿童机体其他疾病的感染灶,例如,肾小球肾炎、风湿热、出血性紫癜等。

2.延长患牙的保存时间,保持乳牙列的完整性

乳牙牙髓病治疗不仅应尽力简便有效,以达到消除感染和炎症之目的,还应尽力将患牙保存到替换时期,以发挥乳牙对继承恒牙萌出的引导作用,并减少其对继承恒牙牙胚发育的影响。

3.恢复患牙的咀嚼功能

患病乳牙咀嚼功能得以恢复,有利于儿童颌骨和牙弓的正常发育,及恒牙的正常萌出和良好排列。

(二)乳牙急性牙髓炎及根尖周炎的应急治疗

1.开髓减压

病源牙确定后,用锋利快速涡轮机牙钻开髓,穿通髓腔,扩大穿髓孔,使炎性渗出物得到引流,减轻髓腔压力,从而减轻疼痛,并减缓炎症的蔓延。开髓减压主要针对急性牙髓炎或慢性牙髓炎急性发作及急性根尖周炎的患牙。

2.建立根管引流

确定病源牙,用锋利快速涡旋机牙钻开髓,揭去髓室顶,清除髓室和根管内感染坏死组织,冲洗,开放髓腔,使炎性渗出物或脓液通过根管得到引流。根管引流主要针对牙髓炎症、牙髓坏死并发急性根尖周炎症的患牙。

3.切牙排脓引流

已形成骨膜下或黏膜下脓肿者,除建立髓腔引流外,还需在口腔内前庭沟牙龈处肿胀部位做局部切开排脓。颊侧或腭侧脓肿的切口均应平行于牙弓,并应切至骨面。切开排脓后,即可减轻局部和全身炎症的反应。

在建立引流后的2~3天复诊,须再次清洗根管内残留的坏死组织和脓栓、脓液,以利继续引流。此时,若局部仍肿胀,而切口已闭合,可在清洗根管之后再次挑破切口,使肿胀区残留脓液与血液排出,更有利于肿胀的消退。

4.抗菌药物的全身治疗

可采用口服或注射途径给予抗菌药物,加速炎症消退。

(三)乳牙牙髓切断术

乳牙牙髓切断术是在局部麻醉下切除或去除冠髓组织,用药物处理并覆盖于牙髓创面以保存根部健康牙髓组织的治疗方法。

乳牙牙髓切断术依据使用的药物可分为2种类型:一种是在局部麻醉下将冠部牙髓组织切断与去除,于牙髓断面上覆盖氢氧化钙制剂或矿物三氧化物凝聚体(mineral trioxide aggregate,MTA)盖髓剂保存根部牙髓活力,并在创面上形成一层硬组织屏障的治疗方法。又称活髓切断术。另一种是在局部麻醉下切除冠髓后,用甲醛甲酚处理牙髓创面并覆盖其糊剂,利用甲醛甲酚的作用,使其接触的牙髓组织固定防腐。此种治疗称甲醛甲酚切髓术。因切髓后根尖部分牙髓仍有活力,故又称为半失活牙髓切断术。

1.适应证

(1)乳牙深龋露髓或外伤冠折露髓,不宜进行直接盖髓者。

(2)乳牙部分冠髓牙髓炎。

2.禁忌证

(1)乳牙全部性牙髓炎或牙髓部分坏死。

(2)乳牙牙根吸收 1/3 以上者。

3.牙髓切断术药物

(1)氢氧化钙制剂和矿物三氧化物凝聚体:氢氧化钙制剂和 MTA 等。

(2)甲醛甲酚合剂:甲醛甲酚合剂主要有效成分是甲醛和甲酚,其中甲醛作为一种有效的组织固定剂,是最主要的活性成分;三甲酚是一种强效抗菌药,可以杀灭牙髓断面的微生物,但其作用持续时间短。

甲醛甲酚液作为牙髓治疗药物 1904 年由 Buckley 提出,当时采用等量甲醛甲酚混合液,称为Buckley 配方。而用于乳牙牙髓切断术的甲醛甲酚液是1:5 稀释的 Buckley 配方液,其制备过程为先将 3 份甘油与 1 份蒸馏水混合形成稀释溶液,然后将 4 份稀释液加到 1 份 Buckley 配方液中混匀,即制成1:5 标准稀释液。甲醛甲酚糊剂是氧化锌与 1:5 标准稀释液调制而成的。

甲醛甲酚与牙髓断面接触区可产生凝固性坏死,坏死层下方的牙髓组织有轻度炎症性反应,其根尖部牙髓仍保持活力,但有的炎症反应可持续存在并能延伸渗入根髓深部。

尽管甲醛甲酚切髓术可保持根尖部分的牙髓活力,但近年来认为,其应用有局限性:①术后可能发生牙根内吸收或牙根病理性吸收。这可能与手术创伤、甲醛甲酚刺激、边缘性泄漏、剩余根髓感染和炎性变有关。②由于甲醛甲酚溶液中的甲醛甲酚透性强,易引起尖周、牙周组织的刺激。③由于甲醛甲酚有半抗原作用,可能导致根尖周、牙周组织的免疫学反应,目前在乳牙牙髓切断术中已渐渐被其他生物相容性更好的药物取代。

(3)戊二醛:戊二醛是一种强有力的固定剂,可以用于冠髓切断后牙髓断面的处理,应用的浓度为 2%~4%,通常用的浓度为 2%。戊二醛糊剂由氧化锌与 2%戊二醛液调制而成。与甲醛甲酚比较,戊二醛具有固定特性更为良好,作用缓慢,刺激性小、毒性低等优点。但它的稳定性差,保存困难,需常更换溶液,且接触口腔黏膜会导致局部损伤等。目前,这些不足之处及其为非生物相容性药物,影响了它在临床上的应用。

4.治疗步骤

(1)麻醉和隔湿:局部浸润麻醉,隔离手术区,隔湿,提倡使用橡皮障,并用吸引器排除唾液污染。

(2)去龋、制备洞形:去净洞壁龋蚀组织,制备洞形。

(3)揭髓顶、去冠髓冲洗窝洞:揭髓顶、去冠髓冲洗窝洞,用消毒牙钻沿洞底周边钻磨,揭去髓室顶,用锐利挖匙或用大号球钻去除冠髓。

(4)牙髓断面处理、盖髓:生理盐水冲洗髓室,生理盐水湿棉球轻压断面止血,依据选择的药物对牙髓断面进行处理。①甲醛甲酚或戊二醛液糊剂盖髓:用小棉球蘸取 1:5 甲醛甲酚稀释液或 2%戊二醛液放置牙髓断面上 1 分钟,以固定表面组织,然后将调制好的甲醛甲酚糊剂或戊二醛糊剂覆盖于牙髓断面,分别用该药液的湿棉球轻压使其与根髓密切贴合。②氢氧化钙制剂盖髓:将调制成的氢氧化钙制剂盖于牙髓断面,厚度约 1 mm,用盐水棉球轻压与根髓密切贴合。③MTA盖髓:将调制好的 MTA 盖于牙髓断面,厚度约 2 mm,用盐水棉球轻压与根髓创面密切贴合。

(5)充填、修复、调𬌗:盖髓后用聚酸锌水门汀、玻璃离子水门汀严密垫底。如果牙体组织能够提供足够支持,可用复合树脂或银汞合金充填、修复洞形并进行调𬌗(图 3-29)。

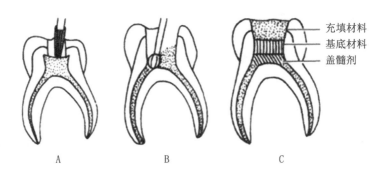

图 3-29　乳磨牙切髓术

A.揭髓室顶；B.去冠髓；C.盖髓、充填修复

（6）定期观察：乳牙牙髓治疗后需定期观察，一般术后 3～6 个月复查有无病理性症状或体征，X 线检查有无病理性骨吸收或牙根吸收，以评估术后治疗效果。若有牙髓、根尖周炎症表现，需考虑进行根管治疗；若出现内吸收或牙根外吸收，则考虑拔除。

（四）乳牙根管治疗术

乳牙根管治疗术是通过根管预备和根管消毒（药物消毒）去除感染物质对根尖周组织的不良反应，并用可吸收的充填材料充填根管，防止发生根尖周病或促进根尖周病变愈合的治疗方法。

过去，对于乳牙根管治疗一直存在争议。因为：①乳牙根管系统很复杂，尤其是乳磨牙，常有副根管或侧支根管纵横交错，使牙髓坏死组织清理或根管预备相当困难；②乳牙尤其是乳磨牙根管壁薄，机械性预备时易导致根管壁侧穿；③乳牙牙根存在生理性吸收，其根尖孔位置常常不明确，根管预备时感染物质或器械易超出根尖，可能损伤继承恒牙胚。据此，曾有学者认为乳牙不宜进行根管处理。但临床研究表明，乳牙根管治疗的预后较好，保留了大量本需拔除的牙髓坏死或根尖周感染的患牙。目前，乳牙根管治疗已成为乳牙牙髓病和根尖周病的最终治疗手段。

1.适应证

（1）牙髓炎症广泛，可能涉及根髓，不宜行牙髓切断术的乳牙。

（2）牙髓坏死而应保留的乳牙。

（3）根尖周炎症而具保留价值的乳牙。

2.禁忌证

（1）牙冠破坏严重，或髓室底缺损明显而无法再修复的乳牙。

（2）根尖及根分叉区骨质破坏广泛，炎症累及继承恒牙胚的乳牙。

（3）广泛性根内吸收或外吸收超过根长的 1/3 者。

（4）下方有含牙囊肿或颌骨囊肿的乳牙。

3.乳牙根管冲洗、消毒和充填药物及材料

（1）乳牙根管冲洗药物：根管冲洗液的种类有抗菌冲洗液、脱矿冲洗液和综合作用冲洗液等。其中，脱矿冲洗液，包括 17％乙二胺四乙酸和 10％枸橼酸及综合作用冲洗液等不宜用于乳牙。抗菌冲洗液，包括 2％～5.25％的次氯酸钠、0.2％～2.0％的氯己定（洗必泰）和 3％～5％的过氧化氢等适用于乳牙。①2％～5.25％次氯酸钠溶液：次氯酸钠可使细菌蛋白变性，中和与灭活细菌脂多糖（内毒素）具有较强抗菌活性；可溶解坏死组织和玷污层中的有机成分，有较强的蛋白溶解和氧化作用，能有效去除根管内的残髓组织、有机碎屑及根管壁玷污层，在临床上得到广泛应用。②3％～5％过氧化氢（H_2O_2）溶液：过氧化氢溶液是强氧化剂，在组织过氧化物酶作用下，迅速分解出新生氧,发挥杀菌作用;使用过氧化氢溶液过程中产生的气泡有利于清除根管内的炎性渗出液及坏死组织。

(2)乳牙根管消毒药物:乳牙根管消毒药物有酚醛类制剂、氢氧化钙制剂和抗生素制剂。

1)酚醛类药物:有甲醛甲酚合剂、木榴油和樟脑酚等,均为挥发性药物。甲醛甲酚的消毒力强、刺激性也强,且具有半抗原性;木榴油的主要成分是愈创木酚,其消毒力不如甲醛甲酚,但刺激性较小,且具有镇痛作用;樟脑酚作用较温和,刺激性较小,杀菌力较强,也有镇痛作用,但抗菌作用持续时间较短。因此,对于乳牙根管消毒,还是选用木榴油较为适宜。根管消毒时,用小棉球蘸少量药液置于髓室内后再暂时封固即可。

2)抗生素药物:配方较多,报道不一,多以对组织无明显刺激而有抗菌作用,抗菌谱广,对革兰阳性菌和革兰阴性菌均有效的配方制成粉剂,临用前再用木榴油、丁香油或樟脑酚等调制即可。应用时将调制的糊剂逐层送入根管内,直达根尖。

3)氢氧化钙制剂:由于氢氧化钙的强碱性和渗透性作用,使它具有:①对根管和牙本质小管内的多种微生物有杀伤作用;②刺激性小、安全无毒、不致敏;③可促进牙髓组织和尖周组织修复,因此,它也可用于根管消毒。其封药的方式可采用配套的输送器、螺旋充填器或逐层填入,送入根管,直达根尖,与尖周组织接触。因为它易被炎性组织吸收,封药时间不宜过长,一般2周左右即需更换药物。

(3)乳牙根管充填材料:由于乳牙根的生理性吸收和继承恒牙在正常位置上的萌出,乳牙的根管充填材料仅可采用可被吸收的,不影响乳、恒牙替换的糊剂。

常用的乳牙根管充填材料有以下几种。

1)氧化锌丁香油糊剂:氧化锌丁香油糊剂中的氧化锌有收缩作用,丁香酚有杀菌作用,调和的糊剂对组织的刺激性小,遇水可加速凝固,超出根尖外的糊剂大多能被吸收,是一种良好的乳牙根充材料。但作为乳牙根充材料,它也有其局限性:①填充后结成硬块可引起牙周组织的异物反应或炎性反应;②抗感染力弱,治疗效果不理想,故需加入一定比例的碘仿等抗菌防腐药物,通常是加入重量比的30%碘仿,配置成氧化锌碘仿糊剂;③吸收较乳牙根生理吸收缓慢而有碍乳牙的替换,有时可导致乳牙滞留的现象,未被吸收的部分材料可被继承恒牙逐出。

2)氢氧化钙制剂:氢氧化钙可提供碱性环境(pH 9~12),能抑制根管内细菌生长,中和炎症的酸性产物,灭活内毒素,诱导组织修复和矿化。

氢氧化钙具有良好的生物相容性和可吸收性,不干扰乳牙牙根吸收,很少有炎症反应,并易被取出。但其水糊剂松散,不易操作,故常在其中加入一定量的碘仿,以增加其黏性及X线片的阻射性。通常也是加入重量比的30%碘仿,配制成30%碘仿氢氧化钙制剂,碘仿可缓慢释放游离碘,具有长效抗菌作用。

目前常用于乳牙根管充填的碘仿氢氧化钙制剂是20世纪80年代中期日本生产的注入型的Vitapex糊剂,其主要成分为氢氧化钙、碘仿和硅油。其中,硅油不仅可起润滑作用,防止糊剂结固,还可保持根管内氢氧化钙的活性,使其具有较好的抗菌和抑菌性、良好的组织相容性,以及促进组织修复的诱导性能。但氢氧化钙充填根管后稳定性较差,常出现早于乳牙牙根生理吸收的吸收现象。

3)抗生素制剂:抗生素制剂的配方较多,但它必须具备以下性能:①良好的抗菌作用,其中的主要成分必须是广谱抗菌药物和/或抗厌氧菌的抗菌药物;②抗菌药物的作用持续时间长,毒性小,并具有通过根管壁扩散到根尖周组织的性能。

抗生素制剂仅作为根管充填或根管消毒的一种制剂，必须在根管预备、根管清洗的基础上，经根管消毒后将制剂填入根管内，根管并非空管。

目前认为，根管治疗仍是乳牙牙髓尖周病的首选治疗，其疗效主要是根管的清创和充填材料的作用，充填材料应具有抗菌性和生物相容性，为此，Ingle 称乳牙根管治疗为生物机械的牙髓治疗，或清创术与根管充填。Munic(1983)曾指出，乳牙牙髓尖周炎治愈的最基本条件是消毒灭菌而不是充填。

上述乳牙根管充填材料均为可被机体吸收的材料，但至今为止，尚无能够与乳牙根同步吸收的根管充填材料。

4.治疗步骤

(1)术前须摄取 X 线片：了解根尖周病变、牙根吸收和恒牙胚发育状况。

(2)局部麻醉或牙髓失活：对牙髓炎症或牙髓部分坏死的患牙，需要局部麻醉或牙髓失活后去除病变牙髓。

(3)常规备洞：去龋备洞，揭去髓室顶，使髓室充分暴露。

(4)根管预备：根管预备包括根管器械的预备、根管冲洗和吸干，其主要目的是清除根管内病变牙髓组织及其分解产物，微生物及其毒素，并除去根管内的残留感染物质或碎屑，以及根管壁表层感染的玷污层等。用根管器械预备或清理根管，分别使用3％过氧化氢液、2％～5.25％次氯酸钠液与生理盐水交替冲洗根管，随后吸干或吹干根管。

(5)根管消毒：根管干燥后，将蘸有上述酚醛类药物的木榴油小棉球置于髓室内，或将上述氢氧化钙糊剂、抗生素糊剂导入根管内与髓室底，以氧化锌丁香油糊剂封固窝洞，消毒根管。

(6)根管充填：①3～7 天若无症状，去除原封药，冲洗，吸干，在有效的隔湿条件下，将根管充填材料加压注入根管或反复旋转导入根管，粘固粉垫底，常规充填修复。②3～7 天，若炎症未能控制或瘘管仍有渗液，可更换封药继续根管消毒，待症状消退后再行根管充填(图 3-30 至图 3-32)。

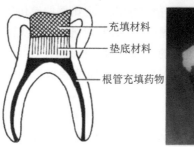
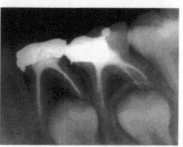

充填材料
垫底材料
根管充填药物

图 3-30　乳磨牙 Vitapex 糊剂根管充填

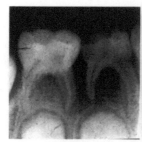
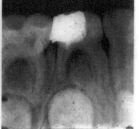

图 3-31　乳磨牙抗生素糊剂根管充填(术前和术后 6 个月)

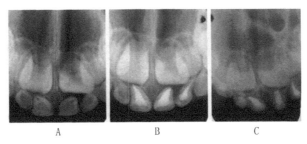

图 3-32 乳前牙 Vitapex 糊剂根管充填

A.术前;B.术中;C.术后 6 个月

5.注意事项

(1)根管预备时勿损伤根尖周组织和恒牙胚。因临床上准确确定乳牙根管的工作长度有一定困难,通常参照 X 线片,其工作长度较 X 线片上根尖距离短约 2 mm 即可。

(2)勿用不可吸收材料充填根管,仅可以采用可吸收的,不影响乳、恒牙替换的糊剂充填。

(3)不宜对乳磨牙牙龈瘘管进行搔刮术,以避免损伤乳磨牙根分叉下方的继承恒牙胚。乳磨牙根尖周病,包括根分叉部位的根周组织炎症,可通过根管治疗消除病变,达到治愈瘘管的目的。

(4)定期观察:根管治疗后须定期观察,术后 3～6 个月复查其临床表现与体征,修复体是否密合,有无继发龋及 X 线片观察是否有异常。

(五)乳牙干髓术

乳牙干髓术是在牙髓失活后,去除冠部牙髓,将多聚甲醛干髓剂覆盖于根髓断面上,通过干髓剂的作用,使根髓干燥、硬化、固定,成为无菌干化组织,从而达到保留患牙、维持牙齿正常功能的目的。

1.适应证

乳磨牙牙髓炎。

2.禁忌证

(1)乳磨牙牙根吸收 1/3 以上者。

(2)不适用于乳前牙。

3.治疗步骤

(1)牙髓失活开扩龋洞口,去除大部分龋蚀组织,暴露穿髓孔,将 6～8 号球钻大小的失活剂置放于穿髓孔处,再用氧化锌丁香油糊剂封固窝洞。

(2)干髓、充填修复封多聚甲醛失活剂后 7～10 天,去除所封药物,去净龋蚀组织,制备洞形,揭去髓室顶,切除已失活的冠髓,清理髓室,无水乙醇干燥髓室,在根管口的牙髓断面上覆盖干髓剂,垫基底,充填修复。

4.注意事项

(1)乳牙失活时宜首选多聚甲醛失活剂,无条件选用的可用金属砷失活剂,而不宜选用亚砷酸。

多聚甲醛失活剂可缓慢释放甲醛,通过甲醛的作用,使牙髓神经末梢麻痹,血管扩张、充血,导致牙髓组织死亡失活,而且其作用温和,使用安全,失活效果较好。

亚砷酸作用迅速而无自限性,若药物穿过薄层髓室底或根尖孔,可损伤牙周或根尖周组织,甚至损伤乳磨牙根分叉下方的恒牙胚(图 3-33)。

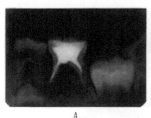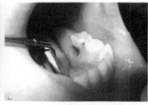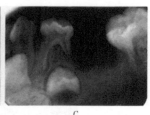

A   B   C

图 3-33　砷剂烧灼根分叉区域组织与恒牙胚

A、B.砷剂经乳磨牙髓室底烧灼根分叉区牙周组织;C.砷剂经乳磨牙髓室底烧灼恒牙胚

(2)封失活时,常于失活剂上方置一丁香油棉球,以缓解失活中的疼痛;若是慢性牙髓炎急性发作,可于露髓的龋洞内置一丁香油棉球安抚,3~5天再行失活。

(3)封失活剂时应密封洞缘,避免药物泄露,并嘱患者按时复诊,以继续治疗。

(4)熟悉髓腔解剖,尤其是髓室的形状和根管口位置。注意牙钻深入洞内的深度或方向,如果牙钻过深或方向过偏,都有可能磨去髓室底甚至穿孔。揭髓室顶时应以提拉方式进行。

(5)乳牙干髓术虽操作简便,疗程短,易被患儿接受,但因乳牙根管粗大,所用的干髓剂不易使根髓完全干尸化,从而出现牙根病理性吸收,或并发根尖周炎现象。干髓术并非乳牙牙髓炎的理想治疗方法,对距离替换期远的乳磨牙应慎用。

(六)乳磨牙髓室底穿通的治疗

1.乳磨牙髓室底穿通的常见原因

(1)乳磨牙龋病波及髓壁或髓底,去除龋蚀组织后引起穿通。

(2)慢性牙髓炎症致髓室壁或根管口发生牙体内吸收引起穿通。

(3)乳磨牙根分叉部位炎症致髓室底外吸收引起穿通。

(4)制洞、开髓操作不慎致髓壁或髓底穿通。

前三者为病理性穿通,后者为医源性穿通。

2.乳磨牙髓室底穿通的治疗

(1)病理性穿通者:在预备根管的同时,清理、冲洗穿通处,而后覆盖药物并进行根管消毒,观察1~2周,如果无症状,继续完成治疗,即常规进行根管充填,同时清洗穿通处的原覆盖药物,更换氢氧化钙碘仿制剂,或MTA,双层基底,充填修复。

(2)医源性穿通者:发现穿通后立即冲洗、止血并覆盖药物,同时行根管预备、消毒,1~2周完成根管治疗及穿通处治疗。

3.髓室底穿通覆盖的药物

(1)氢氧化钙制剂。

(2)抗生素药物制剂。

(3)氧化锌碘仿丁香油糊剂。

(4)MTA具有优良的组织相容性、诱导作用、边缘封闭性及低细胞毒性。其中,它的封闭性能和固化性不受潮湿和血液存在的影响是最具特色的,它是一种非常有前景的穿孔修复材料(图3-34)。

(七)乳牙牙髓尖周病治疗评价

1.临床评价和X线评价

(1)临床评价:临床评价指有无疼痛症状或不适,有无异常松动、叩痛,脓肿或瘘管。

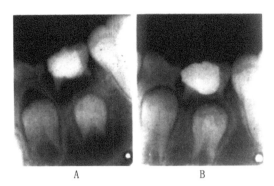

图 3-34 乳磨牙髓底穿通 MTA 治疗

A.治疗前;B.治疗后 12 个月

(2)X 线评价:X 线评价指根尖或根分叉处有无骨质稀疏或病变,继承恒牙胚的发育有无受累。

临床评价与 X 线评价的成功率差异较大。据报道,前者为 95.45%,后者仅有 79.55%。

2.乳牙牙髓尖周病的成功标准

(1)临床无症状:①无疼痛或不适。②无异常松动与叩痛。③脓肿已消退,瘘管已闭合。

(2)X 线片显示:①根尖周或根分叉处无骨质疏松或病变。②继承恒牙胚发育正常。

(马丰香)

第五节 年轻恒牙牙髓病与根尖周病

一、年轻恒牙牙髓病

年轻恒牙是指萌出不久的,在形态或结构上都未完全成熟的恒牙;或萌出不久的,根尖未发育完全的恒牙。儿童恒牙萌出后 3～5 年牙根才发育完成(图 3-35)。

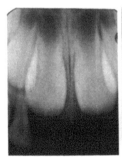 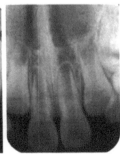 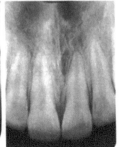

萌出的恒牙　　　　　　年轻恒牙　　　　　根尖发育完成的恒牙

图 3-35 年轻恒牙

年轻恒牙牙髓病是指牙髓组织疾病,包括牙髓炎症、牙髓坏死和牙髓变性。年轻恒牙根尖周病是指发生于根尖周组织,包括根尖周膜、牙槽骨和牙骨质的炎症性疾病。鉴于年轻恒牙的特殊性,在了解其牙髓病和根尖周病之前,需了解它的如下应用解剖生理特点:①年轻恒牙的髓室大,髓角高,牙本质壁薄,牙髓易受到龋病感染。牙外伤或牙发育异常也易影响或损伤牙髓。②年轻恒牙的牙根长度不足,根尖未发育完成,其解剖形态为牙根短、根管粗、管壁薄、根尖敞开。其根尖端形态有喇叭状(A 型)、根尖管壁平行状(B 型)、根尖管壁内聚状(C 型)(图 3-36)。其形态与牙根发育长度有关,牙根越短,根尖越敞开,治疗难度越大。③年轻恒牙开阔的根尖内有牙乳头,牙乳头组织疏松,血供丰富,是形成根尖部牙髓、牙本质的重要组织。治疗时须避免对其损伤,并保护其功能。④年轻恒牙的牙髓组织量多、疏松、血供丰富,其抗感染能力和修复能力较强。

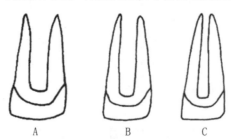

图 3-36　牙根未发育完全的根管形态
A.根端管壁喇叭口状;B.根端管壁平行状;C.根端管壁内聚状

年轻恒牙的牙髓组织的生理功能除具有营养、感觉、防御、形成功能外,还具有使牙根继续发育的重要作用,因为:①年轻恒牙牙髓有丰富血供,是组织营养的基础;②年轻恒牙牙髓有丰富的感觉神经分布,是其疼痛感觉功能的基础;③当年轻恒牙建立咬合关系行使功能及牙根发育完成后,牙齿的髓室和根管内有功能性的继发性牙本质的持续形成,并以相对慢的速度持续形成至终身,此外,当牙髓受到物理、化学或感染的刺激或影响后,牙髓还可诱发修复性牙本质的沉积,这是牙髓组织的保护性防御反应,以此反映保护牙髓免遭不良刺激的影响。

对于儿童恒牙,必须熟悉和了解的是:①儿童恒牙牙根发育至长度的 1/3~1/2 才可突破牙槽嵴与牙龈萌出于口腔;②牙萌出后牙根需要继续发育,根尖发育完成所需的时间为 3~5 年;③牙根继续发育依赖于牙髓组织和牙乳头的作用;④每一组牙的牙根都有它应有的长度,这样才可担负其终身的咀嚼功能。

(一)年轻恒牙牙髓病的发病因素

1.龋病

年轻恒牙牙髓病多为龋病所致,是龋病的直接并发病。

(1)当龋病涉及牙本质时,或达到牙本质深层时,细菌或毒素可以通过牙本质小管侵入牙髓,而使牙髓发生炎症反应,故年轻恒牙患龋后,龋病中的感染易由深龋波及牙髓。

(2)当龋病进一步发展至髓腔并穿通髓腔时,牙髓即直接受到感染而发生炎症,炎症可在冠髓中蔓延甚至累及根髓。

(3)当牙髓炎症继续发展,牙髓组织可因感染加重而出现坏死。

2.牙外伤、牙发育异常

年轻恒牙牙髓病除龋病因素外,牙外伤和牙发育异常也可引起。例如,畸形中央尖折断,髓角外露,感染可由此进入牙髓组织而致炎症性病变。

3.物理损伤、化学刺激

年轻恒牙牙髓病还可由物理损伤、化学刺激引起。例如,手术切割牙体组织的过度产热,制洞过程的意外露髓,充填材料的化学刺激等都可损伤牙髓而导致牙髓病。

因龋病引起的牙髓炎多是慢性牙髓炎,而龋病引起的急性牙髓炎往往是慢性牙髓炎的急性发作,严重的牙外伤或备洞过程中的意外露髓,则可使牙髓发生急性炎症或牙髓坏死。

牙髓炎中有可复性牙髓炎和不可复性牙髓炎。可复性牙髓炎实际指的是炎症初期的牙髓充血;不可复性牙髓炎则指较为严重的牙髓组织炎症病变,包括慢性牙髓炎和急性牙髓炎,或慢性牙髓炎急性发作。

(二)年轻恒牙可复性牙髓炎(牙髓充血)

年轻恒牙可复性牙髓炎是指炎症初期的病变较轻的,主要表现为组织血管扩张和充血的病变。此类病变的牙髓在彻底去除病原刺激因素,并经适当治疗后即可恢复正常状态。

1.临床特征

(1)当患牙受冷、热、甜、酸等刺激时,立即出现瞬间疼痛反应。尤其对冷刺激反应更敏感、迅速和强烈。当去除刺激后,疼痛症状即可消除,或仅持续数秒钟随即缓解。可复性牙髓炎不出现自发痛。

(2)深度龋病近髓,去净龋坏组织无穿髓孔,或前牙冠折近髓,髓角透红。所谓深龋,即龋病破坏接近牙髓或牙髓即将暴露,此时洞底可见以下特点:①某一髓角处透红,即出现透红点;②某一髓角处脱钙,即出现脱钙点;③某一髓角处探诊时极为敏感或疼痛,即出现敏感点。

2.诊断要点

(1)患牙对温度刺激,尤其对冷刺激敏感及反应迅速。

(2)无自发痛史。

(3)检查患牙可见引起牙髓病的龋病、牙外伤或牙发育异常等牙体病损。

(4)可复性牙髓炎应与深龋鉴别。深龋是已发展到牙本质深层,接近牙髓的龋病。其治疗目的是停止龋病进展,保护牙髓组织。可复性牙髓炎是牙髓组织发生了充血的病理变化。其治疗目的是控制牙髓充血的发展,使牙髓康复到原有健康状态,并保存全部牙髓活力。

深龋与可复性牙髓炎的区别理论上是明确的,核心问题是深龋牙的牙髓状况。深龋下方的牙髓组织可能是健康的,也可能已出现牙髓充血或已有炎症。虽然临床上可从它们对温度刺激的敏感程度,以及刺激去除后症状是否持续等表现进行鉴别,但因目前还没有单一可靠的检查牙髓状况的临床方法,在难以确定深龋的牙髓状况时,常使深龋和可复性牙髓炎混淆。因而,对深龋年轻恒牙,若临床症状轻微,难以确定牙髓状况时,均应在洞底覆盖一层盖髓剂以保护牙髓,使牙髓获得康复的机会。

3.治疗原则

(1)保护牙髓,恢复牙髓健康和功能。

(2)彻底去除作用于患牙的病原刺激因素,同时给予患牙相应的治疗。当刺激因素去除后,牙髓的初期炎症得到控制,牙髓组织即可逐渐恢复正常。

(3)深龋近髓的年轻恒牙,无论其临床症状如何,治疗时均应于洞底覆盖盖髓剂,以此保护牙髓,促使牙髓康复,并促进近髓处牙髓沉积修复性牙本质。

(三)年轻恒牙慢性牙髓炎

慢性牙髓炎是牙髓组织的慢性炎症,也是年轻恒牙常见的牙髓炎。由于龋病的发展多为慢性过程,故来源于龋病的牙髓炎多是慢性牙髓炎。此外,慢性牙髓炎也可由急性牙髓炎转化而来。

1.临床特征

(1)慢性牙髓炎的疼痛症状轻重不一,相差极为悬殊,一般不发生剧烈的自发性疼痛。多数患牙症状轻微,甚至无明显症状,只有在深龋制洞时,去除龋病组织后,发现髓室穿髓牙髓暴露,此时的牙髓多已感染,为慢性牙髓炎。

(2)有的患牙出现较长时期的冷热刺激痛,去除刺激后持续一段时间。

(3)有的患牙有不甚明显的自发性隐痛或钝痛。

(4)有的患牙除有轻微的自发痛外还伴有轻度咬合痛,此时可明确指出患牙。

(5)深龋穿髓,探查穿髓孔时感觉疼痛或有少量血液溢出,叩诊患牙时可感轻度不适或疼痛。

(6)X线片显示根尖周无明显异常,或根尖周硬板破损、尖周膜腔增宽,骨小梁致密等。

年轻恒牙慢性牙髓炎中,依据深龋是否露髓,露髓处牙髓是否增生而有以下几种类型:①慢性溃疡性牙髓炎:龋病穿通髓腔而并发的牙髓炎为慢性溃疡性牙髓炎,临床较为多见。因髓腔穿通,有利于炎性渗出物引流,一般无明显自发痛,只有当食物嵌入患牙龋洞时引起疼痛,或冷热刺激时发生较剧烈疼痛。检查患牙可见深龋,并可查见露髓孔;用探针探查露髓孔有明显疼痛,并有极少量血液溢出;冷刺激较为敏感;叩诊时有轻度不适或疼痛;X线片显示根尖周无明显异常,或根尖周膜腔增宽、骨硬板破损或骨小梁致密等。②慢性增生性牙髓炎:由于年轻恒牙根尖端未闭合,根尖孔大,血供丰富,抵抗力较强,在缓慢而持久的微弱刺激下易使慢性发炎的牙髓组织过度增生为肉芽组织,而过度增生的肉芽组织穿过较大穿髓孔向外生长则形成息肉,称慢性增生性牙髓炎或牙髓息肉。一般无明显自发痛,但由于咀嚼食物压迫息肉深部牙髓时可出现咀嚼痛。因为咀嚼痛,患儿长期不愿用患侧咀嚼而使该侧牙石堆积。检查时可见患牙龋洞中,或外伤冠折露髓处有肉芽组织,它可充满整个龋洞或突出露髓处,探触时不感疼痛并易出血。③慢性闭锁性牙髓炎:深龋而未穿髓,或去净龋坏组织还未见穿髓孔的牙髓炎。一般有不定时的自发痛,有的有自发性痛病史,就诊时却无明显症状;有的无自发痛和自发痛史,但多数有长期冷热刺激痛症状。刺激诱发较短时间疼痛,表明牙髓炎较局限或较轻度;刺激诱发较长时间疼痛,表明牙髓炎症广泛或较重度。当牙髓炎症波及全部牙髓时,则出现叩痛,或叩诊时感觉不适。由于年轻恒牙牙体组织较薄,矿化度较低,患龋后龋病进展快,且易穿通髓室波及牙髓,故年轻恒牙慢性闭锁性牙髓炎较为少见。

2.诊断要点

(1)患牙深龋、穿髓并有探痛或牙髓仍有活力者为慢性溃疡性牙髓炎。

(2)患牙深龋,已穿髓,穿髓孔较大,龋洞内充满息肉,此息肉蒂部来源于牙髓者为慢性增生性牙髓炎。牙髓息肉须与牙龈息肉和牙周膜息肉相鉴别:牙龈息肉是邻面龋洞的锐利边缘和长期食物嵌塞的刺激作用引起的牙龈乳头向龋洞增生形成的息肉;牙周膜息肉是因磨牙龋病致髓室底穿通,刺激根分叉下方的牙周膜组织增生并形成息肉及穿过髓底穿通孔进入髓室者,其外观与牙髓息肉极为相似。鉴别时,用探针探查息肉蒂部判断其来源即可诊断,或摄取X线片给予辅助诊断。

(3)深龋未穿髓,而有一定症状者为慢性闭锁性牙髓炎。但深龋未穿髓而无明显症状者需与深龋鉴别。深龋无自发痛,仅有刺激性痛,并在刺激去除后疼痛随即消失。在难以鉴别诊断时,对深龋未露髓的年轻恒牙应尽可能地保护牙髓,用盖髓剂覆盖洞底,保存其牙髓活力,临床观察,预后可能良好。

3.治疗原则

年轻恒牙牙髓组织不仅具有营养、感觉、形成和防御的功能,而且与牙的发育有密切关系。牙萌出后,牙根的继续发育有赖于牙髓的功能,因此,在牙髓病治疗中,保存生活牙髓应是年轻恒牙的首选治疗。其治疗原则是尽力保存活髓组织,如不能保存全部活髓,也应保存根部活髓;如不能保存根部活髓,也应施行根尖诱导成形术,使根尖继续发育而保留患牙。故年轻恒牙牙髓治疗应尽力选择盖髓术和活髓切断术。

(1)症状轻微或无明显症状的局部性慢性牙髓炎行活髓切断术。

(2)症状较重或疼痛持续时间较长的全部性牙髓炎应行根尖诱导成形术。

(3)深龋或可疑慢性闭锁性牙髓炎应尽可能保护牙髓,于洞底覆盖盖髓剂,暂时密封窝洞,观察4~6周,如无症状,再行永久充填。因在4~6周观察期中,洞底下方的牙髓组织不仅可得以康复,而且可形成修复性牙本质而保护牙髓自身。

(四)年轻恒牙急性牙髓炎

急性牙髓炎多发生于受过意外创伤和最近进行过牙体手术的牙。例如,在制洞时切割牙体组织过多,使用银汞合金类材料或树脂类材料充填窝洞时未垫基底或未垫好基底;制洞时意外穿髓而未发现给予充填的患牙。

因龋病的进展多是缓慢过程,源于龋病的急性牙髓炎则多是慢性牙髓炎急性发作,当龋源性牙髓炎症引流受阻,微生物感染和外界刺激加强,或身体抵抗力降低时可导致急性发作。

1.临床特征

(1)自发性疼痛是年轻恒牙牙髓炎的重要症状,可在未受到任何外界刺激的情况下发生。早期,疼痛持续时间较短,缓解时间较长;晚期,疼痛持续时间延长,缓解时间缩短。患儿常在玩耍、看书或睡觉时疼痛。若夜间疼痛,患儿不能很好睡眠,或从睡眠中痛醒。

(2)冷热温度刺激可诱发疼痛或使疼痛加重,但年轻恒牙急性牙髓炎对温度刺激的反应不如成人恒牙牙髓炎强烈。

(3)探查龋洞底较为敏感,当探到穿髓孔时可感到较剧烈的疼痛,有的可见少量脓液从穿髓孔处溢出,溢出后疼痛随即缓解。

(4)慢性牙髓炎急性发作的患牙,因牙髓炎症已存在相当长时间,多数有叩痛,故疼痛发作时,患儿大多数能指出患牙。

(5)X线片显示根尖周无明显异常,但随着病变范围的扩散,有的患牙可显示膜腔增宽,骨硬板破损或骨小梁致密等异常现象。

2.诊断要点

(1)疼痛的特征:例如较尖锐或较剧烈的自发痛,影响患儿睡眠,冷热刺激可引起或加重疼痛。

(2)患牙有深龋或其他牙体损害病变。如果患侧有数个可疑患牙时,应逐一检查,确定急性炎症患牙,以便立即解除患儿疼痛。

3.治疗原则

(1)去除龋蚀组织,扩大穿髓孔,建立髓腔引流,用丁香油棉球安抚镇痛。

(2)待急性炎症消退后,行根尖诱导成形术或根管治疗术。

(五)年轻恒牙牙髓坏死与坏疽

年轻恒牙牙髓坏死是指年轻恒牙牙髓组织因细菌感染或牙外伤、正畸矫治施加的过度创伤力、牙体修复使用某些充填料等引起的牙髓组织死亡。牙髓坏死常是牙髓炎症发展的自然结局。其中,因感染而引起的牙髓坏死,或牙髓坏死后继发感染者称牙髓坏疽。

1.临床特征

(1)一般无疼痛症状,但常可追问出自发痛史、外伤史、充填修复史。年轻恒牙牙髓坏死常可引起根尖周炎症而出现疼痛、咀嚼时疼痛或在儿童抵抗力下降时感患牙不适。

(2)牙多有变色。这是牙髓组织坏死后红细胞破裂导致血红蛋白分解产物渗入牙本质小管的结果。

(3)龋源性牙髓炎发展所致的牙髓坏死,开髓时不痛,牙髓已无活力,探查根髓时也无反应,有的有恶臭。

(4)当牙髓尚未完全坏死之前为牙髓部分坏死,某部分坏死的范围可以从只有小部分牙髓坏死到大部分牙髓坏死。例如:①冠髓坏死,根髓尚有活力;②某一根髓已坏死,其他根髓仍有活力等。牙髓部分坏死的临床表现取决于尚未坏死的部分牙髓的炎症类型:慢性牙髓炎者即表现出慢性牙髓炎的症状,慢性牙髓炎急性发作者即表现出急性牙髓炎的症状。牙髓部分坏死者在探诊时,浅层牙髓不痛,而触及深层炎症牙髓时即感疼痛。当根部牙髓仅剩小部分尚未坏死时,只在开髓后探查根髓时才感疼痛。

(5)X线片可能显示,根尖周骨硬板破损,骨质稀疏或骨小梁致密等现象。

2.诊断要点

(1)牙髓已无活力。

(2)曾有牙髓炎症的疼痛史或牙外伤史。

(3)露髓孔无探痛,或开髓后有恶臭。

(4)牙变色。

(5)浅层牙髓已死亡,深层牙髓仍有活力;或冠髓死亡,根髓仍有活力为牙髓部分坏死。

3.治疗原则

因为恒牙萌出后2～3年牙根才达到应有长度,3～5年根尖才发育完成,年轻恒牙牙髓一旦发生严重病变或牙髓坏死,牙根则停止发育。故年轻恒牙牙髓坏死,或牙髓坏死并发根尖周炎的治疗原则是采用促使根尖继续发育或根端闭合的治疗方法,即根尖诱导成形术。其治疗是在遵循根管治疗原则的基础上,通过清除根管内的坏死组织和感染物质,加强根管消毒,并经根管内药物诱导,使根尖继续形成或封闭根端。

(六)年轻恒牙牙髓变性

牙髓变性是指牙髓组织发生代谢障碍而出现的不同程度和不同类型的退行性变。常见的牙髓变性有成牙本质细胞空泡性变、牙髓钙变、牙髓网状萎缩和牙髓纤维性变。

年轻恒牙牙髓退行性变主要表现为牙髓钙变或根管腔的变化,如管腔缩小、管壁模糊、管腔闭塞、根管影像消失等。根管内的牙髓组织学表现为细胞数目减少,纤维成分增多,或出现钙化团块,或几乎纤维化。

1.临床特征

(1)一般无明显临床症状。

(2)在牙髓活力测试时,患牙反应迟钝或无反应。

(3)常常是对外伤牙、再植牙、切髓术治疗牙的X线检查中发现其髓腔或根管腔出现了变化。

2.诊断要点

(1)患牙的外伤史与治疗史。尤其是在外伤冠折露髓的年轻恒前牙行活髓切断术后的定期观察中,出现根管腔的变化。

(2)X线检查结果可作为重要的诊断依据。

3.治疗原则

外伤的年轻恒前牙,或切髓术后的年轻恒牙,一旦发生牙髓退行性变化致使管腔缩小、闭塞,当牙根发育完成时,则应去除剩余根髓,进行根管治疗术,以利于牙冠修复。

需利用根管固位修复牙冠的儿童外伤冠折露髓的前牙,切髓术只是一种暂时性治疗或过渡性治疗。

(七)年轻恒牙牙体吸收

牙体吸收有牙体内吸收和牙体外吸收。牙体内吸收是指从牙髓腔内侧壁向牙表面吸收牙体组织,牙体外吸收是指从牙体表面开始的吸收过程。

牙体内吸收是牙髓组织变化为炎性肉芽组织的结果,因这种肉芽组织可分化出许多破骨细胞或破牙质细胞,使牙体组织从髓腔壁开始吸收。

1.临床特征

(1)牙体内吸收的吸收部位各不相同,可发生于髓室,也可发生于根管内或根管口;当髓室吸收接近牙面时,牙冠内富有血管的肉芽组织颜色可透过菲薄的牙釉质,使牙冠显示出"粉红色";当吸收使牙面破损穿孔,牙髓暴露时,可引起疼痛,出现症状。

(2)牙体外吸收一般无症状,它是由牙根表面向着髓腔内发展,吸收的牙骨质可出现凹陷或蚕食状。当吸收开始于根尖,可使牙根逐渐变短,甚至缩短至牙颈部。

牙根变短或缩短的患牙可出现牙齿松动。

2.诊断要点

X线片的典型表现是诊断牙体吸收的主要依据。

(1)内吸收显示髓腔壁出现边缘不规则的透射区;根管内某部位出现圆形的扩大;大范围的吸收显示出穿通牙的透射区或窝状透射区。

(2)外吸收显示牙根的某段根面呈蚕食状粗糙或牙根缩短。

3.治疗原则

(1)一旦出现牙体内吸收,则需立即去除牙髓组织,使其停止吸收。

(2)出现牙体外吸收,治疗相当困难。

二、年轻恒牙根尖周病

年轻恒牙根尖周病是指发生于根尖周围,包括根尖周膜、牙槽骨和牙骨质的炎症性疾病。

年轻恒牙尖周病最主要的病原是来自牙髓的感染,多是牙髓炎症或牙髓坏死的继发病,此时的牙髓感染可通过宽阔的根尖孔引起尖周组织的炎症或病变。其次是牙外伤,以及牙髓治疗过程中药物使用不当造成的尖周组织炎症。

年轻恒牙尖周病有急性尖周炎和慢性尖周炎。如果病原刺激强,机体抵抗力弱,局部引流不畅,则可能很快发展为急性尖周炎;如果病原刺激作用弱,机体抵抗力增强,炎症渗出物得到引流,急性炎症又可转为慢性炎症。其中,由于机体抵抗力较强,尖周组织长时间受到轻微刺激表现出的尖周骨小梁密度增大,形成致密性骨炎者较为多见。

此外,由于牙轻恒牙牙根尖孔粗大,牙髓、尖周组织疏松,血供丰富,一旦发生炎症感染易于扩散,如果治疗及时,炎症也易控制和恢复。

(一)年轻恒牙急性根尖周炎

急性根尖周炎是发生于尖周组织的急性炎症。早期,根尖周膜内血管充血、扩张、血浆渗出、组织水肿和少量急性炎性细胞浸润,为浆液性炎症。随后,炎症继续发展,血浆和炎细胞渗出增多,组织水肿明显,血管破裂出血,甚至组织破坏溶解、化脓或脓液积聚,为化脓性炎症或尖周脓肿。

年轻恒牙急性根尖周炎大多数也是慢性尖周炎急性发作。因为,尖周炎绝大多数是由牙髓病而来,而牙髓病大多数是慢性炎症过程。虽然尖周组织对来自牙髓病的不断刺激有较强的防御和修复能力,但在这些刺激的不断作用下,尖周组织可呈现慢性炎症,而当炎症引流不畅,或机体抵抗力较差时,即可导致炎症的急性发作。

1.临床特征

主要临床表现是自发性疼痛,咬合痛,患牙局部软组织或颌面部肿胀。

(1)急性尖周炎:①初期咬合时,感觉患牙与对颌牙先接触,有伸长感或浮出感,不舒适或轻度疼痛,此时咬紧患牙疼痛可暂时缓解。这是因为咬合压力可将尖周膜血管中充血的血液挤压出去。②随着炎症继续发展,尖周膜内血液淤积,渗出增多,咬合时可使疼痛加重,患牙的伸长感、浮出感更为明显,而且出现范围局限的,能明确指出患牙部位的持续性疼痛。③检查时,患牙轻度松动,叩诊会引起剧烈疼痛,根尖部牙龈充血、肿胀、触压痛。④牙髓已坏死的患牙牙冠变色失去光泽,温度试验、电活力试验均无反应。⑤患牙有深龋、牙体发育异常,或有外伤史等。

(2)急性化脓性尖周炎:①有剧烈的持续的自发性跳痛。②患牙有明显叩痛、触痛,不能咬合,根尖部牙龈红肿并有触压痛。③相应面颊部软组织呈反应性水肿,所属淋巴结增大、触痛。④全身感觉不适,体温稍升高。⑤当积累在尖周组织的脓液得到合适的引流,疼痛和肿胀可迅速缓解或消退。⑥当根尖周化脓性炎症向着牙槽骨内扩散,脓液经骨髓腔并穿破致密的骨密质硬板停留于骨膜下时为骨膜下脓肿。⑦当脓液穿破骨膜达黏膜下或皮下软组织时,为黏膜下脓肿。此时疼痛明显减轻,但肿胀仍很明显,且显波动。如未及时治疗或切开引流,可自行破溃溢脓,形成龈瘘或皮瘘,急性炎症转为慢性炎症,全身症状缓解。

脓液是穿过颊侧骨壁或舌(腭)侧骨壁,取决于根尖的位置或根尖与骨密度板的关系。通常,唇、颊侧骨壁较薄,脓液多穿过颊侧骨壁,在口腔前庭形成黏膜下脓肿,破溃后形成龈瘘。若当脓液积聚于皮下形成皮下脓肿,破溃后形成皮瘘。例如,儿童下颌前牙的尖周脓肿可穿破颏部皮肤形成颏瘘,下颌磨牙的尖周脓肿可穿过颊侧骨壁和颊侧皮肤形成颊瘘,穿过颌下部皮肤形成颌下皮瘘等。

尖周脓肿穿过牙槽骨形成骨膜下脓肿、黏膜下脓肿的全过程又称为急性牙槽脓肿。自尖周炎症开始到形成黏膜下或皮下脓肿需 3~5 天。

积聚在尖周组织的脓液如果未通过治疗建立引流,则可向周围组织排溢。急性尖周脓肿的脓液排脓途径:①脓液通过根尖孔流入根管和髓室内。年轻恒牙根尖孔大,根管腔粗,脓液若能顺利通过根尖孔经髓腔排出,是对组织损伤最小的途径,也是较常见的排脓途径。②脓液破坏牙周膜,经牙周间隙,由龈沟排出。年轻恒牙牙周组织疏松,脓液也易由龈沟排出。若脓液从龈沟排出,则可加剧患牙松动。③脓液穿过颊侧或舌(腭)侧牙槽骨和骨膜,从黏膜或皮肤排出。此类排脓途径经常伴发颌面部软组织的反应性水肿,症状较重。

如为上颌前牙,可引起上唇肿胀;下颌切牙可引起下唇或颏部肿胀;下颌后牙可引起颊部下方和/或颌下部肿胀等。

当脓液经黏膜或皮肤排出后,所有症状随之减轻而逐渐消退,并于相应部位形成瘘管。龈瘘管:是尖周脓肿的脓液穿过牙槽骨和黏膜在口腔内形成的瘘管(图 3-37)。

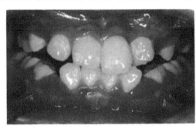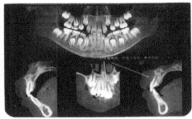

图 3-37　左上中切牙外伤后出现尖周炎症并牙龈瘘管

皮肤瘘管:是尖周脓肿的脓液穿过牙槽骨与皮肤,在颌面部皮肤形成的瘘管(图 3-38)。瘘管形成后,脓液或炎性渗出物得到引流,此时急性炎症转为慢性炎症。

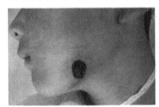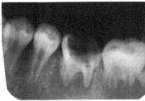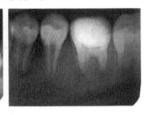

图 3-38　左下第一磨牙尖周炎致皮瘘

2.诊断要点

(1)依据患牙的疼痛性质、持续时间、能否定位、有无伸长感和咬合痛等临床表现。

(2)依据患牙是否受伤或治疗,有无牙体缺损或折裂,有无龋洞或修复等病史,牙髓有无活力,牙冠色泽是否改变;患牙对探诊、叩诊触诊的反应;局部黏膜有无充血、水肿和瘘管;颌面部有无肿胀、局部淋巴结是否肿痛等体征。

(3)年轻恒牙的急性尖周炎过程中,炎症性质不同,所表现的临床症状与体征不完全相同,例如,根尖脓肿阶段的持续性跳痛可与浆液性尖周炎区别;骨膜下脓肿时,疼痛更为剧烈,根尖红肿和叩痛明显,且伴有全身症状;黏膜下脓肿时疼痛有所减轻,但黏膜下肿胀明显。

(4)由于年轻恒牙牙髓活力较强,常见到牙冠色泽未变,牙髓还有活力而出现牙龈或颌面部肿胀的情况。

(5)急性根尖周炎时,X线片显示不出根尖部的明显变化;慢性根尖周炎急性发作时,X线片可显示出根尖部有不同程度的牙槽骨破坏形成的透影区。

3.治疗原则

(1)开放根管,建立有效引流:①应用快速牙钻开髓。开髓的位置、大小和移行根管的方向一致,使根管器械能顺利进入根管。清除髓室和根管内坏死组织,开放髓腔(包括髓室和根管),使根尖周的炎性渗出物或脓液通过髓腔引流。开髓清洗后,可置一碘酊棉球于髓室内,以免食物堵塞髓腔影响引流。②经髓腔引流数天,急性炎症消退后可采用消除根尖周炎症并可促使根尖形成或根端闭合的根尖诱导成形术进行治疗。

(2)切开脓肿排脓:已形成黏膜下脓肿者,除建立髓腔引流外,还需在口腔内的肿胀部位局部切开排脓。也可酌情先局部切开脓肿引流。

(3)抗菌药物的全身治疗:通常采用口服或注射途径给予抗生素类药物,加速炎症的消退。

4.注意事项

(1)在建立髓腔引流时务必开髓,揭尽髓室顶并使根管通畅,清除髓室和根管内的坏死组织与感染物质,以达到根管引流的目的。

(2)未形成骨膜或黏膜下脓肿者勿施局部切开排脓。

(二)年轻恒牙慢性根尖周炎

慢性根尖周炎是发生于根尖周组织的慢性炎症。其中,有的是根尖周围组织对根管内细菌、毒素等刺激的慢性炎症反应,或对根管内低度刺激的防御反应。

年轻恒牙慢性尖周炎的病变特点是纤维和肉芽组织的形成,以及尖周组织的形态改变。其病变类型有慢性尖周肉芽肿、慢性尖周脓肿、慢性尖周囊肿和慢性尖周致密性骨炎等。

1.临床特征

(1)慢性尖周炎多无自觉症状,有时感咀嚼不适,咬合无力。

(2)患牙有深龋、牙发育异常或其他牙体硬组织破损,或有充填修复史,或有牙外伤史等。

(3)患牙牙冠变色,失去光泽,叩诊时有轻微疼痛等。

(4)有的患牙有瘘管。如有瘘管更易诊断,但应认真检查其与患牙的关系。瘘管的临床表现包括:①瘘管口大多位于患牙根尖部的唇、颊侧牙龈表面,也有的位于舌、腭侧牙龈处,偶尔还可见瘘管口远离患牙。②瘘管有时溢脓,有时闭合,当尖周脓液、渗液压力大时,可再度开放闭合的瘘管。③有的患牙出现瘘管反复溢脓的现象与病史。

(5)各类慢性尖周炎的临床表现。由于慢性尖周炎的病变类型不同,其临床表现不完全相同:①尖周肉芽肿。尖周肉芽肿是根尖周组织受到来自根管内的轻微感染刺激后产生的一团炎性肉芽组织。肉芽组织中有慢性炎症细胞浸润,主要是淋巴细胞、浆细胞、巨噬细胞和少量中性粒细胞,此外还有成纤维细胞和增生的毛细血管,有的还有呈条状或网状增殖的上皮细胞。尖周肉芽肿周围常有纤维膜包绕并与牙周膜相连。当儿童抵抗力较强时,尖周肉芽肿病变可维持较长时间,并保持相对稳定的状态。②慢性尖周脓肿:慢性尖周脓肿又称慢性牙槽脓肿,是局限于尖周区的慢性化脓性炎症,可以由尖周肉芽肿或尖周囊肿发展而来,也可由急性尖周脓肿转变而来。慢性尖周脓肿中,除脓腔中心的坏死、液化组织外,脓腔壁为炎性纤维结缔组织或肉芽组织,组织中有密集的炎性细胞浸润,有的还有成纤维细胞和少许新生毛细血管。慢性尖周脓肿的脓液有时可逐渐穿通骨壁和软组织而得到引流;当局部引流不畅,或机体抵抗力降低,病原毒力增强时,慢性尖周脓肿又可急性发作。通常,有瘘管的慢性尖周脓肿不易转为急性炎症,而无瘘管的慢性尖周脓肿较容易转为急性尖周脓肿。③尖周囊肿:尖周囊肿是上皮衬里充满液体,被肉芽组织包绕的尖周炎症。可以由肉芽肿发展而来,也可以由慢性尖周脓肿发展而来。尖周囊肿分囊腔和囊壁,囊腔中充满浆液性、清澈透明的或黄褐色囊液,液体中含变性、坏死和脱落的上皮细胞和渗出细胞。囊壁内层为上皮组织,成为囊腔的上皮衬里,外层为致密的纤维结缔组织,构成囊腔外壁,内、外层之间为慢性炎症细胞浸润的肉芽组织层。尖周囊肿生长缓慢,体积较小,局限于牙槽骨内。当囊液增多,囊肿逐渐增大引起周围骨质吸收,囊壁可达颌骨表面直接位于口腔黏膜下,检查时,可见患牙根尖部隆起,扣诊时富有弹性或乒乓球感;当囊液增多,囊肿破溃时,可形成瘘管;当囊肿过大时,增大的囊肿可压迫邻牙,使邻牙移位或使邻牙根吸收。④尖周致密性骨炎:是尖周组织对来自牙髓或根管感染的长时间轻度刺激的炎症反应或防御反应。其临床表现为尖周的骨质增生,骨小梁密度增大,而且伴随有少量慢性炎性细胞浸润。对于儿童年轻恒牙,由于其根尖孔粗大,牙髓组织疏松,血液供应丰富,当牙髓发生炎症时,根尖周组织亦可表现为骨质增生,骨小梁密度增大的慢性炎症反应,即慢性致密性骨炎。而进行牙髓治疗之后,这种防御性的炎症反应即可消失(图3-39)。⑤不同类型慢性尖周炎X线片上的显示特点:慢性尖周脓肿的X线片显示特征是尖周有边界不清的弥散性稀疏区;尖周肉芽肿的X线片显示特征是根尖周有边界清楚的圆形或椭圆形骨质稀疏区;尖周囊肿的X线片显示特征是根尖周有边界清楚、轮廓分明并有1条阻射白线的骨质透射区,这是由于缓慢生长的囊肿,周围骨质形成致密硬骨板包绕囊壁所致;致密性骨炎的X线片显示特征是根尖周局限性的骨质密度增大的阻射影像。⑥慢性根尖周炎病变类型的转变:由于病原刺激的强弱和机体抵抗力的变化,各型慢性根尖周炎之间可发生相互转变。当机体抵抗力较强或病原刺激较弱时,尖周肉芽肿的肉芽组织内纤维成分增多,牙槽骨破坏吸收暂时停止或有所修复,病变区缩小。当机体抵抗力减弱或病原刺激增强时,肉芽组织内纤维成分减少,炎症成分增多,中央部分变性坏死,化脓形成脓腔成为慢性尖周脓肿;或肉芽组织内的上皮团块液化,并有上皮细胞增殖覆于液化腔内,形成尖周囊肿。当机体抵抗力增强或局部引流良好时,尖周脓肿内的肉芽组织增生,转为尖周肉芽肿;若尖周脓肿的炎症缓解,上皮增殖也可发展为尖周囊肿。当机体抵抗力降低,尖周囊肿增大,并继发感染可转变成尖周脓肿;尖周囊肿也可因周围的肉芽组织增生活跃,使囊腔消失成为尖周肉芽肿等。

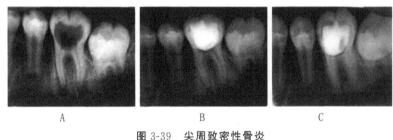

图 3-39 尖周致密性骨炎

A.根管消毒前;B.根管消毒中;C.根管消毒后

慢性尖周炎的这3种病变方式,只有在彻底清除根管内感染物质,杜绝再感染的途径之后,才能消除炎症病变,修复根尖周组织。

2.诊断要点

(1)X线检查:①年轻恒牙慢性尖周炎诊断的重要依据是X线检查。例如,尖周囊肿的X线片显示患牙根尖有一圆形的、边界整齐的透射区,典型的表现是透射区周围有白线围绕。②但若尖周囊肿继发感染,其周围则无明显的白线影像,而且边界不一定整齐。③较大的尖周囊肿需与颌骨囊肿相鉴别。颌骨囊肿所涉及的牙根尖周膜腔是连续的,而且其硬板完整。④慢性根尖周炎各类病变的X线片各有其显示的特征,但由于它们常处于病变的移行过程,即使借助于X线检查,亦不易准确区分其病变类型,尤其是当病变范围较小时更不易区分。较小的尖周囊肿和较小的尖周肉芽肿就难以区分。而且,尖周囊肿、尖周肉芽肿和慢性尖周脓肿采用相同的治疗方法,因此,临床诊治过程中并无必要准确区分上述3类病变,而统称为"慢性尖周炎"。

(2)临床表现:①患牙的临床表现可作为诊断要点。例如,包括龋病、牙发育异常、牙外伤在内的牙体硬组织疾病,牙冠色泽,牙髓活力,患牙根尖处牙龈,或邻近、远离的牙龈窦道、皮肤窦道等。②对于儿童年轻恒牙,由于牙髓活力较强,常出现牙髓还有活力而同时又有牙龈、皮肤瘘管的情况。这种情况多见于第一恒磨牙龋源性的牙髓感染。

(3)病史：①患牙病史可作为诊断参考依据。例如，患牙的外伤史、龋病充填史及牙髓治疗史等。有的甚至于活髓保存治疗后并无症状，但 X 线片显示尖周有病变或出现瘘管现象，表明已转为慢性尖周炎症。②在患牙的治疗过程中，若见到根管内溢出稀薄透明的渗出液时，应疑为尖周囊肿的囊液；若见到根管内溢出脓液或血性脓液时，应疑为尖周脓肿的脓液。治疗时的仔细观察可使诊断更为明确。

3.治疗原则

因为恒牙萌出后 2～3 年牙根才达到应有长度，3～5 年根尖才发育完成，年轻恒牙牙髓一旦发生严重病变或牙髓坏死，牙根则停止发育。因此，年轻恒牙牙髓坏死，或牙髓坏死并发根尖周病的治疗原则是采用促使根尖继续发育或根端闭合的治疗方法，即根尖诱导成形术。

根尖诱导成形术是在遵循根管治疗原则的基础上，通过清除根管内的坏死组织和感染物质，加强根管消毒，并经根管内药物诱导，使根尖继续形成，缩小根尖孔，封闭根端的治疗。

三、年轻恒牙牙髓病和根尖周病的治疗

(一)年轻恒牙活髓保存治疗

活髓保存治疗是指保存活性牙髓的治疗，包括保存全部生活牙髓的治疗和保存部分生活牙髓的治疗。前者称盖髓术，后者称活髓切断术，故活髓保存治疗是指盖髓术和活髓切断术。其中，盖髓术又包括间接盖髓术和直接盖髓术。保存活髓治疗时应用的药物为盖髓剂。

临床上根据牙髓炎症的性质、程度，以及牙髓是否外露而选择上述不同的治疗方式，达到保存生活牙髓的目的。

由于生活牙髓和牙乳头对年轻恒牙萌出后的继续发育至关重要，在牙根尚未发育完全的年轻恒牙牙髓病治疗中，保存活性牙髓应是最符合生物学观点的首选治疗。对于儿童年轻恒牙，经过活髓保存治疗后，可使牙根继续发育与根尖形成，故又称为根尖成形术。

1.间接盖髓术

间接盖髓术是指将药物（盖髓剂）置于接近牙髓的洞底，通过药物的作用，控制牙髓炎症，促进软化牙本质再矿化和修复性牙本质的沉积，保存全部牙髓活力，恢复牙髓健康的治疗。间接盖髓术又称为用药物保护牙髓的方法，即护髓法。

(1)适应证：①深龋近髓或外伤冠折近髓无明显牙髓炎症状的患牙。②症状轻微，发病时期较短的可复性牙髓炎的患牙。

所谓深龋近髓，即龋蚀破坏接近牙髓或牙髓即将暴露的状态，或于洞底髓角处出现透红点、脱钙点、极为敏感或极为疼痛点。而可复性牙髓炎相当于炎症初期的牙髓充血。即当患牙受到冷、热温度刺激或酸、甜化学刺激时，立即出现瞬间疼痛反应，尤其是对冷刺激反应更为敏感、迅速和强烈。但当刺激去除后，疼痛症状即可消除，或仅持续数秒随即缓解。

(2)治疗步骤：有一次法与二次法治疗。

1)一次法治疗：①患牙局部麻醉。②去龋、制洞。去龋、开扩洞口，用球钻尽可能去除深龋洞底感染、软化牙本质，或保留接近牙髓处可能穿髓部位的少量软化或变色牙本质，以防露髓。③冲洗、盖髓。去龋、制洞后用生理盐水冲洗窝洞，棉球拭干，于洞底覆盖盖髓剂(1～2 mm 厚)。④垫基底、充填修复、调𬌗(图 3-40,图 3-41)。

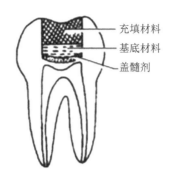

图 3-40　间接盖髓术(解剖图)

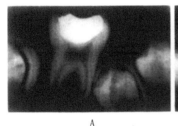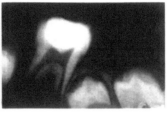

A　　　　　　　　　　　　B

图 3-41　间接盖髓术(影像图)

A.间接盖髓术术中;B.间接盖髓术术后 6 个月

2)二次法治疗:①第一次治疗,患牙局部麻醉、去龋制洞、冲洗、盖髓等均与一次法治疗相同,但于洞底覆盖盖髓剂后用氧化锌丁香油酚糊剂暂时封固窝洞,观察。②第二次治疗:暂封观察8～12 周,如无症状,检查无异常,X 线片可见洞底处软化牙本质密度增强,近髓处有修复性牙本质沉积,即可去除表层暂封材料,垫基底,充填修复与调𬌗,或者去除暂封材料与盖髓剂,再次去除洞底残留的软化牙本质,确认无露髓后,再行窝洞冲洗、盖髓、垫基底、充填修复、调𬌗完成治疗。通常,在完全去除感染的软化牙本质后有可能穿髓时,或不能判断牙髓状况而需观察牙髓反应时采用二次法治疗。而对深龋的年轻恒牙,若难以确定牙髓状况,应常规在洞底覆盖盖髓剂,使之尽可能得到保存生活牙髓的机会,有利于牙根的继续发育。

但是,间接盖髓术治疗时常面临以下几个问题,例如如何判断深龋的牙髓状况,如何去除深龋的龋蚀组织或深龋洞底可保留多少龋蚀组织,X 线片显示根尖周有异常的未露髓的深龋患牙是否可行盖髓术,盖髓术后应定期观察哪些内容等。为此,有以下注意事项。

(3)注意事项:①深龋牙髓状况的判断与治疗,绝无自发性疼痛,仅有对冷刺激敏感反应的深龋牙髓的患牙方可选择间接盖髓术。在难以判断牙髓状况时,应采用治疗性诊断方法继续判断,即通过盖髓治疗再继续观察牙髓状况。观察中,一旦出现热刺激或自发性痛即改变治疗方案。临床诊断已属不可复性牙髓炎则禁忌间接盖髓术。可复性牙髓炎与不可复性牙髓炎鉴别的关键在于是否出现自发痛和对温度刺激的反应。前者绝无自发痛史,但对冷刺激可出现一过性敏感疼痛;后者一般有自发痛史,而且对温度刺激引起的疼痛反应程度重,持续时间长。不可复性牙髓炎可发生在牙髓的某一局部,也可能波及全部牙髓,甚至在炎症中心部位发生程度不同的化脓与坏死,故其自发痛的程度相差甚远。②如何去除深龋的龋蚀组织,即可保留多少龋蚀组织:为了避免露髓带来的损伤和感染,去龋时应采用球钻轻轻操作,尤其是洞底近髓处的去龋,宜采用慢速球钻小心操作为宜。因软化牙本质为感染牙本质,非软化的变色牙本质细菌侵入较少,治疗时应将大部分感染的软化牙本质去除,仅保留近髓处少量软化的牙本质,或变色的非软化牙本质。因前者治疗后可以再矿化,后者治疗后矿化度更高。③术后定期观察哪些内容:间接盖髓术后需定期观察,观察的内容包括有无临床症状;牙髓是否有活力;X线片显示洞底近髓处有无修复性牙本质沉积、髓室与根管内有无异常表现、根尖周有无病变,以及牙根是否继续发育等情况。若出现根尖延长、管腔缩小、管壁增厚等牙根继续发育现象,说明牙髓是具有活力的。术后须定期观察到牙根发育完成为止。

2.直接盖髓术

直接盖髓术是用药物覆盖于新鲜暴露的牙髓面上,以保护牙髓并促进牙髓修复的治疗方法。

(1)适应证:①外伤、去龋制洞造成的牙髓新鲜暴露,暴露点为针尖大小。②无明显症状或症状轻微的深龋露髓。

(2)治疗步骤:①外伤、制洞造成牙髓暴露,或深龋制洞、去除深层软龋后,洞底髓角部位露髓,立即用生理盐水冲洗窝洞,并在有效的防湿中尽快将盖髓剂覆盖于露髓处,用封闭性良好的材料暂时密封窝洞,观察。③继续定期观察至根尖发育完成。②8～12周,如果无症状,去除表层暂时封闭材料,磷酸锌水门汀基底,充填修复,调拾(图3-42,图3-43)。

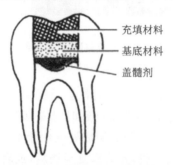

充填材料
基底材料
盖髓剂

图 3-42　直接盖髓术(解剖图)

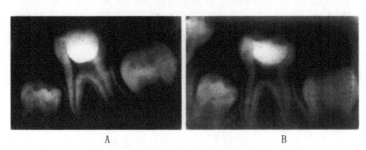

A　　　　　　　　　　　　　　B

图 3-43　直接盖髓术(影像图)

A.直接盖髓术术后;B.直接盖髓术术后1年

(3)注意事项:①适应证的选择是严格的,深龋露髓是否可行直接盖髓术。过去认为,直接盖髓术仅适用于健康牙髓的新鲜暴露病例,而因龋病露髓的患牙不宜使用。目前认为,对于年轻恒牙,如果症状轻微,损伤小,去龋后露髓试行直接盖髓术,术后可取得较好效果。但是,由于临床评价与组织学评价的不一致性,使龋损露髓的适应证选择较为困难,核心问题在于牙髓的健康状况难以明确。露髓点大小的问题。通常是牙髓的新鲜暴露,直径不超过针尖大小(约1 mm),可施行直接盖髓术。因露髓点越大,牙髓组织损伤越重,术后引起炎症反应的可能性越大,从而影响暴露牙髓的硬组织愈合。但是有关露髓点大小对牙髓组织愈合的影响仍需继续观察与研究。

②手术操作是无菌的:直接盖髓术的所有操作都需注意无菌、防湿与防止污染,而且还需避免因对牙髓暴露点的探查致使机械损伤牙髓组织。

3.活髓切断术

活髓切断术又称切髓术,是指在局部麻醉下,切除病变牙髓,将药物(盖髓剂)覆盖于牙髓断面上,促使断面硬组织愈合,保存剩余牙髓活力的治疗。通常,切髓术是切除病变的冠部牙髓,于根管口的牙髓断面上覆盖盖髓剂,促使根管口部位的修复性牙本质沉积,保护根部牙髓活力的治疗,又称冠髓切断术。无论是前牙或是后牙,之所以多数选择根管口或牙颈部切断冠髓,是因为:①限于目前检查手段正确判断牙髓病变所涉及的范围较为困难,若判断失误,留下炎症感染的牙髓常可导致治疗失败,故目前仍多采用常规的切除炎症冠髓组织的切髓术;②于根管口或牙颈部切除冠髓,易掌握手术的切断部位;③根管口处的创面小,易使牙髓断面愈合。牙髓断面的愈合是沉积修复性牙本质的愈合,是硬组织的愈合。

(1)适应证:①前牙外伤冠折、牙髓外露不宜直接盖髓者。②深龋轻度牙髓炎或部分冠髓牙髓炎。

(2)治疗步骤。①局部麻醉:麻醉用药、注射部位和注射剂量同拔牙麻醉。②去龋、制洞:常规去龋制备洞形,冲洗窝洞,1%碘酊擦拭各洞壁,有效隔湿。③切除冠髓:用球钻沿一侧髓角或露髓点进入髓室,用提拉力量揭去髓室顶。用锋利刮匙刮除冠髓,或用慢速球钻磨去冠髓至根管口下1 mm处。④盖髓剂盖髓:切除冠髓后生理盐水反复冲洗髓室,棉球拭干,立即将调制好的盖髓剂覆盖于根管口的牙髓断面上,约1 mm厚,轻压,使盖髓剂与断面组织贴合,用封闭性良好的材料暂时封固,观察。⑤充填修复:暂封观察8~12周,如无症状与异常,去除上层暂封料,磷酸锌水门汀基底,永久充填修复,调殆(图3-44,图3-45)。⑥定期观察:至根尖发育完成。

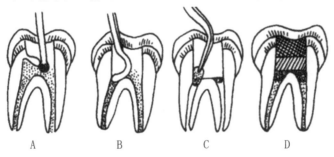

图 3-44 年轻恒牙切髓术
A.揭髓室顶;B.切除冠髓;C.覆盖盖髓剂;D.充填修复

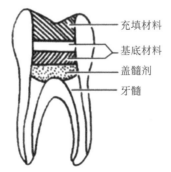

充填材料
基底材料
盖髓剂
牙髓

图 3-45 年轻恒牙切髓后充填修复

117

（3）注意事项：①无菌操作，轻巧操作：手术全过程始终注意严格的无菌操作，制洞后立即吸唾并进行有效的隔湿。最好采用橡皮障隔湿法进行手术全过程治疗。采用锋利器械切髓，轻巧操作，切忌拉扯，避免损伤剩余牙髓。②冲洗清创，覆盖盖髓剂：切髓后用生理盐水反复多次冲洗，以去净感染物质，达到清创目的。用生理盐水棉球拭压根管口以止血，止血后在牙髓断面上未形成血凝块之前立即覆盖盖髓剂，并使盖髓剂与牙髓断面贴合，而非与血凝块接触，氧化锌丁香油酚水门汀封固窝洞，观察。③定期复查：切髓术后，每3个月定期复查，包括剩余牙髓的活力、根管口处切髓面的愈合情况及牙根继续发育状况等。

当根尖继续发育完成后，磨牙则可去除大部分暂封材料，垫基底充填修复；前牙则需在局部麻醉下打通根管口处的牙本质桥，去除根髓，行根管治疗术。

对儿童年轻恒牙，活髓切断术常是过渡性治疗。术后，当根尖发育完成时，应再行根管治疗术。

（4）切髓术后牙髓继发感染的可能途径：①手术时创面的唾液污染。②去龋时含细菌的牙本质碎屑进入牙髓组织。③修复材料边缘微渗漏可能是远期继发感染的途径之一。

关于微渗漏，目前尚无能够完全避免微渗漏的修复材料。为了预防或减少细菌微渗漏对牙髓的影响，须注意：①治疗时应特别注意清洁牙面和窝洞，以去除可能有细菌感染的玷污层；②选用目前认为可以较好地预防细菌微渗漏的氧化锌丁香油糊剂作为盖髓剂上方的基底材料，或密封窝洞的常规填充材料，以此隔绝外来感染与物理、化学等刺激。

（5）切髓术的成功因素：①治疗前的临床诊断。有较明显的热刺激痛或自发痛的病例，或X线片显示根尖周膜腔增宽、骨小梁致密的患牙是不适宜选择切髓术的。②治疗中的无菌操作和最小的损伤程度。③良好的盖髓剂和密封性能好的修复材料。提高切髓术治疗效果的关键是：①准确地去除病变牙髓；②术中的无菌操作；③盖髓剂的良好性能；④充填材料的密封性。

（6）切髓术的治愈标准：①术后无临床症状。②牙髓保存活力。③X线片显示：盖髓剂下方有修复性牙本质的沉积；根管内或根尖周无病变；未成熟的牙根继续发育成熟。

随着牙髓生物学研究的进展，在牙髓切断术的基础上，有学者提出了一种保存更多牙髓组织的方法，即部分牙髓切断术。部分牙髓切断术只需去除露髓孔下方炎症性或感染性牙髓组织，保留所有未被感染的健康牙髓组织，主要适用于年轻恒牙外伤性或龋源性露髓。

4.牙本质桥

牙本质桥是在暴露或切断的牙髓创面上短期内新生的一层牙本质壁，形似桥状物的硬组织，或X线片显示为带状钙化物的硬组织。牙本质桥形成的实质为修复性牙本质沉积，又称为牙髓的硬组织愈合形式。由于牙本质桥的形成是牙本质修复的表现，是牙髓自我修复的结果，故牙髓断面上新生牙本质，形成硬组织屏障，封闭整个断面的形式应是理想的牙髓愈合形式。能达到硬组织愈合的患牙牙髓多是较健康的牙髓。

通常认为，牙本质桥的形成可作为评价活髓保存治疗成功与否的重要指标之一，而且，牙本质桥也可作为隔绝外界理化因素的刺激和防止牙髓继发感染的良好屏障，它的形成是有意义的。

（1）牙本质桥的基本结构：牙本质桥的基本结构是管样牙本质和骨样牙本质。管样牙本质类似牙本质的结构，相对完整，为完全性牙本质；骨样牙本质含骨陷窝样结构，常有小孔和/或裂隙，有的未完全覆盖牙髓创面，为不完全性牙本质。在牙本质桥的形成过程中，随着时间的延长，骨样牙本质减少，管样牙本质增多，最终可达完全性牙本质。但是，当其结构尚不完善时，骨样牙本质的孔隙可构成与外界的通路，可能成为术后继发感染的原因。

（2）牙本质桥的组织学分类：①牙本质桥：可清楚看到牙本质小管，前期牙本质和成牙本质细胞。②假性牙本质瘤：制洞时残留的牙本质碎片在切髓断面上形成钙化中心，周围有骨样牙本质，排列紊乱，封闭不如牙本质桥。③混合型牙本质桥：是由牙本质桥和假性牙本质瘤混合而成，其中一部分为牙本质桥样结构，一部分为假性牙本质瘤，封闭情况界于前两者。假性牙本质瘤和混合型牙本质桥又称为不完全性牙本质桥。④牙本质桥的组织形成过程：传统将牙本质桥的组织形成过程分为 4 个时期，即渗出期、增殖期、骨样牙本质形成期和管样牙本质形成期。

（3）影响牙本质桥的形成因素：①牙髓创面的血凝块：存在于盖髓剂和牙髓组织之间的血凝块，将影响牙髓创面的愈合。因为血凝块可妨碍盖髓剂与牙髓组织的接触，从而隔断盖髓剂对牙髓组织的作用，影响牙本质桥的形成；血凝块可为细菌感染提供繁殖场所，从而引起牙髓的继发感染；血凝块中所含的白细胞的趋化作用可强化组织的损伤，或出现由盖髓剂引起的牙髓组织炎症反应。②牙本质碎屑：去龋制洞时残留在露髓处或牙髓断面上并进入牙髓组织的牙本质碎屑，可以引起牙髓的继发感染，或成为硬组织的钙化中心逐渐形成牙本质瘤，它们孤立存在或相互融合成块，牙本质瘤之间夹杂着牙髓组织，大多数与髓腔壁之间留有空隙。形成的牙本质桥为不完全性牙本质桥。

牙本质碎屑的存在是不利于牙髓修复的，应该清除掉。但完全将其清除又较为困难，故在去龋、备洞与切髓后，需应用 5.25% 次氯酸钠液或 3% 过氧化氢液与大量生理盐水交替冲洗创面，以便去除大部分牙本质碎屑并修整创面。③钙化速度：牙本质桥的尽快形成是人们所期望的，但钙化过快，牙髓细胞、血管、神经等都有可能被埋入牙本质桥中而出现孔隙，并非理想。反之，钙化较慢，可使成牙本质细胞功能充分发挥，形成结构较致密的牙本质桥。钙化较慢的牙本质桥较钙化较快牙本质桥的组织结构明显致密。

（二）年轻恒牙根尖诱导成形术

根尖诱导成形术是指发生牙髓严重病变或尖周炎症的年轻恒牙，在消除感染和根尖周炎症的基础上，用药物诱导根尖继续发育和/或根端闭合的治疗。

牙萌出时，牙根发育的长度为根长的 1/2～2/3，恒牙萌出后 2～3 年牙根才达到它应有的长度，3～5 年根尖才发育完成。牙萌出后牙根需继续发育，能使其继续发育的组织是位于根管中的生活牙髓和根尖部的牙乳头，倘若在牙根继续发育的过程中，牙髓或牙乳头因感染和炎症发生严重病变或坏死，根尖则停止发育，呈短而宽的牙根。此类牙根的患牙难以维持终身并难以承受它应有的咀嚼功能。牙髓坏死造成儿童恒牙牙根发育不全是相当普遍的，多是由牙外伤或畸形中央尖等继发感染而引起。过去认为这类牙的治疗较困难，主要是从牙根发育的理论看，因为牙髓发生严重病变或坏死后，失去成牙本质细胞分化与沉积牙本质的可能性，也就是说失去牙根继续发育的生理条件而呈喇叭口样的根尖。

以往对这类根尖敞开的死髓牙，至少在前牙区，通常是用外科方法治疗，即将根尖端牙槽骨开窗，用牙胶或银汞倒充填，以封闭敞开的根尖（图 3-46）。采用这种方法治疗，治疗后不能使牙根继续发育而导致牙根过短，为此，人们很早就在寻求非外科治疗手段。

早在 20 世纪 30 年代，德国学者 Hermann 将氢氧化钙用于牙髓治疗，包括盖髓术、切髓术、去髓术和感染根管的治疗，而且证实氢氧化钙制剂对这些治疗都有效果。

20 世纪 60 年代，Kaiser 和 Frank 在美国牙髓病年会上分别报道了用氢氧化钙治疗牙根未发育完全患牙获得良好效果的病例，并提出根尖诱导成形术的概念。而后，Frank 进行了大量研究，将诱导根尖继续发育状况分为 4 种临床类型，且提出：感染一经控制，牙根可再度形成的观点,认为牙骨质沉积于根端,封闭根尖的过程只有在没有炎症的条件下才有可能。从此,人们将"根尖诱导成形术"称为"Frank技术"。

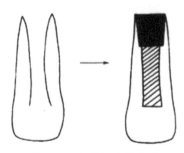

图 3-46　根尖倒充填治疗

自从提出根尖诱导成形术以来,关于控制感染和尖周炎症在诱导根尖形成中的作用一直被人们所关注,但始终未将控制感染和尖周炎症的治疗放在首位。

随后,陆续有关于经抗菌药物消毒根管后,牙根可以继续发育或根端闭合的病例报道,认为当炎症得到控制,在富有血管而宽大的根尖区可具有强大的生长和修复能力。之后又经动物试验研究证实,控制感染后牙根即可继续发育,而当炎症消除后,再用氢氧化钙诱导,其效果更为理想。同时认为,氢氧化钙制剂对残留生活牙髓的根尖,其诱导作用最强;对无残留生活牙髓,而根尖周炎症不明显的根尖,也有较强的诱导作用;对根尖周有明显炎症的根尖,氢氧化钙则可被根尖周的炎性组织吸收而无诱导作用。因而,在根尖诱导成形术中,消除牙髓和尖周组织的炎症是首要的(图 3-47)。

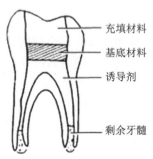

图 3-47　根尖诱导成形术

1.适应证

(1)牙髓病已波及根髓,不能保留或不能全部保留生活根髓的年轻恒牙。

(2)牙髓坏死或牙髓坏死并发根尖周炎的年轻恒牙。根尖诱导成形术的适应证范围不是仅限于牙髓坏死并发尖周炎症,牙根停止发育的患牙,而且也适应于根端残留生活牙髓,或牙乳头尚未损害的患牙。其中,并发根尖周炎的患牙治疗难度较大。

2.治疗特点

根尖诱导成形术的治疗特点是在根管预备、根管消毒和根管充填的根管治疗步骤中,加强根管消毒,并增加了药物诱导。所谓加强根管消毒,是指通过根管消毒控制根管内感染和消除根尖周组织炎症;而增加了药物诱导,则指的是在控制根管内感染和消除炎症,包括消除根尖端残留牙髓、牙乳头、根尖周组织炎症的基础上,应用药物恢复并促进它们的修复功能,从而达到使根尖继续发育或根端闭合为目的之诱导。所用的诱导药物又称诱导药。

3.诱导根尖形成所依赖的组织

(1)根尖端残留的生活牙髓:此部分残留的牙髓,在无炎症的前提下可分化为成牙本质细胞,沉积于牙本质,继续发育牙根,所形成的牙根近似于正常的牙根。

(2)根尖端的牙乳头:牙髓被破坏后,若保留了全部或大部分存活的牙乳头,也可分化为成牙本质细胞,使牙根继续发育。

(3)根尖周组织中的上皮根鞘:当根尖周炎症消除后,幸存的上皮根鞘及其功能得以恢复,也可使根端闭合。诱导根尖继续发育不仅取决于残留牙髓的活力,而且取决于根尖端的牙乳头和尖周组织中上皮根鞘功能的恢复。为此,在诱导成形术治疗中,必须注意:①保留根尖端生活的牙髓;②保护根尖端的牙乳头;③恢复上皮根鞘功能。依据患牙的病变状况,充分利用可使根尖发育和根端闭合的上述组织的生理功能,尽可能使其形成较为理想的根尖继续发育类型。

4.治疗类型

依据患牙牙髓、尖周组织的病变状况和诱导根尖形成所依赖的组织或途径,根尖诱导成形术的治疗类型如下:

(1)Ⅰ型:Ⅰ型为根尖端残留有生活牙髓和/或牙乳头的患牙。治疗时,在经根管消毒后,即可用氢氧化钙制剂等药物诱导,恢复根尖端牙髓或牙乳头活力,使根尖继续发育完成。

(2)Ⅱ型:Ⅱ型为牙髓坏死或牙髓坏死并发根尖周组织炎症的患牙。治疗时,在去除根管内感染坏死的组织后,通过加强根管消毒,控制根管内感染和消除尖周炎症之后,再经诱导药物诱导,恢复上皮根鞘活力,可使根端闭合。因炎症消除后,上皮根鞘才有可能诱导牙乳头分化为成牙本质细胞继续形成根尖部的牙本质,或诱导尖周组织分化为成牙骨质细胞形成根尖部牙骨质。

5.治疗步骤

(1)备洞、开髓:常规制备洞形并开髓或揭髓室顶,开髓的位置和大小应尽可能使根管器械可直线方向进入根管。

(2)根管预备:仔细清理并预备根管,用3%过氧化氢或5.25%次氯酸钠与生理盐水交替冲洗,去除根管内坏死或感染的组织。对于急性炎症的患牙,在进一步治疗前,需建立有效的引流。

(3)根管消毒:根管预备、冲洗、吸干后,于髓室内或根管内封入消毒力强、刺激性小的药物,如木榴油棉球、抗生素药物或氢氧化钙制剂等,每周更换1次,至无症状或无渗出为止。若封抗生素,木榴油糊剂,第一周更换药物后,可1~2个月更换1次,至尖周炎症消除为止。若用氢氧化钙制剂作为消毒剂消毒根管,则需2周左右更换1次,以防其被炎症组织吸收而失去消毒的效用。

(4)药物诱导,暂时封固,随访观察:①去除根管内消毒药物,冲洗、吸干,用可诱导根尖成形的药物填入或注入根管内直达根尖。通常采用的诱导药为氢氧化钙制剂,如注入型的 Vitapex 糊剂。②注入诱导药后,用封闭性良好的材料充填患牙(常规树脂充填),3~6个月定期复查1次,至根尖形成或根端闭合为止。复查时注意有无临床症状,如有无疼痛、肿胀,有无瘘管,叩诊是否疼痛,牙松动度情况及能否行使功能等,而且还需摄取 X 线片,观察根尖周组织和根尖形成状况。

(5)常规根管充填:当 X 线片显示根尖延长或根端闭合时,则可去除诱导药,常规根管充填、垫基底、充填修复、调𬌗,可再继续观察。

6.注意事项

(1)控制根管内感染和消除牙髓或尖周组织炎症是根尖诱导成形术治疗的关键。因此,清理与冲洗根管内感染物质,依据所用消毒药物的药理作用进行根管消毒,直至尖周组织炎症基本消除为止,再行药物诱导方可缩短疗程取得疗效。有的患者甚至在清理根管、消除感染和炎症后,根尖即可继续发育或根端闭合。

(2)术前、术后和观察中应拍摄 X 线牙片。通过连续 X 线片可了解患牙根尖周炎症病变的消除情况、牙根尖继续发育或根端闭合状况等,以预测其疗程和效果。术中的 X 线片还可预测其牙根长度,以避免将感染物质推出根尖,或根管器械损伤牙乳头和尖周组织。

(3)掌握根管充填时机。患牙经诱导成形术治疗,当 X 线片显示:根尖周病变愈合,牙根尖继续发育或根端闭合时为永久根管充填时机。除 X 线检查外,还可通过探查以判断根尖发育或根端闭合状况,若探查时根尖端有钙化物沉积的阻力,也可为根管充填时机。

(4)疗程和效果的决定因素。根尖诱导成形术的疗程和效果不仅取决于牙髓尖周病变的性质和程度,而且取决于发生病变时牙根的发育状态及儿童患者的健康状况,因而治疗较为困难,疗程不等,对此应有充分的思想准备。

(5)Frank 根尖诱导成形术的根尖继续发育类型(图 3-48)。

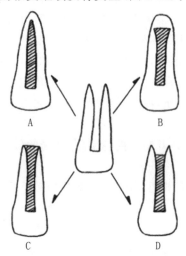

图 3-48　Frank 根尖继续发育类型

A 型:根尖继续发育,管腔缩小,根尖形成;B 型:根尖继续发育,管腔无变化,根端闭合;C 型:X 线片未见根尖继续发育,但根尖端有钙化屏障形成,探查有阻力;D 型:X 线片未见根尖继续发育,但根尖内有钙化屏障形成,根尖内探查有阻力

实际上这 4 种类型与患牙的牙髓、根尖周病变有关:A 型为根尖端有残留生活牙髓,经治疗,可使根尖延长,管腔缩小,根端闭合;B 型为牙乳头未受损害,经治疗,可使根尖延长,根端闭合;C、D 型为牙髓坏死或并发根尖周炎症的病例,经治疗,可使根尖端或根尖内沉积硬组织屏障而出现探查阻力,X 线片未见根尖延长和管腔变化。因而,根尖继续发育类型的决定因素是:①根尖部是否残留生活牙髓;②根尖端牙乳头是否保留存活或是否受到损害;③根尖周组织中的上皮根鞘是否得到恢复。

(三)牙髓血供重建术

牙髓血供重建术又称牙髓血管再生治疗,2001 年由 Iwaya 等首次提出。是指牙髓严重病变或牙髓坏死尖周炎症的年轻恒牙,在控制根管感染和根尖周炎症的基础上,刺破根尖部组织出血,溢至根管内,形成根管内血凝块,为组织再生提供支架的治疗。

1.治疗特点

(1)保存生活牙髓和牙乳头。

(2)控制剩余牙髓、牙乳头、尖周组织炎症。

(3)通过牙髓血供的重建为组织再生提供支架。

(4)达到牙根继续发育或尖周组织修复目的。

2.治疗步骤

(1)第一次治疗:①术前X线检查根尖周组织状况及牙根发育程度。②备洞、开髓,揭去髓室顶,直线暴露根管口。③用根管器械探查根尖部牙髓、尖周组织情况。④反复冲洗根管。2.50%～5.25%次氯酸钠溶液、3%过氧化氢、生理盐水冲洗。⑤根管消毒。根管冲洗后,纸捻吸干,封入抗生素糊剂。⑥暂封窝洞。

(2)第二次治疗:①术后2周,常规临床检查。②去除暂封材料与根管内封药。③反复冲洗根管并吸干。④用根管器械刺穿牙髓或根尖周组织使之出血,并使血液溢至根管达到根管口下(牙釉骨质界下)2～3 mm处,待其形成血凝块(约15分钟)。血凝块上方放置3～4 mm厚的亲水性硅酸水门汀(如MTA或硅酸三钙水门汀)。⑤玻璃离子水门汀基底、树脂充填、调殆、观察。

3.疗效评定

(1)临床评定:①有无疼痛,有无异常松动。②有无黏膜肿胀或脓肿形成。③有无瘘管。

(2)影像学评定X线片显示:①根尖周病变缩小或消失。②牙根是否继续发育:根尖延长、管腔缩小、管壁增厚等。③根尖或根端是否闭合(封闭)。

4.目前存在问题

(1)治疗适应证尚不甚明确。

(2)仅有个别病例或小样本病例的临床报道,缺乏大样本及远期效果的评估。

(3)术后可能出现以下并发症:牙冠变色、继发感染、根管钙化、是否需再行治疗等。

(4)除自身的凝固血液外,是否可使用生物材料作为根管内支架等。

(四)年轻恒牙牙髓病和根尖周病的药物治疗

年轻恒牙牙髓病和根尖周病的治疗药物包括活髓保存治疗中保存生活牙髓所用的药物——盖髓药,根尖诱导成形术中使根尖延长和根端闭合的药物——诱导药,根尖诱导成形术和/或根管治疗中可用作控制根管内感染的药物——根管消毒药。

迄今,对于儿童年轻恒牙,在众多牙髓病治疗药物中,既可作盖髓药、诱导药,又可作根管消毒药的药物仅有氢氧化钙及其制剂。也就是说,氢氧化钙是集盖髓药、诱导药与根管消毒药于一身的不可比拟的传统药物。

1.氢氧化钙及其制剂

氢氧化钙及其制剂首次由Hermann于20世纪20年代开始应用于牙髓病治疗以来,已有90余年的历史,至今仍在临床中广泛应用。

氢氧化钙为白色粉末,化学性质稳定,可溶于水并可解离成钙离子(Ca^{2+})和氢氧根离子(OH^-),使其形成强碱性环境(pH 9～12),而且,其解离过程是缓慢而持续的。因而,氢氧化钙不论用于盖髓、根尖诱导成形,还是根管消毒,其独特的作用可能均来源于它自身的特性,即它的强碱性和钙离子的共同效应。

(1)氢氧化钙强碱性的作用:①氢氧化钙的杀菌和抑菌作用:氢氧化钙的杀菌和抑菌作用与其 pH(pH 9~12)有直接关系。因为氢氧化钙释放的 OH^- 可快速结合脂质、蛋白质和核酸,增加细胞膜通透性,造成脂质过氧化、蛋白质变性、酶灭活和 DNA 损伤,进而使细菌死亡。其作用表现在以下方面:氢氧化钙可通过氢氧根离子破坏细胞膜的磷脂,并可分解不饱和脂肪酸产生自由基,从而破坏细菌的细胞膜。氢氧化钙通过其产生的碱性作用破坏蛋白质结构的离子键,使之成为不规则的空间结构而灭活酶活性。氢氧化钙通过 OH^- 与细菌的 DNA 发生反应而导致 DNA 链分裂,损伤 DNA。此外,氢氧化钙强碱性可中和细菌生长与组织变化产生的酸性产物,破坏细菌生长环境。因而,氢氧化钙的杀菌和抑菌作用取决于它的强碱性环境对细菌的作用,根管中大多数微生物在氢氧化钙产生的强碱性环境下是难以生存的。但是,氢氧化钙的杀菌和抑菌作用是有局限性的,其局限性是氢氧化钙的抗菌能力依赖于填入根管内糊剂的 OH^- 浓度,只有当 pH 保持在一个较高水平时,根管中的氢氧化钙才具有杀菌活性。研究发现,糊剂充填即刻,根管内的 pH 可高达 12.2,与氢氧化钙直接接触的牙本质小管中的 pH 为 8~11,外周牙本质中 pH 仅为 7.4~9.6。根管内封药后 1 周,其中的 pH 为 9.0,此时的抑菌活性也随之降低。也就是说,氢氧化钙的杀菌活性随着封药时间延长而减弱。根管内的氢氧化钙虽能杀灭大部分细菌,但不能抑制细菌以后的再生长。②氢氧化钙灭活内毒素的作用:氢氧化钙不仅可杀灭感染髓腔中的细菌,而且还可灭活其内毒素。根管的感染是以厌氧菌为主体的混合感染。内毒素是感染根管中主要微生物——革兰阴性菌死亡或繁殖时释放的毒素,其主要成分是脂多糖(Iipoplysaccharide,LPS)和类脂 A。LPS 释放时,可刺激机体产生前列腺素 E_2 等一系列炎性介质,导致细胞因子分泌和补体激活,引发宿主局部或全身免疫反应。氢氧化钙对内毒素的作用有以下几点:氢氧化钙碱性可使细菌脂多糖发生化学结构改变,有效降低根管中内毒素活性,从而降低内毒素激活单核细胞产生与释放肿瘤坏死因子 α 和前列腺素 F_2 水平,达到消除炎性病变的目的。氢氧化钙的高 pH 能够持久地改变 LPS 的免疫原性。当 pH≥12.3 时,LPS 基本失去了刺激单核细胞产生肿瘤坏死因子 α 的能力。但是,对于其灭活内毒素的作用机制至今仍不甚清楚,尚有待深入研究。③氢氧化钙可增强细胞碱性磷酸酶活性的作用:ALP 是分布在细胞膜上的酶,在碱性条件下(pH 5~10),可水解磷酸单酯,它是细胞增殖、分化不可缺少的酶。由于氢氧化钙的强碱性,增强了与之接触的细胞 ALP 的活性,故氢氧化钙可通过 ALP 的作用促进细胞的增殖和分化,从而使:牙髓创面沉积修复性牙本质,达到牙髓创面愈合目的。根尖端沉积牙本质、牙骨质或类牙骨质,延长牙根、封闭根端。牙根未发育完全的牙齿,根尖部的细胞是具有分化潜能的细胞。它们在氢氧化钙控制根管内感染和诱导作用下,促进细胞增殖分化。根端闭合的牙本质、牙骨质或骨质沉积可由牙乳头、牙囊、牙周膜组织中的细胞,和根尖部残留牙髓的牙源性细胞的分化并沉积相应的硬组织所致,不仅可继续形成根尖的牙组织,而且可使根尖周组织重建。

(2)氢氧化钙钙离子的作用:①诱发细胞分裂、分化:氢氧化钙中的钙离子可增加局部毛细血管通透性,对细胞分裂与分化有诱发作用。②激活信号传导途径:由于膜结合钙通道的除极(去极化)或活化,钙离子可通过细胞膜引起胞内 Ca^{2+} 浓度升高。而细胞内 Ca^{2+} 浓度的改变则可激活许多信号传导途径,导致某些基因的表达,从而调控细胞多种生理生化过程,如细胞的分化、分裂、DNA 合成和细胞间信息传递等。③促进局部组织的免疫反应:氢氧化钙中的 Ca^{2+} 是免疫反应不可缺少的元素,从而促进牙髓、尖周组织的免疫反应,提高牙髓尖周组织的自身抵抗力。为此,氢氧化钙作为盖髓药和诱导药广泛用于临床,可能在于它具有稳定的促进牙髓尖周组织修复的作用和特性。也许,氢氧化钙中的 Ca^{2+} 在修复过程中的作用较 OH^- 的作用更为重要。

(3)氢氧化钙盖髓后的组织学变化:由于氢氧化钙的强碱性作用,氢氧化钙盖髓后与之接触的牙髓组织可发生凝固性坏死。但是,在此层下方的组织分别为纤维性钙化层、修复性牙本质层、成牙本质细胞层的分层结构,并随着时间的延长,凝固坏死层减少,牙本质层增厚,钙化度增高,牙本质小管清晰可见,成牙本质细胞由密集排列变为单层柱状排列。由此可见,组织的凝固坏死并不妨碍牙髓的最终修复,它可能有以下作用:①缓和它对组织的持续强碱性作用:尽管与氢氧化钙接触的牙髓组织可发生凝固性坏死,但坏死组织与其下方的牙髓组织有很好的亲和性,它可缓和其对组织的持续作用,保护深部的健康牙髓。②提高深部牙髓细胞细胞质 pH:氢氧化钙中的氢氧根离子可通过坏死组织弥散进入深部牙髓,提高深部牙髓细胞胞质 pH,从而在促进细胞增殖、分化中发挥作用。③有利于钙磷复合物的沉积:氢氧化钙的强碱性有利于钙离子与磷酸根离子形成钙磷复合物并沉积于修复组织中,参与修复性牙本质的早期矿化。④诱导修复性牙本质的形成:凝固性坏死组织中可能还含有促进细胞增殖的物质,刺激牙髓细胞分化为成牙本质细胞,诱导修复性牙本质的形成。⑤成为成牙本质细胞排列的依附:凝固坏死组织还可成为新生的成牙本质细胞排列与细胞突起延伸的依附,并为 Korff 纤维在成牙本质细胞外层呈扇形和网状排列提供物质基础。

因而,与氢氧化钙直接接触所致的凝固坏死层不仅可刺激牙髓细胞的防御和修复,而且可消除牙髓组织表层的炎症和感染,从而使牙本质修复或牙本质桥形成在健康的牙髓组织之上,故凝固性坏死组织的作用还是应该肯定的。

(4)氢氧化钙盖髓后组织愈合的特点:①以凝固性坏死层形成为特征,而牙本质桥是在盖髓下方一定距离形成。②牙本质桥由骨样牙本质和管样牙本质组成,随着时间的延长,骨样牙本质减少,管样牙本质增多,最终多数是管样牙本质。③牙髓组织短期内有轻度炎症,随后炎症消退,牙本质下方的牙髓组织基本维持正常状态。

(5)氢氧化钙作为盖髓剂的局限性:①盖髓术中所用的药物为盖髓剂。盖髓药应具备的性能如下:有良好的生物相容性,对牙髓无刺激性和无毒性。有促进牙髓组织修复再生的能力。有较强的杀菌、抑菌能力和渗透作用。药效稳定而持久,不致敏,不使牙变色,使用方便。至今,现有的盖髓药尚不能同时满足这些条件,氢氧化钙及其制剂应用于临床 90 余年,仍是目前首选的盖髓药。②氢氧化钙盖髓剂的局限性。具较强的组织和细胞毒性:氢氧化钙强碱性可造成与之接触组织发生凝固性坏死,具有较强的组织和细胞毒性。尽管如此,在凝固坏死层具备上述作用的前提下,它似并不过于损害牙髓组织的修复。防腐抗菌作用有限:尽管氢氧化钙糊剂所具的强碱性有杀菌和抑菌作用,但它的防腐抗菌作用仍是有限的,故在它的制剂中还需增加一些防腐抗菌、促进黏性、便于操作的药物成分。通常是在其中增加碘仿,配制成氢氧化钙、碘仿制剂。③不阻射 X 线,不便于治疗后的检查:因它不阻射 X 线,常需增加一些X线阻射药物,例如碘仿、硫酸钡等,以便于治疗后的检查。④盖髓后可能引起牙髓退变:氢氧化钙盖髓后短期效果较好,长期有可能引起牙髓退变,以及引起修复性牙本质的持续沉积,严重者使根管狭窄或者堵塞。

为此,人们为了中止氢氧化钙治疗后所发生的持续钙化过程,尤其对于需利用根管进行牙体修复的患牙,在牙根发育完成之后,需及时打通牙本质桥,去除全部牙髓再行根管治疗。因而对于外伤的年轻恒牙,活髓切断术常常只作为过渡性治疗。

(6)氢氧化钙作为诱导药的作用与局限性:①氢氧化钙作为诱导药的作用:控制根管内感染,消除包括残留根尖端牙髓、牙乳头、根尖周组织的炎症。而当炎症消除后,在富有血管而宽大的根尖区可具有强大的生长和修复能力,从而促进根尖继续发育或硬组织屏障形成达根端闭合目的。增强与之接触的组织细胞和 ALP 活性,通过 ALP 作用促进细胞增殖和分化,使根尖沉积牙本质、牙骨质或类牙骨质,延长根尖,封闭根端。②氢氧化钙作为诱导药的局限性:氢氧化钙水糊剂是难以充填至根尖或难以充填密合的。有研究发现,氢氧化钙水糊剂充填根管,没有 1 例可达到完全充填,大多充填空隙大于根管空隙的 1/4;而氢氧化钙甘油糊剂则大多数无空隙,且空隙小于根管空隙的 1/4。尤其是在根尖部,氢氧化钙甘油糊剂达到完全致密的有近 50%,而氢氧化钙水糊剂在根尖部充填致密的几乎为零。因为,只有当氢氧化钙糊剂与残存的牙髓或根尖周组织密切接触才会有理想的牙骨质沉积封闭根尖,否则所形成的根尖硬组织屏障不完全或很不规则。氢氧化钙制剂是易被炎性组织吸收的制剂。若根尖周组织尚有炎症,即使其制剂超出根尖,超填的糊剂不仅可被炎性组织被吸收,而且糊剂被吸收后,根尖周的炎性组织还可进入根尖内,从而影响它的诱导作用及根尖的修复过程。

试验证实,氢氧化钙作为诱导药,其对根尖有残留牙髓、根尖周炎症不明显的患牙有诱导作用;而对根尖周炎症明显的患牙,在炎症未消除之前则无诱导作用。为此,对于有根尖周病的患牙,应加强根管消毒,直至控制感染、消除炎症之后再应用氢氧化钙制剂,其诱导作用才能奏效。

(7)氢氧化钙作为根管消毒药的作用:近年,鉴于临床常用的根管消毒药物,如甲醛甲酚、木榴油(愈创木酚)、樟脑对位氯酚、麝香草酚等酚、醛类药物有较强的细胞毒性和半抗原性,人们致力于寻找既有消毒能力,又对机体、组织无明显损害的药物用于根管消毒。于是,在众多牙髓病治疗药物中人们发现,氢氧化钙既可控制根管感染,又可减少根管治疗期间疼痛的发生,可作为根管消毒药。它作为根管消毒药,显著优于传统的酚醛类药物,其消毒根管的可行性正日益受到关注。

1)根管消毒药物的性能要求:①广谱有力的杀菌和中和毒素作用。②渗透力强,能达到牙本质小管和侧支根管内。③有持续的消毒作用,其药效可维持在 24 小时以上。④对根尖周组织无明显的刺激和损害。⑤不使牙变色。⑥储存和使用方便。

氢氧化钙基本具备上述根管消毒药物的性能要求,成为当前最受关注的根管消毒药。氢氧化钙作为换代的根管消毒剂正应用于临床。

2)氢氧化钙作为根管消毒药的作用:①氢氧化钙具有抗菌谱广和杀菌力强的作用:它对根管内多种细菌,其中包括根管中混合感染的厌氧菌都有杀伤作用,尤其对某些能引起严重症状的细菌,如产黑色素类杆菌、牙龈类杆菌等有高效快速的抗菌效能。氯氧化钙的抗菌作用与它的 pH 有直接关系,它的杀菌活性随着封药时间延长,pH 的逐渐降低而减弱。②氢氧化钙可灭活内毒素:内毒素是感染根管中主要微生物——革兰阴性菌繁殖或死亡时释放的,其主要成分是 LPS 和类脂 A。氢氧化钙可以有效地灭活根管中内毒素活性,从而降低它对根尖周组织或宿主细胞的损害。这也许是许多传统根管消毒药无可比拟的。③氢氧化钙具有渗透性:氢氧化钙的渗透性可使根管牙本质壁的 pH 显著增高,近髓侧高于远髓侧,并呈递度分布,而且它的 Ca^{2+} 和 OH^- 还可渗到根尖周组织中。通过 Ca^{2+} 与 OH^- 的渗透,进入根尖周或牙周组织的 2 类离子,还可抑制破骨细胞活动,促进碱性磷酸酶活性和根尖硬组织沉积。氢氧化钙的这一作用对根尖周病变的修复和对炎症性或外伤性根吸收的治疗是极为有利的。

对于根尖外吸收的年轻恒牙,采用氢氧化钙糊剂作根管消毒药,可使其出现缓解或停止牙根吸收的现象,这也是 Ca^{2+} 和 OH^- 渗透到根尖周组织的作用结果。

3)氢氧化钙作为根管消毒剂的注意事项:①根管内封药时间不宜过长,在根尖周炎症消除之前需多次更换封于根管内的氢氧化钙。为了控制根管感染,消除根尖周炎症,2～4 周更换 1 次封药时间是氢氧化钙糊剂获得较为满意的根管消毒时间。经过更换药物并当炎症消除后,氢氧化钙封药时间可延长到3～6 个月,此时的药物除消毒作用外,还发挥其诱导作用。②氢氧化钙作为根管消毒药,更换药物时,需使糊剂保持与根尖周组织接触。根管内的氢氧化钙,当根管内有感染或尖周有炎症时是作为消毒药而控制感染,当炎症得到控制时它又作为诱导药而诱导尖周硬组织修复。尽管它们先后作用功效不尽相同,但它们的效应是相辅相成的。当尖周炎症未消除之前应用氢氧化钙时,它是作为根管消毒药消毒根管,此时必须定期换药,然后,当尖周炎症消除时,应用氢氧化钙,则是作为诱导药诱导根尖形成。因此,在治疗中,掌握时机才能发挥它们先后的双重作用。

(8)氢氧化钙的其他特性:①氢氧化钙溶解速度慢,有持续消毒效果。②强碱性可使蛋白质变性水解,溶解根管内坏死牙髓组织,有利于清洁根管。③具收敛性,对根管有渗透者有良好效果。④不致敏,不刺激根尖周组织。故过敏体质的患者,在牙髓病治疗时,多可采用它作为根管消毒药、充填剂或盖髓药。⑤不使牙变色。⑥价廉和易储存,使用方便。

(9)氢氧化钙制剂的常用配方:①钙维他。粉:氢氧化钙78.5%,碘仿 20.0%,呋喃西林 0.1%,磺胺噻唑 1.4%。液:丁卡因 0.5%,呋喃西林 0.02%,蒸馏水 99.45%。本配方对磺胺类药物过敏的个别儿童不能应用。②氢氧化钙碘仿制剂。粉:氢氧化钙70%,碘仿 30%。液:生理盐水或注射用水。本配方将碘仿含量增高,增强了抗菌防腐作用,配方简单,使用方便。若粉剂潮解,即其色泽由淡黄色逐成深黄色或褐色时,可将它放置在消毒玻板或纸巾上,通风过夜即可解潮,恢复色泽,继续使用。③Vitapex 制剂:氢氧化钙30%,碘仿 40.4%,硅油 22.4%,其他 6.2%。Vitapex 制剂是 20 世纪 80 年代中期由日本研制的,用于根管消毒和根管充填的氢氧化钙制剂,其中硅油不仅可起滑润作用,防止糊剂结固,而且可保持根管内氢氧化钙的活性,使其具有较好的抗菌性、组织相容性,以及促进根尖周组织修复的诱导性能,是良好的根管消毒药与诱导药。④Metapex 制剂:氢氧化钙36%,碘仿 38%,聚硅氧烷油 22%,其他 4%。⑤IC 糊剂:氢氧化钙2.0%,碳酸铋1.0 g,氢化树脂 0.05 g,橄榄油 0.16 mL。⑥氢氧化钙牙胶尖:氢氧化钙50%,牙胶 42%,氯化钠、表面活性剂、赋形剂 6%。尽管油性与黏性调和材料便于操作,但水性材料更有利于氢氧化钙释放钙离子和氢氧根离子,使其发挥在根管内的消毒作用和诱导作用。综上所述,氢氧化钙既可作盖髓药,又可作诱导药,还可作根管消毒药,它在儿童年轻恒牙牙髓根尖周病治疗中的广泛作用是其他牙髓病治疗药物难以替代的。

2.MTA

MTA 自 1993 年 Lee 等首次报道以来,已成为一种新型的,并广泛应用于牙髓治疗的生物材料。由于它具有优良的生物学特性,引起了同行界的广泛兴趣。

(1)MTA 的组成:MTA 由粉和液体制剂组成,主要成分为硅酸三钙、硅酸二钙、铝酸三钙、铝酸四钙。主要离子成分为钙离子,与牙体组织成分相近。

(2)MTA 的特性:①强碱性。调拌后 pH 为 10.2,与氢氧化钙的 pH 相近。②具有抗菌性。其抗菌性可能也是与它较高的 pH 有关。③有 X 线阻射性,便于治疗后的检查。④有优良的组织相容性及低细胞毒性。⑤有优良的诱导作用。根尖处被充填的 MTA 表面也可出现完整的修复性硬组织钙化带。⑥缓慢的固化性和优良的边缘封闭性。而且其固化性和封闭性不受潮湿和血液存在的影响。现 MTA 已被应用于临床,包括活髓保存治疗、根尖诱导成形术、根尖倒充填和髓腔穿孔修复等治疗。

（3）MTA 在治疗中的优点：①MTA 诱导修复性牙本质的效果优于氢氧化钙，是一种较好的盖髓药。②MTA 作为诱导药进行根尖诱导成形术，可以避免使用传统氢氧化钙造成的治疗时间和封闭效果的不确定性，减少复诊次数，即使少量超填（1～3 mm）也不影响预后。③MTA 在根尖倒充填治疗中的特色，显示出它的封闭性能和固化性不受潮湿和血液存在的影响。倒充填后，在 MTA 充填物的表面可形成一层厚的硬组织屏障。

3.MTA 根尖屏障术

基于 MTA 在根尖充填后的表面可形成一层厚的硬组织屏障，近年，有学者提出根尖屏障术。根尖屏障术是指将 MTA 等生物相容性材料充填到根尖部，并在根尖部即刻形成一个人工止点。在欧美国家，MTA 根尖屏障术已成为治疗根尖开放无髓患牙的常用方法。其治疗步骤如下：

（1）常规进行根管清理和根管消毒，摄取 X 线牙片。

（2）使用根管充填器或特殊器械将调拌好的 MTA 送至根尖处，在根管内 MTA 充填料的表面放置一湿棉球，暂时封固患牙窝洞待 MTA 固化。

（3）3 天或 5 天后，去除暂封材料与根管内的湿棉球，在已固化的 MTA 之切端完成根管充填。亦可在根管内进行桩核或树脂加固。

（4）进行牙冠永久性充填修复与调𬌗。

须注意，MTA 一旦固化就无法从根管内取出，如有必要进行再治疗则只能通过根尖手术，故对患牙根管和牙本质壁的彻底清创和消毒是必不可少的。

MTA 根尖屏障术与氢氧化钙根尖诱导术比较，具有以下优点：①疗程短，对患者依从性要求低；②MTA 具有良好的生物学封闭性能，可提高治疗成功率；③可以降低由于长期使用氢氧化钙制剂而产生的患牙根折风险。

MTA 是优良的牙髓治疗材料，而且它所适应的治疗范围恰好是儿童年轻恒牙牙髓病治疗的主要内容，其中，它又是一种非常有前景的根尖屏障、根尖倒充填和髓室、根管穿孔修复材料，现已作为年轻恒牙牙髓病根尖周病治疗的重要药物应用于临床。

（马丰香）

第六节　牙周组织疾病

一、儿童牙龈病

儿童牙龈病是指发生于牙龈组织，即龈缘和龈乳头部位的炎症性疾病。只有当这些部位出现明显充血、水肿变形、触及易出血时才称为牙龈炎。

由于儿童的牙龈上皮较薄，角化较差，在受到细菌感染或损伤后易发生炎症。儿童牙龈炎较常见，3～5 岁时就可能患牙龈炎；然后，随着年龄的增长，严重程度和累及的牙数会逐渐增加，12～14 岁青春期儿童可达高峰。

儿童牙龈炎的患病率较高，2005 年，全国第三次口腔健康流行病学抽样调查结果显示，12 岁组牙龈出血检出率和牙结石检出率分别为 57.7% 和 59.1%。

(一)萌出性龈炎

萌出性龈炎是指乳牙和第一恒磨牙在萌出过程中发生的牙龈炎症。牙齿在萌出的过程中,部分牙龈覆盖牙面,在咀嚼过程中损伤或牙齿与牙龈之间的盲袋内易堆积食物残渣刺激牙龈而产生炎症。

1.诊断

(1)表现为沿牙冠周围的牙龈组织充血。

(2)多数儿童无明显自觉症状,多为家长无意间发现。

(3)有时因食物堆积或对𬌗牙的摩擦,出现肿胀、破溃和疼痛。

2.治疗

(1)可随着牙齿的萌出而渐渐自愈。

(2)在牙齿萌出期间要注意患儿的口腔卫生,保持口腔清洁。

(3)萌出性龈炎局部用1‰过氧化氢溶液冲洗,可以加速炎症的愈合。

(4)若牙齿萌出受阻,可行手术或激光去除部分龈组织,使牙冠外露,让牙齿正常萌出。

(二)边缘性龈炎

边缘性龈炎又称单纯性龈炎或不洁性龈炎,是由儿童口腔不洁引起的牙龈炎。牙龈炎症主要位于游离龈和龈乳头,是儿童最常见的牙龈病。

1.病因

3～5岁儿童,还不能掌握正确刷牙方法,口腔卫生较差的儿童,由于软垢堆积,食物残渣附着,刺激牙龈,发生炎症。牙列拥挤、牙齿排列不齐的儿童,既妨碍口腔自洁作用,又妨碍口腔清洁作用,使食物残屑或软垢滞留堆积,刺激牙龈引起炎症。

实际上,口腔卫生较差的龈缘部位堆积的是牙菌斑,菌斑是边缘性龈炎的始动因子,其主要致病成分是其中的微生物及其产物。

2.病理

炎症局限于牙龈浅层,龈沟上皮通透性增加或有破损,而牙周膜和牙槽嵴未受侵犯。上向深部增殖,上皮下结缔组织内毛细血管增生、扩张、充血,组织水肿并有炎性细胞,主要为淋巴细胞和浆细胞,也可见中性粒细胞浸润。

龈沟内上皮溃疡和下方血管增生、充血,易致牙龈出血。

3.临床特征

(1)牙龈色泽、外形、质地发生变化:①牙龈缘龈乳头变为鲜红色或暗红色,水肿明显时,牙龈表面,尤其为龈乳头表面光滑。病变较重时,炎症充血范围可波及附着龈。②组织水肿、点彩消失,龈缘变厚,龈乳头变圆钝,炎症严重时,可出现龈缘糜烂、肉芽增生。③致密而坚韧的正常牙龈变为组织松软、缺乏弹性的炎症牙龈。

(2)牙龈易出血:刷牙、咬硬物或用探针轻轻触及牙龈即出血,有的按压牙龈时可见龈沟溢脓。

(3)口腔或局部不洁:患牙区域有滞留或堆积的软垢,或有沉积牙石。

(4)多无自觉症状:患者多无自觉症状,偶尔有牙龈局部痒胀感或有口臭等。

4.诊断要点

(1)儿童口腔不洁,软垢堆积、食物残渣附着;或牙齿拥挤、排列不齐的牙排列状况。

(2)牙龈缘或龈乳头的炎症表现。

5.治疗原则

针对病因进行处理是边缘性龈炎或不洁性龈炎的治疗原则。

(1)局部清洁、冲洗、上药,可控制牙龈炎症。

(2)改善口腔卫生状况,训练刷牙,防止复发。儿童3～4岁时,可在他能够接受的条件下训练刷牙,并予以督促与鼓励,使儿童从小养成刷牙习惯,随后当作生活中不可缺少的事情。

(3)牙列拥挤、牙列不齐者需行矫正治疗,矫正治疗后,牙龈炎即可减轻和消失。但儿童替牙期的牙列不齐多是暂时性的,当颌骨发育或邻牙替换后可自行调整,自行调整后不再影响牙龈。

(三)卡他性龈炎

卡他性龈炎是儿童上呼吸道急性卡他性炎症在牙龈和/或口腔黏膜中的并发症。

1.病因

是溶血性链球菌感染上呼吸道的急性卡他性炎症,并发牙龈和/或口腔黏膜的炎症。此类炎症除感染因素外,口腔不洁也是发病的条件。

2.临床特征

(1)牙龈黏膜充血、水肿、松软,对刺激性食物敏感疼痛。

(2)除牙龈炎症表现外,有的口腔黏膜亦出现充血、水肿,表皮剥脱但不形成溃疡而有烧灼样感和疼痛感现象。此时称为卡他性龈口炎。

(3)严重时颌下淋巴结增大。

3.诊断要点

(1)儿童上呼吸道感染的症状和病史。

(2)牙龈和口腔黏膜普遍出现的充血、水肿状况。卡他性龈炎常常是儿童卡他性龈口炎的最初表现,当继发感染时,则出现感染性龈口炎或膜性口炎。膜性口炎以球菌,包括链球菌、葡萄球菌为主要致病菌。其病损是在口腔黏膜普遍充血水肿的基础上,出现大小不等、界限清楚的糜烂面,并有纤维素性渗出物形成的假膜,若将假膜撕脱则呈现出血面,出血后不久又有假膜覆盖。故鉴别诊断卡他性口炎和膜性口炎并不困难。

4.治疗原则

(1)用无刺激性药液清洗口腔黏膜和牙龈,需避免擦伤黏膜和引起疼痛。

(2)全身应用抗生素,即抗生素抗感染治疗。当上呼吸道急性卡他性炎症控制后,卡他性龈炎或龈口炎可逐渐消退。

(四)坏死性溃疡性龈炎

坏死性溃疡性龈炎又称急性坏死性溃疡性龈炎或溃疡假膜性龈炎。是指发生于龈缘和龈乳头的急性炎症和坏死,由 Vincent 于 1898 年首次报道,故又称 Vincen(文森)龈炎。

1.病因

坏死性溃疡性龈炎是梭状杆菌和文森螺旋体共同作用下发病的,本病又称为梭杆菌螺旋体性龈炎。这2种病原体都是厌氧菌,在人的口腔中都能找到,但数量不大。当儿童抵抗力低,营养不良、身体虚弱和口腔卫生不好时,它们可乘虚而入,发生疾病。尤其当儿童营养不良、消化功能紊乱、腹泻、发热时更容易患病。宿主抵抗力低下是重要的发病内因。第一次世界大战期间,在前线战士中流行此病,故又称为"战壕口"。"战壕口"一名也说明本病在战壕中的恶劣环境下可能流行。

2.病理

本病为非特异性急性坏死性炎症。

(1)表层坏死区,由坏死的上皮细胞、白细胞和纤维素、细菌等构成假膜,坏死区与活组织之间有大量梭状杆菌和螺旋体。

(2)坏死区下方为鲜红带区,其炎症的结缔组织中有大量血管增生、扩张与充血,并大量多形核白细胞密集浸润。

(3)再下方的结缔组织为慢性炎症细胞浸润区,主要为浆细胞和单核细胞浸润,此区有螺旋体的浸润。

本病病理特点为,在充血、水肿的结缔组织中有大量炎细胞浸润,并伴有组织的变性和坏死变化。龈沟液的细菌涂片可见大量的文森螺旋体和梭状杆菌。

3.临床特征

(1)多见于前牙:本病多见于儿童的前牙,好发于牙龈边缘和龈乳头。

(2)组织坏死:牙龈边缘和龈乳头发生坏死使牙龈边缘覆盖一层灰绿色假膜,此层假膜是由坏死组织和炎性渗出的组成。去除坏死组织和假膜,龈边缘和龈乳头呈刀切样状。

(3)牙龈易出血:若将假膜擦去,或去除坏死组织,下面露出的是出血的创面,触及易出血。

(4)牙龈疼痛:牙龈部位有明显疼痛感或胀痛。

(5)恶臭:患儿口腔中有一种特殊的腐臭,或典型的腐败性恶臭,这可能与他感染的细菌和组织发生坏死有关。

(6)感染可向深层和周围黏膜发展:当儿童全身状况未得到改善或机体抵抗力极度降低时,坏死性龈炎可向深层组织发展,出现附着龈坏死、牙槽骨外露、牙齿松动及颌下淋巴结增大等。若合并其他细菌感染,炎症则可由牙龈向黏膜发展,使感染波及与病灶相应的唇、颊黏膜,此时称为坏死性龈口炎。当儿童机体抵抗力极度低下时,可产生气荚膜杆菌感染,使面颊部组织迅速坏死,甚至穿孔,称为"走马疳"。此时,由于细菌毒素和组织分解的毒性产物被机体吸收,患儿出现不同程度的中毒症状,严重者可致死亡。

4.诊断要点

(1)坏死性龈炎的临床表现特点,即牙龈和龈乳头呈刀切状坏死,疼痛,易出血,有特殊腐败性臭味及局部淋巴结增大。

(2)病变区的细菌学涂片检查可见大量梭状杆菌和螺旋体。但坏死性溃疡性龈炎的慢性期,出现反复发作的牙龈炎症、乳头消失,疼痛和出血、口臭等,而细菌涂片检查无特殊细菌。

5.治疗原则

(1)去除局部坏死组织。

(2)应用氧化剂。如3%过氧化氢、0.1%高锰酸钾液彻底清洗局部,氧化剂对坏死性龈有良好治疗效果。局部冲洗时可轻轻去除假膜,而后再上药,如涂布碘合剂或1%碘酊。

(3)增强机体抵抗力。在口腔局部治疗的同时,还需改善儿童身体状况,增强机体抵抗力,使之加快愈合并避免复发。重症患儿口服2~3天的甲硝唑或替硝唑等抗厌氧药物,有助于控制感染、缩短病程。

(4)口腔卫生指导。急性期过后,通过洁治术去除菌斑和牙石等局部刺激因素,建立好的口腔卫生习惯,以防复发。

(五)青春发育期龈炎

青春发育期龈炎是受内分泌影响,发生在青少年时期的牙龈炎。

1.病因

(1)青春期或青春前期内分泌的改变,特别是性激素水平的变化是本病的全身因素。女性多于男性,女性易发生于月经初潮期。由于内分泌的改变,牙龈组织对局部刺激物的反应性增强,轻微的刺激往往产生明显的炎症反应,或使原有的慢性炎症加重。

(2)青春期或青春前期年龄段人群,由于乳、恒牙更替,牙排列不齐,或矫治器治疗,不易清洁牙,易造成菌斑滞留而引起牙龈炎,故菌斑仍是本病的主要原因。

2.临床特征

(1)发生于局部或全口牙龈,尤其好发于有局部刺激因素的部位及前牙唇侧的龈缘和龈乳头处。

(2)牙龈充血、水肿肿胀明显,龈乳头肥大呈球形突起,颜色鲜红、暗红、光亮、松软。

(3)探触炎症牙龈易出血,患者因怕触及牙龈出血而不愿刷牙,为此可因口腔卫生不良加重炎症。

(4)随着患者年龄的增长,牙龈炎症逐渐减轻。通常,青春期过后,肿大的炎症牙龈有所好转,但若未能彻底去除局部因素,炎症则不易完全消退。

3.诊断要点

(1)患者处于青春期或青春前期,且牙龈的炎症程度超过了局部刺激物所能引起的程度,即牙龈炎症反应较强。

(2)该年龄段患者炎症牙龈的临床特征,尤其是龈乳头的肥厚肿大等,诊断并不困难。本病应与一些全身性疾病引起的牙龈肥大相鉴别,如白血病的牙龈肥大。不少白血病患者是在尚未出现其他明显症状时,因牙龈肥大、出血而首先就诊于口腔科,由口腔科医师发现的。因而,需早期诊断,以免误诊。白血病的牙龈肥大多见于急性单核细胞白血病、急性粒细胞白血病及急性淋巴细胞白血病,其口腔的临床表现特点为:①白血病患者不仅唇侧牙龈肿胀,舌侧牙龈也同时肿胀,且多为全口性发病;②白血病患者肥大的龈缘常有坏死组织和假膜覆盖;③白血病患者牙龈有明显出血倾向,且出血不易止住,龈缘常有渗血痕迹,牙龈和口腔黏膜上可见出血点和瘀斑;④白血病患者龈肥大的牙可出现轻微松动,且口臭明显;⑤白血病患者可出现低热、贫血、疲乏等全身症状;⑥白血病患者血常规检查见白细胞计数明显升高,并有不成熟的白细胞。

4.治疗原则

(1)去除局部刺激因素,洁治,去除菌斑仍是治疗的关键。

(2)局部用药。冲洗、上药及含漱。

(3)必要时可采用牙龈切除术。

(4)定期复查,养成良好的口腔卫生习惯,防止复发。

(六)口呼吸型增生性牙龈炎

口呼吸型增生性牙龈炎是以因儿童口呼吸不良习惯引起的牙龈增生或肿大为特征的炎症。

1.病因

儿童到一定年龄时,通常是学龄期,因淋巴系统发育,扁桃体肥大或咽部腺样体增生,以及鼻咽部疾病等使鼻腔通气受阻而形成口呼吸习惯。有口呼吸习惯的儿童,不但破坏口腔和鼻腔之间的气体平衡,影响口腔和鼻腔的正常发育,而且,由于长时间张口,口轮匝松弛,冷空气直接刺激前牙区的牙龈,使牙龈黏膜干燥,缺乏唾液滋润并易附着食物碎屑,随之引起牙龈的炎症和组织增生。

除口呼吸不良习惯外,儿童口腔卫生不良也可加重牙龈炎症。

2.临床特征

(1)轻者唇侧牙龈组织炎症,肥厚增生,表面粗糙,有的出现小裂纹。

(2)重者牙龈乳头呈蕈状增生,增生的牙龈可遮盖牙面,有的甚至将牙埋入增生的牙之内。口腔卫生不良的儿童牙龈炎症与增生的症状尤为明显。

(3)本病好发于儿童前牙区。

3.诊断要点

(1)患儿有口呼吸不良习惯。

(2)牙龈出现轻、重度不等的增生性炎症,且表面粗糙,并以前牙为著。

4.治疗原则

(1)主要在于鼻咽部疾病的检查与治疗,以此纠正口呼吸不良习惯,使牙龈组织,尤其是前牙龈免受干燥或冷空气的刺激。

(2)可在控制牙龈感染性炎症的基础上对增生的牙龈进行切除术。但若未能戒除或治疗口腔呼吸不良习惯,术后牙龈增生容易复发。

(七)药物性牙龈增生

药物性牙龈增生是指儿童长期服用某类药物,如抗癫痫药物和免疫抑制剂等所致的牙龈纤维性增生。

1.病因

抗癫痫药苯妥英钠是最常见的致病药物。苯妥英钠又名二苯基乙丙酰脲钠或苯妥英钠,长期服用该类药物后,可使牙龈组织增生。据报道,长期服药者,在1~6个月发生牙龈增生的可达50%,以青少年最为严重,停药后即可不再增生。

2.病理

主要为非炎症性的牙龈纤维结缔组织增生,上皮棘增厚,上皮钉伸长到结缔组织深部。结缔组织中有致密的胶原纤维束和新生血管,血管轻度扩张,少量淋巴细胞浸润。

若继发炎症,除血管扩张、充血外,还有较多的炎细胞浸润。

3.临床特征

(1)有服用苯妥英钠类抗癫痫药物的历史。

(2)整个牙龈,包括龈缘、龈乳头至附着龈的唇(颊)、舌(腭)侧呈弥漫性组织增生变厚,以龈乳头区最为突出,呈小球状突起于牙龈表面,组织坚韧,呈淡红色,不易出血。

(3)增生的牙龈表面呈颗粒状或小球状,增生的龈乳头在牙面相接处呈裂沟状。若因口腔卫生不良引起继发感染,继发感染之后则使增生牙龈表面颗粒消失,组织松软,呈暗红色,易出血。

(4)若在恒牙萌出前就开始服用此药,增生牙龈可使恒牙萌出受阻;若在恒牙萌出后服用药物,增生牙龈可将牙冠部分覆盖,严重者可将牙包埋,致使患儿感觉语言和饮食障碍。

(5)牙龈增生严重时可使牙移位,扭转,导致牙列不齐。

(6)牙龈增生好发部位是牙的唇面和颊面,增生的顺序多数是上颌前牙唇面→下颌前牙唇面→上颌后牙颊面→下颌后牙颊面。

(7)本病无自觉症状,前牙区因龈组织增生,上、下唇不能闭合导致牙龈组织暴露而受到干燥空气刺激,加速其增生。

4.诊断要点

(1)患儿有长期服用抗癫痫类药物史。

(2)伴随着服药而出现的牙龈组织增生。

5.治疗原则

(1)根据癫痫病病情控制用药、停药、更换或交替用药。

(2)全身情况好,病情稳定时可进行龈切除术,但术后牙龈增生很易复发;若癫痫好转,药量减少或停用药物,牙龈增生现象不易复发。

(3)牙龈增生并发感染性炎症者,去除局部刺激因素,施行龈上、龈下洁治,局部用药,注意口腔清洁等仍是基础治疗。

(八)牙龈纤维瘤

牙龈纤维瘤是一种较为罕见的牙龈组织弥漫性结缔组织增生性疾病。

1.病因

病因不明。若可追踪到家族史,与遗传有关的称为遗传性纤维瘤;未能追踪到家族史遗传因素的称特发性牙龈纤维瘤。

发病率较低,发病无性别差异。

2.病理

牙龈上皮的棘层增厚,上皮钉突明显增长,结缔组织增厚,其中充满粗大的胶原纤维素和成纤维细胞,血管较少,炎症不明显,仅见龈沟附近有轻度炎症。

3.临床特征

(1)可在幼儿时发病,最早可在乳牙萌出后,一般多开始于恒牙萌出后。

(2)全口上、下颌牙龈,包括游离龈和附着龈,广泛地逐渐增生,以上颌磨牙腭侧牙龈增生最为严重。

(3)增生牙龈颜色正常,组织坚韧,不易出血,有时也呈结节状。因增生牙龈质地较硬,故又称为牙龈象皮病。

(4)严重时,增生牙龈可将部分牙冠或全部牙冠覆盖,造成开𬌗,妨碍咀嚼,影响语言功能;可挤压牙发生移位;也致牙萌出困难。

(5)由于牙龈呈弥漫性增生而失去生理自洁作用,可继发感染。若继发炎症,即可出血与疼痛。

(6)本病在青春期可得以缓解。

4.诊断要点

(1)广泛的弥漫的牙龈组织增生,增生组织致密而硬,色泽正常是典型的临床特征。

(2)患儿的发病年龄,或有家族史。

5.治疗原则

当牙龈增生至影响咀嚼、语言功能时,可考虑龈切除术。但手术后容易复发。为了避免影响牙的萌出,或造成恒前牙开𬌗,有学者认为,在发病后1~2年,或X线片显示牙已萌出于牙槽骨,表面仅为软组织覆盖时行手术为宜。7~8岁行前牙区牙龈切除,14岁左右行后牙区牙龈切除术疗效较好。青春期后再考虑手术,可能避免复发。

二、儿童牙周病

牙周病是指牙周组织炎症性疾病,又称牙周炎症或牙周炎。牙周组织是牙齿的支持组织,包括牙龈、牙周膜、牙槽骨和牙骨质。牙周病即是牙齿支持组织的慢性炎症性疾病,可引起牙周组织降解、牙周袋形成、进行性附着丧失和牙槽骨吸收,最终导致牙松动甚至脱落。牙周病是牙丧失的重要原因。

牙周组织破坏和牙槽骨丧失是牙周病的典型临床特征,其表现如下:

牙龈炎症:牙龈组织,包括龈缘、龈乳头乃至附着龈出现充血,水肿,组织松软,点彩消失,探查时易出血等炎症现象。牙龈炎是牙周炎的前期阶段,但并非所有牙龈炎均会发展成牙周炎。

牙周袋形成:当牙周组织发生炎症性变化,尤其是牙槽骨吸收之后,牙龈和牙的根面之间形成个体袋状物,此袋状为牙周袋。即当患牙周炎时,结合上皮向根方增殖,其冠方部分与牙面分离形成牙周袋。由于牙根面各个部位的牙槽骨吸收并不均匀,牙各面的袋并非一致,通过探测方可测到它的部位和深度。牙周袋深者炎症较为明显,炎症明显时牙周袋有溢脓现象。根据牙槽骨吸收形式或牙周袋与牙槽嵴的关系,可将牙周袋分为骨上袋和骨下袋。①骨上袋的牙槽骨呈水平型吸收,牙周袋底尚未深入牙槽嵴的根侧。②骨下袋的牙槽骨呈垂直型吸收,牙周袋底已深入牙槽嵴的根侧,袋的一侧为牙根面,另一侧为牙槽骨吸收的斜面,故又称为骨间袋(图 3-49)。牙周袋的形成是牙周炎症的重要表现,也是炎症渗出的引流口,一旦袋口引流不畅,即有可能形成脓肿,此种脓肿称为牙周脓肿。

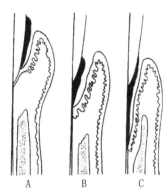

图 3-49　牙周袋的类型
A.龈袋;B.牙周袋(骨上袋);C.牙周袋(骨间袋)

牙槽骨吸收:正常情况下,牙槽嵴顶至釉牙骨质界的距离为 1~2 mm,若超过 2 mm 则可视为有牙槽骨吸收。

牙槽骨吸收是牙周炎的另一主要病理变化。通过 X 线检查,可以观测牙槽骨的吸收状况,如吸收度、吸收类型及硬板是否完整等。轻度吸收时,X 线片可见前牙区牙槽嵴变平,后牙区牙槽嵴顶呈凹陷状;随着病变发展,牙槽骨吸收加重时,除水平型吸收外,同时还伴有垂直型吸收。垂直吸收即形成骨下袋,其吸收程度与牙周袋的深度和牙松动密切相关。骨吸收程度通常按吸收区占牙根长度比例来描述,如吸收为根长的 1/3、1/2、2/3 等。由于牙槽骨的吸收,使牙的支持组织丧失,牙逐渐松动,最终脱落或被拔除。

牙槽骨的吸收有骨质吸收和骨质稀疏 2 种情况,前者指骨质吸收后骨质量减少,骨质高度降低,属于量的改变;后者指骨小梁减少,骨髓腔增大而显示骨质稀疏,属于质的改变。这 2 种吸收状况可单独或同时出现,例如,有的磨牙近、远中牙槽骨显示水平吸收,而根分叉区则显示骨质稀疏。牙槽骨的吸收类型有单侧、双侧、水平型、垂直型,进行型和静止型等。如果牙槽骨呈垂直型吸收,其吸收度应以吸收斜面的最低点计算;如果牙槽骨吸收为进行型,或处于活动期,则显示骨髓腔增大,骨小梁纤细、排列紊乱、骨边缘模糊不清;如果吸收为静止型或处于静止期,则显示骨髓腔小,骨小梁致密且排列整齐,甚至吸收的边缘出现白线。牙槽骨吸收类型对于临床诊断和确定治疗方案有一定意义。

牙周膜腔的 X 线片显示是围绕牙根的 1 条连续的黑线,硬板则为连续的白线。当牙周膜组织有炎症或退变时,则显示牙周膜腔增宽,硬板破损或消失。牙周膜腔和/或硬板的改变也是牙周炎的一种表现。

牙齿松动:在生理状态下,牙有一定的动度,主要是水平方向或极微小的轴向动度,临床不易觉察。只有当牙周组织破坏到一定程度时,特别是牙槽骨吸收到一定水平时,才会出现患牙的病理性松动。

牙齿松动度可用仪器测定,但通常牙齿松动的检查,前牙,用牙科镊夹住切缘,做唇舌方向摇动;后牙,闭合镊子,用镊子尖端抵住𬌗面窝,做颊舌向或近远中向摇动。

牙齿松动的度数:①Ⅰ度松动。超过生理动度,幅度<1 mm。②Ⅱ度松动:松动幅度在1~2 mm。③Ⅲ度松动:松动幅度在 2 mm 以上。

影响牙齿松动度的因素较多,但牙槽骨吸收程度、炎症状况、牙根数目、邻牙情况及咬合创伤等为主要因素。①牙槽骨吸收:牙槽骨吸收致使牙周支持组织减少而出现牙齿松动。骨丧失越多,松动度越大,特别是在牙各个面的牙槽骨均有吸收时,其松动度更是明显;牙槽骨吸收程度相同时,多根牙较单根牙稳固,根长或根粗壮者较短根或纤细者稳固;若邻牙健康、稳固,患牙则不易显示松动。②牙周膜急性炎症:当牙周组织急性炎症时,例如牙周脓肿或急性根尖周炎患牙,由于牙周膜充血、水肿而使牙齿松动增加;检查牙松动度时应在炎症和𬌗创伤消除后进行。③𬌗创伤:当牙受到咬合创伤时,可使牙槽骨发生垂直吸收,导致牙周膜间隙呈楔形增宽,牙齿松动。咬合力过大,特别是侧向殆力过大,可加大患牙的松动。当患有牙周炎的牙齿同时伴有创伤时,可使动度明显加重;当消除咬合创伤时,便可使松动度减轻。临床上若见到牙槽骨吸收不重而牙齿松动明显时,应考虑到咬合创伤的可能性,及时调整咬合,减轻其对患牙的创伤。

(一)儿童慢性牙周炎

慢性牙周炎是指涉及整个牙周支持组织的慢性炎症。儿童慢性牙周炎常由牙龈的慢性炎症向深层牙周组织扩展演变而成,起病缓慢,病情进展平缓。

1.病因

儿童慢性牙周炎以局部因素为主,包括软垢、牙石、食物嵌塞及不良修复等局部因素。其中,如牙龈炎未得到及时治疗,可由牙龈炎发展而波及整个牙周组织成为牙周炎,故局部刺激因素和龈炎的发展是引起儿童慢性牙周炎的重要原因。

2.病理

儿童慢性牙周炎的主要病理变化是牙槽骨的吸收和牙周袋的形成。

(1)早期,牙龈结缔组织充血、水肿、炎细胞,包括淋巴细胞、浆细胞和中性粒细胞浸润。同时,上皮增殖、上皮钉不整齐,龈沟上皮形成溃疡。

(2)炎症继续发展,可使结合上皮沿着根面向根尖方向增殖,牙周纤维溶解破坏,上皮附着丧失,牙龈与根面间形成深度的间隙——牙周袋。

(3)牙槽骨发生炎症性吸收,开始时骨髓腔增大,骨小梁变细,随后发生骨吸收,吸收部位可看到破骨细胞和骨吸收后产生的窝状凹陷,渐渐地牙槽骨高度降低或厚度变薄,骨吸收被炎性肉芽组织所代替。

(4)在牙槽骨吸收和牙周袋形成过程中,牙骨质沉积受阻,而且感染的牙骨质还将影响成纤维细胞的附着而加剧牙周组织的破坏。

3.临床特征

(1)牙龈慢性炎症:刷牙或进食时牙龈出血,检查见牙龈红肿,组织松软,点彩消失,探诊易出血,但一般无明显不适,不受重视。

(2)牙周袋形成:可探及牙周袋。由于附着丧失,牙周袋内壁常有上皮溃疡和结缔组织炎症,用探针探入袋内可引发出血,而且探诊深度超过 3 mm。有的并有溢脓。

(3)牙槽骨吸收:X 线片显示牙槽嵴顶高度降低,有水平或垂直骨吸收。邻面的垂直吸收在 X 线片上难以确定是几个壁的骨下袋,只有在手术翻开牙龈后才能确定。X 线片上也难以显示牙槽骨的凹坑状吸收。

(4)牙齿松动:①当牙槽骨吸收和牙周附着降低发展到一定程度时可出现牙齿松动,导致咬合无力或咬合痛。②由于牙周炎,使牙周支持组织减少而造成继发性创伤,即牙本身的松动加之异常力方向,还可导致牙移位。

(5)慢性牙周炎症的急性发作:①当机体抵抗力降低,局部细菌毒力增强,牙周袋内脓液积聚,引流不畅时,牙周炎症可急性发作形成脓肿,出现剧痛,并可伴有颌下淋巴结大,体温升高。急性期后恢复到慢性过程,如此反复,加重牙槽吸收,加深牙周袋形成,使牙更为松动,甚至自行脱落。②但因儿童的牙周组织疏松,炎性渗出易于引流,其牙周炎不常出现牙周脓肿。

(6)慢性牙周炎的临床分型:临床上,根据附着丧失和骨吸收的患牙范围,可将慢性牙周炎分为局限型和广泛型。也可根据牙周袋深度、结缔组织附着丧失和骨吸收程度将牙周炎分为轻、中、重度。①轻度:牙龈炎症、探诊出血,牙周袋≤4 mm,X 线片显示牙槽骨吸收不超过根长的 1/3。②中度:牙龈炎症和探诊出血,牙轻度松动,牙周袋≤6 mm,X 线片显示牙槽骨吸收超过根长的 1/3,但不超过根长的 1/2。③重度:牙龈炎症和探诊出血或有脓,牙中、重度松动,牙周袋>6 mm,X 线片显示,牙槽骨吸收超过根长的 1/2 甚至达根长的 2/3。因局部因素引起的儿童慢性牙周炎,多为轻度、中度局限型的。

4.诊断要点

(1)牙龈炎症状况。

(2)牙周袋形成。

(3)牙齿松动。

(4)X 线片显示牙槽骨吸收等为慢性牙周炎诊断要点。

诊断时须注意:①X 线检查不可缺少。通常,牙槽骨的吸收程度与牙周袋的深浅基本一致,故一般根据牙周袋的深浅可以推断牙槽骨吸收情况。但是,牙周炎的早期,尚无明显牙周袋形成时即可有牙槽骨的吸收,故需通过 X 线片予以诊断。X 线片显示有牙槽骨吸收者,通常总有牙周袋存在,而未能探及牙周袋者并非说明无牙槽骨吸收,因牙龈炎症,牙周袋内的炎性肉芽组织等可使探测受到阻碍,所以在牙周病诊断中,X 线检查是不可缺少的。②应与牙龈脓肿和牙槽脓肿(根尖周脓肿)相鉴别(图 3-50)。

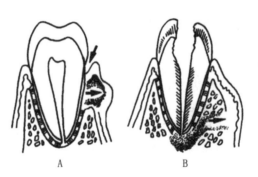

图 3-50　牙周脓肿与牙槽脓肿

A.牙周脓肿;B.牙槽脓肿

5.治疗原则

(1)去除局部刺激因素:①根据病情选择进行龈上洁治术、龈下刮治术或深部刮治术,调整咬合,消除创伤和食物嵌塞等局部刺激因素。②其中,龈下刮治术,除了刮除龈下牙石外,还须将暴露在牙周袋内的含有内毒素的病变组织刮除,使根面符合生物学要求,有利于牙周支持组织重新附着于牙根面,故称为根面平整术。其主要目的是尽量清除微生物和搅乱菌斑生物膜,防止或延缓龈下菌斑的重新形成。③采取机械方法清除牙石和菌斑仍是目前有效的牙周炎基础治疗手段,其他治疗手段仅作为基础治疗的辅助治疗。

(2)牙周袋局部药物治疗:采用3%过氧化氢液、0.05%~0.2%氯己定液等冲洗牙周袋。牙周袋内局部放置复方碘液或放置缓释剂型的抗菌药物,使药物能长时间释放到牙周袋,消灭或减少袋内的致病菌。

(3)牙周手术:①基础治疗后 6~8 周,若仍有 5 mm 以上牙周袋,探诊仍有出血,可进行再次刮治术或牙周手术。手术包括在直视下彻底刮除根面与根分叉处的牙石、肉芽组织,并修整牙龈和牙槽骨外形、植骨或截去病变严重的患根等。②若进行牙周组织引导性再生手术,则可使病变区牙根面形成新的牙骨质、牙周膜和牙槽骨的正常附着。若利用组织工程学促进牙周组织再生,可达到更高一个层次的治疗。

(4)注意口腔卫生:定期复查和消除牙龈炎症对预防儿童牙周炎的发生有重要作用。

(二)儿童侵袭性牙周炎

侵袭性牙周炎是发生于健康者的、牙周疾病进展迅速的,并具有家族聚集性的牙周炎,1999 年国际研讨会上更名。它包含过去牙周炎分类中的青少年牙周炎、快速进展性牙周炎和青春前期牙周炎。

其中,青少年牙周炎是好发于青春期的一种特殊类型的牙周炎,是 Baer 于 1971 年提出的、发生于全身健康的青少年恒牙牙槽骨快速破坏,且破坏程度与局部刺激不一致的疾病。现将此类牙周炎归类于侵袭性牙周炎,统称为侵袭性牙周炎。青少年侵袭性牙周炎患病年龄相差较大,11~13 岁的儿童即可开始发病。女性多于男性,约为 3∶1 的比例。在同一人的不同牙齿中,发病年龄和表现可以不同,而且发病年龄越小,越易被忽视,有的直到出现咀嚼无力、牙龈出血,或牙齿松动、移位时才就诊。就诊时病情已较严重,甚至青少年时期就可能丧失较多牙,从而影响咀嚼功能,危害青少年患者身心健康。所以,侵袭性牙周炎是危害青少年牙健康的严重疾病。

目前,依据病变波及牙的范围,将本病分为 2 种类型:一种为局限性侵袭性牙周炎,为病损局限于切牙和第一磨牙的牙周炎;另一种为广泛型侵袭性牙周炎,为病损波及大多数牙或全口牙的牙周炎。儿童和青少年的侵袭性牙周炎患病率相对比成人慢性牙周炎患病率要高,各地报道的患病率为 0.1％～15％。

1.病因

至今,对侵袭性牙周炎的病因尚未明了,目前已能肯定的是引起本病的主要因素为某些特定微生物的作用和机体防御能力的缺陷。

(1)微生物:研究表明,与侵袭性牙周炎关系密切的是伴放线放线杆菌(actinobacillus acti-nomycetemcomitase,Aa),它的阳性检出率可达 97％。其致病作用主要通过以下方式:①产生白细胞毒素损伤乃至杀死人体白细胞。②产生趋化抑制因子抑制白细胞的趋化,阻碍白细胞到达部位,影响其防御作用。③产生胶原酶,阻碍胶原合成,破坏结缔组织和骨胶原纤维,促进骨质吸收。④产生内毒素、破骨细胞激活因子、成纤维细胞抑制因子等破坏牙周组织。⑤引发宿主免疫反应。患者血清中有明显升高的抗 Aa 抗体,牙龈局部也产生大量特异抗体,并进入牙周袋内,使龈沟液内抗体水平高于血清水平。特异性抗体可起保护作用。侵袭性牙周炎牙周袋深处的菌群极为复杂,有学者认为伴放线放线杆菌可能是发病初期的主要致病菌,一旦发病,或牙周袋加深,炎症加重,使一些严格厌氧菌,如类杆菌、具核梭杆菌等成为优势菌。因而,本病的优势菌是随着菌斑生态环境和机体状况的改变而改变的。

(2)机体防御能力:侵袭性牙周炎除微生物的感染外,机体防御能力降低,内分泌失调和家族遗传倾向等与本病发病密切相关。①细胞免疫功能缺陷、中性粒细胞趋化功能异常、吞噬功能降低等均有碍机体局部防御功能状况,使牙周组织容易感染。②内分泌失调,包括肾上腺皮质、性腺、甲状旁腺等功能障碍或全身其他疾病,可使牙周组织抵抗力降低而加速病变的发展。③家庭中有本病倾向者,或为常染色体隐性遗传或 X-连锁的显性遗传特征者,或对伴放线放线杆菌或上述其他厌氧菌易感者,都有可能发病。

侵袭性牙周炎是多因素引起的复杂疾病,不可能用某一危险因素概括所有的病例,而每一病例又可能是由不同的危险因素共同作用的结果。其中,宿主的防御能力和/或易感性可降低宿主对致病菌的防御力和组织修复力,也可加重牙周组织的炎症反应和组织的损伤。

2.病理

本病的组织病理学变化与慢性牙周炎无明显区别,均以慢性炎症为主。

(1)炎症的早期,主要病理变化为血管扩张、充血、通透性增加,上皮下结缔组织内出现大量炎细胞的浸润,多为中性粒细胞和淋巴细胞,少量为巨噬细胞和浆细胞。

(2)由炎细胞释放的胶原酶,可致胶原破坏、丧失,牙槽骨吸收,上皮附着沿根面向根尖方增殖,形成牙周袋。渐渐地,炎症进入持续破坏过程,牙周膜主纤维束破坏,深牙周袋形成。

(3)牙槽骨持续吸收,破骨细胞极为活跃,牙槽嵴顶及固有牙槽骨可见多数吸收陷窝,根面暴露的牙骨质也可见吸收陷窝,胶原纤维变性、溶解、丧失,牙周膜间隙明显增宽。

随着病变进展,临床出现明显的牙齿松动和牙周袋溢脓的牙周炎症状。

3.临床特征

(1)好发牙位:局限型侵袭性牙周炎的牙周病病变局限于上、下切牙和第一恒磨牙,多为左、右对称,其他恒牙,即非第一恒磨牙和切牙不超过 2 颗。

本病早期不一定波及所有切牙和第一磨牙。

(2)早期出现牙松动和移位:在牙龈还未出现明显炎症时牙就已出现松动,并逐渐加重,在松动的同时伴有牙移动,特别是上颌切牙和第一磨牙更为明显。移位严重时,上颌前牙呈扇形展开,后牙则丧失正常邻接关系,造成食物嵌塞和咬合创伤,加重牙周组织病变。

牙齿松动、移位明显者,甚至自行脱落。有的患者初诊时多数牙齿松动明显,少数牙已经脱落。

(3)牙龈炎症不明显:早期口腔卫生良好,牙龈炎症不明显。但由于牙齿松动、移位,引起牙之间的食物嵌塞,局部自洁作用较差,使牙龈炎症加剧而出现牙龈红肿和牙周袋溢脓现象。本病出现局部刺激物的量和牙周破坏程度不一致的现象。

(4)病程进展快:本病牙周破坏速度较快,表现如下:①病变早期,牙周袋窄而浅,当牙龈炎症明显时,牙周袋加宽加深,感染溢脓。②病变早期,牙槽骨吸收不明显,X线片仅显示牙周膜腔增宽,硬板破损的现象,随后病变进展迅速,牙槽骨在出现垂直和水平型吸收的同时存在大量进行性骨吸收现象。

(5)无明显症状:除上述表现外,患者并无明显症状因而常常延误就诊和治疗。随着病变的发展,渐渐出现咀嚼无力,牙龈出血,牙齿松动、移位,并有口臭、疼痛、肿胀等。

4.诊断要点

(1)发病年龄、性别:本病好发于青少年或青春期儿童,女性多于男性。

(2)患病牙位、数目:本病典型的好发牙位为第一磨牙和/或上、下切牙,多为对称性。若多数牙或全口牙患病时,则磨牙或前牙症状最重。

青春期的患者,患牙数为4~6个。随着年龄的增长,患牙数增多,但也有少数牙患病的报道。

(3)病程进展:病变进展迅速,牙槽骨呈进行性吸收。

本病的早期诊断和治疗对保留患牙极为重要。由于本病的早期多无明显症状,待就诊时已为晚期,故应尽早诊断。当青少年患者或青春期儿童,在局部刺激物不多、炎症不明显情况下,出现牙齿松动、移位或邻面深牙周袋时,应引起重视。而且检查的重点应为切牙和第一磨牙邻面,这样才不至于遗漏早期病变。

关于局限型和广泛型侵袭性牙周炎究竟是2个独立的类型,抑或后者是前者加重的结果,目前尚不肯定,但有不少研究支持两者为同一疾病不同阶段的观点。①少年以局限型较多,而青年患者患牙数目增多,以广泛型为多。②有些广泛型侵袭性牙周炎患者的第一磨牙和切牙病情较重,且有典型的"弧形吸收",提示该患者可能由局限型病变发展而来。③广泛型侵袭性牙周炎患者的牙周破坏程度与年龄不相称。

5.鉴别诊断

(1)慢性牙周炎:注意初发或早期侵袭性牙周炎与慢性牙周炎的区别。其区别点见上述慢性牙周炎的临床特征。

(2)橡皮圈套扎中切牙导致急性牙周炎:注意与矫正用橡皮圈套扎中切牙导致急性牙周炎的区别。

儿童混合牙列期,上颌中切牙萌出时,牙轴常偏向唇侧和远中,使上颌中切牙间多有明显的间隙,即所谓正中分开。此类间隙,当侧切牙萌出后多可自行关闭。但是,在两侧切牙未萌出之前有的医务人员在不了解此生理现象的前提下,擅自错误地采用矫正用的橡皮圈套扎在两中切牙间,橡皮圈渐渐向根尖方向滑动,最终导致被套扎患牙出现急性牙周炎。其临床表现为如下几种:①病变局限于所套扎的牙,出现局部牙龈红肿,常伴有凸向根尖方向的弧形线条,相应黏膜呈凹陷性,压迹状。②被套扎的患牙牙周袋深,并可伴牙周袋溢脓。③患牙松动明显,甚至伸长。④X线片显示牙槽骨呈弧形吸收,两中切牙之远中牙槽骨的吸收尤为明显,甚至吸收至根尖处。

本病一旦发现即可去除橡皮圈,并经局部清洗、消炎等治疗,预后良好。

6.治疗原则

(1)施行必不可少的基础治疗:即施行龈上洁治,龈下刮治、根面平整及调整咬合,消除创伤殆和食物嵌塞等。因为只要这些局部刺激因素存在,就会加速病情的发展。

(2)抗菌药物的应用:口服抗菌药物,如螺旋霉素、甲硝唑、替硝唑等,其中甲硝唑和阿莫西林配伍效果更佳。基础治疗或手术治疗后立即使用能发挥药物的最大疗效。

根面平整后的深牙周袋内放置缓释的抗生素制剂,如甲硝唑、氯己定等也有良好的效果。

(3)改善机体状况,增加防御功能:如免疫功能异常者,可酌情给予调整机体免疫功能的药物。中医学的辨证施治,固齿丸、牙周宁等都有一定效果。①松牙固定:移位牙复位排齐后固定治疗;复位固定的治疗过程中需加强局部炎症的控制。②维护治疗:加强口腔卫生,定期复查极为重要。以便巩固治疗效果,控制病情发展。

总之,早期诊断,早期治疗,彻底消除感染,调整机体防御功能,减少复发等为本病治疗原则。

(三)掌跖角化-牙周破坏综合征

掌跖角化-牙周破坏综合征(syndrome of palmarplantar hyperkeratosis and premature periodontal destruction,PLS)是一种手掌和足掌部位的皮肤过度角化、皲裂和脱屑,并牙周组织严重破坏的综合征。有的病例还伴有硬脑膜的异位钙化。本病较罕见,多发于有近亲结婚史的家族,其发病率为 1/1 000 000~4/1 000 000。

本病由 Papillon、Lefevre 2 位学者于 1924 年首次报道,故又名 Papillon-Lefevre 综合征。至今,国内外关于 PLS 的文献主要是病案报道,超过 300 例。

1.病因

迄今为止,PLS 的病因和致病机制尚未完全了解。其中,遗传因素、免疫因素及与重度牙周组织破坏相关的口腔微生物等被认为是最主要的致病因素。

(1)遗传因素:本病为遗传性疾病,属常染色体隐性遗传。父母不患本病,但可能为血缘婚配(约占 23%),双亲必须均携带常染色体基因才使其子女患病。研究表明,组织蛋白酶 C(cathepsin C,CTSC)基因突变可能是掌跖角化-牙周破坏综合征的致病基础。

自 1924 年 Papillon 和 Lefevre 首次报道以来,已证实有 70 多种 CTSC 基因突变型,这些突变型跨越整个基因长度,并位于 CTSC 基因的高度保守区域,这些位于 CTSC 基因高度保守区域的突变影响了 CTSC 的活性,导致 PLS 患者的 CTSC 功能几乎完全丧失。

因为,CTSC 是一种含半胱氨酸蛋白酶,它的主要功能是降解蛋白和活化一些酶原物质。例如在活化来源于骨髓和淋巴系统的一些细胞中的丝氨酸蛋白酶中有重要作用,而这种蛋白酶包含在很多免疫和炎症反应过程中,包括细菌的吞噬破坏,局部细胞因子及其他炎症介质的活化和去活化。故 CTSC 的活性丧失,必然对机体产生相应的伤害。

(2)免疫学因素:组织蛋白酶 C 对活化某些由免疫细胞分泌的酶类有至关重要的作用。①中性粒细胞衍生的丝氨酸蛋白酶是一类由中性粒细胞以酶原形式分泌的蛋白酶,其活化依赖于 CTSC。②巨噬细胞炎症蛋白-1α 是一种由免疫细胞释放于炎症发生部位的蛋白,对多形核粒细胞有强大趋化作用,是促进多形核粒细胞向炎症部位持续聚集的趋化性细胞因子,其活性受丝氨酸蛋白酶调节。③正常情况下,人体可以通过丝氨酸蛋白酶负性调节巨噬细胞炎症蛋白-1α 的活性而调控炎症反应,PLS 患者因 CTSC 基因突变致使中性粒细胞表达的 CTSC 无活性,进而影响其对丝氨酸蛋白酶的活性,不能抑制巨噬细胞炎症蛋白-1α 活性,从而导致多形核粒细胞持续向炎症部位聚集,引起严重的炎症反应。因而,PLS患者所表现的重度牙周破坏与牙周组织内发生的炎症反应或由CTSC基因突变导致的免疫功能紊乱加重炎症反应有关。

(3)细菌学因素:有关的研究并不多。有的研究表明,Aa为优势菌,可能在牙周破坏中发挥重要作用。也有研究表明,本病患者的龈下菌斑中发现的菌群与慢性牙周炎的龈下菌群相似,而不像青少年牙周炎。而且在牙周袋近根尖区域有极大量的螺旋体,在牙骨质上也黏附有螺旋体,以及其他兼性厌氧菌。总之,PLS的严重牙周组织破坏与口腔微生物导致的牙周组织局部炎症反应和由CTCS基因突变导致的免疫功能紊乱加重炎症反应有关,以及是由因CTSC基因突变引起上皮缺损,而增加牙周组织对炎症的易感性有关。

2.病理

(1)牙周组织炎症与儿童慢性牙周炎:牙周组织炎症与儿童慢性牙周炎无明显区别,主要表现如下:①牙周袋壁黏膜下结缔组织有明显的慢性炎症,以浆细胞浸润为主,少见中性多形核白细胞。②牙槽骨发生炎症性吸收,破骨细胞活动明显,成骨细胞活动减少。③患牙牙根骨质非常薄,有时仅在根尖区存在较厚的细胞牙骨质,X线片显示牙根细而尖,与牙骨质发育不佳相吻合。

(2)皮肤病损:皮肤病损的主要表现为过度角化及局部不完全角化,其颗粒层增厚、棘层增生,伴血管周围轻微的炎性浸润。

3.临床特征

(1)本病是2种疾病并存的罕见综合征:本病是儿童出现的皮肤病损和牙周破坏并存的罕见综合征,既有皮肤损害,又有牙周组织病变,有的还伴发全身其他疾病,大多在儿童4岁前共同出现。

(2)手掌、足底皮肤过度角化为典型特征:表现为手掌、足底皮肤红斑、脱屑与皲裂,鱼际等受压力较大的部位相对严重;病损还可累及手背、足背、膝、肘部、臀部等部位,且大多左、右对称,有的表现为银屑病斑块;有多汗、臭汗;少数出现指甲发育不良、指甲横纹等现象。

(3)早发的重度牙周组织破坏:乳牙萌出不久即可发生,有深牙周袋,牙周脓肿、牙周袋溢脓、口臭、牙槽骨吸收,牙齿松动,X线片显示患牙牙槽骨吸收严重,在5~6岁时乳牙相继脱落,创口愈合正常。待恒牙萌出后,又按萌出的顺序相继发生牙周破坏,若未得到及时治疗,常在10多岁时陆续自行脱落。有的第三磨牙也会在萌出后不久脱落。

(4)伴发全身其他病变:由于本病是与CTSC基因突变有关的遗传疾病,有的患者还可出现全身其他病变。例如脓皮病、肝脓肿、肉芽肿性肾盂肾炎、无症状硬脑膜异位钙化、白化病、沟纹舌等。有的伴发病可能与除CTCS基因外的其他基因突变有关,例如恶性黑色素瘤、鳞状细胞癌,眼表鳞状新生物等恶性增生物。

4.诊断要点

(1)PLS的典型临床表现。

(2)CTCS基因突变检测及CTSC的活性检测。

(3)有时需与Haim-Munk(HMS)综合征相鉴别。

HMS是一种极罕见的常染色体隐性遗传性疾病,亦与CTCS基因突变有关,临床表现除有掌跖过度角化和牙周组织破坏外,还有肢端骨质溶解症与蜘蛛样细长指(趾)。有的也有特征性的指甲弯曲和扁平足。

5.治疗原则

本病治疗难度较大。基于牙周破坏与伴放线放线杆菌或其他致病微生物的感染有关,而且致病菌在牙齿萌出后即附着于牙面,有学者提出,在关键时期,如恒牙萌出前,拔除一切患牙,以造成不利于致病菌生存的环境,防止新病变发生的治疗原则。

但是,也有学者提出,既使患者牙周破坏严重,也可控制牙周炎症反应,减缓乳牙脱落,遵循以确保恒牙正常萌出和维护牙周健康为目标的对症治疗为主,局部和全身联合治疗的治疗原则。

因而,其治疗包括以下几方面:

(1)定期进行系统的龈上洁治、龈下刮治及根面平整,严格控制菌斑,并配广谱抗生素的全身用药及应用增强机体免疫功能的药物。

(2)定期对牙周情况进行评估,必要时进行牙周手术或拔除无法保留的乳牙或恒牙。

(3)乳牙或恒牙缺失后,及时制作间隙保持器或活动义齿修复,以保持颌间间隙和恢复咀嚼功能,防止颌骨发育不足。

(4)对患儿及其家长进行口腔卫生指导,使其保持良好的口腔卫生。

对于本病的皮肤病损,应在皮肤专科进行治疗,即以局部涂擦抗炎、抗角化药物为主的治疗。该类药物常常包括经典的类固醇药物和水杨酸。由于本病的皮肤病损难以根治,常需要长期使用这些药物。

PLS多发于有近亲婚配史的家族,较为罕见,医护人员对该病应有足够认识。随着对PLS病因和发病机制的探索,通过CTSC基因检测与CTSC活性检测,有望在PLS发病前明确诊断,以达到早期发现、早期诊断、早期治疗,减轻牙周破坏的严重程度,控制牙周破坏的进展之目的。

(翟媛媛)

第七节　口腔黏膜疾病

一、儿童常见口腔黏膜疾病

(一)白色念珠菌病

白色念珠菌病是由白色念珠菌引起的口腔黏膜组织的急性假膜型炎性疾病。由于它在炎症的黏膜表面可形成乳白色绒状斑膜,故又称雪口或鹅口疮。本病多见于婴幼儿和营养不良儿童。若发生在成人,多为身体极度衰弱或长期患严重消耗性疾病,以及长期服用抗生素者。

1.病因

本病病原菌为白色念珠菌,属真菌或霉菌,为单细胞酵母样真菌。该真菌分孢子和菌丝2部分,孢子或菌体呈圆形或卵圆形,直径约4 μm,壁厚,有清楚的荚膜,革兰染色为阳性,常聚成团。孢子或菌体含有大量多糖类,PAS染色为强阳性。菌丝为细长杆形,呈串珠状或分节状,由孢子生芽延长而成。白色念珠菌由完整的胞壁、细胞膜、胞质、胞核组成,其中胞壁与其致病性之间的关系较为密切。

白色念珠菌广泛存在于自然界,也常寄生在正常人的口腔、肠道、阴道和皮肤等部位,与人体处于共生状态,并不致病,是一种常见的条件致病菌。但在以下条件下可能致病。

(1)若长期使用抗生素,尤其是广谱抗生素,致使菌群失调。

(2)长期使用免疫抑制剂或放疗,使免疫功能受到抑制。

(3)慢性消耗性疾病及营养不良,如长期腹泻、恶性肿瘤、迁延性肺炎,以及原发性免疫功能缺陷或艾滋病患者等可能致病。新生儿童多由母体产道感染,或由哺乳时奶头不洁或喂养者手指皮肤传播感染。

营养不良、身体衰弱、长期使用抗生素后,使白色念珠菌和某些微生物之间原有的拮抗关系失去平衡,利于白色念珠菌的活动和繁殖,从而引起口腔甚至人体其他内脏的真菌感染。

2.病理

口腔念珠菌病为亚急性或慢性炎症。黏膜的主要病变为溃疡、坏死和覆盖的假膜。假膜由脱落细胞、纤维素性渗出物、食物残渣及大量菌丝和孢子组成。黏膜的颗粒层水肿,固有层血管扩张、充血,有大量淋巴细胞、浆细胞和中性粒细胞浸润,深层组织无明显病变。

3.临床特征

(1)婴幼儿口腔念珠菌病好发于唇、颊、舌、软腭与硬腭部位的黏膜。

(2)患部黏膜充血、水肿1~2天,在充血黏膜上出现白色斑点,似凝乳状,高于黏膜面,白色斑点可逐渐扩大,融合成片,边缘清楚,但不整齐。严重者,整个口腔黏膜均覆盖白色假膜,状如铺雪。

(3)早期凝乳状假膜不易擦去,如强行擦去,则可见出血面,不久可再度形成凝乳状斑片。日后,假膜可由白色变为灰黄色,易于去除或自行脱落,但脱落后,还可重新形成。

(4)患者周围组织较正常,局部疼痛不明显。患儿全身反应也不明显,有时低热、哭闹、拒食,有的患儿口内有酸腐味。

(5)婴幼儿患者需注意病变是否蔓延至咽、喉部,患儿哭声是否嘶哑,吞咽和呼吸是否困难等。病变的蔓延易引起窒息,应严加警惕。如患儿出现顽固性腹泻,则可能发生了肠道感染。体弱者可引起白色念珠菌败血症,偶尔有的还可引起心内膜炎、脑膜炎等,危害严重。

(6)成人在使用大量抗生素之后可出现白色念珠菌病,又称为抗生素口炎,或萎缩性念珠菌病,其黏膜红肿,舌背乳头萎缩,丝状乳头增生,病损区黏膜糜烂、灼痛。

由于义齿不洁或创伤引起的慢性萎缩性念珠菌病,患处黏膜色鲜红、水肿、表面有少量渗出物,有的也可见雪口样斑。慢性萎缩性念珠菌病患者常合并双侧口角炎,表现为口角皮肤黏膜皲裂、充血和糜烂。

4.诊断要点

(1)病史:本病病史、发病年龄和口腔黏膜病损。

(2)本病病损特征:口腔黏膜出现凝乳状白色斑点或斑块,不易擦去,强行擦去后留下出血创面等。

(3)可疑者可做以下检查:①涂片检查。即取生理盐水或 $10\%\sim15\%$ 氢氧化钾液滴于玻片上,再取病损处假膜置于其中,用盖玻片将之压薄,镜下观察,如见到细菌菌丝和孢子则可确定是真菌感染;也可将涂片进行 PAS 染色观察菌丝和孢子。②必要时进行细胞培养予以确诊。细胞培养需在沙保培养基上培养,若培养出白色念珠菌则可确诊。

(4)鉴别诊断:白色念珠菌病需与白喉鉴别。白喉患者全身中毒症状明显,高热、萎靡、乏力、恶心、呕吐、面色苍白、呼吸急促、脉数等,且涂片可查到白喉杆菌。

5.治疗原则

(1)去除诱发因素：去除诱发因素，立即停用抗生素。

(2)局部用药：①2％～4％碳酸氢钠(小苏打)溶液轻轻擦洗口腔，每2～3小时1次；使口腔保持碱性环境，抑制白色念珠菌生长。②0.05％甲紫水溶液涂擦口腔局部，每天3次。1：10万浓度的甲紫液仍能抑制念珠菌的生长。③0.2％氯己定溶液或1％氯己定凝胶冲洗、含漱或局部涂布，每2～3小时1次；或以氯己定液与碳酸氢钠液交替漱洗，有消除白色念珠菌的协同致病菌——某些革兰阴性菌的作用。④西地碘，即华素片，含化后吞服，每次1片，每天3～4次。西地碘是高效、低毒和广谱杀菌活性分子态碘制剂，抗菌杀菌能力强，且适合于混合感染。但对碘过敏者不宜使用。⑤制霉菌素，10万U/mL水混悬液涂布，每天4次(1～3岁幼儿)。

(3)全身用药①克霉唑，20～60 mg/(kg·d)，分3次口服。克霉唑毒性低，口服后能被迅速吸收，并可进入黏膜和唾液中，使真菌细胞膜缺损，内含物溢出，导致真菌死亡。②制霉菌素7.5万U，每天4次口服(1岁以下婴儿)。制霉菌素属四烯类抗生素，1 mg相当于2 000 U。

(4)乳器、食具消毒：母乳喂养者于哺乳前应用碳酸氢钠溶液1：5 000盐酸氯己定溶液清洗乳头。常用温开水拭洗婴儿口腔。

(5)预防：①避免产房交叉感染。分娩时注意消毒会阴、产道及所有接生用具等。②避免长期使用抗生素。③增强儿童机体免疫力。

(二)疱疹性口炎

疱疹性口炎是指发生在口腔黏膜的由单纯疱疹病毒感染的急性炎症。

1.病因

(1)病原微生物：病原微生物为单纯疱疹病毒。单纯疱疹病毒分为2型，即Ⅰ型和Ⅱ型。Ⅰ型病毒主要引起口腔与咽喉部黏膜，口腔周围与颜面皮肤，以及腰以上皮肤和脑部感染。Ⅱ型病毒主要引起生殖器和腰以下皮肤感染。据分析，口腔单纯疱疹病毒感染中，90％～95％是由Ⅰ型病毒引起的。在口腔和生殖器都有疱疹史的少数病例中，有可能与Ⅱ型病毒感染有关。

单纯疱疹病毒属脱氧核糖核酸病毒。当病毒接触宿主的易感细胞之后，即可突破细胞膜侵入胞质，脱去外壳蛋白质进入细胞核，并在核内合成蛋白质和氨基酸，重新组成病毒颗粒，进而使宿主细胞破裂，放出病毒，导致病变急性发作，为原发性疱疹口炎。

单纯疱疹病毒感染后，其病毒可潜藏于细胞内，在体内寄居终身。一旦发病，可通过接触或呼吸道传染。

(2)发病的诱因：①机体感染单纯疱疹后，可产生少量抗体，但其不足以达到免疫力。②若上呼吸道感染、发热、消化功能紊乱、疲劳、免疫功能降低或局部受到刺激等引起机体、组织抵抗力下降时，可使潜伏在细胞内的病毒活跃、繁殖而发病。

(3)感染途径：感染途径为飞沫和接触传染。在正常人唾液中，有70％～75％可找到单纯病毒。易感者，尤其是高级神经系统尚未稳定的婴幼儿，主要是经唾液途径受到感染。

2.病理

本病的病理变化特征是上皮细胞发生肿胀和皮内疱形成。

其中，棘层细胞松解、水肿、膨大呈气球状，为气球样变；变性的上皮细胞破裂，相互融合，形成多房性水疱，为网状性变。气球状细胞的胞核内有嗜伊红性病毒小体，为病毒包涵体，大小为3～8 μm。此类细胞多位于水疱的底部，刮取早期水疱基底部细胞做涂片，可见变性的上皮细胞核内有嗜伊红性病毒小体或病毒包涵体。

3.临床特征

(1)年龄:疱疹性口炎好发于6岁以下儿童,6个月至2岁较多,2～3岁达最高峰。

(2)性质:多为单发性,亦有多发性。

(3)部位:口腔各部黏膜均可发生,包括角化良好的牙龈、舌背和硬腭等处。

(4)疱疹性口腔炎的病程:①前驱期,患儿发病前多有发热、流涎、烦躁、拒食、咽喉肿痛,颌下、颈上淋巴结增大,咳嗽或全身不适等前驱症状,2～3天即出现口腔黏膜充血、发红。②水疱期:在发红黏膜上出现成簇的水疱,似针尖大小,因疱壁薄、透明,很易破裂,故临床难以见到完整的黏膜疱疹。③溃疡期:小疱汇集成簇,破溃后形成糜烂或溃疡。小溃疡也可扩大融合成稍大溃疡。溃疡边缘不规则或呈多环状,并有灰白色或黄白色假膜。溃疡面积大小和数目不等,数十个至上百个,在成簇的溃疡周围还可看到散在的小溃疡。如果患儿全口黏膜或全部牙龈亦充血、水肿,并有小溃疡和白色假膜,称为疱疹性龈口炎。若口唇、口周皮肤也有类似病损,疱破后则形成痂壳。溃疡期中,患儿感到剧痛,哭闹、拒食、流涎,才被家长发现。口腔体征明显时,颌下淋巴结增大、触痛。发病后的3～5天症状最重。④愈合期:发病7～10天,溃疡面逐渐缩小,愈合,全身症状逐渐消退。

此外,单纯疱疹病毒感染还可发生于皮肤,而且好发于唇、鼻翼、颏和颊部皮肤,以唇红和邻近皮肤多见。当口腔周围的这些皮肤被损害时,在出现水疱前,局部出现灼热、发痒、肿胀感,而后相继出现红斑,很快在红斑基础上出现成簇的水疱,水疱可逐渐扩大融合,疱液由清亮至浑浊,而后干燥、结痂,不留瘢痕。本病病程为7～10天,有自限性和复发性。

4.诊断要点

(1)前驱症状:小儿烦躁、哭闹、拒食、流涎等前驱症状。

(2)可见众多小水疱:在充血的任何口腔黏膜部位和口唇周围可出现数目众多、丛集成簇的小水疱,疱破并融合成小溃疡。

(3)辅助检查:可疑时可检查病毒包涵体、脱落细胞或血清抗体等协助诊断。检查病毒包涵体的方法如下:①通常是取疱疹基底部液体做涂片,用吉姆萨染色,可观察到含有嗜伊红包涵体的多核巨细胞。②采用ELISA法,荧光素标记、酶标记的单克隆抗体进行检测,即可确定有无病毒感染及感染病毒类型。③检查脱落细胞,可见气球样变、多核巨细胞和磨玻璃样核等特征细胞。多核巨细胞为数目不等,形态各异,菱形、飘带形或桑葚形的细胞。它可能是由感染细胞和周围细胞融合形成的合胞体,也可能是因感染细胞核进行分裂而细胞质未能分裂而成的合胞体。

(4)鉴别诊断:疱疹性口炎时常需与复发性阿弗他溃疡进行鉴定。

5.治疗原则

(1)全身对症和支持疗法:①全身抗病毒治疗:核苷类药物,如阿昔洛韦、伐昔洛韦、更昔洛韦等;板蓝根冲剂、板蓝根注射液等。②维生素C:维生素C 100～200 mg,每天3次,口服。③复合维生素B:复合维生素B 1～2片,每天2～3次,口服。④抗生素药物:抗生素药物,预防继发感染。

(2)局部用药:①2.5%金霉素甘油,局部涂布,每天2～3次。②0.1%～0.2%葡萄糖酸氯己定(洗必泰)溶液局部涂布,每天3次。③0.025%硫酸锌液,局部湿敷,每次10～20分钟,每天3～4次。④0.01%～0.025%硫酸锌液,含漱,每天3～4次。

(三)地图样舌

地图样舌是指主要发生在舌背上的非感染性的浅层慢性剥脱性炎症,其特征是由白色环状角化圈围绕着发炎的红色乳头剥脱区,形似地图的边界线,构成一块块区域局限的病变,而且其病变形状轻常变化,酷似游走,因此又称为区域性剥脱性舌炎或游走性舌炎。

1.病因

(1)本病病因至今尚不清楚,可能与儿童的胃肠功能紊乱、肠道寄生虫、神经营养障碍等有关。对于自主神经尚不稳定的幼儿,其舌背黏膜营养紊乱或神经营养障碍可能是重要因素。

(2)家族遗传因素。有学者报道,70例地图舌患者中有4例有家族史,有的一家三代均发生本病,可能与相同基因作用有关。

(3)由于其病因不明,有学者认为本病是炎症,也有的认为是与特异体质有关的变态反应。例如有学者观察到,在瘦小的婴幼儿和肥胖的儿童中多见,故认为其可能与特异体质有关。

2.病理

本病为非特异性炎症,分为周边区与中央区。

(1)周边区病变位于浅表上皮,上皮增生,上皮钉增长,上皮角化不全或过度角化,棘细胞肥厚,固有层血管充血,淋巴细胞、浆细胞浸润,组织水肿。

(2)中央区黏膜上皮表层剥脱,丝状乳头消失,上皮内棘层细胞变性、水肿,只剩较薄的基底细胞层,上皮下结缔组织血管扩张、充血,组织水肿,并有淋巴细胞、浆细胞和中性粒细胞浸润,有时浸润的白细胞明显增多且侵入上皮内,则可形成小脓肿。

上述非特异性炎症病变一边发展,一边修复,组织学上也出现边剥脱边修复的图像。

3.临床特征

(1)本病好发于6个月至3岁的婴幼儿和少儿期,随着年龄增长,其有可能自行消失。

(2)病损多发生于舌尖、舌背和舌侧缘,也有发生在舌腹部的,但多数见于舌前2/3区,一般不超过人字沟。

(3)病损部位由周边区和中央区组成。发病时,先由周边出现白色微突起的圆形斑片,这些斑片是由于上皮角化不全和丝状乳头过度角化引起的。不久,白色斑片的中央出现红色区域,这是由于丝状乳头剥脱,菌状乳头存在而呈现的。因此,病变区表现为红、白相间,即白色环状角化区围绕着中央红色乳头剥脱区的现象,然后,剥脱区范围逐渐扩大,向周围蔓延,与邻近的病变区相互融合成较大的剥脱区。

(4)病变区的形状可呈圆形、椭圆形或不规则形。由于丝状乳头边剥脱边修复,使其形状经常出现移行性变化,或出现2个新旧不同病变区的地图样损害。

(5)中央红色剥脱区域凹陷、光滑发亮,丝状乳头扁平或消失,菌状乳头无改变而呈红色点状,非常清晰。红色剥脱区域外围为2~3 mm宽、微微突起的白色或淡黄色边缘,此边缘亦随着剥脱区的不断扩大而扩大,然后,又随着剥脱区的愈合而渐渐恢复。

(6)病变部位经常发生移动,其移动或移行的速度不一,有的病变在同一部位可停留数天,有的经过数小时即发生移动,有的甚至在2小时后病变的剥脱区即开始变化。

(7)由于本病的角化过度、剥脱和恢复在交替出现,此起彼伏,顽固复发,故本病病程较长,有的可延续数天或数年。但不少患儿在幼儿期后,其病变可渐渐消失。

(8)患儿一般无明显自觉症状,有的遇咸、辣、热等刺激性食物可出现烧灼样疼痛感。

4.诊断要点

(1)舌背出现形状各异、形似地图、红白相间的病变,病变区的丝状乳头边剥脱边修复,位置经常移动的临床表现特点。

（2）有的病损区除发生在舌体外，还可发生在口底、舌腹、唇、颊黏膜，亦具游走性，但边缘区细窄，如线纹状，称为地图样舌炎，较为少见。

（3）成人的病变常有复发，甚至长期不愈。成人病变需与舌背的萎缩性扁平苔藓及萎缩性念珠菌感染鉴别。

萎缩性扁平苔藓为舌乳头萎缩且微量凹陷，以白色条纹或白色斑块损害为主，由细小白纹构成，呈灰白珠光色，无游走变位现象。

萎缩性念珠菌感染初始发生在舌乳头，萎缩多在舌背中、后方，逐渐发展到整个舌背，周边无高起的舌乳头。

5.治疗原则

（1）无自觉症状者，可予以观察。

（2）避免刺激性食物，保持口腔清洁。

（3）口腔局部用药。2％碳酸氢钠液轻轻擦拭舌背，每天 3～4 次；2％硼酸钠液轻轻擦拭舌背，每天 3～4 次；2.5％金霉素甘油涂布舌背，每天 3～4 次。

（4）全身用药。复合维生素 B、维生素 C 等口服。

（5）发病因素分析。针对可能的发病因素予以临床检查及治疗，例如，检查肠道寄生虫并进行驱虫治疗。

（四）膜性口炎

膜性口炎是由细菌感染引起的口腔黏膜急性炎症，因病变区覆盖大片假膜，又称为假膜性口炎。

1.病因

本病病原菌为球菌，即金黄色葡萄球菌、草绿色链球菌、溶血性链球菌、肺炎双球菌等，故又称球菌性口炎。感染可由单一细菌引起，也可由多种细菌引起，多数是混合感染。

不同细菌为主引起的感染，其发病部位有所不同，如以葡萄球菌为主的感染以牙龈为多见，以链球菌为主的感染则多见于口腔黏膜的其他部位。

这些病原菌多是口腔中的常驻菌，一般情况下，它们是不会引起机体发病的。之所以引起口腔黏膜的急性炎症，通常有其致病的诱因，其诱因是机体抵抗力下降或细菌毒力增强，如流感、急性传染病，久用激素、化疗药物等使机体免疫功能受到抑制时即可能发病。本病多见于儿童。

2.病理

口腔黏膜急性渗出性炎症。黏膜充血、水肿、上皮细胞坏死脱落、糜烂，表层覆盖由纤维素性渗出物和坏死组织、多种细菌组成的假膜，固有层中有大量中性白细胞浸润，呈现急性炎症。

3.临床特征

（1）发病急，可发生于口腔黏膜的任何部位，包括牙龈、唇、颊、舌、口底和软腭等多处黏膜。

（2）口腔黏膜广泛充血、水肿，表面出现大小不等、界限清楚的糜烂面。糜烂面上有纤维素性渗出物形成的灰白色或灰黄色片状假膜，此假膜略高出黏膜表面，光滑而不易剥脱。若强行将其假膜撕脱，则呈现出血面，但不久又有假膜覆盖。有的部位还可出现浅表溃疡，致病菌不同，假膜的颜色也稍有区别。

（3）患儿体温升高，上呼吸道感染，腹泻等全身症状。病损局部疼痛明显，患儿哭闹、拒食、流涎，颌下淋巴结增大、触压痛等。血常规检查白细胞计数增高。全身症状数天即可消退，但口腔黏膜病损仍可持续一定时间，病程为 10～14 天。

4.诊断要点

(1)多发生于体弱和抵抗力低下的患儿,发热,体温升高,白细胞计数增多。

(2)假膜是覆盖于病变区的浸润、光滑、致密、灰白色或灰黄色膜状物。病变区周围黏膜充血明显,所属淋巴结增大。

(3)涂片检查可见大量链球菌和葡萄球菌,或为混合细菌感染。涂片检查可协助诊断。

(4)本病需与鹅口疮鉴别。鹅口疮的假膜呈凝乳状的白色斑点或小片,周围黏膜充血不明显,涂片可查到白色念珠菌。

5.治疗原则

(1)全身治疗:①抗感染,全身使用青霉素、链霉素等膜性口炎与白色念珠菌病的鉴别抗生素。根据感染类型、病情轻重程度、细菌培养结果、宿主易感性等选择有针对性的抗菌药物及用药剂量、方式或疗程。②支持疗法:补充液体和足量维生素 C 及复合维生素 B。

(2)局部治疗:①0.2%氯己定液漱口、清洁、涂布。②0.5%达克罗宁液局部涂布。③2.5%金霉素甘油局部涂布。④溶菌酶片 20 mg 含化,每天 4～6 次,有抗菌、抗病毒作用。

(五)口角炎

口角炎是好发于儿童口角部位的皮肤和黏膜,出现潮红、脱屑、湿润性发白的糜烂区,以及平行横纹皲裂的病损。

1.病因

(1)儿童的不良习惯:如经常舔口角、咬手指、咬铅笔等导致口角局部组织损害的不良习惯。

(2)儿童的唾液分泌过多:过多的唾液可使口角皮肤和黏膜经常处于潮湿状态而易产生刺激和继发感染。

(3)维生素 B_2 缺乏:儿童胃肠道功能紊乱或从食物摄取维生素 B_2(核黄素)的量不足,容易影响对维生素的吸收或利用,这种情况往往是对某一种维生素的吸收较为突出,尤其是维生素 B_2 的缺乏。因维生素 B_2 是各种核黄素酶辅基的组成成分,广泛参与生物氧化过程,而核黄素又不能在动物体内合成。当维生素 B_2 缺乏时可引起生物氧化、脂肪与蛋白质代谢障碍,使角膜、皮肤、黏膜等发生各种病损,例如双侧口角皮肤和黏膜炎症,角膜血管增生而发展为间质性角膜炎,脂溢性唇炎伴发的鼻唇沟痂皮性屑皮等。而口角炎是其中最常见的典型口腔表现。维生素 B_2 缺乏可认为是儿童口角炎发病的一个可能因素,但不是常见的或唯一因素。烟酸、泛酸、吡多醇和维生素 B_1 等缺乏时也可发生口角炎。

(4)儿童体质虚弱、机体状况较差,或长期服用抗生素:儿童体质虚弱、机体状况较差,或长期服用抗生素易引起白色念珠菌感染,成为白色念珠菌口角炎。此外,儿童口角炎也可由葡萄球菌、链球菌或摩-阿双杆菌引起。

2.临床特征

(1)最初可见口角部位的皮肤和黏膜潮红、脱屑、湿润性苍白,随后形成糜烂面,发生皲裂。

(2)皲裂呈水平状,为底在外、尖在内的楔形损害,其深浅、长短不一,严重者可向内侧黏膜或向皮肤延伸数毫米,无疼痛感,愈合后出现瘢痕。

(3)皲裂有渗出液,可结成黄色痂,如继发感染,则可结成黄褐色痂。结痂后,张口过大即感疼痛,且使痂皮裂开出血,影响说话和进食。

(4)口角炎可以是单侧,也可以是双侧,但一般是双侧性的。因咬铅笔、钢笔和咬手指等摩擦口角引起的口角炎则多为单侧。

(5)维生素 B_2 长期缺乏者,有可能发生典型的皮肤损害,即出现口-眼-生殖器综合征。其临床表现如下:①口角炎,或伴发萎缩性舌炎,唇红干燥、纵裂和鳞屑形成,早期菌状乳头和丝状乳头萎缩而消失。②眼球结膜炎、角膜睫状体充血或间质性角膜炎,影响视力。③阴囊出现对称性红斑秕糠屑和痂皮,可波及股(大腿)内侧皮肤,并有轻度瘙痒。

3.诊断要点

(1)口角皮肤和黏膜出现潮红脱屑、湿润性苍白、糜烂和皲裂等非特异性体征。

(2)除口角局部病损外,还需注意是否有身体其他部位的皮肤、黏膜损害。

(3)分析患儿个体的发病因素,待发病因素消除后病损消失,从而得以进一步诊断。

4.治疗原则

根据病因,决定治疗方法。

(1)有不良习惯者,应戒除不良习惯。

(2)由缺乏维生素 B_2 或其他维生素引起者,应给予维生素 B_2 和其他维生素。①维生素 B_2 片剂 5 mg,每天 3~4 次,口服。②维生素 B_2 注射液 5 mg,每天1 次,肌内注射。

(3)疑有白色念珠菌感染者,应给予制霉菌素药物。例如,1%~5%克霉唑霜涂布,每天 3~4 次;制霉菌素混悬液(10 V/mL)局部涂布,每天 3~4 次。

(4)消炎防腐药物局部擦拭、洗涤。

(5)2%碳酸氢钠、1.5%过氧化氢、0.1%高锰酸钾及 2.5%金霉素甘油等局部擦拭。

二、全身疾病在口腔的表现

儿童患有某些急性传染病、血液病、内分泌疾病时,常在牙龈、口腔黏膜等处有所反映,故在诊治口腔疾病时应加以重视。一旦察觉,即让患儿及时治疗全身疾病。

(一)麻疹

(1)麻疹黏膜斑:即 Koplik 斑,出现于麻疹患儿的前驱期,在大量皮疹出现之前,故对早期诊断有重要意义。

(2)临床可见两侧颊黏膜充血,与后牙相对之颊黏膜出现针头大小的斑点,有数个至数十个。斑点为灰白色或黄白色,且微微隆起,边缘有红晕。

(二)水痘

患儿患水痘时,往往略早于皮疹出现,在口腔黏膜出现周围有红晕的水疱,破裂后不留痕迹,应防止继发感染。

(三)维生素 C 缺乏症

维生素 C 缺乏症的患儿,牙龈常有急性或慢性炎症。急性炎症时,可扩展至全口牙龈,牙龈呈暗红色或紫红色的肿胀,可覆盖乳牙,且疼痛明显;慢性炎症时,龈缘红肿,表面有小溃疡,上覆肉芽组织,病变发展可使牙槽骨发生吸收、破坏,牙齿松动易脱落。治疗时在补维生素 C 的同时,应控制继发感染。

(四)糖尿病

患有糖尿病的儿童易患牙周病。临床表现为牙龈疼痛,常出现牙周脓肿、牙齿松动等牙周炎症状。

(五)血液病

患白血病、血友病等血液疾病的患儿,临床上常见以出血症状为主的牙龈炎,切忌不明病情进行洁治术和拔牙术。

(六)多形性红斑

多形性红斑患者,口腔黏膜充血水肿,可见红斑及水疱,水疱很快破溃形成大面积糜烂,疼痛明显,影响进食。全身治疗同时要注意清洁口腔,对症治疗,防止感染。

(七)药物过敏

患者口腔黏膜红肿,有红斑、疱疹及大面积糜烂,渗出较多。亦应对症治疗,控制感染。

(八)盘状红斑狼疮

下唇唇红为多发部位,片状糜烂,中心凹下呈盘状,周围有白色短的条纹呈放射状排列。口腔内好发于颊黏膜,典型病损四周有放射状短条纹。应全身治疗加局部用药。

(九)低磷酸酯酶血症

低磷酸酯酶血症是一种由于碱性磷酸酶不足或缺陷导致的遗传性疾病,轻型表现为乳牙早失,重型表现为严重的骨骼发育异常,造成新生儿死亡。一般而言,症状出现得越早,疾病越严重。在轻型患者,乳牙早失可能是最早出现和唯一的临床指征。此病目前没有治疗方法,但是恒牙预后较好。

（王梦醒）

第八节　儿童口腔疾病的预防

一、常规儿童口腔预防护理项目及适用年龄

(一)口腔卫生咨询

口腔卫生最初的责任在于父母,随着儿童的生长,为儿童和父母共同负责,之后发展为儿童为自己负责。口腔卫生咨询贯穿于 6 个月到 18 岁的每个年龄阶段。

(二)外伤预防咨询

最初引起外伤的原因为玩具、奶嘴、汽车座椅,然后是学走路时,最后是运动和常规游戏。外伤预防咨询贯穿于 6 个月到 18 岁的每个年龄阶段。

(三)饮食咨询

每次就诊时讨论食用精制碳水化合物的作用,零食的频率。涉及 6 个月到 18 岁的每个年龄阶段。

(四)非营养性习惯咨询

开始时讨论吸吮习惯:手指和安慰奶嘴;然后讨论在第一颗恒前牙萌出前破除不良习惯的重要性。每个年龄阶段均适用。

(五)氟化物添加

定期评估并选择适合的补充方式,适合每个年龄阶段。

(六)口腔生长发育的评价

通过临床检查获得信息。

(七)临床口腔检查

检查口腔内牙齿、牙龈及软组织情况。

(八)预防和局部用氟

对龋齿患病危险高的儿童尤其建议,原则上适合 1 岁以上儿童。

(九)X 线片评估

2 岁以上儿童定期评估。

(十)窝沟封闭

2～6 岁时如果乳牙有指征建议应用,6～12 岁第一恒磨牙萌出后尽早窝沟封闭,12～18 岁第二恒磨牙萌出后尽早窝沟封闭。

(十一)牙病或外伤的治疗

每个年龄阶段均有可能涉及。

(十二)发育中错𬌗畸形的评估和治疗

适用于 2 岁以后的儿童。

(十三)第三磨牙的评估和拔除

第三磨牙的评估和拔除多发生于 18 岁左右。

(十四)预防性指导

适当地讨论和咨询是每次口腔保健应有的一部分,应根据龋病危险性评估的结果提出个体化的预防指导。龋危险性评估是指根据患儿的生物学高危因素、保护性口腔卫生措施及临床检查结果 3 方面信息综合评估,将患儿患龋风险分为高、中、低。

(十五)其他

安排常规定期口腔保健。

二、不同年龄阶段儿童的龋危险评估

(一)0～5 岁儿童龋高风险因素

(1)母亲/主要看护者有活跃龋。

(2)父母/监护者社会经济地位低。

(3)每天含糖零食或饮料次数＞3。

(4)睡前含奶瓶。

(5)龋失补牙面数＞1。

(6)牙齿有白色病变或釉质缺损。

(7)变形链球菌水平升高。

(二)0～5 岁儿童龋中度风险因素

(1)儿童有特殊健康需求。

(2)有牙菌斑。

(三)0～5 岁儿童龋低风险因素(保护性因素)

(1)有适宜的氟化水源或氟补充。

(2)每天用含氟牙膏刷牙。

(3)专业局部用氟。

(4)定期牙科检查。

(四)6 岁以上儿童龋高风险因素

(1)父母/监护者社会经济地位低。

(2)每天含糖零食或饮料次数>3。

(3)邻面龋损≥1。

(4)有活跃性白斑病变或釉质缺损。

(5)唾液流量低。

(五)6 岁以上儿童龋中度风险因素

(1)儿童有特殊健康需求。

(2)有破损的修复体。

(3)有口内矫正装置。

(六)6 岁以上儿童龋低风险因素(保护性因素)

(1)有适宜的氟化水源或氟补充。

(2)每天用含氟牙膏刷牙。

(3)专业局部用氟。

(4)有额外的家庭护理措施。

(5)定期牙科检查。

三、口腔预防指导

(一)6~12 个月婴儿的口腔预防指导

1.重要事件

第一颗乳牙萌出,在 6 个月左右。

2.口腔发育

(1)内容:第一乳牙、磨牙萌出,恒牙胚形成。

(2)牙科医师的治疗:评价萌出模式,牙齿的情况,检查时注意口腔解剖标志。

3.氟化物

(1)内容:建议 6 个月前不使用氟化物。

(2)牙科医师的治疗:评价氟化物应用状态;如果需要,使用氟化物;与父母一起回顾接触用氟的情况。

4.口腔卫生/健康

(1)内容:婴儿微生物菌斑的获得,口腔清洁方法,牙科检查的周期。

(2)牙科医师的治疗:与看护人评价婴儿的口腔清洁方法,使用软毛牙刷和米粒大小的牙膏或不加牙膏刷牙,根据风险评估计划下次就诊的时间。

5.习惯

(1)内容:安慰奶嘴的使用,母乳喂养及口腔卫生。

(2)牙科医师的治疗:告知口腔在婴儿探索外界环境中的影响,讨论吮指对口腔的影响,讨论母乳喂养对口腔的影响。

6.营养和饮食

(1)内容:奶瓶龋的模式,持续给糖在龋齿中的作用。

(2)牙科医师的治疗:鼓励在适当的时候断奶,讨论糖在龋齿发生中的作用。

7.预防外伤

(1)内容:口腔外伤。

(2)牙科医师的治疗:告知如果婴儿发生外伤需要做的事情并给出急诊电话。

(二)12～24个月婴儿的口腔预防指导

1.重要事件

乳牙列发育完成,咬合关系建立,牙弓长度确定。

2.口腔发育

(1)内容:乳牙列发育完成,咬合的概念,牙弓长度及间隙的概念,恒牙的形成。

(2)牙科医师的治疗:讨论间隙保持的重要性,讨论磨牙症,检查时与父母一起观察磨牙、尖牙及切牙的位置。

3.氟化物

(1)内容:家庭内外食物来源的氟化物,其毒性及安全性。

(2)牙科医师的治疗:重新评估氟化物应用状态并决定适当的用氟方式。

4.口腔卫生/健康

(1)内容:牙刷的种类,牙膏的作用,儿童及父母在刷牙中的作用,口腔清洁的频率,牙科检查的周期。

(2)牙科医师的治疗:评价家庭口腔护理的过程和依从性,与父母合作解决口腔卫生问题,根据风险评估计划下次就诊的时间。

5.习惯

(1)内容:吮指,安慰奶嘴的使用。

(2)牙科医师的治疗:评价吮指和安慰奶嘴的安全性。

6.营养和饮食

(1)内容:菌斑,摄糖频率在龋齿发生中的作用。

(2)牙科医师的治疗:讨论碳水化合物在菌斑发展中的作用,评价家庭外饮食,讨论龋齿病因之一碳水化合物摄入频率,讨论健康饮食中的龋齿控制。

7.预防外伤

(1)内容:乳牙外伤及其后遗症,家庭内儿童防护。

(2)牙科医师的治疗:检查中与家长讨论正常牙列和口腔解剖结构;加强家庭内的儿童防护,使用汽车安全座椅;对于学龄前儿童采取有效的计划控制外伤。

(三)2～6岁儿童的口腔预防指导

1.重要事件

第一颗乳牙的脱落,第一恒磨牙或切牙的萌出。

2.口腔发育

(1)内容:乳牙脱落,第一恒磨牙萌出,磨牙建𬌗,健康的牙龈。

(2)牙科医师的治疗:评价萌出的模式,检查中与家长一起观察恒磨牙的𬌗关系,指出恒磨牙的𬌗解剖形态,描述牙周组织情况。

3.氟化物

(1)内容:家庭外氟化饮水的使用。

(2)牙科医师的治疗:重新评估含氟状况并选择适当的补氟方式。

4.口腔卫生/健康

(1)内容:口腔清洁中儿童的参与,窝沟封闭在预防中的作用。

(2)牙科医师的治疗:评价家庭口腔护理程序及依从性,建议儿童在父母的监督及帮助下开始刷牙,讨论牙齿窝沟封闭,解释牙齿进行 X 线检查的必要,根据风险评估计划下次就诊的时间,讨论牙科治疗过程中父母是否在场并告知患儿正常的焦虑。

5.习惯

(1)内容:非营养习惯。

(2)牙科医师的治疗:如果患儿依旧吮指,与父母讨论如何帮助孩子戒除不良习惯。

6.营养和饮食

(1)内容:家庭内或学校内零食和甜食的摄入,使用食物增强行为,健康饮食与口腔卫生的联系。

(2)牙科医师的治疗:评价家庭外饮食的潜在致龋性,不建议将食物作为一种行为工具。

7.预防外伤

(1)内容:在诸如骑自行车和滑冰等运动中的安全,恒牙外伤,汽车安全。

(2)牙科医师的治疗:在适当的时候建议使用头盔、骱垫及防护牙托,检查中向父母讲述乳牙和恒牙的区别,为家庭及学校提供口腔外伤的治疗选择,推荐使用汽车安全座椅。

(四)6～12 岁儿童的口腔预防指导

1.重要事件

进入学龄期。

2.口腔发育

(1)内容:大部分乳牙逐渐被恒牙取代;牙齿的排列方式和咬合关系处在动态的变化中,面型逐渐向成人面型转变。

(2)牙科医师的治疗:咬合诱导,早期矫治。

3.氟化物

(1)内容:氟化饮水的使用,局部用氟。

(2)牙科医师的治疗:重新评估含氟状况并选择适当的补氟方式,评估局部用氟的方式。

4.口腔卫生/健康

(1)内容:口腔清洁的家庭护理。

(2)牙科医师的治疗:评价家庭口腔护理程序及依从性,建议定期使用菌斑染色剂检查刷牙效果,积极帮助孩子学会使用牙线,根据风险评估计划下次就诊的时间。

5.习惯

(1)内容:非营养习惯。

(2)牙科医师的治疗:不良习惯引起错𬌗畸形,应进行提前矫治。

6.营养和饮食

(1)内容:家庭内或学校内零食和甜食的摄入,健康饮食与口腔卫生的联系。

(2)牙科医师的治疗:评价家庭外饮食的潜在致龋性。

7.预防外伤

(1)内容:在诸如骑自行车和滑冰等运动中的安全,恒牙外伤,汽车安全。

(2)牙科医师的治疗:在适当的时候建议使用头盔、骱垫及防护牙托,检查中向父母讲述乳牙和恒牙的区别,为家庭及学校提供口腔外伤的治疗选择,推荐使用汽车安全座椅。

(五)12～18 岁儿童的口腔预防指导

1.重要事件

进入青春期。

2.口腔发育

(1)内容:所有牙齿基本上全部萌出,并且通过自身调节或正畸干预已建立了稳定的颌关系。

(2)牙科医师的治疗:评估牙齿咬合情况,正畸治疗。

3.氟化物

(1)内容:局部用氟。

(2)牙科医师的治疗:根据患龋风险评估并选择适合的局部用氟方式。

4.口腔卫生/健康

(1)内容:口腔清洁的家庭护理。

(2)牙科医师的治疗:评价家庭口腔护理程序及依从性,使用牙线,保持边缘龈的清洁和牙周健康。

5.营养和饮食

(1)内容:家庭内或学校内零食和甜食的摄入,健康饮食与口腔卫生的联系。

(2)牙科医师的治疗:评价家庭外饮食的潜在致龋性,建立 24 小时饮食记录及包括周末在内的7 天饮食记录。

6.预防外伤

(2)内容:在诸如骑自行车和滑冰等运动中的安全,恒牙外伤。

(2)牙科医师的治疗:在适当的时候建议使用头盔、骸垫及防护牙托,为家庭及学校提供口腔外伤的治疗选择。

四、刷牙及其他菌斑控制方法

(一)牙刷的种类及作用

1.普通牙刷

刷毛由优质尼龙丝制成,分为硬毛牙刷与软毛牙刷;毛端分为磨圆型与平切型。刷面又分为波浪形和平面形。刷柄有适当的长度与宽度,便于握持,不易滑脱或转动。

2.指套牙刷

由乳胶制成,套在拇指或示指上,以指代柄,凭手的感觉,使牙刷在刷牙时刷得更细微。

3.电动牙刷

电动牙刷有很多不同运动形式,只要患者能正确使用,都可获得较好的效果。主要用于生活不能自理的弱智儿童或手功能障碍,需要他人帮助的刷牙者。

4.邻间刷

邻间刷主要用于清除牙邻面菌斑与食物残渣,矫治器、固定修复体、种植牙、牙周夹板、缺隙保持器及其他常规牙刷难以达到的部位。

(二)选择原则

牙刷有很多的形状、颜色、大小和型号。刷毛应该是柔软、圆头的尼龙丝。刷头的大小、刷头和手柄之间的角度、手柄的大小和形状都取决于儿童和父母的喜好。应该选用对目标人群效果最好,可以彻底清洁和按摩的牙刷。

(三)牙线的种类及作用

牙线可由棉、麻、丝、尼龙或涤纶制成,有不同粗细规格,分含蜡或不含蜡牙线,主要用于清除牙间隙的食物残渣、软垢和菌斑。手指执线不便的人群,可以使用牙线柄。

(四)牙膏的基本成分与基本作用

(1)牙膏的基本成分:牙膏的基本成分包括摩擦剂、洁净剂、润湿剂、胶粘剂、防腐剂、甜味剂、芳香剂、色素和水。另外,根据不同的目的可加入一些有保健作用的制剂。

(2)牙膏的基本作用:主要包括作为刷牙辅助剂和添加成分的作用。

(3)作为刷牙时的辅助剂,通过刷牙的机械方法,增强牙刷的清洁及菌斑控制作用。

(4)如果在膏体中加入氟化物,可起到防龋作用;加入其他辅助成分,可有治疗及脱敏等其他辅助效果。

(五)常用的刷牙方法

刷牙方法众多,但不外乎旋转、拂刷与颤动 3 种基本动作。以轻柔压力振动牙菌斑使其从牙面松脱,然后通过拂刷与擦洗达到清除牙菌斑和按摩牙龈的作用。

1.巴斯刷牙法

巴斯刷牙法又称水平颤动法或龈沟法:刷毛与牙长轴呈 45°角轻压进入龈沟,以短距离拂刷来回颤动牙刷,可有效清查龈缘附近龈沟内菌斑。

2.旋转刷牙法

刷毛一侧放在附着龈上,轻压使刷毛弯曲,在牙面上顺着牙外形缓慢旋转牙刷,清洁牙龈,去除牙菌斑、牙垢和食物残渣。

(六)刷牙应注意的问题

1.刷牙开始的时间

(1)一旦牙齿萌出,就要开始刷牙。可以先用湿的软毛刷轻轻地刷洗或使用指套牙刷。当数颗牙齿萌出时,应建立一套更彻底、更系统的刷牙方法,以确保能够清洁上下颌所有的牙面,特别是接近龈缘的部位。

(2)从发育的角度看,婴儿尚不能理解或接受口腔卫生措施,家长必须努力为婴儿创造一种良好的经历,选择合适的刷牙时机。随着时间的推移,婴儿变得不耐烦时家长更要坚持。

(3)家长应帮幼儿刷牙至幼儿的精细运动能力发展到足够自己刷牙的年龄。

2.牙刷放置的起始部位与刷牙顺序

牙刷放置的起始部位与刷牙顺序总的来说因人而异,但必须循序渐进,保证面面刷到。每次牙刷放置的牙位一般占 1～3 颗牙面的位置,每个位置刷 5～10 次,然后移至下一个位置,2 个相邻位置间应有重叠。

3.刷牙量与时间

可计数或计时,或两者结合。

4.刷牙频数

应强调每天彻底地清除牙菌斑,而不只是刷牙的次数。一般来说,至少每天 2 次。

(翟媛媛)

第四章　牙体疾病

第一节　龋　病

一、病因

龋病是以细菌为主的多因素综合作用的结果,主要致病因素包括细菌和牙菌斑生物膜、食物和蔗糖、宿主对龋病的敏感性等。

1890 年著名的口腔微生物学家 Miller 第一次提出龋病与细菌有关,即著名的化学细菌学说。该学说认为龋病发生是口腔细菌产酸引起牙体组织脱矿的结果。口腔微生物通过合成代谢酶,分解口腔中碳水化合物,形成有机酸,造成牙体硬组织脱钙。在蛋白水解酶的作用下,牙齿中的有机质分解,牙体组织崩解,形成龋洞。化学细菌学说的基本观点认为,龋病发生首先是牙体硬组织的脱矿溶解,再出现有机质的破坏崩解。Miller 学说是现代龋病病因学研究的基础,阐明了口腔细菌利用碳水化合物产酸、溶解矿物质、分解蛋白质的生物化学过程。Miller 试验如下。

牙齿 ＋ 面包(碳水化合物)＋ 唾液——脱矿

牙齿 ＋ 脂肪(肉类)＋ 唾液——无脱矿

牙齿 ＋ 面包(碳水化合物)＋ 煮热唾液——无脱矿

Miller 试验第一次清楚地说明,细菌是龋病发生的根本原因,细菌、食物、牙齿是龋病发生的共同因素。对细菌在口腔的存在形式没有说明,也未能分离出致龋菌。

1947 年,Gottlieb 提出蛋白溶解学说。认为龋病的早期损害首先发生在有机物较多的牙体组织部位,如釉板、釉柱鞘、釉丛和牙本质小管,这些部位含有大量的有机物质。牙齿表面微生物产生的蛋白水解酶使有机质分解和液化,晶体分离,结构崩解,形成细菌侵入的通道。细菌再利用环境中的碳水化合物产生有机酸,溶解牙体硬组织。龋病是牙组织中有机质先发生溶解性破坏,再出现细菌产酸溶解无机物脱矿的结果。该学说未证实哪些细菌能产生蛋白水解酶,动物试验未能证明蛋白水解酶的致龋作用。

1955 年,Schatz 提出了蛋白溶解螯合学说。认为龋病的早期是从牙面上的细菌和酶对釉质基质的蛋白溶解作用开始,通过蛋白溶解释放出各种螯合物质包括酸根阴离子、氨基、氨基酸、肽和有机酸等,这些螯合剂通过配位键作用与牙体中的钙形成具有环状结构的可溶性螯合物,溶解牙体硬组织的羟磷灰石,形成龋样损害。螯合过程在酸性、中性及碱性环境下都可以发生,该学说未证实引起病变的螯合物和蛋白水解酶。蛋白溶解学说和蛋白溶解螯合学说的一个共同问题是在自然情况下,釉质的有机质含量低于1％,如此少的有机质要使90％以上的矿物质溶解而引起龋病,该学说缺乏试验性证据。

Miller化学细菌学说和Schatz蛋白溶解螯合学说的支持者们在随后的几十年里展开了激烈的争论,化学细菌学说在很长一段时间占据了主流地位。近年来在龋病研究领域的相关基础和临床研究均主要围绕细菌产酸导致牙体硬组织脱矿而展开,龋病病因研究进入了"酸幕时代"时期。

随着近年来对牙菌斑生物膜致病机制的研究进展,特别是对牙周生物膜细菌引起的宿主固有免疫系统失衡进而引起牙周病发生的分子机制的深入研究,人们重新认识到蛋白溶解过程在龋病的发生发展过程中的重要作用。目前认为,细菌酸性代谢产物或环境其他酸性物质引起釉质的溶解后,通过刺激牙本质小管,在牙本质层引起类似炎症的宿主反应过程,继而引起牙本质崩解。值得注意的是牙本质蛋白的溶解和牙本质结构的崩解并不是由"蛋白溶解学说"或"蛋白溶解螯合学说"中所提到的细菌蛋白酶所造成,而是由宿主自身的内源性金属基质蛋白酶(MMPs),如胶原酶所引起。这种观点认为龋病是系统炎症性疾病,龋病和机体其他部位的慢性感染性疾病具有一定的相似性,即龋病是由外源性刺激因素,如细菌的各种致龋毒力因子诱导宿主固有免疫系统失衡,造成组织破坏,牙体硬组织崩解。

随着现代科学技术的发展,大量的新研究方法、新技术和新设备用于口腔医学基础研究,证实龋病确是一种慢性细菌性疾病,在龋病的发生过程中,细菌、牙菌斑生物膜、食物、宿主及时间都起了十分重要的作用,即四联因素学说(图4-1)。该学说认为,龋病的发生必须是细菌、食物、宿主三因素在一定的时间和适当的空间、部位内共同作用的结果,龋病的发生要求有敏感的宿主、致病的细菌、适宜的食物及足够的时间。由于龋病是发生在牙体硬组织上,从细菌在牙齿表面的黏附,形成牙菌斑,到出现临床可见的龋齿,一般需要6～12个月的时间。特殊龋除外,如放疗后的猖獗龋。因此,时间因素在龋病病因中有着十分重要的意义,有足够的时间开展龋病的早期发现、早期治疗。四联因素学说对龋病的发生机制作了较全面的解释,被认为是龋病病因的现代学说,被全世界所公认。

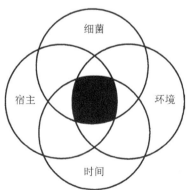

图 4-1 龋病发生的四联因素

(一)细菌因素

龋病是一种细菌性疾病,细菌是龋病发生的最关键因素,大量的研究证明没有细菌就没有龋病。无菌动物试验发现,在无菌条件下饲养的动物不产生龋,使用抗生素能减少龋的发生。由龋损部位分离出的致病菌接种于动物,能引起动物龋或离体牙人工龋损。临床上也发现未萌出的牙不发生龋,一旦暴露在口腔中与细菌接触就可能发生龋。

口腔中的细菌有 500 余种,与龋病发生关系密切的细菌必须具备较强的产酸力、耐酸力;能利用糖类产生细胞内外多糖;对牙齿表面有强的黏附能力;合成蛋白溶解酶等生物学特性,目前认为变异链球菌、乳酸杆菌、放线菌等与人龋病发生有着密切的关系。

细菌致龋的首要条件是必须定植在牙齿表面,克服机械、化学、物理、免疫的排异作用,细菌产生的有机酸需对抗口腔中强大的缓冲系统,常难以使牙体组织脱矿。只有在牙菌斑生物膜特定微环境条件下,细菌产生有机酸聚积,造成牙齿表面 pH 下降,矿物质重新分布,出现牙体硬组织脱矿产生龋。因此,牙菌斑生物膜是龋病发生的重要因素。

(二)牙菌斑生物膜

20 世纪 70 年代以后,随着科学技术的发展,对细菌致病有了新的认识。1978 年美国学者 Bill Costerton 率先进行了细菌生物膜的研究,并提出了生物膜理论。随后细菌生物膜真正作为一门独立学科而发展起来,其研究涉及微生物学、免疫学、分子生物学、材料学和数学等多学科。20 世纪 90 年代后,美国微生物学者们确立了"细菌生物膜"这个名词,将其定义为附着于有生命和无生命物体表面被细菌胞外大分子包裹的有组织的细菌群体。这一概念认为在自然界、工业生产环境(如发酵工业和废水处理),以及人和动物体内外,绝大多数细菌是附着在有生命或无生命的表面,以细菌生物膜的方式生长,而不是以浮游方式生长。细菌生物膜是细菌在各种物体表面形成的高度组织化的多细胞结构,细菌在生物膜状态下的生物表型与其在浮游状态下具有显著差异。

人类第一次借助显微镜观察到的细菌生物膜就是人牙菌斑生物膜。通过激光共聚焦显微镜(confocal scanning laser microscopy,CSLM)结合各种荧光染色技术对牙菌斑生物膜进行了深入研究,证明牙菌斑生物膜是口腔微生物的天然物膜。口腔为其提供营养、氧、适宜的温度、湿度和 pH。牙菌斑生物膜是黏附在牙齿表面以微生物为主体的微生态环境,微生物在其中生长代谢、繁殖衰亡,细菌的代谢产物,如酸和脂多糖等,对牙齿和牙周组织产生破坏。牙菌斑生物膜主要由细菌和基质组成,基质中的有机质主要有不可溶性多糖、蛋白质、脂肪等,无机质包含钙、磷、氟等。

牙菌斑生物膜的基本结构包括基底层获得性膜,中间层和表层(图 4-2)。唾液中的糖蛋白选择性地吸附在牙齿表面形成获得性膜,为细菌黏附与定植提供结合位点。细菌黏附定植到牙菌斑生物膜表面形成成熟的生物膜一般需要 5～7 天时间。对牙菌斑生物膜的结构研究发现,菌斑成熟的重要标志是在牙菌斑生物膜的中间层形成丝状菌成束排列,球菌和短杆菌黏附其表面的栅栏状结构,在表层形成以丝状菌为中心,球菌或短杆菌黏附表面的谷穗状结构(图 4-3)。

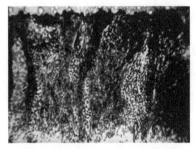

图 4-2　牙菌斑生物膜的基本结构

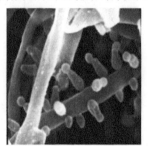

图 4-3　谷穗状结构

牙菌斑生物膜一经形成,紧密附着于牙齿表面,通过常用的口腔卫生措施如刷牙并不能有效消除。紧靠牙齿表面的牙菌斑生物膜的深层由于处于缺氧状态,非常有利于厌氧菌的生长代谢,细菌利用糖类进行无氧代谢,产生大量的有机酸,堆积在牙菌斑生物膜与牙齿表面之间的界面,使界面 pH 下降,出现脱矿导致龋病。牙菌斑生物膜是龋病发生的必要条件,没有菌斑就没有龋病。动物试验和流行病学调查研究表明控制菌斑能有效地减少龋病发生。

关于牙菌斑生物膜的致龋机制有三种主流学说。

1.非特异性菌斑学说

龋病不是口腔或牙菌斑生物膜中特殊微生物所致,而是牙菌斑生物膜中细菌共同作用的结果,细菌所产生的致病性产物超过了机体的防卫能力,导致龋病。

2.特异性菌斑学说

龋病是由牙菌斑生物膜中的特殊细菌引起的,这些特殊细菌就是与龋病发生关系密切的致龋菌。研究已经证实,牙菌斑生物膜中与龋病发生关系密切的致龋菌都是口腔常驻微生物群,非致龋菌在条件适宜时也可以引起龋病。

3.生态菌斑学说

牙菌斑生物膜致龋的最新学说,认为牙菌斑生物膜内微生物之间、微生物与宿主之间处于动态的生态平衡,不发生疾病;一旦条件改变,如摄入大量的糖类食物、口腔内局部条件的改变、机体的抵抗力下降等,正常口腔微生态失调,正常口腔或牙菌斑生物膜细菌的生理性组合变为病理性组合,一些常驻菌成为条件致病菌,产生大量的致病物质,如酸性代谢产物,导致其他非耐酸细菌生长被抑制,产酸耐酸菌过度生长,最终引起牙体硬组织脱矿,发生龋病。根据生态菌斑学说的基本观点,龋病有效防治的重点应该是设法将口腔细菌的病理性组合恢复为生理性的生态平衡。

(三)食物因素

食物是细菌致龋的重要物质基础。食物尤其是碳水化合物通过细菌代谢作用于牙表面,引起龋病。

碳水化合物是诱导龋病最重要的食物,尤其是蔗糖。糖进入牙菌斑生物膜后,被细菌利用产生细胞外多糖,参与牙菌斑生物膜基质的构成,介导细菌对牙齿表面的黏附、定植。合成的细胞内多糖是细菌能量的储存形式,保持牙菌斑生物膜持续代谢。糖进入牙菌斑生物膜的外层,氧含量较高,糖进行有氧氧化,产生能量供细菌生长、代谢。牙菌斑生物膜的深层紧贴牙齿表面,由于缺氧或需氧菌的耗氧,进行糖无氧酵解,产生大量的有机酸并堆积在牙齿与牙菌斑生物膜之间的界面内,不易被唾液稀释,菌斑 pH 下降,脱矿致龋。

细菌产生的有机酸有乳酸、甲酸、丁酸、琥珀酸,其中乳酸量最多。糖的致龋作用与糖的种类、糖的化学结构与黏度、进糖时间与频率等有十分密切的关系。葡萄糖、麦芽糖、果糖、蔗糖可以使菌斑 pH 下降到 4.0 或更低;乳糖、半乳糖使菌斑 pH 下降到 5.0;糖醇类,如山梨醇、甘露醇不被细菌利用代谢产酸,不降低菌斑 pH。淀粉因相对分子质量大,不易扩散入生物膜结构中,不易被细菌利用。含蔗糖的淀粉食物则使菌斑 pH 下降更低,且持续更长的时间。糖的致龋性能大致可以排列为蔗糖＞葡萄糖＞麦芽糖、乳糖、果糖＞山梨糖醇＞木糖醇。蔗糖的致龋力与其分子结构中单糖部分共价键的高度水解性有关。

龋病"系统炎症性学说"认为,碳水化合物除了为产酸细菌提供代谢底物产酸及介导细菌生物膜的黏附外,其致龋的另一重要机制是通过抑制下丘脑对腮腺内分泌系统的控制信号。腮腺除了具有外分泌功能(唾液的分泌)外,还具有内分泌功能,可控制牙本质小管内液体的流动方向。正常情况下,在下丘脑-腮腺系统的精密控制下,牙本质小管内液体由髓腔向釉质表面流动,有利于牙体硬组织营养成分的供给和牙齿表面堆积的酸性物质的清除。研究发现,高浓度碳水化合物可能通过升高血液中氧自由基的量,抑制下丘脑对腮腺内分泌功能的调节。腮腺内分泌功能的抑制将导致牙本质小管内液体流动停滞甚至逆转,进而使牙体组织更容易受到细菌产酸的破坏。由于牙本质小管液体的流动还与牙本质发育密切相关,对于牙本质尚未发育完成的年轻人群,高浓度碳水化合物对牙本质小管液体流动方向的影响还可能直接影响其牙本质的发育和矿化,该理论一定程度上科学解释 10 岁以下年龄组常处于龋病高发年龄段这一流行病学调查结果。

食物中的营养成分有助于牙发育。牙齿萌出前,蛋白质能影响牙齿形态、矿化程度,提高牙齿自身的抗龋能力。纤维性食物如蔬菜、水果等不易黏附在牙齿表面,有一定的清洁作用,能减少龋病的发生。根据"系统炎症性学说",龋病的发生与细菌代谢产物刺激产生的大量氧自由基与机体内源性抗氧自由基失衡进而导致牙体组织的炎性破坏有关。因此,通过进食水果、蔬菜可获取外源性抗氧化剂中和氧自由基的促炎作用,对维持牙体硬组织的健康具有潜在作用。

(四)宿主因素

不同个体对龋病的敏感性是不同的,宿主对龋的敏感性包括唾液成分、唾液流量、牙齿形态结构及机体的全身状况等。

1.牙齿

牙齿的形态、结构、排列和组成受到遗传、环境等因素的影响。牙体硬组织矿化程度、化学组成、微量元素等直接关系到牙齿的抗龋力。牙齿点隙窝沟是龋病的好发部位,牙齿排列不整齐、拥挤、重叠等易造成食物嵌塞,产生龋病。

2.唾液

唾液在龋病发生中起着十分重要的作用。唾液是牙齿的外环境,影响牙发育。唾液又是口腔微生物的天然培养基,影响细菌的黏附、定植、牙菌斑生物膜的形成。唾液的质和量、缓冲能力、抗菌能力及免疫能力与龋病的发生有密切关系,唾液的物理、化学、生物特性的个体差异也是龋病发生个体差异的原因之一。

唾液钙、磷酸盐及钾、钠、氟等无机离子参与牙齿生物矿化,维持牙体硬组织的完整性,促进萌出后牙体硬组织的成熟,也可促进脱矿组织的再矿化。重碳酸盐是唾液重要的缓冲物质,能稀释和缓冲细菌产生的有机酸,有明显的抗龋效应。唾液缓冲能力的大小取决于重碳酸盐的浓度。

唾液蛋白质在龋病的发生中起重要的作用。唾液黏蛋白是特殊类型的糖蛋白,吸附在口腔黏膜表面形成一种保护膜,阻止有害物质侵入体内。黏蛋白能凝集细菌,减少对牙齿表面的黏附。唾液糖蛋白能选择性地吸附在牙齿表面形成获得性膜,为细菌黏附提供了有利条件,是牙菌斑生物膜形成的第一步,获得性膜又称为牙菌斑生物膜的基底层,也可以阻止细菌有机酸对牙齿的破坏。富脯蛋白、富酪蛋白、多肽等能与羟磷灰石结合,在维护牙完整性、获得性膜的形成、细菌的黏附定植中起重要的作用,唾液免疫球蛋白还能阻止细菌在牙齿表面的黏附。

3.遗传因素

遗传因素对宿主龋易感性也具有一定的影响。早在 20 世纪 30 年代就有学者对龋病发生与宿主遗传因素的关联进行了调查研究分析。直到近年来随着全基因组关联分析(genome wide association study,GWAS)在人类慢性疾病研究领域的盛行,学者们逐渐开始试图通过基因多形性分析定位与人类龋病发生相关的基因位点。已发现个别与唾液分泌、淋巴组织增生、釉质发育等相关基因位点的突变与宿主龋病易感性相关,由于龋病的发生还受到细菌生化反应及众多不可预知环境变量因素的影响,关于龋病全基因组关联分析研究的数量还较少,目前尚不能对宿主基因层面的遗传因素和龋病易感性的相关性作出明确的结论。作为困扰人类健康最重要的口腔慢性疾病,宿主与口腔微生物间的相互作用和进化关系,将导致宿主遗传因素在龋病的发生过程中起到重要的作用。

(五)时间因素

龋病是发生在牙体硬组织的慢性破坏性疾病,在龋病发生的每一个阶段都需要一定的时间才能完成。从唾液糖蛋白选择性吸附在牙齿表面形成获得性膜、细菌黏附定植到牙菌斑生物膜的形成,从糖类食物进入口腔被细菌利用产生有机酸到牙齿脱矿等均需要时间。从牙菌斑生物膜的形成到龋病的发生一般需要 6～12 个月的时间。在此期间,对龋病的早期诊断、早期干预和预防能有效地降低龋病的发生。因此,时间因素在龋病发生、发展过程和龋病的预防工作领域具有十分重要的意义。

值得注意的是,四联因素必须在特定的环境中才易导致龋病,这个特定的环境往往是牙上的点隙裂沟和邻面触点龈方非自洁区。这些部位是龋病的好发区,而在光滑牙面上很难发生龋病。在龋病的好发区,牙菌斑生物膜容易长期停留,为细菌的生长繁殖、致病创造了条件。同时,这些好发区多为一个半封闭的生态环境,在这样一个环境内,营养物、细菌等容易进入,使环境内产生的有害物质不易被清除,好发区的氧化还原电势相对较低,有利于厌氧菌及兼性厌氧菌的生长和糖酵解产酸代谢的发生,细菌酸性代谢产物在牙菌斑生物膜内堆积,将抑制非耐酸细菌的生长,导致产酸耐酸菌的过度生长,最终导致牙菌斑生物膜生态失衡,形成龋病。

(六)与龋病发生相关的其他环境因素

流行病学研究显示,环境因素,如宿主的行为习惯、饮食习惯等与龋病的发生显著相关。宿主的社会经济地位(socio economical status,SES)与龋病的发生也有密切关系。较低的社会经济地位与宿主的受教育程度,对自身健康状态的关注度和认知度,日常生活方式、饮食结构及获取口腔医疗的难易程度密切相关。上述各种因素结合在一起,在龋病发生和发展过程中扮演了重要地位。进一步研究发现,口腔卫生习惯与社会经济地位及受教育程度也密切相关,而刷牙的频率对于龋病的发生和发展程度有显著的影响,宿主居住环境的饮用水是否含氟对龋病的发生也有一定的影响。家庭成员的多少与龋病的发生也有密切关系,流行病学调查显示,来自具有较多家庭成员家庭的宿主往往具有较高的 DMFT 指数。

二、临床表现

龋病的破坏过程是牙体组织内脱矿与再矿化交替进行的过程,当脱矿速度大于再矿化,龋病发生。随着牙体组织的无机成分溶解脱矿,有机组织崩解,病损扩大,从釉质进展到牙本质。在这个病变过程中,牙体组织出现色、质、形的改变。

(一)牙齿光泽与颜色改变

龋病硬组织首先累及釉质,釉柱和柱间羟磷灰石微晶体脱矿溶解,牙体组织的折光率发生变化。病变区失去半透明而成为无光泽的白垩色;脱矿的釉质表层孔隙增大,易于吸附外来食物色素,患区即可能呈现棕色、褐色斑。龋坏牙本质也出现颜色改变,呈现灰白、黄褐甚至棕黑色。龋洞暴露时间越长,进展越慢,颜色越深。外来色素、细菌代谢色素产物,牙本质蛋白质的分解变色物质,共同造成了龋坏区的变色。

(二)牙体组织缺损

龋病由于不断地脱矿和溶解而逐步发展,随时间的推移,出现由表及里的组织缺损。早期龋在釉质表现为微小表层损害,逐步沿釉柱方向推进,并在锐兹线上横向扩展,形成锥状病变区。由于釉柱排列的方向,在光滑牙面呈放射状,在点隙裂沟区呈聚合状,光滑牙面上锥形龋损的顶部位于深层,点隙裂沟内锥形龋损的顶部位于表层(图 4-4)。

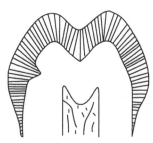

图 4-4　龋损的锥形病变

牙本质内矿物质含量较少,龋病侵入牙本质后,破坏速度加快,并易沿釉牙本质界及向深层扩展,牙本质发生龋损时,由于顺着釉牙本质界扩展,可以使部分釉质失去正常牙本质支持成为无基釉。无基釉性脆,咀嚼过程中不能承受咬合力时,会碎裂、破损,最终形成龋洞。

(三)牙齿光滑度和硬度改变

釉质、牙骨质或牙本质脱矿后都会出现硬度下降。临床上使用探针检查龋坏变色区有粗糙感,失去原有的光滑度。龋坏使牙体组织脱矿溶解后,硬度下降更为明显,呈质地软化的龋坏组织用手工器械即可除去。

(四)进行性破坏

牙齿一旦罹患龋病,就会不断地、逐渐地被破坏,由浅入深,由小而大,牙体组织被腐蚀,成为残冠、残根。牙体组织破坏的同时,牙髓组织受到侵犯,引起牙髓炎症,甚至牙髓坏死,引起根尖周病变。这一过程可能因机体反应的不同,持续时间的长短有所差异。牙体硬组织一旦出现缺损,若不经过治疗,或龋病发生部位的环境不变,病变过程将不断发展,难以自动停止,缺失的牙体硬组织不能自行修复愈合。

(五)好发部位

龋病的发生,必然首先要在坚硬的牙齿表面上出现一处因脱矿而破坏了完整性的突破点,这个突破点位于牙菌斑生物膜——牙齿表面的界面处。如果牙菌斑生物膜存在一个短时期就被清除,如咀嚼或刷洗,脱矿作用中断,已出现的脱矿区可由于口腔环境的再矿化作用得以修复。

牙齿表面一些细菌易于藏匿而不易被清除的隐蔽区就成为牙菌斑生物膜能长期存留而引起龋病的好发部位。临床上将这些部位称为牙齿表面滞留区,常见的有点隙裂沟的凹部、两牙邻接面触点的区域、颊(唇)面近牙龈的颈部(图 4-5)。牙面自洁区指咀嚼运动中,借助于颊(唇)肌和舌部运动、纤维类食物的摩擦及唾液易于清洗的牙齿表面。在这些部位细菌不易定居,故不易形成牙菌斑生物膜,龋病也就不易发生。自洁区是牙尖、牙嵴、牙面轴角和光滑面部位。

1.好发牙

由于不同牙的解剖形态及其生长部位的特点有别,龋病在不同牙的发生率也不同。流行病学调查资料表明,乳牙列中以下颌第二乳磨牙患龋最多,顺次为上颌第二乳磨牙、第一乳磨牙、乳上前牙,患龋最少的是乳下前牙(图 4-6)。在恒牙列中,患龋最多的是下颌第一磨牙,顺次为下颌第二磨牙、上颌第一磨牙、上颌第二磨牙、前磨牙、第三磨牙、上前牙,最少为下前牙(图 4-7)。

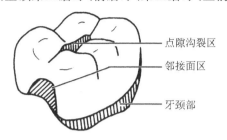

图 4-5 牙齿表面滞留区

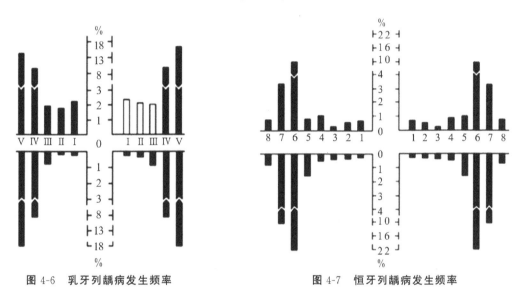

图 4-6 乳牙列龋病发生频率　　　图 4-7 恒牙列龋病发生频率

从不同牙的患龋率情况来看,牙面滞留区多的牙,如点隙沟最多的下颌第一磨牙和形态酷似它的第二乳磨牙,其患龋率最高;牙面滞留区最少的下前牙,龋病发生最少。下颌前牙舌侧因有下颌下腺和舌下腺在口底的开口,唾液的清洗作用使其不易患龋病。

2.好发牙面

同一个牙上龋病发病最多的部位是咬合面,其次是邻面、颊(唇)面,最后是舌(腭)面。

面是点隙裂沟滞留区最多的牙面,其患龋也最多,特别是青少年中。邻面触点区在接触紧密,龈乳突正常时,龋病不易发生。但随着年龄增长,触点磨损,牙龈乳突萎缩或牙周疾病导致邻面间隙暴露,形成的滞留区中食物碎屑和细菌均易于堆积隐藏,难于自洁,也不易人工刷洗,龋病发生频率增加。

唇颊面是牙齿的光滑面,有一定的自洁作用,也易于牙刷清洁,后牙的颊沟,近牙龈的颈部是滞留区,龋病易发生。在舌腭面既有舌部的摩擦清洁,滞留区又少,很少发生龋齿。在某些特殊情况下,如牙齿错位、扭转、阻生、排列拥挤时,可以在除邻面以外的其他牙面形成滞留区,牙菌斑生物膜长期存留,发生龋病。

3.牙面的好发部位

第一和第二恒磨牙龋病最先发生的部位以中央点隙为最多,其次为𬌗面的远中沟、近中沟、颊沟和近中点隙。在点隙裂沟内,龋损最早发生于沟底部在沟的两侧壁,随着病变扩展,才在沟裂底部融合。在牙的邻接面上，龋损最早发生的部位在触点的龈方。该部位的菌斑极易长期存留，而不易被清除（图 4-8）。

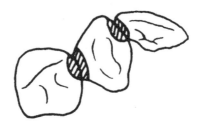

图 4-8　龋病好发部位

三、临床分类

根据龋病的临床损害模式，临床上，龋病可以根据破坏进展的速度，龋损发生在牙面的解剖学部位，以及龋损破坏的深度进行分类。

（一）按龋损破坏的进展速度分类

1.急性龋

急性龋多见于儿童或青年人。病变进展速度较快，病变组织颜色较浅，呈浅棕色，质地较软而且湿润，很容易用挖器剔除，又称湿性龋。急性龋病变进展较快，修复性牙本质尚未形成，或者形成较少，容易波及牙髓组织，产生牙髓病变。

2.猖獗龋

猖獗龋是一种特殊龋病，破坏速度快，多数牙在短期内同时患龋，常见于颌面部及颈部接受放疗的患者，又称放射性龋。Sjgren 综合征患者，一些有严重全身性疾病的患者中，由于唾液缺乏或未注意口腔卫生，亦可能发生猖獗龋。

冰毒（甲基苯丙胺）吸食者口腔也常见猖獗龋，俗称"冰毒嘴"，可能与冰毒在体内产生大量氧自由基，破坏下丘脑细胞线粒体功能，抑制下丘脑-腮腺内分泌系统对牙本质小管液体正常流动速度和方向的调控相关。

3.慢性龋

慢性龋临床上多见，牙体组织破坏速度慢，龋坏组织染色深，呈黑褐色，病变组织较干硬，又称干性龋。

4.静止龋

静止龋是由于在龋病发展过程中环境发生变化，隐蔽部位变得开放，原有致病条件发生了变化，龋病不再继续进行，但损害仍保持原状，处于停止状态。邻面龋损由于相邻牙被拔除，受损的表面容易清洁，牙齿容易受到唾液缓冲作用和冲洗力的影响，龋病病变进程自行停止，咬合面的龋损害，由于咀嚼作用，可能将龋病损害部分磨平，菌斑不易堆积，病变因而停止，成为静止龋。

（二）按龋损发生在牙面上的解剖部位分类

根据牙齿的解剖形态，龋病可以分为两类，一是窝沟龋，二是光滑面龋，包括邻面和近颈缘或近龈缘的牙面。

1.窝沟龋

牙齿的咬合面窝沟是釉质的深盲道，不同个体牙面上窝沟的形态差异较大。形态学上窝沟可以分为很多类型：V 型，窝沟的顶部较宽，底部逐渐狭窄；U 型，从顶到底部窝沟的宽度相近；

I型,窝沟呈一非常狭窄的裂缝;IK型,窝沟呈狭窄裂缝带底部宽的间隙。关于牙发育过程中窝沟的形成,以及不同个体、不同牙齿,窝沟的形态差异是牙发育生物学研究的重要领域。

窝沟的形态和窝沟口牙斜面的夹角大小与龋病发病和进展速度密切相关。窝沟宽浅者较深窄者不易发生龋损,窝沟口斜面夹角小者比夹角大者易于产生龋损。在窝沟发生龋病时,损害从窝沟基底部位窝沟侧壁产生损害,最后扩散到基底,龋损沿着釉柱方向发展而加深,达到牙本质,沿釉牙本质界扩散(图 4-9)。

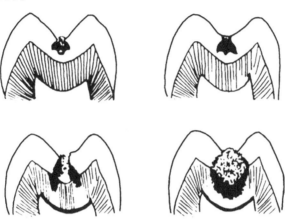

图 4-9　窝沟龋的发展过程

窝沟龋损可呈锥形破坏,锥形的底部朝牙本质,尖向釉质表面,狭而深的窝沟处损害更为严重,龋病早期釉质表面没有明显破坏,这类龋损又称潜行性龋。

2.平滑面龋

平滑面龋是发生在点隙窝沟的龋损,分为邻面龋和颈部龋。邻面龋是发生于近远中触点处的损害,颈部龋则发生于牙颊面或舌面,靠近釉牙骨质界处。釉质平滑面龋病损害呈三角形,其底朝釉质表面,尖向牙本质。当损害达到釉牙本质界时,损害沿釉牙本质界向侧方扩散,在正常釉质下方逐渐发生潜行性破坏。

3.牙根面龋

由于牙颈部的暴露,龋病会在牙根面发生,可以从牙骨质或直接从牙本质表面形成牙根面龋。这种类型的龋病损害主要发生于牙龈退缩、根面外露的老年人牙列。由于牙骨质和牙本质的有机成分多于釉质,龋损的破坏速度快。现代人群中的根面龋,最常发生于牙根的颊面和舌面。

4.线形釉质龋

线形釉质龋是一种非典型性龋病损害,常见于拉丁美洲和亚洲的儿童乳牙列。这种损害主要发生于上颌前牙唇面的新生线处或更确切地说是新生带。新生带代表出生前和出生后形成的釉质的界限,是所有乳牙具有的组织学特征。乳上颌前牙釉质表面的新生带部位产生的龋病损害呈星月形,其后续牙对龋病的易感性也较强。

(三)按龋损破坏的深度分类

根据病变深度龋病可以分为浅龋、中龋和深龋。这种分类方法在临床上最为常用。

1.浅龋

浅龋指牙冠部釉质龋和牙根部牙骨质龋。龋损涉及釉质或牙骨质浅层,患者一般无症状,釉质出现黄褐色、黑棕色改变,没有形态和质地的改变。

2.中龋

龋病从釉质发展到了牙本质浅层,称为中龋。牙本质的成分中矿物质含量明显少于釉质,结构上也因牙本质小管的存在,易于被细菌侵入,龋病横向沿牙釉本质界迅速扩展,纵向顺牙本质小管深入,脱矿的牙本质变软变色,使龋坏部位上方形成无基釉,随着龋损不断扩展,无基釉不胜咀嚼负荷而折裂、崩塌,暴露出下方已龋坏的牙本质,形成龋洞。

患中龋时,牙本质受到病损破坏,细菌及其代谢产物和口腔内各种刺激,均作用于牙本质-牙髓复合体,令暴露的牙本质部位产生死区和钙化区,相关的牙髓部位形成修复性牙本质,可起到一定减缓刺激及保护牙髓的作用。

3.深龋

深龋是指牙本质深层龋。龋病在牙本质深层易于扩散而形成较深的开放龋洞。深龋牙本质暴露较多,深洞底仅余薄层牙本质,病变区已接近牙髓,外界刺激通过牙本质-牙髓复合体的传导和反应,可能出现牙髓组织的病变。

牙本质-牙髓复合体反应与龋病类型有关。急性深龋的修复性反应较少,脱矿性破坏区较宽,再矿化牙本质修复区很窄,微生物一般存在于外层的腐败区,牙髓组织有明显的反应,修复性牙本质缺乏。反之,慢性深龋的修复性反应强,脱矿破坏区较窄,再矿化牙本质修复区较宽,但微生物有可能存在脱矿或再矿化区内,牙髓组织轻度病变,有修复性牙本质形成。

(四)按龋损发生与牙体修复治疗的关系分类

1.原发龋

未经治疗的龋损称为原发龋。

2.继发龋

龋病经充填治疗后,在充填区再度发生的龋损称为继发龋。常发生于充填物边缘或窝洞周围牙体组织上,也可因备洞时龋坏组织未除净,以后发展而成。继发龋又分为洞缘继发龋和洞壁继发龋,常需重新充填。

3.余留龋

余留龋是手术者在治疗深龋时,为防止穿通牙髓,于洞底有意保留下来的少量软龋,经过药物特殊处理,龋坏不再发展,这和继发龋有所不同。

(五)其他龋病分类

临床上按照龋损破坏的牙面数可以分为单面龋;复面龋;多面龋是指一颗牙上有两个以上的牙面发生龋损,但不联结在一起;复杂龋指龋损累及 3 个及 3 个以上牙面。复面龋或复杂龋的各面损害可以相互连接,也可相互不连接。

四、诊断

龋病是一种慢性进行性、破坏性疾病。从细菌开始在牙齿表面的黏附与定植,形成牙菌斑生物膜,到引起临床上肉眼可见的龋损发生,一般需要 6～12 个月的时间。对龋病的早期诊断、早期治疗、早期预防有着十分重要的意义,它能有效地阻止龋病的进一步发展。一般情况下,用常规检查器械即可作出正确诊断,对某些疑难病例,可以采用 X 线照片或其他的特殊检查方法。

(一)常规诊断方法

1.视诊

对患者主诉区龋病好发部位的牙齿进行仔细检查,注意点隙裂沟区有无变色发黑,周围有无呈白垩色或灰褐色釉质,有无龋洞形成;邻面边缘嵴区有无釉质下的墨渍变色,有无可见的龋洞。对牙冠颈缘区的观察应拉开颊部,充分暴露后牙颊面,以免漏诊。视诊应对龋损是否存在,损害涉及的范围程度,得出初步印象。

2.探诊

运用尖锐探针对龋损部位及可疑部位进行检查。检查时应注意针尖部能否插入点隙裂沟及横向加力能否钩挂在点隙中。如龋洞已经形成,则应探查洞的深度及范围,软龋质的硬度和量的多少。怀疑邻面龋洞存在又无法通过视诊发现时,主要利用探针检查邻面是否有明显的洞边缘存在,有无钩挂探针的现象。

探诊也可用作机械刺激,探查龋洞壁及釉牙本质界和洞底,观察患者有无酸痛反应。深龋时,应用探针仔细检查龋洞底、髓角部位,有无明显探痛点及有无穿通髓腔,以判断牙髓状态及龋洞底与牙髓的关系。在进行深龋探察时,为了弄清病变范围,有时还必须进行诊断性备洞。

3.叩诊

无论是浅、中、深龋,叩诊都应呈阴性反应。就龋病本身而言,并不引起牙周组织和根尖周围组织的病变,故叩诊反应为阴性。若龋病牙出现叩痛,应考虑并发症出现。

(二)特殊诊断方法

1.温度诊法

龋病的温度诊主要用冷诊检查。采用氯乙烷棉球或细冰棍置于被检牙面,反应敏锐且定位准确,效果较好;也可用乙醇棉球或冷水刺激检查患牙。以刺激是否迅速引起尖锐疼痛,刺激去除后,疼痛是立即消失抑或是持续存在一段时间来判断病情。

热诊则可用烤热的牙胶条进行。温度诊应用恰当,对龋病的诊断,尤其是深龋很有帮助。采用冰水或冷水刺激时,应注意水的流动性影响龋损的定位,并与牙颈部其他原因所致牙本质暴露过敏相鉴别。

2.牙线检查

邻面触点区的龋坏或较小龋洞,不易直接视诊,探针判定有时也有困难,可用牙线从牙相邻面间隙穿入,在横过邻面可疑区时,仔细做水平向拉锯式运动,以体会有无粗糙感,有无龋洞边缘挂线感;牙线从牙颈部间隙拉出后,观察有无发毛、断裂痕等予以判断。注意应与牙石作鉴别。

3.X线检查

隐蔽的龋损,在不能直接视诊,探诊也有困难时,可通过X线检查辅助诊断,如邻面龋、潜行龋和充填物底壁及周缘的继发龋。龋损区因脱矿而在牙体硬组织显示出透射度增大的阴影,确定诊断。临床上,邻面龋诊断很困难,必须通过拍片检查,如根尖片和咬翼片。

邻面龋应与牙颈部正常的三角形低密度区鉴别:龋损表现为形态不一、大小不定的低密度透射区;釉质向颈部移行逐渐变薄形成的三角形密度减低区形态较规则,相邻牙颈部的近、远中面对称出现。

继发龋应与窝洞底低密度的垫底材料相区别:后者边缘锐利,与正常组织分界明显。此外,X线片还可以判断深龋洞底与牙髓腔的关系:可根据二者是否接近、髓角是否由尖锐变得低平模糊、根尖周骨硬板是否消失及有无透射区,间接了解牙髓炎症程度,与深龋鉴别。应当注意X线片是立体物体的平面投影,存在影像重叠,变形失真。当早期龋损局限于釉质或范围很小时,照片难于表现,对龋髓关系的判断,必须结合临床检查。

4.诊断性备洞

诊断性备洞是指在未麻醉的条件下,通过钻磨牙体,根据患者是否感到酸痛,来判断患牙是否有牙髓活力。诊断性备洞是判断牙髓活力最可靠的检查方法,但由于钻磨时要去除牙体组织或破坏修复体,该方法的使用只有在其他方法都不能判定牙髓状况时才考虑采用。

(三)诊断新技术

龋病是牙体组织的慢性进行性细菌性疾病,可发生于牙的任何部位,主要特征是牙齿色、形、质的改变,这种典型的病理改变对龋病的临床诊断有重要参考价值。目前临床上主要靠临床检查和 X 线检查来诊断龋病,但对隐匿区域发生的龋坏和早期龋的临床诊断比较困难,随着科学技术的高速发展,一些新的技术和方法被用于龋病的诊断,进而大大提高了龋病诊断的准确性和灵敏性。

1.光导纤维透照技术

光导纤维透照技术(FOTI)是利用光导纤维透照系统对可疑龋坏组织进行诊断,其原理是基于龋坏组织对光的透照指数低于正常组织,因而显示为较周围正常组织色暗的影像。

FOTI 技术的具体使用方法是在检查前让患者漱口以清除牙面的食物残渣,如有大块牙石也应清除,然后将光导纤维探针放在所要检查的牙邻面触点以下,颊、舌侧均可,通过殆面利用口镜的反光作用来观察牙面的透射情况。起初,FOTI 技术诊断灵敏性不高的原因是通过光导纤维所发散出来的光束过于分散,所显示牙面的每个细节不那么清楚,而导致漏诊。新近使用的光导纤维系统是采用装有石英光圈灯的光源和一个变阻器,前者可发散出一定强度的光,后者则可使光的强度达到最大。检查时需要口镜、光导纤维探针,探针的直径在 0.5 mm 左右,以便能放入内宽外窄的牙间隙中并产生一道窄的透照光。

FOTI 技术诊断邻面牙本质龋具有重复性好,使用方便,无特殊技术要求,患者无不适感,对医患均无放射线污染、无重影、无伪影等优点,使之日益成为诊断邻面龋的好方法之一。FOTI 技术作为一项新的诊断邻面龋的技术,较 X 线片更为优越,随着研究的进一步深入,通过对光导纤维系统的改进,如光束强度、发散系数及探针的大小,一定会日臻完善。

2.电阻抗技术

点隙裂沟是龋病最好发的部位之一,一般来说临床上依其色、形、质的改变,凭借肉眼和探针是可以诊断的,对咬合面点隙裂沟潜行性龋,仅靠肉眼和探针易漏诊,电阻抗技术主要用于在咬合面点隙裂沟龋的诊断,方法简单、灵敏、稳定。

电阻抗技术是利用电位差测定牙的电阻来诊断龋病的一种方法。该技术通过特制的探针测量牙的电阻,探针头可发出较小的电流,通过釉质、牙本质、髓腔后由手柄返回该仪器。研究表明,釉质的电阻最高,随着龋病的发展,电阻逐渐下降。操作者将探针尖放在所检查牙的某几个部位上,仪器上便可显示出数据来说明该部位是正常的或是脱矿及脱矿程度,同时做出永久性的数据记录。

3.超声波技术

超声波技术是用超声波照射到牙齿表面,通过测量回音的强弱来判断是否有龋病及其损程度的一种方法,目前常用的超声波是中心频率为 18 MHz 的超声波。

假设完整釉质的含矿率为 100%,有一恒定的超声回音,脱矿釉质或釉牙本质界处的回音率则大不相同,它们回音率的大小与龋坏组织中含矿物质量的多少有着明显的关系,只要所含矿物质量有很小的变化,超声回音将有很大的改变,进一步的研究还在进行中,超声波对龋病的诊断,特别是早期龋病的发现上将有很大的推进作用。

4.弹性模具分离技术

弹性模具分离技术是从暂时牙分离技术发展起来的一种新的龋病诊断技术。主要原理是利用物体的楔力将紧密接触的相邻牙暂时分开,以达到诊断牙邻面龋并加以治疗的一种方法。

弹性分离模具主要由一圆形的富有弹性的橡皮圈和一带有鸟嘴的钳子组成。使用时将橡皮圈安装在钳子上,轻而缓慢地打开钳子,这时圆形的橡皮圈变成长椭圆形,将其下半部分缓缓放进牙齿之间的接触区内,然后取出钳子,让橡皮圈留在牙间隙内;一周以后,两颗原来紧密接触的牙间将出现一 0.5～1.0 mm 大小的间隙,观察者即可从口内直接观察牙接触区域内的病变情况。观察或治疗完毕,取出模具,牙之间的间隙将在 48 小时内关闭。

弹性模具分离技术可用来诊断临床检查和 X 线片不能确诊的根部邻面龋;使预防性制剂直接作用于邻面;便于观察龋坏的发展和邻面龋的充填。该技术的优点是能明确判断邻面有无龋坏;提供一个从颊舌向进入邻面龋坏组织的新途径;无放射线污染;患者可耐受,迅速,有效,耗费低;广泛用于成人、儿童的前、后牙邻面。对于邻面中龋洞形的制备,采用该方法后可不破坏边缘嵴,可避免充填物悬突的产生。该技术存在的主要问题是增加患者就诊次数;可出现咬合不适;如果弹性模具脱落,将导致诊断和治疗的失败;可能会给牙龈组织带来不必要的损伤等。

弹性模具分离技术给邻面龋的诊断和治疗带来了方便,它不但避免了 X 线片在诊断邻面龋时的重叠、伪影现象,减少了污染,而且使邻面龋的诊断更为直接、准确。

5.染色技术

染色技术为使用染料对可疑龋坏组织染色,通过观察正常组织与病变组织不同的着色诊断龋病。通常用 1% 的碱性品红染色,有病变的组织着色从而可助鉴别。

临床上将龋坏组织分为不可再矿化层和可再矿化层,这两层的化学组成不同,可通过它们对染料的染色特性来诊断龋病的有无及程度。

6.定量激光荧光法

定量激光荧光法(quantitative laser fluorescence,QLF)是对釉质脱矿的定量分析,成为一种探察早期龋的非创伤性的敏感方法。其原理是运用蓝绿范围的可见激光作为光源,激发牙产生激光,根据脱矿釉质与周围健康釉质荧光强度的差异来定量诊断早期龋。由氩离子激光器发出的蓝绿光激发荧光,用高透过的滤过镜观察釉质在黄色区域发出的荧光,可滤过牙的散射蓝光,脱矿的区域呈黑色。临床研究表明 QLF 能提高平滑面龋、沟裂龋早期诊断的准确性及敏感性,还能在一定时期内对龋损的氟化物治疗进行追踪观察了解病变的再矿化情况。QLF 对龋病的早期诊断、早期预防及早期治疗都有积极的意义。随着研究的不断深入,人们在寻求便捷的光源、适合的荧光染色剂、准确可靠的数据分析方法。相关的新技术有染色增强激光荧光(dye-enhance laser fluorescence,DELF)、定量光导荧光、光散射、激光共聚焦扫描微镜等。

7.其他新兴技术

增加视野的方法,如白光内镜技术、光性龋病监测器、紫外光诱导的荧光技术、龋坏组织碳化等放大技术、不可见光影像技术、数字根尖摄影技术、数字咬翼摄影技术、放射屏幕影像技术(radio visio graphy,RVG)等。

龋病诊断方法很多,传统的口镜探针检查法,X 线检查及各种新技术均有一定的价值,每种方法都有其优缺点,没有任何一种方法可以对所有牙位、牙面的龋坏作出明确诊断。FOTI 技术主要用于邻面龋的诊断,电阻抗技术多用于𬌗面沟裂龋的诊断,超声波技术主要用于早期龋的诊断,而弹性模具分离技术则主要用于邻接面隐匿龋的诊断等。因此尚需研究和开发新的龋诊断技术和诊断设备,使之趋于更加准确和完善。

(四)鉴别诊断

点隙裂沟浅龋因其部位独特,较易判断。光滑面浅龋,在早期牙体缺损不明显阶段,只有光泽和色斑状改变,与非龋性牙体硬组织疾病有相似之处。

1.釉质钙化不全

牙发育期间,釉质在钙化阶段受到某些因素干扰,造成釉质钙化不全,表现为釉质局部呈现不规则的不透明、白垩色斑块,无牙体硬组织缺损。

2.釉质发育不全

牙发育过程中,釉质基质的形成阶段受到某些因素的影响造成釉质发育不全。表现为釉质表面有点状或带条状凹陷牙质缺损区,有白垩色、黄色或褐色的改变。

3.氟斑牙

牙发育期间,摄取过多氟,造成慢性氟中毒,引起氟斑牙又称斑釉症。依据摄氟的浓度、时间,影响釉质发育的阶段和程度,以及个体差异,而显现不同程度的釉质钙化不良,甚至合并釉质发育不全。釉质表现白垩色横线或斑状,多数显现黄褐色变,重症合并有牙体硬组织的凹陷缺损。

以上三种牙体硬组织疾病与龋病的主要鉴别诊断要点如下。①光泽度与光滑度:发育性釉质病虽有颜色改变,但一般仍有釉质光泽,且表面光滑坚硬。龋病为牙萌出后的脱矿病变,牙齿颜色出现白垩色、黄褐色,同时也失去釉质的光泽,探查有粗糙感。②病损的易发部位:发育性疾病遵循牙发育矿化规律,从牙尖开始向颈部推进,随障碍出现时间不同,病变表现在不同的平面区带。龋病则在牙面上有其典型的好发部位,如点隙裂沟内、邻面区、唇(颊)舌(腭)面牙颈部,一般不发生在牙尖、牙嵴、光滑面的自洁区。③病变牙对称性的差别:发育性疾病绝大多数是全身性因素的影响,在同一时期发育的牙胚,均受连累,表现出左右同名牙病变程度和部位的严格对称性。龋病有对称性发生趋势,只是基于左右同名牙解剖形态相同,好发部位近似,就个体而言,其病变程度和部位,并不同时出现严格的对称性。④病变进展性的差别:发育性疾病是既成的发育障碍结果,牙齿萌出于口腔后,病变呈现静止状,不再继续进展,也不会消失。龋病则可持续发展,色泽由浅变深,质地由硬变软,牙体硬组织由完整到缺失,病损由小变大,由浅变深。若菌斑被除净,早期白斑状龋损也有可能因再矿化作用而消除。

中龋一般较易作出诊断,患者有对甜、酸类及过冷过热刺激出现酸痛感,刺激去除后痛感立即消失的症状;检查时患牙有中等深度的龋洞,探针检查洞壁有探痛,冷诊有敏感反应;必要时可照 X 线片予以确诊。中龋的症状源于龋洞内牙本质的暴露,与非龋性的牙本质暴露所表现的过敏症状是类似的。

牙本质过敏症是指由非龋性原因,引起牙本质暴露于口腔环境所表现的症状和体征。多见于咬合面和牙颈部,由于咀嚼或刷牙的磨耗,失去釉质,暴露出光滑平整的牙本质。病变区的颜色、光泽和硬度,均相似于正常牙本质。用探针检查牙本质暴露区,患者有明显的酸痛感,这与中龋的缺损成洞,颜色变深,质地软化病变,易于区别。

五、非手术治疗

龋病是一种进行性疾病,在一般情况下,不经过治疗不会停止其破坏过程,而治疗不当也易再次发病。龋病引起的牙体组织破坏所致组织缺损,不可能自行修复,必须用人工材料修复替代。由于牙体组织与牙髓组织关系十分密切,治疗过程中,必须尽量少损伤正常牙体组织,以保护牙髓-牙本质复合体。

龋病的治疗方法较多,不同程度的龋损,可以有所选择。早期釉质龋可采用非手术治疗以终止发展,或使龋损消失。出现牙体组织缺损的龋病,应采用手术治疗,即充填术治疗,是龋病治疗使用最多的方法。深龋近髓,应采取保护牙髓的措施,再进行牙体修复术。

龋病的非手术治疗是指用药物、渗透树脂或再矿化法进行的治疗,不采用牙钻或其他器械备洞。

(一)适应证

早期釉质龋,尚未形成龋洞者,损害表面不承受咀嚼压力。邻面龋病变深度至釉质或牙本质的外 1/3 范围内,尚未形成龋洞者。静止龋,致龋的环境已经消失,如咬合面磨损,已将点隙磨掉;邻面龋由于邻接牙已被拔除,龋损面容易清洁,不再有菌斑堆积。

对于龋病已经造成实质性损害,且已破坏牙体形态的完整,此种牙在口腔内保留的时间不长,如将在一年内被恒牙替换的乳牙。患者同意或拔除患牙或做非手术治疗,暂留待其自然脱落。

(二)常用方法

先用器械将损害面的菌斑去除,再用细砂石尖将病损牙面磨光,然后用药物处理牙齿表面。

1.氟化物

75%氟化钠甘油、8%氟化亚锡液或单氟磷酸钠液等氟化物中的氟离子能取代羟磷灰石中的羟基形成氟磷灰石,促进釉质脱矿区再矿化,增加牙体组织的抗酸能力,阻止细菌生长、抑制细菌代谢产酸的作用,减少菌斑形成。因此,可以终止病变,恢复矿化。氟化物对软组织无腐蚀刺激,不使牙变色,使用安全有效。

2.硝酸银

10%的硝酸银液或硝酸铵银液均有很强的腐蚀、杀菌和收敛作用。使用时用丁香油或 10%甲醛溶液作还原剂,生成黑色还原银,若用 2.5%碘酊则生成灰白色碘化银。两者都有凝固蛋白质、杀灭细菌、渗透沉积并堵塞釉质孔隙和牙本质小管的作用,可封闭病变区,终止龋病发展。硝酸银对软组织有腐蚀凝固作用,并使牙体组织变黑,一般只用于乳牙或恒牙后牙,不得用于牙颈部病损。

釉质发育不良继发的大面积浅碟状龋可以适当磨除边缘脆弱釉质。光滑面浅龋也可视情况稍加磨除。

3.渗透树脂

渗透树脂是具有较高渗透系数(penetration coefficient,PC)>100 cm/s 的低黏度光固化树脂,这种树脂在较短的作用时间内可以迅速地渗透入脱矿釉质的微孔中,经过固化以后可以阻止病变进展,并有效地抵抗口腔环境的脱矿作用,增强树脂渗透病变区的强度。

通过低黏度光固化树脂取代邻面龋白垩色病变区的脱矿物质,并在病变体部形成屏障,从而终止病变进展,主要适用于邻面龋病变深度至釉质或牙本质的外 1/3 范围内,尚未形成龋洞者。

4.再矿化治疗

对脱矿而硬度下降的早期釉质龋,用特配的再矿化液治疗使钙盐重新沉积,进行再矿化,恢复硬度,从而消除龋病。这是近年来治疗早期龋的新疗法,有一定的临床效果。

主要适用于位于光滑面(颊、舌、腭或邻面)的白垩斑。以青少年效果更佳,对龋病活跃的患者,也可作预防用。

再矿化液有单组分和复合组分两类。近期更趋向用复合组分,主要为氟盐、钙盐和磷酸盐类,以下介绍两种。①单组分:氟化钠 0.2 g;蒸馏水 1 000 mL。②复合组分:氯化钠 8.9 g;磷酸三氢钾 6.6 g;氯化钾 11.1 g;氟化钾 0.2 g;蒸馏水 1 000 mL。用作含漱剂,每天含漱。用作局部涂擦,暴露釉质白斑区,清洗刮治干净、隔湿、干燥,用小棉球饱浸药液放置白斑处。药液对组织无损伤,患者也可自行使用。

六、充填修复治疗

龋病充填治疗又称手术治疗,主要步骤是制备洞形,去除病变组织,按一定要求将洞制作成合理的形状,再将修复材料填入洞内,恢复牙的功能与外形,其性质与一般外科手术相似,称为牙体外科。

(一)龋洞的分类

在临床中,根据龋病发生的部位和程度,将龋洞进行分类,常用的有根据部位的简单分类和广泛使用的 Black 分类法,随着牙体修复技术和材料的发展,出现了一些新的分类方法。

1.根据部位分类

通常也把仅包括一个牙面的窝洞称为单面洞。如窝洞位于𬌗面者称为𬌗面洞,位于近中邻面者称为近中邻面洞,以此类推还有远中邻面洞、颊(舌)面洞等。若窝洞同时包括两个或两个以上牙面时,以所在牙面联合命名,如近中邻𬌗洞、远中邻𬌗洞、颊𬌗洞等,通常称为双面洞或复杂洞。为方便记录,通常使用英语字首简写,如 M(mesial)代表近中邻面,D(distal)代表远中邻面,O(occlusal)代表𬌗面,B(buccal)代表颊面,L(Lingual)代表舌面,La(Labial)代表唇面。复杂洞记录时可将颊𬌗洞写作 BO,近远中邻𬌗洞写作 MOD,依此类推。

2.Black 分类法

Black 分类法是根据龋洞发生的部位和破坏,将制备的窝洞进行分类,这种分类法在临床上广泛使用。

(1)Ⅰ类洞:发生在所有牙齿表面发育点隙裂沟的龋损所备成的窝洞称为Ⅰ类洞,包括磨牙和前磨牙咬合面的点隙裂沟洞,下磨牙颊面和上磨牙腭面的沟、切牙舌面窝内的洞(图 4-10)。

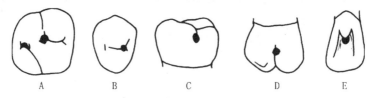

图 4-10　点隙裂沟龋洞、Ⅰ类洞形

(2)Ⅱ类洞:发生在后牙邻面的龋损所备的窝洞称为Ⅱ类洞。包括磨牙和前磨牙的邻面洞、邻颊面洞、邻舌面洞和邻邻洞。如邻面龋损破坏到咬合面,也属于Ⅱ类洞(图 4-11)。

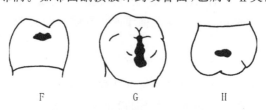

图 4-11　后牙邻面龋、Ⅱ类洞形

（3）Ⅲ类洞：前牙邻面未累及切角的龋损所备成的窝洞。包括切牙和尖牙的邻面洞、邻舌面和邻唇面洞。如果病变扩大到舌面或唇面，也属于此类洞。

（4）Ⅳ类洞：前牙邻面累及切角的龋损所备成的窝洞称为Ⅳ类洞。

（5）Ⅴ类洞：所有牙的颊（唇）舌面颈 1/3 处的龋损所备成的窝洞。包括前牙和后牙颊舌面的颈 1/3 洞，但未累及该面的点隙裂沟者，统称Ⅴ类洞。

由于龋损部位的多样化，Black 分类法已不能满足临床的需要，有学者将前牙切嵴上或后牙牙尖上发生的龋洞制备的窝洞又列为一类，称为"Ⅵ类洞"。也有人将前磨牙和磨牙的近中面-𬌗面-远中面洞叫作"Ⅵ类洞"者。

3.根据龋病发生的部位和程度分类

随着粘接修复技术和含氟材料再矿化应用的发展，现代龋病治疗提倡最大程度保留牙体硬组织，根据龋病发生的部位和程度，将龋洞分为以下类型。

（1）龋洞发生的 3 个部位。①部位 1：后牙𬌗面或其他光滑牙面点隙裂沟龋洞。②部位 2：邻面触点以下龋洞。③部位 3：牙冠颈部 1/3 龋洞或者牙龈退缩后根面暴露发生的龋洞。

（2）龋洞的 4 种程度。①程度 1：龋坏仅少量侵及牙本质浅层，但不可通过再矿化治疗恢复。②程度 2：龋坏侵及牙本质中层，洞形预备后余留釉质完整并有牙本质支持，承受正常咬合力时不会折裂，剩余牙体硬组织有足够的强度支持充填修复体。③程度 3：龋坏扩大并超过了牙本质中层，余留牙体硬组织支持力减弱，在正常𬌗力时可能导致牙尖或牙嵴折裂，洞形预备需要扩大使修复体能为余留牙体硬组织提供足够的支持和保护。④程度 4：龋坏已造成大量的牙体硬组织缺损。

这种洞形分类方法弥补了 Black 分类法的不足，如发生在邻面仅侵及牙本质浅层的龋洞（部位 1，程度 1，简写为 1-1）。

（二）洞形的基本结构

为了使充填修复术达到恢复牙齿外形和生理性功能，使充填修复体承受咀嚼压力并不脱落，必须将病变的龋洞制备成一定形状结构。

1.洞壁

经过制备具特定形状的洞形，由洞内壁所构成。内壁又分为侧壁和髓壁。侧壁与牙齿表面相垂直的洞壁，平而直。在冠部由釉质壁和牙本质壁所组成，在根部由牙骨质壁和牙本质壁所组成。髓壁为位于洞底，被覆于牙髓，与侧壁相垂直的洞壁。洞壁可以按其内壁相邻近的牙面命名，如一个𬌗面洞具有 4 个侧壁：颊壁、近中壁、舌壁、远中壁，位于洞底的髓壁，位于轴面洞底的为轴壁。牙轴面洞近牙颈的侧壁称为颈壁。

2.洞角

内壁与内壁相交处，形成洞角。两个内壁相交成为线角，三个内壁相交成为点角，线角与点角都位于牙本质。

3.洞缘角

洞侧壁与牙齿表面的交接线为洞缘角，又称洞面角。

4.线角

线角是依其相交接的 2 个内壁而定。点角依其相交接的 3 个内壁而定。以邻𬌗面洞的轴面洞为例，有颊轴线角、舌轴线角、龈轴线角。还有颊龈轴点角和舌龈轴点角。在洞底轴髓壁和𬌗髓壁的交接处，称轴髓线角。

(三)抗力形

抗力形是使充填修复体和余留牙能够承受咬合力而不会破裂的特定形状,充填修复体承受咬合力后与余留牙体组织之间内应力的展现。如果应力集中,反复作用而达到相当程度时,充填修复材料或者牙体组织可能破裂会导致充填失败。抗力形的设计,应使应力得以均匀地分布于充填修复体和牙体组织上,减少应力的集中。抗力形的基本结构有以下3种。

1.洞形深度

洞形达到一定深度时,充填修复体才能获得一定的厚度和强度,使充填体稳固在洞内。洞底必须建立在牙本质上,才能保证一定的深度,同时牙本质具有弹性可更好地传递应力。若将洞底建立在釉质上,深度不够,受力后充填修复体可能脆裂。

洞的深度随充填修复材料强度的改进,已有减少,后牙洞深以达到釉牙本质界下 0.2～0.5 mm为宜。前牙受力小,牙体组织薄,可达到釉牙本质界的牙本质面。龋坏超过上述深度,制洞后以垫底材料恢复时,至少应留出上述深度的洞形,以容纳足够厚度的充填材料。

2.箱状结构

箱状洞形的特征是,洞底平壁直,侧壁与洞底相垂直,各侧壁之间相互平行(图 4-12)。箱状洞形不产生如龋损圆弧状洞底的应力集中,平坦的洞底与𬌗力方向垂直,内应力能均匀分布。箱状洞形充填修复体的厚度基本一致,不会出现圆弧洞形逐渐减薄的边缘,薄缘常因强度不足,受力后易折断。厚度均匀一致的充填修复体,可以更好地显现材料抗压性能。箱状洞形锋锐的点、线角,受力时会出现应力集中,洞底与侧壁的交角应明确而圆钝,使应力不集中,减少破裂。

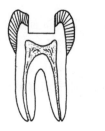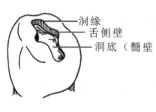

洞缘
舌侧壁
洞底(髓壁

图 4-12　箱状结构

3.梯形结构

双面洞的洞底应形成阶梯以均匀分担咬合力,梯形结构的组成包括龈壁、轴壁、髓壁、近/远中侧壁(图 4-13)。其中龈壁与髓壁平行,轴壁与近、远中侧壁平行,各壁交接呈直角,点、线角圆钝,特别是洞底轴壁与髓壁相交的轴髓线角,不应锋锐。梯形设计可均匀分布𬌗力,主要由龈壁和髓壁承担。

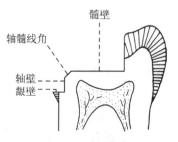

髓壁
轴髓线角
轴壁
龈壁

图 4-13　梯形结构

牙体硬组织的抗力设计:①去除无基釉,无基釉是缺乏牙本质支撑的釉质,侧壁的釉质壁,位于洞缘,如失去下方牙本质,承力后易出现崩裂,使充填修复体和牙齿的交接缘产生裂缝,导致充填失败。龋洞缘已有的无基釉应去除净,在洞形制备过程中也应避免产生新的无基釉。应运用牙体解剖组织学的知识,掌握牙齿各部位釉柱排列的方向,制备釉质壁时,与其方向顺应。②去除脆弱牙体组织,应尽量保留承力区的牙尖和牙嵴。组织被磨除越多,余留的牙体组织越少,承担咬合力的能力越低。龋坏过大,受到损伤而变得脆弱的牙尖和牙嵴,应修整以降低高度,减轻殆力负担,防止破裂和折断。③洞缘外形线要求为圆钝曲线,也含有使应力沿弧形向牙体分散均匀传递的作用。转折处若成锐角,则使向牙体的应力在锐角处集中,长期作用,牙体组织易于破裂。

抗力形的设计应结合充填修复体是否承受殆力和承力的大小来考虑,如殆面洞、邻殆洞的抗力形制备应严格按要求进行,颊、唇面的Ⅴ类洞对抗力形要求不高。

(四)固位形

固位形使充填修复体能保留于洞内,承受力后不移位、不脱落的特定形状,在充填修复材料与牙体硬组织间,不具有粘接性时,充填修复体留在洞内主要靠密合的摩擦力和洞口小于洞底的机械榫合力。

1.侧壁固位

侧壁固位(frictional walls)是相互平行并具一定深度的侧壁,借助于洞壁和充填修复体的密合摩擦,有着固位作用。从固位的角度考虑,洞底也与抗力形一样要求建立在牙本质,其弹性有利于固着充填修复体。盒状洞形的结构,包含相互平行并具一定深度的侧壁,可以避免洞底呈弧形时充填修复体在受力后出现的滑动松脱。可见盒状洞形既满足了抗力形的要求,也为固位形所需要。

2.倒凹固位

倒凹是在侧髓线角区平洞底向侧壁做出的凹入小区,可使洞的底部有突出的部位,充填修复体获得洞底部略大于洞口部的形状而能固位。倒凹固位形可以防止充填修复体从与洞底呈垂直方向的脱出(图4-14)。

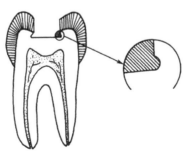

图4-14 倒凹固位

倒凹可制备在牙尖的下方,牙尖为厚实坚固的部位,但其下方深层,正是牙髓髓角所在,故应留意洞的深度。洞底在釉牙本质界0.5 mm以内者,可直接制备;洞底超过规定深度后,最好先垫铺基底再制备倒凹。

3.鸠尾固位

鸠尾固位是用于复面洞的一种固位形,形似鸠的尾部,由鸠尾峡部和鸠尾所构成(图4-15)。

借助于峡部缩窄的锁扣作用,可以防止充填修复体与洞底呈水平方向的脱出。后牙邻面龋累及咬合面边缘嵴,可在𬌗面制备鸠尾固位形,成为邻𬌗面洞。

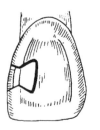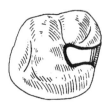

图 4-15　鸠尾固位形

鸠尾固位形的大小,与原发龋范围相适应,不宜过大或过小,深度应按规定要求,特别在峡部必须具有一定深度。鸠尾峡的宽度设计很重要,过宽固位不良,过窄充填修复体易在峡部折断,后牙一般为颊舌牙尖间距的 1/3～1/2,有 2～3 mm 宽。峡部的位置应在洞底轴髓线角的靠中线侧,不应与其相重叠。鸠尾的宽度必须大于小峡部才能起到水平固位作用。

4.梯形固位

梯形固位为复面洞所采用的固位形。邻𬌗面洞的邻面洞设计为颈侧大于𬌗侧的梯形,可防止充填修复体与梯形底呈垂直方向的脱出(图 4-16)。梯形洞的大小依据龋损的范围再进行预防性扩展而确定。侧壁应扩大到接触区外的自洁区,并向中线倾斜,形成颈侧大于𬌗侧的外形。梯形洞的底为龈壁,宜平行于龈缘,龈壁与侧壁连接角处应圆钝。梯形洞的深度,居釉牙本质界下 0.2～0.5 mm,同常规要求,龋损过深应于轴壁垫底。梯形洞的两侧壁在𬌗面边缘嵴中间部分与洞形的𬌗面部相连接。梯形固位还可用于邻颊(唇)面洞、邻舌(腭)面洞和磨牙的颊𬌗面洞和舌𬌗面洞的轴面部分。

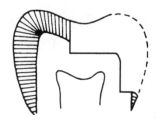

图 4-16　后牙邻

洞的梯形固位:固位形的设计与洞形涉及的牙面数有关。单面洞的充填修复体可能从一个方向脱出,即从与洞底呈垂直方向的脱出。复面洞的充填修复体则可能从洞底呈垂直向或水平向的两个方向脱出。包括邻面的三面洞充填修复体可从一个垂直方向脱出,如近中𬌗远中面洞充填修复体;也可能从垂直向或水平向两个方位脱出,如越过邻颊轴角的邻𬌗颊面洞充填修复体。在设计固位形时,应针对具体情况有所选择。

(五)洞形设计与制备

洞的外形设计根据病变的范围来决定,基本原则是去除龋坏组织,保留更多的健康牙体组织,洞的外形可以根据龋损的大小、累及的牙面设计,有时因预防和临床操作需要,洞的外形需扩展到健康的牙齿表面。洞的外形制备时应尽量保留牙尖、牙嵴,包括边缘嵴、横嵴、斜嵴、三角嵴等牙的自洁部位。

洞的外形线呈圆钝的曲线,圆钝的转角要尽量减少应力的集中(图 4-17)。

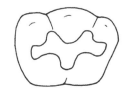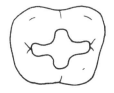

图 4-17　洞的外形曲线

1.洞形制备的基本原则

在龋病治疗过程中,洞的制备(简称备洞)是非常重要的,直接关系到治疗的成败。洞形制备的基本原则如下。

(1)局部与全身的关系:充分认识备洞是在生活的器官——牙上进行手术,与全身有密切的联系,即使无髓或死髓牙也是如此。如同外科性手术治疗,必须遵循一般的手术原则。切割或磨除牙体硬组织时,切割或磨除过程产生的机械、压力和热刺激,均可对牙体硬组织、牙髓甚至身体造成不良影响。这些影响有的使牙或机体产生立即的反应,有的则产生延缓的反应。因此,主张在备洞时采用间断操作,必要时应用麻醉术辅助进行。

(2)尽量去除病变组织:备洞时将所有病变组织去除干净,对治疗效果非常重要。如果遗留一点病变组织,将会继续发生龋病病变,而且这种继续发展的病变位于充填修复体下面,不易被察觉,危害更大。病变组织指的是坏死崩溃的和感染的牙体组织,不包括脱矿而无感染的牙本质,后者可以适当保留。

(3)保护牙髓和牙周组织:备洞时术者应充分了解牙体硬组织、牙周组织的结构、性质、形态;组织的厚度、硬度、髓腔的形态、髓角的位置和高低;不同年龄时期产生的牙体生理性变化,如磨损、牙髓、继发性牙本质形成、修复性牙本质的形成、髓腔形态的变化、牙髓组织的增龄性变化等特点。注意保护牙髓和牙周组织,不能对它们造成意外的损伤。

(4)尽量保留健康牙体组织:在切割磨钻病变组织时,必须尽可能保留更多的健康组织,这对维持牙齿的坚硬度,恢复牙的功能有很重要的关系。牙体组织一经破坏不易恢复原来的性能。洞形制作时,还应该注意患者的全身健康和精神神经状态,对患某些慢性病,如结核病、心血管疾病、神经衰弱等患者或女性患者、儿童及老年患者,手术时间不宜过长,动作更要敏捷轻柔。由于备洞是一种手术,所以现代口腔医学非常重视治疗环境的优化和手术器械的改进。

2.洞形制备

(1)打开洞口查清病变:这一点非常重要,只有查清病变情况才能拟定良好的治疗方案。龋洞洞口开放者,比较容易查清;龋洞洞口小或位于较隐蔽的牙面,则必须将洞口扩开,否则无法查清病变范围、洞的深浅等情况,位于𬌗面的点隙裂沟龋就属于这种情况。

临床上经常见邻面龋洞,如靠近龋洞的邻面边缘嵴和洞的颊、舌侧均完整,就必须将𬌗面邻近龋洞的边缘嵴钻掉一部分,才能使洞敞开,以便进一步查清病变范围和深度,以及有无髓腔穿通情况。从𬌗面去除一部分边缘嵴然后进入洞内比从颊面或舌面进入的效果好,这样可以保留更多的健康牙体组织。

后牙邻面牙颈部的洞,可以从颊面(下后牙)或腭侧(上后牙)进入洞内,不从咬合面进入。前牙邻面洞从何方进入,可以根据洞靠近何方来定,靠近颊面者从颊方进入,靠近舌面者从舌方进入。

（2）去除龋坏组织：只有将龋坏的组织去除干净才能查清病变范围和深度。原则上已经龋坏软化的牙本质应彻底去除，以免引起继发龋。侧壁的龋坏，应全部切削净，直至形成由健康釉质和牙本质组成的平直侧壁。髓壁和轴壁的龋坏组织，在中龋洞内，也应彻底去净，建立健康牙本质的洞底。

深龋洞内，在不穿通牙髓的前提下应将软龋去净，但若彻底去净有可能导致牙髓暴露时，应保留极近髓角或髓室区的少许软龋，并按余留龋先进行治疗（如抗生素、非腐蚀性消毒药等）几天后再继续治疗。通常用挖器剔挖病变组织最好，在剔挖病变组织时，应当注意将力点从洞周围往中央剔挖，不能将着力点放在洞底中央。一般情况下，洞底中央是薄弱的部分，稍不注意就会将髓腔穿破；而且这里也容易将剔挖时所施的压力传递到髓腔，刺激牙髓组织，产生疼痛。

当不易判断龋坏组织是否去除干净时，可以用1‰碱性品红染色洞底，若还留有感染的病变组织，被染成红色，再用挖器去除，不能去尽，可用大一点的球形钻针在慢速转动下将病变组织轻轻钻掉。

牙本质龋去净的临床判断，可以根据洞内牙本质的硬度和颜色变化来确定。龋坏牙本质一般呈深褐色、质软、探针易刺入，去除净后，洞内牙本质应接近正常色泽，质地坚硬。慢性龋进展慢、修复性牙本质形成作用较强，龋坏的前锋区可以因细菌代谢产物作用而脱矿变色，随着再矿化修复，牙体硬组织重新变硬，这种再矿化的牙本质通常较正常牙本质颜色深。因此，慢性龋可允许洞底牙本质颜色略深，只要硬度已近正常，牙钻磨削时，牙本质呈粉状，可不必除去。

（3）制备洞的外形：查清龋洞内的病变情况和去净坏变组织，根据龋洞的形状设计制备洞的外形。将一切病变部分和可疑病变部分包括进去，一些邻近的可被探针插入的点隙沟虽未产生病变也应包括进去。保留牙体组织，特别是边缘嵴和牙尖，可保证牙的坚牢性，不致在修复后承受咀嚼压力时将牙体咬破。

外形的边缘必须建立在牙刷易清洁和唾液易于冲洗的表面。如邻面洞的颊侧和舌侧边缘必须设计在触点（面）以外的牙面上。在𬌗面，不能把洞的边缘制作在点隙裂沟内。外形必须建立在有健康牙本质支撑的部位上，特别是承受咀嚼压力的部位。外形必须是圆缓的曲线，不能有狭窄的区域，否则不易充填或修复，即使充填或修复了，修复物也容易折裂。

（4）制备抗力形和固位形：抗力形是指将洞形制备成可以承受咀嚼压力的形状，使充填修复材料或牙体硬组织不会在咀嚼食物时发生破裂、脱位或变形。固位形则是指这种形状可将充填修复体稳固地保留在洞内不致脱落。

制备抗力形时，应注意：洞底壁直，各壁互相平行，洞口略向外张开。箱状洞形中，洞底周围的线角要清楚，略微圆钝。洞底线角尖锐的修复物的锋锐边缘在咀嚼压力下会像刀刃一样切割洞壁，使洞壁破裂。

去尽洞口的无基釉，以免洞口的釉质在承受咀嚼压力时破裂，产生缝隙，产生继发龋。邻𬌗洞或邻舌（颊）洞，应在邻面洞与舌面洞或𬌗面洞交界处的洞底制作成梯形结构，这样可以保护牙髓，也对承受咀嚼压力有帮助。制备梯形时要使梯两侧的髓壁和轴壁互相垂直，线角要圆钝。

邻𬌗洞邻面部分的龈壁，在后牙（前磨牙和磨牙）上应制备得垂直于牙的长轴，也就是与轴壁互相交成直角，切忌作成斜向龈方的斜面。

邻𬌗洞或邻舌洞的鸠尾峡应做在𬌗面洞或舌面洞的上方，不能做在邻面洞内，否则充填修复体容易崩裂。制备鸠尾固位形时鸠尾和邻面洞相连接的鸠尾峡应当比鸠尾窄一些，这样才能起到固位的作用。鸠尾峡不宜过宽也不宜过窄，对于准备用银汞合金充填的洞，应有鸠尾峡所在的颊、舌尖距离的 1/3,对于用复合树脂充填的洞则只要 1/4 就行了。

保留尽可能多的健康牙体组织,注意对殆牙的牙尖高度和锋锐度。如殆补牙的殆牙尖高而锋锐,则在咀嚼食物时易将修复牙上的修复体咬碎咬破。因此,在备洞时应将对 牙上过高过尖的牙尖磨短磨圆一些,但不要破坏正常咬合关系。

制备固位形时,应注意洞必须具有一定深度,浅洞的固位力很小,稍一承受咀嚼压力,充填修复体就会脱落出来,或者松动。但也不能认为洞越深越好,洞太深会破坏更多的牙体组织并刺激牙髓,同时也减弱洞的抗力形。过去主张洞的深度应在中央窝下方釉牙本质界下 1 mm 左右。临床上,洞的深度还要取决于原有病变的深度。

洞形备好后,用倒锥形钻针在近牙尖部的底端,向外轻轻钻一倒凹,将来填进去的修复物硬固后,就像倒钩一样把修复体固定在洞内,一个殆面洞一般只需做四个倒凹。

倒凹一般做在牙尖的下面,牙尖的硬组织较厚,应当注意越是靠髓角很近的部位,倒凹做在牙尖下釉牙本质界下面不要太深。较深的洞,可以不做倒凹,靠洞的深度来固位。采用粘接性强修复材料修复时,也可以不做倒凹固位形。此外,用暂时性修复材料封洞时,也不必制作倒凹固位形。

洞壁与充填修复材料的密合也是一种固位形。在洞形制备上必须将洞壁制备得平滑,不要有过于狭窄的部分。洞周围与牙长轴平行的壁(对Ⅰ、Ⅱ类洞而言),要互相平行,这对修复材料与洞壁的密合也有帮助,不能将洞制备成底小口大的形状。

特殊情况下,为解决预备洞形时的困难,需要将洞壁扩大,以利于工具的使用、医师技术操作上的方便,这种洞形的改变称为便利形。上下颌前磨牙及磨牙邻接面的窝洞,充填修复操作困难,为了便利操作,可将窝洞扩展至咬合面。洞形制作最初阶段首先将无基釉去除,以便于观察龋坏范围,确定洞缘最后位置等,也属于便利形范畴。

3.清理洞形完成备洞

按照洞形设计原则,从生物学观点出发,对经过上述步骤制备的洞形,做全面复查,看洞形是否达到设计要求,有无制备的失误,以减少失败,提高成功率。

将洞清洗干净,用锐探针从洞缘到洞底进行探查,检查龋坏组织是否去净;可疑深窝沟是否已扩展而消除;外形线是否位于自洁区;盒状洞形是否标准,固位形是否合理;髓壁是否完整,有无小的穿髓孔;无基釉和脆弱牙尖是否已修整。龋洞经洞形制备后成为可以修复治疗的窝洞。窝洞的基本特征是没有龋坏组织,有一定的抗力形和固位形结构,修复治疗后既恢复牙的外形又能承担一定的咬合力量。

根据患者对冷水喷洗时的敏感反应,探针检查洞壁洞底时的酸痛程度,结合制洞磨削过程的疼痛感,判断牙髓的状态,为已选定的治疗方法做最后的审定。经过洞的清洗、检查,一切合乎要求,制洞过程即告完成,进入进一步的治疗。

(六)各类洞形的制备要点

1.Ⅰ类洞

Ⅰ类洞多为单面洞,上磨牙腭沟和下磨牙颊沟内的龋洞,需备成包括殆面在内的双面洞。在制备后牙殆面的Ⅰ类洞时,如殆面具有两个点隙或沟发生龋病,相距较远,中间有较厚的健康牙体硬组织,宜备成两个小洞形;如两个龋洞相距较近,可将两个洞合并制备。

颊面洞未累及殆面时,可以备成颊面单面洞。不承受咀嚼压力,对抗力形的要求不高,以固位形为主,应做倒凹。一般把倒凹做在殆壁和颈壁的中央。如果颊沟内的病变已累及咬合面,需制成双面洞殆补面洞做成鸠尾形,洞底髓壁和轴壁交界处,做成梯形。上颌磨牙远中舌沟内的龋洞一般多已累及殆面,也应将它做成双面洞,将殆面部分做成鸠尾形。

在制备下颌第一前磨牙殆面的Ⅰ类洞时,由于此牙面向舌侧倾斜。洞底不能制成水平,必须与殆面一致,向舌侧倾斜,否则容易钻穿髓腔。

制备上颌前牙腭面龋洞时,洞底不能做平,同时切壁和颈壁都应做成与腭面部呈垂直的形状,洞的外形呈圆形。

2.Ⅱ类洞

Ⅱ类洞一般均备成双面洞。制备此类洞时,如靠近龋坏面上的边缘嵴尚好,则宜先用小石尖将边缘嵴磨到牙本质,用裂钻往病变区钻,向颊侧和舌侧扩大,使病变范围暴露清楚,再用挖器挖尽病变组织;再根据邻面破坏大小和范围设计殆面的鸠尾形使鸠尾部的大小与局部保持平衡。如果邻面病变已经累及殆面,则用裂钻将洞口稍加扩大,再用挖器去除病变组织。病变组织去除干净后,就着手设计洞形并制备洞。

邻面洞应当将颊侧壁和舌侧或腭侧壁做成向牙间隙开扩的形状,两壁的洞缘角应在邻面的敞开部位,但不能扩到颊面或舌面上。

殆面破坏的龋洞,按Ⅰ类洞制备法将殆面洞备好,向邻面扩展。注意不要伤害髓角,去尽病变组织,修整洞形。应特别注意邻面洞的颊、舌或腭侧壁和龈壁。

对病变位于触点龈方的邻面洞,触点未被破坏,可将鸠尾制作在颊面或腭面。鸠尾不能做得过大,以免影响固位。备洞时,若有足够的空间容纳器械进入,则可将洞做成单面洞。

当后牙的两个邻面均患龋病,牙体硬组织破坏较大,可制备邻殆邻洞。这一类洞也属于Ⅱ类洞。制备方法与上述双面Ⅱ类洞相似,只是要在殆面做一个共同的鸠尾。应特别注意保留更多的健康牙体硬组织。

Ⅱ类洞修复时多采用银汞合金,该材料抗压强度高,抗张强度低,牙体硬组织自身的抗压强度较好,抗剪切度较低。为了抗衡负荷,Ⅱ类洞设计制时必须以承受压力为主,尽量减少张力和剪切力。

3.Ⅲ类洞

Ⅲ类洞制备时,前牙邻面洞备洞时一般都要把洞扩大到舌面,如果龋洞靠近唇面,洞舌侧的边缘嵴很厚实,则可将洞扩展到唇面,但不能太大。邻面龋未破坏接触点,不宜因备洞破坏邻面接触点的完整性。

Ⅲ类洞的修复以美观为主,洞形承受的负荷也不大,洞缘的无基釉可以适当保留。所保留的无基釉是全厚层釉质,无龋坏,未变色,无断纹隐裂,不直接承受压力,其下方的龋坏牙本质可以去除。

备洞时先将洞的舌或腭侧壁用球形钻或裂钻钻掉,然后用裂钻往切嵴和牙颈方向扩展一点,使洞充分暴露;用挖器将坏变组织去除干净,再根据龋洞大小,在舌或腭面设计与之相应的鸠尾固位形。可用倒锥钻自邻面洞的轴壁下牙釉本质界平齐往舌或腭面扩展,在舌或腭面备好鸠尾,仔细在舌或腭面与邻面之间做一梯,注意将梯的角做圆钝。可以先在舌或腭面制备鸠尾固位形,再向邻面扩展。舌或腭面鸠尾固位形备好后,用球形钻轻轻将邻面洞内的坏变组织去尽,用裂钻将唇、舌和龈壁修整好。

龋病损害在邻面完全敞开,器械容易进入,则将洞做成单面洞。

Ⅲ类洞的倒凹固位形一般做在靠近切嵴和龈壁与颊侧壁、舌或腭侧壁交界的点角底部。当洞同时涉及邻舌或腭面,应注意使鸠尾部的洞底与牙原来的舌或腭面平行。

4.Ⅳ类洞

Ⅳ类洞为开放性的洞,不易制备固位形和抗力形,去尽坏变组织后,在近切嵴处和龈壁上制作针道,安放金属固位丝或固位钉,行高黏性复合树脂修复。

5.Ⅴ类洞

Ⅴ类洞是牙冠颊或舌面近牙颈1/3区的洞形,多为单面洞。该类洞不直接承受咀嚼压力,对抗力形的要求不高,洞形制备以洞的外形和固位形为主。一般多将Ⅴ类洞做成肾形或半圆形,洞的龈壁凸向龈方,切壁平直,但均要做光滑,与洞底垂直,洞底略呈凸的弧面,要有一定深度,用小倒锥钻或球形钻在靠近洞底面的切壁(或𬌗壁)和龈壁上做倒凹固位形。

(七)洞形隔湿、消毒、干燥

洞形制备完成,为了使修复材料与牙体组织紧密的贴合,减少继发龋的发生,需对窝洞进行隔湿、消毒、干燥处理,力求达到更好的修复效果。

1.手术区的隔离

在备洞后,准备修复前,应当隔离手术区并消毒洞。所谓隔离手术区就是将准备修复的牙隔离起来,不要让唾液或其他液体进入洞内,以免污染洞壁和患牙,影响修复效果或修复材料的性质。最好是备洞前就隔离手术区,但应具备四手操作条件。

(1)简易隔离法:用消毒棉卷放在即将修复牙齿的颊侧和舌侧,上颌牙放在唇侧、颊侧。下颌牙可以用棉卷压器将棉卷压住,以免舌或颊部肌肉活动时将棉卷挤开。用小的消毒棉球或气枪干燥洞内。在使用综合治疗台治疗时,可将吸唾管置于口底,将积于口底的唾液或冲洗药液吸走。现代治疗用手术椅上装有吸唾管,每次使用时,均应更换经过消毒的吸唾管,以免交叉感染。

(2)吸唾器:利用抽气或水流产生的负压,吸出口腔内唾液。吸唾器套上吸唾弯管后放入患者下颌舌侧口底部。弯管最好采用一次性使用的塑料制品。吸唾器常配合橡皮障或棉卷隔湿使用,还可配合颊面隔湿片使用。隔湿片为医用硬泡沫塑料制成,状如圆角的三角形,患者张口时放入颊面的上下前庭穹隆,配合使用,可收到简单实用的效果。

(3)橡皮障隔离法:该方法的隔湿效果较好,能有效地将手术区与口腔环境隔离起来,达到干燥、视野清晰、防止唾液侵入的目的,并能防止器械的吸入。

2.窝洞消毒

窝洞消毒目的是去除或杀灭残留在洞壁或牙本质小管内的细菌,减少继发龋的发生,由于洞底多位于牙本质中层或深层,对消毒药物的要求较高。具有一定的消毒杀菌能力,对牙髓的刺激性要小;能渗透到牙本质小管内,不引起牙体组织着色。

在备洞时就应当把感染的牙体组织去除干净,以后再经适当的冲洗,洞内的细菌就基本上被清除干净了。许多窝洞消毒药物,如酚类、硝酸银等均对牙髓有刺激性,故不主张使用药物消毒。准备修复前,对洞进行消毒还是必要的。但是应注意选用消毒力较强而刺激性较小,且不使牙变色的药物,特别是深龋洞的消毒。

常用的洞消毒药有氢氧化钙糊剂或液,50%苯酚甘油溶液,20%麝香草酚乙醇溶液,樟脑酚(含樟脑6.0 g,苯酚3.0 g,95%乙醇1.0 mL),丁香酚(商品),还可用75%乙醇。

3.干燥窝洞

窝洞在充填修复前的最后一个环节是干燥洞形,这是为了使充填修复材料或其他衬底材料能充分接触牙体,不被水分隔阻而出现空隙,也避免因洞内壁的水分而影响材料性能。窝洞的干燥对充填修复的质量十分重要。使用的工具为牙科综合治疗台上接有压缩空气的气吹或是接橡皮球的手用气吹。

(八)窝洞垫底

垫底是采用绝缘的无刺激性材料,铺垫于洞底,保护牙髓,避免充填材料的物理或化学因素刺激。

垫底多用于超过常规深度、近髓的窝洞。去净牙本质软龋后,洞底不平者,应用材料垫平。洞虽不深,但选用的充填修复材料对牙髓有刺激性。要求作衬底以阻隔刺激。经过牙髓治疗的无髓牙,充填修复材料前,应以垫底方法做出基底,以使洞形更符合生物力学要求,同时也可节约修复材料。

垫底所用材料要求对牙髓无刺激性,最好具有安抚镇痛、促进修复性牙本质生成的作用。应有一定的机械强度以间接承受𬌗力,并具有良好的绝缘性,不传导温度和电流。

1.单层垫底

单层垫底用于窝洞虽超过常规深度,但不太近髓时。后牙多选用磷酸锌粘固粉或聚丙烯酸锌粘固粉。前牙用复合树脂充填窝洞时,材料对牙髓有一定刺激性,多用氢氧化钙粘固粉垫底。

2.双层垫底

双层垫底用于洞深近髓的情况,磷酸锌粘固粉本身对牙髓也有轻度刺激,在其下先铺垫薄层具护髓性的材料。氧化锌丁香油粘固粉或氢氧化钙粘固粉这类材料却又因密度偏低,不宜在后牙承力洞形单独使用。因此,采用双层垫底方式。丙烯酸锌粘固粉强度好,不刺激牙髓可用于深洞垫底而不必再做双层基,但不具促进修复性牙本质生成的性能,尚不能代替护髓剂氢氧化钙粘固粉。

垫底的部位,在𬌗面洞为髓壁,在轴面洞为轴壁,不应置于侧壁和龈壁的釉质壁部分,以免垫底材料溶于唾液后产生边缘缝隙,日久出现继发龋。

洞漆和洞衬剂涂布于切削后新鲜暴露的牙体组织表面,封闭牙本质小管,阻止充填修复材料中的有害物质如银汞合金中的金属离子、磷酸锌粘固粉的磷酸,向深层牙本质渗透,还可以增强充填体与洞壁间的密合性,防止两者界面因出现缝隙发生微渗漏。所有材料为溶于有机溶剂氯仿或乙醇的天然树脂如松香,或合成树脂如硝酸纤维素,呈清漆状。洞漆可涂于釉质壁和牙本质壁,厚度为 $5\sim10\ \mu m$。洞衬剂加有具疗效的物质如氧化锌、氢氧化钙或单氟磷酸钠等,稠于洞漆,通常用于牙本质壁,厚度可达 $25\ \mu m$。

七、深龋治疗

深龋的病变已到达牙本质深层并接近牙髓,牙体组织破坏较大。由于接近牙髓、细菌毒素等刺激物可通过牙本质小管渗透进入牙髓,再加上其他物理、化学刺激的结果,牙髓往往已有一定的炎症反应,属于可逆性质。如果诊断和治疗不当,会引起牙髓的反应。因此,深龋治疗中准确判断牙髓的状况,选择恰当的治疗方案尤为重要。

(一)深龋诊断的要点

深龋发生在牙本质深层,患者自诉过冷过热刺激或食物嵌入患牙洞内引起明显的疼痛;检查发现龋洞洞深接近牙髓,洞壁有探痛,温度检查时冷刺激可引起激发性疼痛,但无穿髓孔和自发性疼痛。为了诊断,有时需要辅助牙髓电测试和 X 线检查。临床上,有时看似深的龋洞,可能只是中龋,或是伴有慢性牙髓炎症或已穿髓的深龋。深龋的诊断很大程度上是依靠患者对刺激出现疼痛的主观感觉,疼痛的程度与患者的年龄、性别、个体耐受力等有密切的关系。

诊断深龋最重要的是必须判明深龋底部与牙髓的关系,明确是近髓或是穿髓。如果查见穿髓孔,需要判明牙髓的状况和疼痛的性质,是明显的探痛或是深入髓腔才出现疼痛或是无探痛。

对深龋时间较长,无主观感觉,探诊无疼痛的病例诊断要格外注意,必须辅助牙髓电测试及放射诊断。做牙髓电测试时,应与邻牙或对侧同名牙进行对比,若为阳性,且较对照牙敏感,一般表示为有活力,且可能伴有牙髓的急性变化。如较对照牙迟钝,则可能是有修复性牙本质形成或者是假阳性,假阳性者比如部分坏死或新近坏死的牙髓,髓腔内充满炎性渗出物与脓液,是电的良导体,就会出现假阳性。阴性结果一般为无活力,但也应防止有假阴性结果。做放射诊断时,可显示龋坏与牙髓腔的接近程度,牙本质的有效厚度。但需要注意的是,X线片上所显示的龋坏深度通常均稍小于病变实际范围;当发现髓腔内或髓腔四周有钙化影像时,表示髓腔的缩小或牙髓恢复能力的减弱,髓腔越小,恢复能力越差。

诊断时需准确判断深龋是否伴有牙髓充血,牙髓充血是可复性牙髓炎症,主要特点是激发性疼痛,温度检查产生尖锐的疼痛,去除刺激疼痛立刻消失,不再延续,临床上大多数深龋都伴有可复性牙髓炎。应注意是否伴有慢性溃疡性牙髓炎,后者属于无症状不可复性牙髓炎,刺激诱发牙髓剧烈疼痛,去除后疼痛持续一段时间,患者无自发疼痛,检查发现牙髓已穿通,穿髓孔有明显的探痛。

(二)深龋洞形的制备

深龋使牙体组织破坏严重,洞口较大,器械易进入。洞形制备时,需去除洞缘的龋坏组织和无基釉,充分暴露洞内壁,在清楚的视野下进行洞形的制备。

为了保护牙髓,有时在去除大部分洞侧壁和髓壁的龋坏组织后,在髓壁或轴壁的近牙髓部位可保留部分余留龋坏牙本质,其余洞内壁为正常牙体组织。应对余留龋坏牙本质是软化牙本质或修复性牙本质进行区别,以决定其去留。软化牙本质表现为染色较浅、质软而无光泽,用牙钻去除时互相粘连呈锯末状。修复性牙本质则多为棕褐色,质地较硬而有光泽,钻出物为白色粉末,且不粘连,必要时可以通过染色法协助鉴别。对承受咬合力的牙尖、牙嵴等牙体组织脆弱部位要做修整,适当降低高度。洞形的抗力形设计要求洞底随髓室顶呈弧形或圆弧形,洞壁直为箱状,固位形设计需按洞形制备原则进行。

(三)深龋治疗

深龋治疗原则是在尽可能去除龋坏组织的同时,设法消除牙髓的早期炎症,保护牙髓组织的活力,恢复牙髓功能。要求在治疗的每一步需避免物理、机械、化学等刺激,如机械损伤、温度激惹、摩擦产热、药物刺激、充填刺激等。

1.深龋治疗前必须判明的情况

(1)牙本质-牙髓复合体的反应:龋病刺激牙本质-牙髓复合体,出现明显的病理改变,口腔微生物的种类、数量、毒力强弱、牙本质的结构、矿化程度、微量元素含量等因素都会影响修复性牙本质的形成。修复性牙本质的形成与牙本质-牙髓的有效厚度有关。牙本质-牙髓有效厚度在2 mm以上,牙髓可产生完全正常的修复性牙本质;有效厚度为0.8~2 mm时,牙髓产生不完全的修复性牙本质;有效厚度为0.3~0.8 mm时,牙髓功能严重破坏,无或仅少量修复性牙本质形成。牙本质-牙髓复合体的反应还与患者的年龄、牙龄、髓腔及根管内牙髓组织细胞和微循环状况有关。

(2)洞内龋坏组织能否去干净:循证医学研究结果提示,对于无牙髓症状的乳牙和恒牙,部分去除龋坏可降低牙髓暴露的风险,不会对患者的牙髓症状产生不利影响。在深龋治疗中,为了降低露髓的风险,最好选用部分去龋的方式,在洞底近髓处允许留少许余留龋。

(3)洞底是否与牙髓腔穿通,牙髓是否暴露:穿髓孔很小时,需仔细判断,减少失误。若穿髓点较小如针尖大,周围是健康牙本质,无渗血,一般多为牙髓无炎症或仅有局限于暴露部位的轻度炎症,治疗后可恢复。若穿髓点四周有龋坏牙本质,或者探诊时有大量出血或炎性渗出物,表示牙髓已经出现一定程度的炎症或破坏,治疗已不能恢复牙髓活力。

2.治疗方法

(1)垫底充填法:当深龋不伴有上述激发病症状,牙髓活力正常时,选用双层垫底充填法,一次性完成治疗。保护牙髓可采用丁香油粘固粉均匀垫于洞底,固化后再用磷酸锌粘固粉作第二层垫底,垫平髓底,再做永久性充填修复。

(2)安抚治疗:安抚治疗是一种临时性治疗方法。深龋出现明显的症状,或温度、化学刺激引起较重的激发痛,可选择安抚疗法,先用消炎镇痛药物,常用丁香油小药棉球放入洞底,丁香油粘固粉封闭窝洞,观察 1～2 周,临床症状消除,再做进一步治疗。

(3)间接盖髓术:主要用于深龋洞为了保护牙髓,软龋不去净,髓壁留有少量的余留龋,牙本质-牙髓反应能力较好。为促进牙本质-牙髓复合体的修复反应,牙体组织的再矿化可选用此法。间接盖髓术分两次进行。洞形制备完成,第一次治疗是在髓底均匀垫置盖髓剂,常用的有氢氧化钙盖髓剂、丁香油粘固粉和磷酸锌粘固粉进行双层封洞。3～6 个月的观察,患者无症状,牙髓活力良好,X 线检查正常,第二次复诊,去除部分封洞材料,再行永久性充填修复治疗。

(吴红霞)

第二节 磨 牙 症

睡眠时有习惯性磨牙或清醒时有无意识的磨牙习惯称为磨牙症。

一、病因

磨牙症的病因虽然至今尚未明确,但与下列因素有关。

(一)精神因素

口腔具有表示紧张情绪的功能。患者的惧怕、愤怒、敌对、抵触等情绪,若因某种原因难以表现出来,这些精神因素,特别是焦虑、压抑、情绪不稳等可能是磨牙症病因的重要因素之一。

(二)𬌗因素

神经紧张的个体中,任何𬌗干扰均可能是磨牙症的触发因素。磨牙症患者的𬌗因素多为正中𬌗早接触,即牙尖交错位𬌗干扰,以及侧方𬌗运动时非工作侧的早接触。临床上,用调𬌗的方法也能成功地治愈部分磨牙症。𬌗因素是口腔健康的重要因素,但是否为引起磨牙症的媒介尚有争议。

(三)中枢神经机制

目前,有趋势认为磨牙与梦游、遗尿、噩梦一样,是睡眠中大脑部分唤醒的症状,是一种与白天情绪有关的中枢源性的睡眠紊乱,由内部或外部的、心理或生理的睡眠干扰刺激所触发。

（四）全身其他因素

与寄生虫有关的胃肠功能紊乱、儿童营养缺乏、血糖血钙浓度、内分泌紊乱、变态反应等都可能成为磨牙症的发病因素。有些病例表现有遗传因素。

（五）职业因素

汽车驾驶员、运动员，要求精确性较高的工作，如钟表工，均有发生磨牙症的倾向。

二、临床表现

患者在睡眠时或清醒时下意识地做典型的磨牙动作，可伴有嘎嘎响声。磨牙症可引起牙齿牙合面和邻面的严重磨损，可出现牙磨损并发的各种病症。顽固性磨牙症会导致牙周组织破坏、牙齿松动或移位、牙龈退缩、牙槽骨丧失。磨牙症还能引起颞下颌关节功能紊乱症、颌骨或咀嚼肌的疲劳或疼痛、面痛、头痛并向耳部、颈部放散。疼痛为压迫性和钝性，早晨起床时尤为显著。

三、治疗原则

（一）除去致病因素

心理治疗，调牙合，治疗与磨牙症发病有关的全身疾病等。

（二）对症治疗

治疗因磨损引起的并发症。

（三）其他治疗

对顽固性病例应制作牙合垫，定期复查。

（张明卉）

第三节 酸 蚀 症

酸蚀症是牙齿受酸侵蚀，硬组织发生进行性丧失的一种疾病。20世纪，酸蚀症主要指长期与酸雾或酸酐接触的工作人员的一种职业病。随着社会进步和劳动条件的改善，这种职业病明显减少。近十几年来，饮食习惯导致的酸蚀症上升，由饮食酸引起的青少年患病率增高已引起了人们的重视。反酸的胃病患者，牙齿亦可发生类似损害。

一、病因

酸蚀症的致病因素主要是酸性物质对牙组织的脱矿作用，而宿主的因素可以影响酸性物质导致酸蚀症的作用。有发病情况的调查研究发现无论饮食结构如何，酸蚀症仅发生于易感人群。

（一）酸性物质

1.饮食酸

酸性饮料（如果汁和碳酸饮料）的频繁食用，尤其是青少年饮用软饮料日趋增加。饮食酸包括果酸、柠檬酸、碳酸、乳酸、醋酸、抗坏血酸和磷酸等弱酸。酸性饮料pH常低于5.5，由于饮用频繁，牙面与酸性物质直接接触时间增加导致酸蚀症。

2.职业相关酸性物质

工业性酸蚀症曾经发生在某些工厂,如化工、电池、电镀、化肥等工厂空气中的酸雾或酸酐浓度超过规定标准,致使酸与工人牙面直接接触导致职业性酸蚀症。盐酸、硫酸和硝酸是对牙齿危害最大的三类酸。其他酸,如磷酸、醋酸、柠檬酸等,酸蚀作用较弱,主要集聚在唇侧龈缘下釉牙骨质交界处或牙骨质上。接触的时间越长,牙齿破坏越严重。与职业相关的酸蚀症,如游泳运动员在氯气处理的游泳池中游泳,因为 Cl_2 遇水产生 HClO 和 HCl,可发生牙酸蚀症;还如职业品酒员因频繁接触葡萄酒(pH:3~3.5)发生酸蚀症等。

3.酸性药物

口服药物,如补铁药、口嚼维生素 C、口嚼型阿司匹林及患胃酸缺乏症的患者用的替代性盐酸等的长期服用均可造成酸蚀症。某种防牙石的漱口液(含 EDTA)也可能使牙釉质表面发生酸蚀。

4.胃酸

消化期胃液含 0.4% 盐酸。胃病长期反酸、呕吐及慢性酒精中毒者的胃炎和反胃均可形成后牙舌面和腭面的酸蚀症,有时呈小点状凹陷。

(二)宿主因素

1.唾液因素

口腔环境中,正常分泌的唾液和流量对牙表面的酸性物质有缓冲和冲刷作用。如果这种作用能够阻止牙表面 pH 下降到 5.5 以下,可以阻止牙酸蚀症发生。如果唾液流率和缓冲能力降低,如头颈部放疗、唾液腺功能异常或长期服用镇静药、抗组胺药等,则牙面接触酸性物质发生酸蚀症的可能性就更大。

2.生活方式的改变

酸性饮食增多的生活习惯,尤其是在儿童时期就建立的习惯,或临睡前喝酸性饮料的习惯是酸蚀症发生的主要危险因素。剧烈的体育运动导致脱水和唾液流率下降,加上饮用酸性饮料可对牙造成双重损害。

3.刷牙因素

刷牙的机械摩擦作用加速了牙面因酸脱矿的牙硬组织缺损,是酸蚀症形成的因素之一。对口腔卫生的过分关注,如频繁刷牙,尤其是饭后立即刷牙,可能加速酸蚀症的进展。

4.其他因素

咬硬物习惯或夜磨牙等与酸性物质同时作用,可加重酸蚀症。

二、临床表现

前牙唇面釉质的病变缺损(以酸性饮料引起的酸蚀症为例)可分为 5 度(图 4-18)。

(1)1 度:仅牙釉质受累。唇、腭面釉质表面横纹消失,牙面异样平滑、呈熔融状、吹干后色泽晦暗;切端釉质外表熔融状,咬合面牙尖圆钝、外表熔融状、无明显实质缺失。

(2)2 度:仅牙釉质丧失。唇、腭面牙釉质丧失,牙表面凹陷、凹陷宽度明显大于深度;切端沟槽样病损;咬合面牙尖或沟窝的杯口状病损。

(3)3 度:牙釉质和牙本质丧失,牙本质丧失面积小于牙表面积的 1/2。唇、腭面牙釉质牙本质丧失、切端沟槽样病损明显、唇面观切端透明;咬合面牙尖或沟窝的杯口状病损明显或呈弹坑状病损。

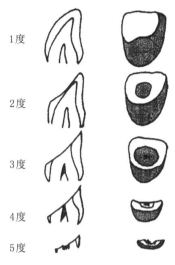

图 4-18　酸蚀症的程度

　　(4)4 度:牙釉质和牙本质丧失,牙本质丧失面积大于牙表面积的 1/2。各牙面的表现同 3 度所描述,范围扩大加深,但尚未暴露继发牙本质和牙髓。

　　(5)5 度:①釉质大部丧失,牙本质丧失至继发牙本质暴露或牙髓暴露,牙髓受累。②酸蚀患牙对冷、热和酸刺激敏感。③酸蚀 3～4 度已近髓腔或牙髓暴露,可继发牙髓炎和根尖周病。④与职业有关的严重患者,牙感觉发木、发酸,并可伴有其他口腔症状,如牙龈出血、牙齿咀嚼无力、味觉减退,以及出现全身症状,如结膜充血、流泪、畏光、皮炎、呼吸道炎症、嗅觉减退、食欲缺乏、消化障碍。

三、防治原则

(一)对因治疗
改变不良的生活习惯、改善劳动条件、治疗有关的全身疾病。

(二)个人防护
与职业有关的患者使用防酸口罩,定期用 3% 的小苏打溶液漱口,用防酸牙膏刷牙。

(三)对症治疗
对牙齿敏感症、牙髓炎和根尖周病的治疗。

(四)牙体缺损
可用复合树脂修复或桩冠修复。

(张明卉)

第四节　牙　隐　裂

　　未经治疗的牙齿硬组织由于物理因素的长期作用而出现的临床不易发现的细微裂纹,称为牙微裂,习惯上称牙隐裂。牙隐裂是导致成年人牙齿劈裂,继而牙齿丧失的一种主要疾病。

一、病因

(一)牙齿结构的薄弱环节

正常人牙齿结构中的窝沟和釉板均为牙齿发育遗留的缺陷区,不仅本身的抗裂强度最低,而且是牙齿承受正常𬌗力时应力集中的部位,因此是牙隐裂发生的内在条件。

(二)牙尖斜面牙齿

在正常情况下,即使受到应力值最小的 0°轴向力时,由于牙尖斜面的存在,在窝沟底部同时受到两个方向相反的水平分力作用,即劈裂力的作用。牙尖斜度越大,所产生的水平分力越大。因此,承受力部位的牙尖斜面是隐裂发生的易感因素。

(三)创伤性𬌗力

随着年龄的增长,可由于牙齿磨损不均出现高陡牙尖,正常的咀嚼力则变为创伤性𬌗力。原来就存在的窝沟底部劈裂力量明显增大,致使窝沟底部的釉板可向牙本质方向加深加宽,这是微裂纹的开始。在𬌗力的继续作用下,裂纹逐渐向牙髓方向加深。创伤性𬌗力是牙隐裂发生的重要致裂因素。

(四)温度作用

釉质和牙本质的膨胀系数不同,在长期的冷热温度循环下,可使釉质出现裂纹。这点可解释与咬合力关系较小的牙面上微裂的发生。

二、病理

隐裂起自窝沟底或其下方的釉板,随𬌗力作用逐渐加深。牙本质中微裂壁呈底朝𬌗面的三角形,其上牙本质小管呈多向性折断,有外来色素与荧光物质沉积。该陈旧断面在微裂牙完全劈裂后的裂面上,可与周围的新鲜断面明显区分。断面及其周边常可见牙本质暴露和并发龋损。

三、临床表现

(1)牙隐裂好发于中老年患者的磨牙𬌗面,以上颌第 1 磨牙最多见。

(2)最常见的主诉为较长时间的咀嚼不适或咬合痛,病史长达数月甚至数年。有时咬在某一特殊部位可引起剧烈疼痛。

(3)隐裂的位置磨牙和前磨牙𬌗面细微微裂与窝沟重叠,如磨牙和前磨牙的中央窝沟,上颌磨牙的舌沟,向一侧或两侧延伸,越过边缘嵴。微裂方向多为𬌗面的近远中走行,或沿一主要承受颌力的牙尖,如上颌磨牙近中舌尖附近的窝沟走行。

(4)检查所见患牙多有明显磨损和高陡牙尖,与对颌牙咬合紧密,叩诊不适,侧向叩诊反应明显。不松动但功能动度大。

(5)并发疾病微裂纹达牙本质并逐渐加深的过程,可延续数年,并出现牙本质过敏症、根周膜炎、牙髓炎和根尖周病。微裂达根分歧部或牙根尖时,还可引起牙髓-牙周联合病变,最终可导致牙齿完全劈裂。

(6)患者全口𬌗力分布不均,患牙长期𬌗力负担过重,即其他部位有缺失牙、未治疗的患牙或不良修复体等。

(7)X 线片可见到某部位的牙周膜间隙增宽,相应的硬骨板增宽或牙槽骨出现 X 线透射区,也可以无任何异常表现。

四、诊断

（一）病史和早期症状
表现为较长期的咬合不适和咬在某一特殊部位时的剧烈疼痛。

（二）叩诊
分别对各个牙尖和各个方向的叩诊可以帮助患牙定位,叩痛显著处则为微裂所在位置。

（三）温度测试
当患牙对冷敏感时,以微裂纹处最显著。

（四）裂纹的染色检查
2‰～5‰碘酊溶液或其他染料类药物可使已有的裂纹清晰可见。

（五）咬楔法
将韧性物,如棉签或小橡皮轮,放在可疑微裂处作咀嚼运动时,可以引起疼痛。

五、防治原则

（一）对因治疗
调整创伤性殆力,调磨过陡的牙尖。注意全口的殆力分布,要尽早治疗和处理其他部位的问题,如修复缺失牙等。

（二）早期微裂的处理
微裂仅限于釉质或继发龋齿时,如牙髓尚未波及,应作间接盖髓后复合树脂充填,调殆并定期观察。

（三）对症治疗
出现牙髓病、根尖周病时应做相应处理。

（四）防止劈裂
在做牙髓治疗的同时,应该大量调磨牙尖斜面,永久充填体选用复合树脂为宜。如果微裂为近远中贯通型,应同时制作钢丝结扎或戴环冠,防止牙髓治疗过程中牙冠劈裂。多数微裂牙单用调殆不能消除劈裂性的力量,所以在对症治疗之后,必须及时做全冠保护。

（张明卉）

第五节　牙本质过敏症

牙本质过敏症是指牙齿上暴露的牙本质部分受到机械、化学或温度刺激时,产生一种特殊的酸、软、疼痛的症状。

一、病因与机制

（一）牙本质的迅速暴露
因磨损、酸蚀、楔状缺损、牙周刮治及外伤等原因导致牙本质迅速暴露,而修复性牙本质尚未形成。此时,由于牙髓神经末梢穿过前期牙本质层分布在牙本质中,直达釉牙本质界;牙本质内的造牙本质的细胞突亦从牙髓直达釉牙本质界,并可延伸到釉质内部,形成釉梭;当牙本质暴露后,外界刺激经由神经传导或牙本质小管内的流体动力传导,可立即引起疼痛症状,故牙齿出现对机械、化学、温度刺激后的特殊敏感症状。牙本质过敏症状可自行缓解。

（二）全身应激性增高

当患者身体处于特殊状况时,如神经官能症患者、妇女的月经期和妊娠后期或抵抗力降低时,神经末梢的敏感性增高,使原来一些不足以引起疼痛的刺激亦引起牙齿过敏症;当身体情况恢复正常之后,敏感症状消失。

二、临床表现

主要表现为激发痛,刺激除去后,疼痛立即消失,其中以机械刺激最为显著。诊断时可用探针尖在牙面上寻找 1 个或数个敏感点或敏感区,引起患者特殊的酸、软、痛症状。敏感点可发现在 1 个牙或多个牙上。在𬌗面牙本质界或牙颈部釉牙骨质界处最多见。

牙本质敏感指数,根据机械探测和冷刺激敏感部位的疼痛程度分为 4 度:0 度,无痛;1 度,轻微痛;2 度,可忍受的痛;3 度,难以忍受的痛。

三、治疗原则

(1)治疗相应的牙体疾病,覆盖暴露的牙本质。

(2)调磨过高的牙尖。

(3)敏感部位的脱敏治疗:①𬌗面个别敏感点用麝香草酚熨热脱敏;②𬌗面多个敏感点或区,用碘化银、氨硝酸银或酚醛树脂脱敏;③牙颈部敏感区用含氟糊剂,如 75％氟化钠甘油糊剂涂擦脱敏;④全口多个牙𬌗面或牙颈部敏感,可用氟离子和钙离子导入法脱敏。也可嘱患者自行咀嚼茶叶、生核桃仁或大蒜,前两者中含大量鞣酸,可使牙本质小管中的蛋白质凝固,从而起脱敏作用。或用含氟牙膏涂擦,均可收到一定脱敏效果。近年来,激光脱敏也已取得一定疗效。

(4)全身应激性增高引起的牙灰质过敏症,除局部处理外,可用耳穴刺激疗法。选用喉、牙、肾、神门、交感、心、皮质下等穴位。

（张明卉）

第五章 牙周病

第一节 牙 周 炎

一、慢性牙周炎

慢性牙周炎是最常见的一种牙周炎,各年龄均可发病,但常见于成年人,35 岁以后患病率增加,病情加重,多由龈炎发展而来,引起牙周深层组织的破坏而发展成为慢性牙周炎。

(一)致病因素

菌斑微生物是慢性牙周炎的始动因素,牙石、食物嵌塞、不良修复体、牙齿排列不齐和解剖形态异常等加重菌斑的滞留是局部促进因素。同时,宿主的防御机制也在发病机制中起着重要的作用。吸烟、糖尿病、遗传和精神紧张等是重要的全身易感因素。伴有咬合创伤时可加重牙周组织的破坏,为协同破坏。

(二)临床表现和诊断

(1)病变可累及全口牙齿或一组牙齿,病程较长,呈活动期和静止期交替出现。

(2)临床表现为牙龈充血、肿胀,探诊出血,牙周袋形成,附着丧失,牙槽骨吸收,牙齿松动。晚期牙齿可松动和移位甚至脱落。当牙龈退缩,牙根暴露时,牙齿对冷热刺激敏感。

(3)晚期可引起逆行性牙髓炎,临床表现为冷热痛、自发痛和夜间痛等急性牙髓炎症状。

(4)机体抵抗力降低时可发生牙周脓肿。

(5)根据疾病的范围和严重程度,可将慢性牙周炎分为局限型和弥漫型。受累部位 30% 及以下者为局限型,若大于 30% 的部位受累则为弥漫型。

(6)附着丧失可以用来描述整个牙列、个别牙齿或位点慢性牙周炎的严重程度。轻度:附着丧失 1~2 mm;中度:附着丧失 3~4 mm;重度:附着丧失 ≥5 mm。

(三)治疗原则

牙周炎治疗的目标是去除或改变导致牙周炎的菌斑微生物和局部促进因素及全身易感因素,从而停止疾病的发展,恢复牙周组织的形态和功能,并预防复发。另外,有条件者可促使牙周组织再生。

(1)拔除不能保留的患牙,建议戒烟、控制糖尿病等。

（2）指导患者控制菌斑,评价菌斑控制的状况。

（3）龈上洁治、龈下刮治和根面平整等基础治疗。

（4）个别重度患者可辅助全身或局部的药物治疗。

（5）去除或控制慢性牙周炎的局部致病因素（去除悬突、修改不合适义齿,治疗殆创伤等）。

（6）非手术治疗后,未能消除病情,应考虑牙周手术,以控制病情进展和/或纠正解剖学上的缺陷。

（7）修复缺失牙和正畸治疗。

（8）牙周炎患者需每3～6个月进行复查和复治,否则影响疗效。

二、青少年牙周炎

本病是青少年特有的破坏性牙周病。该病有两种类型:一种是局限性青少年牙周炎,即本节所指类型。另一种是弥漫性青少年牙周炎,又称快速进展性牙周炎。

（一）病因

（1）主要由革兰阴性厌氧杆菌感染,特别是伴放线杆菌感染。

（2）遗传因素:有认为是隐性基因传递的遗传性疾病。

（3）细胞免疫功能缺陷。

（二）诊断要点

1.局限性牙周炎

（1）病变仅累及第一磨牙和切牙。

（2）初起无明显症状,逐渐出现牙齿松动、移位,牙周袋深而窄,但口腔内菌斑、牙石量少,牙龈外观基本正常。病程进展时可有牙龈红肿疼痛等炎症表现。

（3）X线特征:第1磨牙的近中、远中面有垂直性牙槽骨吸收。在切牙区一般为水平型骨吸收。

2.弥漫性牙周炎

（1）病变累及大部分牙齿。

（2）活动破坏期,病程进展迅速,有牙龈红肿、探诊出血等炎症表现,引起牙槽骨的严重破坏,甚至发展为脓肿形成或牙齿松动、脱落。在静止期,可存在很深的牙周袋,但外观接近正常。

（3）本病常伴有全身症状,如疲劳、体重下降、精神抑郁和食欲缺乏等。

（三）鉴别诊断

本病应与掌跖角化综合征相区别。掌跖角化综合征其特点是牙周组织严重破坏,早期炎症引起骨丧失及牙齿的脱落,同时有掌、脚底、膝及肘等部位皮肤过度角化和发生鳞癣。最早可见于4岁以前的儿童。

（四）治疗

1.局部治疗

（1）牙周袋内用过氧化氢、氯己定等溶液冲洗。

（2）有菌斑、牙石者,应予清除。

2.全身治疗

（1）抗生素:四环素 0.25 g,每天 4 次,连服 2 周;或螺旋霉素 0.2 g,每天 4 次。

（2）维生素:维生素 C、维生素 A、维生素 D 和多种维生素口服。

（3）手术治疗：包括根面平整、袋内壁刮治、牙龈翻瓣术等。

（五）护理与预防

（1）注意饮食营养，增加蛋白质。

（2）按摩牙龈，加强牙齿咀嚼活动。

三、侵袭性牙周炎

侵袭性牙周炎不仅临床和实验室检查明显不同于慢性牙周炎，而且相对少见。侵袭性牙周炎分局限型和广泛型两型。

（一）致病因素

侵袭性牙周炎病因尚未完全明了，目前认为是某些特定的微生物（如牙龈卟啉菌、中间普氏菌和放线杆菌）的感染，以及机体防御能力的缺陷（多数侵袭性牙周炎患者有中性多形核白细胞的趋化功能低下等全身因素）和/或过度的炎症反应所致。吸烟、遗传等调节因素也起一定作用。

（二）临床表现和诊断

（1）局限型和广泛型侵袭性牙周炎的常见表现是快速附着丧失和骨破坏，家族聚集倾向。

（2）通常的次要表现是菌斑堆积量与牙周组织破坏的严重程度不相符；放线杆菌比例升高，有些人牙龈卟啉单胞菌比例升高；吞噬细胞异常，巨噬细胞呈过度反应型；附着丧失和牙槽骨吸收可能有自限性。

（3）发病迅速，发病率低，女性多于男性。

（4）局限型侵袭性牙周炎，青春期前后发病；对病原菌有高水平血清抗体反应；局限于切牙和第一磨牙，至少2颗恒牙有邻面附着丧失，其中1颗是第一磨牙，非第一磨牙和切牙的其他牙不超过2颗。

（5）广泛型侵袭性牙周炎，通常发生于30岁以下患者，但也可见于年龄更大者；对病原菌的血清抗体反应较弱；附着丧失和牙槽骨破坏呈明显的间歇性；广泛的邻面附着丧失，累及至少3颗非第一磨牙和切牙的恒牙。

（三）治疗原则

通常侵袭性牙周炎的治疗目标、方法与慢性牙周炎的治疗相似。

（1）强调早期诊断和彻底的龈上洁治，龈下刮治，根面平整，控制菌斑。

（2）必要时调整咬合。

（3）必要时牙周手术。

（4）配合全身药物治疗，如四环素、阿莫西林和甲硝唑。服用六味地黄丸、固齿丸等以提高机体防御功能。

（5）定期复查，复查的间隔期缩短（3个月）。

（6）炎症控制，牙周袋变浅后，亦能考虑正畸，改善外观。

（7）治疗效果不佳时，要排除全身性疾病和调整吸烟等危险因素。

（8）远期疗效取决于患者的依从性及是否定期复查和复治。

（9）因发病机制复杂，对于未能完全控制的病例治疗目标是减缓疾病的进展。

（陈玉书）

第二节 牙周炎伴发病变

一、根分叉病变

根分叉病变是指任何类型的牙周炎的病变波及多根牙的根分叉区。以下颌第一磨牙的患病率最高。

(一)病因

(1)根分叉区是一个桥拱样结构,距釉牙骨质界近,一旦有牙周袋形成,病变易扩展到根分叉区;牙颈部有些发育时留下的釉珠,伸入根分叉区。

(2)菌斑仍是始动因素。根分叉处的菌斑和牙石非常难以彻底清除,这是病变持续损害、加重发展的重要环节。

(二)临床表现

根分叉病变必须依赖探诊及 X 线牙片来确定病变的范围和严重程度,可分为 4 度。①Ⅰ度:探查发现牙周袋深度已到达根分叉区,但根分叉的骨吸收不明显,X 线片上看不到骨质吸收。②Ⅱ度:根分叉区的骨吸收仅限于颊侧或舌侧或两侧均有,根分叉区的骨间隔仍存。X 线片示根分叉区牙周膜增宽或骨质密度略降低。③Ⅲ度:病变波及全部根分叉区,骨间隔已完全吸收,探针可贯通颊、舌侧,但牙龈仍覆盖根分叉区。X 线片示根分叉区牙槽骨间隔消失呈透射区。④Ⅳ度:牙龈退缩显露根分叉区,根间骨隔完全破坏。

(三)治疗原则

根分叉区的桥拱样根面与牙槽骨的凹坑状吸收均易于堆积菌斑、牙石,妨碍牙周刮除器械的工作,这给治疗带来相当的难度,对疗效有一定影响。通过一系列的治疗,能消除或改善因病变所造成的缺陷,形成一个有利于患者控制菌斑和长期保持疗效的局部形态,促进牙周组织新附着。

二、牙周-牙髓联合病变

牙周组织与牙髓组织即为近邻,在解剖结构上有许多交通,因此感染一经互相影响和扩散,导致牙周-牙髓联合病变。

(一)解剖特点

(1)侧支根管和副根管:除主根管外,有相当一部分牙齿在发育的过程中仍残存有许多侧支根管,以根尖 1/3 部为多见;在髓底附近,1/4～1/3 残余有副根管。因此,当牙周炎症进犯到根分叉或根尖 1/3 处时,牙髓受影响概率大大增加。

(2)根尖孔:是联系牙周组织与牙髓的主要通道,是炎症感染互相传播的窗口。

(3)牙本质小管:有 10% 的牙齿牙本质表面既无牙釉质又无牙骨质覆盖,牙本质小管贯穿整个牙本质区,对染料、细菌毒素、药物亦有双向渗透作用。

(二)临床类型

(1)牙髓病及治疗失误引起牙周病变:牙髓出现炎症或坏死及根管壁侧穿,髓室或根管封入砷剂、甲酚、甲醛,根尖的牙周组织亦表现为局部渗出增多,牙周膜增宽,甚至出现急性或慢性的根尖周组织脓肿,牙槽骨吸收,牙齿松动。X 线片上根尖区出现骨质吸收区即 X 线透射区。典型的呈"烧瓶形"。

(2)牙周病变引起牙髓病变:长期存在的牙周炎症,袋内细菌毒素持续地对牙髓造成的刺激和损害是不可忽视的。据报道,有半数以上的牙周病患牙的牙髓有炎症、钙化、变性或坏死。有的诱发慢性牙髓炎急性发作,表现为典型的急性牙髓炎症状。

(3)牙周病变与牙髓病变并存:指同一牙齿先前为各自独立的牙周病变与牙髓病变,严重时才互相融合。这种情况较少见。

(三)治疗原则

(1)由牙髓病变引起牙周病变,只需彻底治疗牙髓疾病,牙周病就能完全愈合。

(2)由牙周病变引起牙髓病变,在控制牙周菌斑感染,进行彻底的牙周综合治疗之前,应对患牙的牙髓去除并进行根管治疗。

三、牙周脓肿

牙周脓肿是牙周炎症发展到晚期经常出现的一个症状。

(一)病因

(1)牙周袋深,涉及多个根面;或袋口窄,袋内渗出物引流不畅。

(2)牙周洁治、刮治后未将刮除物冲洗去净,或操作不当,根管治疗意外穿髓底或根管侧穿。

(3)伴有机体抵抗力下降或有严重全身性疾病,如糖尿病等。

(二)临床表现

急性牙周脓肿起病突然,患牙唇颊侧或舌侧牙龈形成椭圆形或半球状肿胀突起。牙龈发红、水肿,表面光亮,牙齿有"伸长感",叩痛明显。脓肿早期,搏动性跳痛明显;随着炎症的扩散,黏膜表面可扪及波动感,疼痛有所减轻。脓液流出后,肿胀减轻。期间,可伴有局部淋巴结肿大。慢性牙周脓肿一般无明显症状,患牙咀嚼有不适感,可有瘘管或长满肉芽组织的开口,挤压时有少许脓液流出。

慢性牙周脓肿与急性牙周脓肿是相互转化的。急性脓肿可由慢性牙周脓肿急性发作,而急性脓肿经自行破溃排脓或未及时治疗,可发展成为慢性牙周脓肿。

(三)治疗原则

(1)止痛、脓肿切开排脓引流。

(2)清除菌斑,刮净牙石,冲洗牙周袋,消炎抗感染。

(3)全身给予抗生素,必要时采用支持疗法。

(4)控制感染后施行牙周手术。

牙周脓肿与牙槽根尖胀肿的鉴别见表5-1。

表 5-1　牙周脓肿与牙槽根尖胀肿的鉴别

鉴别项	牙周脓肿	牙槽根尖肿胀
脓肿部位	接近龈缘、局限于牙周壁	范围较弥散、中心位于颊沟附近,波及面部
疼痛及叩痛	相对较轻	相对较重
松动程度	松动明显、消肿后仍松	轻度松动

续表

鉴别项	牙周脓肿	牙槽根尖肿胀
牙体损害	无/有	有
牙髓活力	有	降低/无
牙周袋	有	无
X线检查	牙槽嵴有破坏	根尖周可有骨质破坏

四、牙周萎缩

全口或局部牙龈缘与牙槽骨同时退缩,牙根暴露,但无明显炎症和创伤者称为牙周萎缩。牙周萎缩与年龄一致者,称为生理性萎缩、老年性萎缩。而远远早于年龄者,称早年性萎缩。因牙周组织的功能性刺激减少或缺乏造成萎缩者,称为失用性萎缩。过度的机械性刺激造成萎缩称机械性萎缩。亦可由牙周炎症治疗后及牙周手术牙周组织炎症消退引起牙龈退缩,使牙根暴露。

(一)分类

1.老年性萎缩

老年性萎缩是一种随着年龄增长,牙周组织随全身组织器官功能退化而发生的萎缩,属正常生理现象,并非病理状态。

2.早年性萎缩

早年性萎缩发生于较年轻者,少见,局部无明显刺激因素,全口牙周均匀退缩,其原因不明。

3.失用性萎缩

通常因错位牙、对颌牙缺失未及时修复,严重牙体牙髓病或偏侧咀嚼等因素,患牙牙周组织的功能性刺激显著降低或缺乏。其特征为牙周膜变窄,牙周纤维数目减少,排列紊乱,牙槽骨骨质疏松,骨髓腔增大,骨小梁吸收。

4.机械性萎缩

机械性创伤:①牙刷的刷毛过粗过硬、顶端未经磨毛处理及错误的横刷牙方式。②牙膏中摩擦剂颗粒过粗等。长期受其创伤,牙弓弯曲区,即尖牙,双侧尖牙部位因其牙体较突出,唇侧骨板薄,常受到机械摩擦而发生牙龈和牙槽骨的退缩。机械性压迫如不良修复体的卡环或基托边缘压迫牙龈,食物嵌塞,不良习惯等,可发生于个别牙或一侧牙齿。

(二)治疗原则

(1)注意口腔卫生,掌握正确的口腔清洁措施,正确使用牙刷、牙膏、牙线、牙签等。去除牙面菌斑、牙石,保持口腔清洁。

(2)纠正造成牙周萎缩的口腔局部原因,调磨牙齿,消除过大𬌗创伤力,解除食物嵌塞的原因,治疗牙体牙髓病,纠正偏侧咀嚼习惯。

(3)加强牙周组织生理刺激,坚持每天2~3次含漱,叩齿及牙龈按摩。

对于严重的牙龈退缩,牙根暴露而影响美观者,可制作义龈修复,以改善外观;对于个别牙的牙周病损,可采用牙周手术治疗。

(陈玉书)

第三节 牙 龈 病

一、菌斑性龈炎

菌斑性龈炎是仅与牙菌斑有关的牙龈炎,但无其他牙周组织的破坏,是牙龈病中最常见者,发病率高,几乎所有人在其一生中均可发生不同程度和不同范围的菌斑性龈炎。

(一)致病因素

龈缘处的牙菌斑是始动因子,而牙石、食物嵌塞、不良修复体等是促进菌斑滞留的因素,加重牙龈的炎症。

(二)临床表现与诊断

菌斑所致的牙龈炎一般无明显自觉症状,仅为刷牙或咬硬物时牙龈有出血,极少数有自发性出血。有些患者偶尔有牙龈局部痒、胀等不适。病损主要表现为牙龈颜色、形态、质地的改变,以及医师探查时牙龈出血等。

(1)正常牙龈色泽为粉红色,牙龈炎时牙龈呈红色或暗红,甚至可呈鲜红色或肉芽状增生。这是由牙龈结缔组织内血管充血、增生所致。

(2)正常牙龈的外形为龈缘菲薄且紧贴牙面,附着龈表面有点彩。牙龈炎时龈缘变厚,不再紧贴牙面,龈乳头圆钝肥大,表面的点彩因组织水肿而消失。

(3)正常牙龈质地致密而坚韧,牙龈炎时牙龈变得松软脆弱,缺乏弹性。这是由于组织水肿和胶原的破坏所致。

(4)存在探诊出血(BOP)。健康的牙龈组织在刷牙和牙周探查时均不会引起牙龈出血。患龈炎时牙周探针轻触即出血,即探诊出血,这是诊断牙龈有无炎症的重要客观指标。

(5)与血液病(如白血病、血小板减少性紫癜、再生障碍性贫血等)及其他疾病(坏死性龈炎、艾滋病相关龈炎等)引起的牙龈出血不同的是,龈炎引起的牙龈出血很少为自动出血,一般也能自行止住,局部治疗效果佳。可由此进行鉴别诊断。

(三)治疗原则

(1)对患者进行口腔健康教育,包括介绍菌斑控制与龈炎的关系,龈炎的早诊断、早治疗和定期维护的重要性,并针对个人情况进行口腔卫生指导,如正确的刷牙方法、如何使用牙线控制邻面的牙菌斑。

(2)牙面的清洁,如龈上洁治清除龈上菌斑和牙石及龈下刮治和根面平整清除龈下的菌斑和牙石。

(3)龈上和龈下清除菌斑效果不佳时,可使用抗微生物和抗菌斑的制剂(如 $1\% \sim 3\%$ 的过氧化氢液冲洗龈沟,碘制剂龈沟内上药,氯己定含漱等),以增强口腔卫生措施的效果。

(4)改正菌斑滞留的因素,如修改不良的修复体(充填体悬突、修复体边缘不密合、邻牙无接触关系)和不良的固定或可摘局部义齿,治疗龋坏牙和矫正错位的牙齿。

(5)疗效的维护:除了坚持不懈地进行菌斑控制外,还应定期(6～12个月)进行复查和洁治,这样才能保持疗效,防止复发。

二、青春期龈炎

青春期龈炎是指发生于青春期少年的慢性非特异性牙龈炎,也是菌斑性牙龈病,但是受全身因素影响,与青春期内分泌变化有关。

(一)致病因素

1.口腔局部因素

菌斑和牙石仍是最主要的致病因素。青春期的少年正处于替牙期,因此替牙部位和牙齿排列不齐部位,以及口呼吸习惯和戴用各种正畸矫治器等均为菌斑的滞留提供了条件。同时,该年龄段的孩子不易坚持良好的口腔卫生习惯,也是青春期龈炎发生的重要因素。

2.全身的内分泌因素

青春期内分泌(性激素)的变化明显,牙龈是性激素的靶器官,因此随着内分泌的变化,牙龈组织对局部刺激因素产生更加明显的炎症反应。

(二)临床表现和诊断

(1)多见于青春期少年,一般无明显症状,或有刷牙、咬硬物时牙龈出血及口气加重。

(2)前牙唇侧的牙龈缘及牙龈乳头呈球状突起和肿胀,牙龈颜色暗红、光亮、质地软、探诊易出血等龈炎表现。

(3)根据患者处于青春期,局部有致病因素,且相对于致病因素而言牙龈炎症较重,从而进行诊断。

(三)治疗原则

(1)进行口腔卫生指导的同时,施行龈上洁治术,彻底清除菌斑和牙石,并可配合应用龈袋冲洗、袋内上药和含漱剂漱口,一般就可痊愈。病程长和过度肥大增生者需手术切除。

(2)若局部和全身因素依然存在,青春期龈炎虽经治疗仍可复发。因此,教会患者掌握正确的刷牙方法、养成控制菌斑的良好习惯及定期复查,是防止复发的关键。青春期过后,去除局部因素,炎症程度可消退或缓解。

(3)特殊患者应有相应的预防措施。如正畸患者,首先正畸前应治愈龈炎,矫正器的设计应不影响牙龈且易于患者控制菌斑,同时在整个矫正过程中应定期做牙周检查和治疗。

三、妊娠期龈炎

妊娠期龈炎是指妇女妊娠期间,由于女性激素水平升高,而使原有牙龈的炎症加重或形成炎性的妊娠期龈瘤,故称为"妊娠期龈炎",而非"妊娠性龈炎"。发生率报道不一,在38%～100%,口腔卫生良好者发生率低。

(一)致病因素

1.口腔局部因素

菌斑、牙石的堆积,多在妊娠前已发生,即妊娠前已有菌斑所致的龈炎。但妊娠时龈沟内细菌的成分也有变化,如牙菌斑中的中间普氏菌明显增多,成为优势菌。另外,妊娠后由于女性激素的变化使牙龈对局部刺激物更加敏感,加重了原有的病变。

2.全身的内分泌因素

如果没有局部菌斑、牙石的存在,妊娠本身并不会引起牙龈的炎症。但妊娠时由于血液中女性激素(特别是孕酮)水平的增高,牙龈作为女性激素的靶器官,牙龈的毛细血管扩张充血,血管的通透性增加,而使牙龈内炎症细胞和液体渗出量增加,从而加重了牙龈的局部炎症反应。

(二)临床表现和诊断

(1)孕妇在妊娠前患有龈炎,妊娠2～3个月后开始出现明显的牙龈炎症状,至8个月时达高峰。分娩后2个月左右,牙龈炎症可缓解,消退到妊娠前水平。

(2)妊娠期龈炎多发生于前牙区或全口牙龈,龈乳头呈鲜红或紫红色、质地松软、光亮、易出血。患者一般无明显不适,多因为牙龈出血而就诊。

(3)妊娠期龈瘤发生于牙间乳头,色鲜红光亮或呈暗紫色,瘤体常呈扁圆形,质地松软,有蒂或无蒂,有的瘤体呈小的分叶状。发生率1.8%～5%,一般发生于妊娠第4～6个月。患者无疼痛等不适,常因牙龈出血或妨碍进食而就诊。妊娠瘤随着妊娠月份的递增而增大,分娩后能自行逐渐缩小,但多不能完全消失。仍需去除局部刺激物或进行牙周手术。

(4)诊断:育龄期妇女有牙龈鲜红、水肿、肥大且极易出血者,应注意询问月经史,以便诊断。文献报道长期服用口服避孕药的妇女也可有类似的牙龈。另有研究表明,牙周炎的女性患者(特别是重度牙周炎)发生早产和低出生体重儿的危险性增高。

(三)治疗原则

(1)去除局部刺激因素,加强口腔卫生宣教,如教会患者控制菌斑。进行龈上洁治时,应操作轻柔、仔细,尽量减少出血,可分次分区进行。

(2)对妨碍进食的妊娠瘤在妊娠4～6个月可行妊娠瘤切除术。

(3)理想的预防措施是在妊娠前治疗牙龈炎和牙周炎,并接受口腔卫生指导。

(4)对怀孕的牙周炎患者,进行牙周感染可能对妊娠结果不利的健康教育,同时根据妊娠月份,酌情进行牙周治疗和健康促进。

四、牙龈肥大

牙龈肥大是某些不同病因病理变化所致牙龈疾病的常见体征,而非独立疾病。

(一)病因

(1)炎症性肥大:主要因口腔卫生不佳、菌斑、牙石堆积等不良刺激引起。亦可见于口呼吸、牙齿错位拥挤、不良修复体、长期食物嵌塞等。

(2)药物性牙龈增生:多由于长期服用苯妥英钠或由于环孢霉素、硝苯地平。

(3)全身因素:妊娠期、青春期、白血病患者、维生素C缺乏等。

(二)诊断要点

(1)龈缘及龈乳头肥厚、增大,甚则龈乳头呈球形,相邻之间出现假性龈裂。

(2)肥大的牙龈可覆盖牙冠,造成假性牙周袋。

(3)炎性肥大牙龈深红或暗红,松软光亮,易出血;妊娠性牙龈增生以牙间乳头最明显,色鲜红,极易出血。

(4)药物性牙龈增生牙龈表面呈桑葚状,质地坚实,呈淡粉红色,无出血倾向。

(三)治疗

(1)病因治疗:包括清除牙石、纠正口呼吸等不良习惯,改正不良修复体及设计不合理的矫正器。

(2)牙龈切除术:适应于牙龈纤维性增生。

(四)护理与预防

(1)保持口腔卫生。

(2)按摩牙龈。

(3)纠正局部不良因素刺激,积极治疗全身性疾病。

五、坏死性龈炎

坏死性龈炎又名急性坏死溃疡性牙龈炎或奋森氏龈炎。

(一)病因

由于口腔局部或全身抵抗力下降,口腔内原有的致病菌梭状杆菌和螺旋体混合感染所致。

(二)诊断要点

(1)有特异的腐败性恶臭。龈缘被覆灰褐色假膜,易渗血,龈乳头呈刀切状。

(2)血性流涎明显,相应淋巴结肿大,有压痛,伴不同程度发热。

(3)直接涂片可见到大量梭形杆菌与奋森螺旋体。

(三)治疗

1.全身治疗

(1)抗菌消炎:口服甲硝唑 200 mg,每天 3 次或肌内注射青霉素。

(2)补充维生素 C、B 族维生素等。

2.局部治疗

(1)0.1%高锰酸钾液或 3%过氧化氢含漱或洗涤。

(2)口含 0.25%金霉素液,每天数次。

(四)护理与预防

(1)患者生活用具严格消毒。

(2)宜食用高蛋白、易消化食物。

(3)忌烟、酒及辛辣刺激食物。

(4)注意口腔卫生。

六、牙间乳头炎

本病指局限于牙间乳头的非特异性炎症。

(一)病因

因牙间乳头受到机械或化学性刺激所致。

(二)诊断要点

(1)龈乳头红肿、探触及吮吸时易出血,并有疼痛,可有自发胀痛。

(2)检查可见龈乳头鲜红肿胀,轻叩痛。

(三)治疗

(1)除去牙间隙异物,用 1%~3%过氧化氢溶液冲洗,涂以复方碘液。

(2)疼痛剧烈者,可用 0.5%~2%普鲁卡因液 1~2 mL 在患牙龈颊沟处局部封闭。

(3)酌情予以抗生素或磺胺类药。

(4)急性炎症控制后,应予病因治疗,以消除不良刺激。

七、白血病龈病损

白血病的龈病损是白血病在口腔牙龈的表征。某些白血病患者以牙龈肿胀和牙龈出血为首发症状,因此,根据口腔病损的早期诊断应引起高度重视。

(一)致病因素

白血病的确切病因至今不明,牙龈病损为病变白细胞大量浸润所致,结缔组织水肿变性,胶原纤维被幼稚白细胞所取代。毛细血管扩张,血管腔内可见白细胞形成栓塞,并可见组织坏死,并非牙龈结缔组织本身的增生。

(二)临床表现

(1)起病较急,乏力,不同程度发热,有贫血及皮下和黏膜自发性出血现象。

(2)牙龈肿大,外形不规则呈结节状,颜色暗红或苍白。

(3)牙龈可坏死、溃疡,伴自发痛、口臭、牙齿松动。

(4)牙龈和黏膜自发性出血(与牙龈炎症不同),且不易止住。

(5)菌斑大量堆积,多伴牙龈炎症。

(6)局部和全身的淋巴结可肿大。

(7)细胞分析及血涂片可见白细胞数目和形态的异常,骨髓检查可明确诊断。

(三)治疗原则

(1)内科(血液)确诊,口腔治疗是配合血液科医师治疗。

(2)切忌牙龈手术和活体组织检查。

(3)牙龈出血以保守治疗为主,压迫止血(如牙周塞治剂),局部可用止血药(如云南白药)。

(4)如全身情况允许可进行简单的口腔局部洁治。

(5)口腔卫生指导,加强口腔护理。

(陈玉书)

第六章　牙髓病与根尖周病

第一节　牙　髓　病

一、可复性牙髓炎

可复性牙髓炎是牙髓组织以血管扩张、充血为主要病理变化的初期炎症表现。

（一）诊断

1.症状

患牙遇到冷、热或甜、酸刺激时，出现瞬间的疼痛反应，尤其对冷刺激更敏感。没有自发性疼痛。

2.检查

（1）患牙常有接近牙腔的牙体硬组织病损，如深龋、深楔状缺损、牙隐裂等。患牙也可有深牙周袋，或咬合创伤、正畸外力过大。

（2）温度测验表现为一过性疼痛。

（3）叩痛（－）。

（二）鉴别诊断

1.深龋

深龋患牙的冷诊反应正常，只有当冰水滴入洞中方可引起疼痛。当深龋与可复性牙髓炎一时难以区别时，可先按可复性牙髓炎进行安抚治疗。

2.不可复性牙髓炎

可复性牙髓炎与不可复性牙髓炎的关键区别在于前者无自发痛史，后者一般有自发痛史。不可复性牙髓炎患牙对温度测验的疼痛反应程度较重，持续时间较长，有时还可出现轻度叩痛。在临床上，若可复性牙髓炎与无典型自发痛症状的慢性牙髓炎一时难以区分，可先采用诊断性治疗，即用氧化锌丁香油（酚）黏固剂进行安抚治疗，在观察期内视其是否出现自发痛症状再明确诊断。

3.牙本质过敏症

牙本质过敏症的主要表现是酸、甜、冷、热等刺激可导致酸痛，刷牙、吃硬性食物等可导致更为明显的酸痛。

(三)治疗

彻底去除作用于患牙上的病原刺激因素,同时给予安抚治疗。

二、不可复性牙髓炎

(一)急性牙髓炎

急性牙髓炎的临床特点是发病急,疼痛剧烈。临床上绝大多数患者属于慢性牙髓炎急性发作,龋源性者尤为显著。

1.诊断

(1)症状:急性牙髓炎(包括慢性牙髓炎急性发作)的主要症状是剧烈疼痛。疼痛的性质具有下列特点。①自发性阵发性痛:疼痛可分为持续过程和缓解过程。炎症牙髓出现化脓时,可有搏动性跳痛。②夜间痛:患者常因牙痛难以入眠,或从睡眠中痛醒。有时患者带凉水瓶就诊。③温度刺激加剧疼痛:冷、热刺激可引起患牙的剧烈疼痛。如牙髓已有化脓或部分坏死,患牙可表现为"热痛冷缓解"。④疼痛不能自行定位:疼痛发作时,患者多不能明确指出患牙,且疼痛呈放射性或牵涉性,常放射到患牙同侧的上、下颌牙或头、颞、面、耳等部位,但不会放射到患牙的对侧区域。

(2)检查:①可见深龋洞、冠部充填体或其他近髓的牙体硬组织疾病,其中牙隐裂常被忽略。或患牙有深牙周袋。②探诊常可引起剧烈疼痛。有时可探及微小穿髓孔,并可见有少许脓血自穿髓孔流出。③温度测验表现为敏感或激发痛。冰棒去除后,疼痛症状持续一段时间。当患牙对热诊更为敏感时,表明牙髓已出现化脓或部分坏死。④急性牙髓炎早期,患牙叩痛(一);而发展到晚期,可出现垂直叩痛(±)。

2.鉴别诊断

(1)三叉神经痛:表现为突然发作的电击样或针刺样剧痛。一般有疼痛"扳机点",患者每触及该点即诱发疼痛,但每次发作时间短,最多数秒。此外,三叉神经痛较少在夜间发作,多数不影响患者的睡眠,冷、热温度刺激也不引发疼痛。

(2)龈乳头炎:表现为自发性持续性胀痛;对冷热刺激也有敏感反应,一般不会出现激发痛。患者对疼痛多可定位。检查时发现患者所指部位的龈乳头有充血、水肿,触痛明显。有食物嵌塞史。一般未查到可引起牙髓炎的牙体硬组织损害及其他疾病。

(3)上颌窦炎:急性上颌窦炎的疼痛为持续性胀痛,患侧的上颌前磨牙和磨牙可同时受累而导致2~3颗牙均有叩痛,但未查及可引起牙髓炎的牙体组织疾病。

(4)心源性牙痛:老年男性患者多见,牙痛剧烈,但无明显牙病。牙痛部位不确切,往往数颗牙齿均感到疼痛。虽经口腔科处理及服用止痛药,但都不能解除牙痛。做心电图检查、有心肌缺血改变,口服硝酸甘油后,疼痛停止。

3.治疗

急性牙髓炎的诊疗程序见图6-1。

(二)慢性牙髓炎

慢性牙髓炎是临床上最为常见的一型牙髓炎。

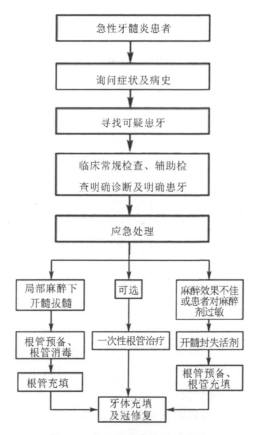

图 6-1　急性牙髓炎的诊疗程序

1.诊断

(1)症状:慢性牙髓炎一般不发生剧烈的自发性疼痛,但有时可出现不甚明显的阵发性隐痛或者每天定时出现钝痛,一般可定位患牙。患者可有长期的冷、热刺激痛病史。

(2)检查:①可见深龋洞、冠部充填体或其他近髓的牙体硬组织疾病(图 6-2)。②温度测验多为热诊引起迟缓性痛,或表现为迟钝。③常有叩痛(±)或叩痛(+)。

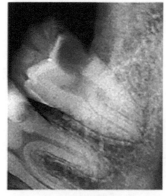

图 6-2　深龋引起慢性牙髓炎

X 线片显示左下第二磨牙牙冠部透射影至牙腔

2.鉴别诊断

(1)深龋:深龋患牙温度测验同对照牙,只有当温度刺激进入洞内才出现敏感症状,刺激去除后症状立即消失;而慢性牙髓炎对温度刺激引起的疼痛反应会持续较长时间。另外,慢性牙髓炎可出现轻叩痛,而深龋患牙叩诊正常。

(2)干槽症:患侧近期有拔牙史。检查可见牙槽窝空虚,骨面暴露,出现臭味。拔牙窝邻牙虽也可有冷、热刺激敏感及叩痛,但无明确的牙髓疾病指征。

(3)牙龈息肉和牙周膜息肉:慢性牙髓炎当查及患牙深龋洞处有息肉时,要与牙龈息肉和牙周膜息肉相鉴别(图 6-3)。

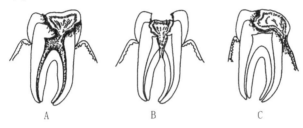

图 6-3 龋洞内息肉的来源

A.牙髓息肉;B.牙周膜息肉;C.牙龈息肉

3.治疗

慢性牙髓炎的诊疗程序见图 6-4。

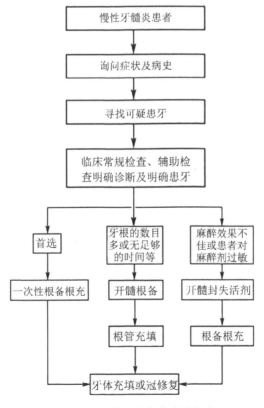

图 6-4 慢性牙髓炎的诊疗程序

(三)残髓炎

残髓炎发生在经牙髓治疗后的患牙,由于残留了少量炎症根髓或多根牙遗漏了未做处理的根管,而命名为残髓炎。

1.诊断

(1)症状:常表现为自发性钝痛、放射性痛、温度刺激痛。因炎症是发生于近根尖孔处的根髓组织,所以患牙多有咬合不适或轻微咬合痛。患牙均有牙髓治疗史。

(2)检查:①患牙牙冠做过牙髓治疗的充填体或暂封材料。②强冷或强热刺激可表现为迟缓性痛或仅有感觉。③叩痛(+)或叩痛(±)。④去除患牙充填物,用根管器械探查患牙根管至深部时有探痛(+)。

2.治疗

残髓炎的诊疗程序同慢性牙髓炎。

(四)逆行性牙髓炎

逆行性牙髓炎的感染来源于患牙牙周炎所致的深牙周袋,是牙周-牙髓联合病变的一型。

1.诊断

(1)症状:患牙可表现为自发性阵发性痛,冷、热刺激痛,放射痛,夜间痛等典型的急性牙髓炎症状,也可呈现为慢性牙髓炎的表现,即冷、热刺激敏感或激发痛,以及不典型的自发钝痛或胀痛。患牙均有长时间的牙周炎病史,可诉有口臭、牙松动、咬合无力或咬合疼痛等不适症状。

(2)检查:①患牙有深达根尖区的牙周袋或较为严重的根分叉病变。牙龈水肿、充血、牙周袋溢脓。牙有不同程度的松动。②无引发牙髓炎的深龋或其他牙体硬组织疾病。③温度测验可表现为激发痛、迟钝或无反应。④叩诊为轻度叩痛至中度叩痛,叩诊呈浊音。⑤X线片显示患牙有广泛的牙周组织破坏或根分叉病变(图6-5)。

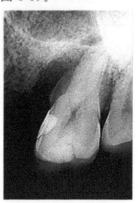

图6-5　X线示左上第二磨牙近中根根尖周牙槽骨垂直吸收

2.治疗

逆行性牙髓炎的诊疗程序同慢性牙髓炎。

三、牙髓坏死

牙髓坏死常由各型牙髓炎发展而来,也可因外伤打击、正畸矫治所施加的过度创伤力、修复治疗对牙体组织进行预备时的过度手术切割产热,以及使用某些修复材料所致的化学刺激或微渗漏引起。

（一）诊断

1.症状

患牙一般没有自觉症状，也可见以牙冠变色为主诉前来就诊者，还常可追问出自发痛史、外伤史、正畸治疗史或充填、修复史等。

2.检查

（1）牙冠可存在深龋洞或其他牙体硬组织疾病，或有充填体、深牙周袋等，也可见牙冠完整者。

（2）牙冠变色，呈暗红色或灰黄色，失去光泽。

（3）牙髓活力测验无反应。

（4）叩痛（－）或叩痛（±）。

（5）患牙牙龈表面无根尖炎症来源的瘘管。

（6）X线片显示患牙根尖周影像无明显异常。

（二）治疗

牙髓坏死的诊疗程序见图 6-6。

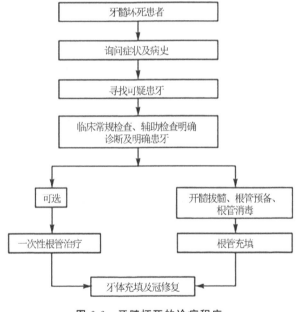

图 6-6　牙髓坏死的诊疗程序

四、牙内吸收

牙内吸收是指正常的牙髓组织肉芽性变，分化出的破骨细胞从牙腔内部吸收牙体硬组织，致牙腔壁变薄，严重者可造成病理性牙折。临床上牙内吸收多发生于乳牙，恒牙偶有发生，见于受过外伤的牙、再植牙及做过活髓切断术或盖髓术的牙。

（一）症状

一般无自觉症状，多于 X 线检查时偶然发现。少数患者可出现自发性阵发痛、放射痛和温度刺激痛等牙髓炎症状。

（二）检查

（1）牙内吸收发生在髓室时，牙冠呈现粉红色，有时牙冠可出现小范围的暗黑色区域。牙内吸收发生在根管内时，牙冠的颜色没有改变。

（2）温度测验的反应可正常，也可表现为迟钝。

（3）叩痛（－）或叩痛（±）。

（4）X线片显示牙腔内有局限性不规则的膨大透影区域，严重者可见内吸收处的牙腔壁被穿通，甚至出现牙根折断线。

（吴红霞）

第二节　根尖周病

根尖周病是指发生于根尖周围组织的炎症性疾病，又称根尖周炎，多为牙髓病的继发病，主要由根管内的感染通过根尖孔作用于根尖周组织引发的。

一、急性根尖周炎

急性根尖周炎（AAP）临床上以患牙及其周围组织肿痛为主要表现。可分为急性浆液性根尖周炎和急性化脓性根尖周炎。根据脓液相对集聚区域的不同，临床上急性化脓性根尖周炎可分为 3 个阶段：根尖周脓肿、骨膜下脓肿及黏膜下脓肿。

（一）诊断

急性根尖周炎各发展阶段的诊断要点见表 6-1。

表 6-1　急性根尖周炎各发展阶段的诊断要点

症状和体征	浆液期	根尖周脓肿期	骨膜下脓肿期	黏膜下脓肿期
疼痛	咬合痛	持续跳痛	极剧烈胀跳痛	咬合痛缓解
叩痛	（＋）～（＋＋）	（＋＋）～（＋＋＋）	最剧烈（＋＋＋）	（＋＋）～（＋）
松动度	Ⅰ度	Ⅱ度～Ⅲ度	Ⅲ度	Ⅰ度
根尖区牙龈	无变化/潮红	小范围红肿	红肿明显，广泛	肿胀明显，局限
扣诊	不适	疼痛	剧烈疼痛＋深波动感	轻痛＋浅波动感
全身症状	无	无/轻	可有发热、乏力	消退

（二）鉴别诊断

急性根尖周脓肿与急性牙周脓肿的鉴别要点见表 6-2。

表 6-2　急性根尖周脓肿与急性牙周脓肿的鉴别要点

鉴别点	急性根尖周脓肿	急性牙周脓肿
感染来源	感染根管	牙周袋
病史	较长期牙体缺损史、牙痛史、牙髓治疗史	长期牙周炎病史
牙体情况	深龋洞、近期的非龋性疾病、修复体	一般无深及牙髓的牙体疾病

续表

鉴别点	急性根尖周脓肿	急性牙周脓肿
牙髓活力	多无	多有
牙周袋	无	深,迂回曲折
脓肿部位	靠近根尖部,中心位于龈颊沟附近	较近唇(颊)侧或舌(腭)侧牙龈缘
脓肿范围	较弥散	局限于牙周袋壁
疼痛程度	重	相对较轻
牙松动度	相对轻,病愈后牙恢复稳固	明显,消肿后仍很松动
叩痛	很重	相对较轻
X线片表现	无明显异常表现,若患牙为慢性根尖周炎急性发作,根尖周牙槽骨显现透射影像	牙槽骨嵴破坏,可有骨下袋
病程	相对较长,脓液自根尖周向外排出的时间需5~6天	相对较短,一般3~4天可自溃

(三)治疗

急性根尖周炎的诊疗程序见图6-7。

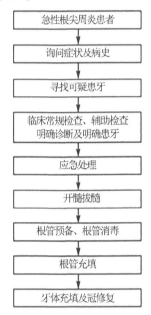

图 6-7 急性根尖周炎的诊疗程序

二、慢性根尖周炎

慢性根尖周炎(CAP)表现为炎症性肉芽组织的形成和牙槽骨的破坏。慢性根尖周炎一般没有明显的疼痛症状,病变类型可有根尖周肉芽肿、慢性根尖周脓肿、根尖周囊肿和根尖周致密性骨炎。

(一)诊断

1.症状

一般无明显的自觉症状,有的患牙可在咀嚼时有不适感,也有因牙龈出现脓包而就诊者。在

211

临床上多可追问出患牙有牙髓病史、反复肿痛史或牙髓治疗史。

2.检查

(1)患牙可查到深龋洞、充填体或其他牙体硬组织疾病(图6-8)。

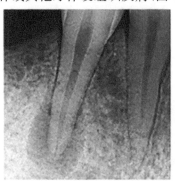

图 6-8　畸形中央尖导致慢性根尖周炎
X线显示右下第二前磨牙根尖周透射影

(2)牙冠变色,失去光泽。洞内探诊无反应,牙髓活力测验无反应。

(3)叩痛(一)或叩痛(±)。患牙一般无明显松动。

(4)有窦型慢性根尖周炎的窦道口多数位于患牙根尖部的唇、颊侧牙龈表面,也有开口于患牙舌、腭侧牙龈者,偶尔还可见开口位于远离患根处。此时应仔细检查找出正确的患牙,必要时可自窦道口插入诊断丝拍摄 X 线示踪片以确定窦道的来源,避免将窦道口附近的健康牙误诊为患牙(图 6-9)。

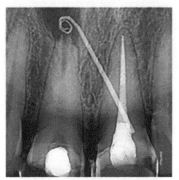

图 6-9　慢性根尖周炎
X线示踪片显示指向右上中切牙根尖区透射影

(5)X 线检查显示患牙根尖区骨质变化的影像(图 6-10)。不同的 X 线影像有时可提示慢性根尖周炎的类型:①根尖部圆形透射影,直径<1 cm,边界清晰,周围骨质正常或稍显致密,多考虑为根尖周肉芽肿。②根尖区透射影边界不清楚,形状也不规则,周围骨质较疏松呈云雾状,多为慢性根尖周脓肿。③较小的根尖周囊肿在根尖片上与根尖周肉芽肿难以区别,大的根尖周囊肿可见有较大的圆形透影区,边界清楚,并有一圈由致密骨组成的阻射白线围绕(图 6-11)。④根尖周致密性骨炎表现为根尖部骨质呈局限性的致密阻射影像,无透射区,多见于下颌后牙。

(二)鉴别诊断

依据 X 线检查结果对慢性根尖周炎进行诊断时,必须结合临床表现与非牙髓源性的根尖区病损相鉴别。例如,非牙源性的颌骨内囊肿和其他肿物在 X 线片上的表现与各型慢性根尖周炎的影像,尤其是较大的根尖周囊肿的影像极为相似。这些疾病与慢性根尖周炎的主要区别是病变所涉及患牙的牙髓活力多为正常,仔细观察X线片可分辨出根尖部牙周膜间隙与根尖周其他部位的牙周膜间隙是连续、规则的透射影像,患牙牙根可因压迫移位。必要时还可辅以口腔科锥体束CT进行诊断。

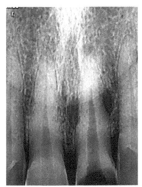

图 6-10　左上中切牙慢性根尖周炎合并牙根外吸收

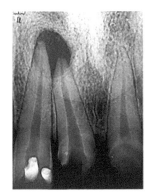

图 6-11　根尖周囊肿 X 线影像

(三)治疗

慢性根尖周炎的诊疗程序见图 6-12。

三、根管治疗

根管治疗术(RCT)是目前最有效、最常用的手段,它采用专用的器械和方法对根管进行清理、成形(根管预备),有效的药物对根管进行消毒灭菌(根管消毒),最后严密填塞根管并行冠方修复(根管充填),从而达到控制感染、修复缺损,促进根尖周病变的愈合或防止根尖周病变发生的目的。

(一)恒牙的根管治疗

1.适应证

(1)不可复性牙髓炎。

(2)牙髓坏死。

(3)牙内吸收。

(4)根尖周炎。

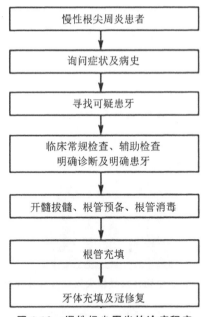

图 6-12　慢性根尖周炎的诊疗程序

（5）牙根已发育完成的移植牙、再植牙。

（6）某些非龋性牙体硬组织疾病：①重度釉质发育不全、氟牙症、四环素牙等患牙需行全冠或桩核冠修复者。②重度磨损患牙出现严重的牙本质敏感症状又无法用脱敏治疗缓解者。③牙隐裂需行全冠修复者。④牙根纵裂患牙需行截根手术，患牙的非纵裂根管。

（7）因其他治疗需要而牙髓正常者。①义齿修复需要：错位、扭转等患牙牙体预备必定露髓或需要桩核冠修复。②颌面外科治疗需要：某些颌骨手术涉及的牙齿。

2.禁忌证

（1）牙周和/或牙体严重缺损而无法保存的患牙。

（2）患有较严重的全身系统性疾病，一般情况差，无法耐受治疗过程。

（3）张口受限，无法实施操作。

3.术前准备

（1）术前拍摄 X 线片对治疗十分重要，特别是在根管再治疗的患者中。①了解根管的基本情况，评估根管治疗难度。②根管是否有折裂、侧穿等异常情况。③根尖周病变的破坏情况，以助于评估预后。④根管内原充填物的情况，是否有器械分离等异常情况。⑤已做牙体预备的患牙，需确定牙根的方向。

（2）了解患者的全身状况，根据患者的牙位、张口度、配合程度，以及 X 线检查显示的根管数目、弯曲度等综合评估根管治疗难度。初诊医师制订治疗方案，确定是否需要根管再治疗、转诊及评估治疗效果。

（3）术前和患者进行有效沟通，并签署根管治疗知情同意书。让患者了解根管治疗的目的和过程，有利于更好地配合治疗。

4.操作步骤

恒牙根管治疗的操作步骤见图 6-13。

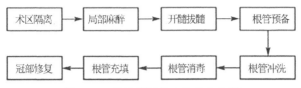

图 6-13 恒牙根管治疗的操作步骤

(1)术区的隔离:①棉卷隔离法。②橡皮障隔离法:橡皮障的优点:提供不受唾液、血液和其他组织液污染的操作空间;保护牙龈、舌及口腔黏膜软组织,避免手术过程中受到意外损伤;防止患者吸入或吞入器械、牙碎片、药物或冲洗液;保持术者视野清楚,提高工作效率;保护术者,避免因患者误吸或误咽发生差错或意外事故;防止医源性交叉感染。橡皮障的安置方法:见图 6-14。

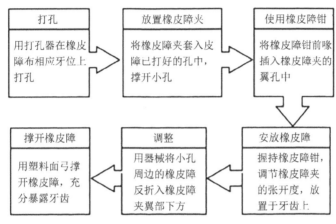

图 6-14 橡皮障的安置方法

(2)局部麻醉。常用局部麻醉药物有利多卡因、普鲁卡因、阿替卡因肾上腺素。

方法:①局部浸润麻醉。局部浸润麻醉是将麻醉剂注射到根尖部的骨膜上,适用于上、下颌前牙、上颌前磨牙和乳牙。当患牙处于急性炎症期时,骨膜上浸润麻醉效果一般不佳,需采用其他麻醉方法。②阻滞麻醉。上牙槽后神经阻滞麻醉适用于上颌磨牙,下牙槽神经阻滞麻醉适用于下颌磨牙及局部浸润麻醉未能显效的下颌前牙。③牙髓内注射。将麻醉剂直接注入牙髓组织,多用于浸润麻醉和阻滞麻醉效果不佳的患者。进针时针头与根管贴合紧密,否则不仅疼痛明显,而且不能保证麻醉效果。

(3)开髓:牙腔通路预备的要求包括以下 4 条。①彻底去除龋坏组织,保留健康的牙体组织;②彻底揭除髓室顶,暴露牙腔;③探查根管口,明确根管的数量和位置;④建立器械可直线进入的根管通路。开髓前应熟悉患牙的牙腔解剖形态,结合术前 X 线片,做到心中有数。一般以去除髓室顶后不妨碍器械进入根管为准。开髓后将洞壁修整光滑,使之与根管壁呈一连续直线,避免破坏髓室底、形成台阶。在髓室钙化时,有可能将露髓点误认为根管口或将根管口误认为露髓点,必须充分注意。开髓后仔细寻找根管口,避免遗漏。单根管易于寻找,多根牙应在彻底清理牙腔后用根管探查器械仔细探查,特别注意探查是否存在上颌第一磨牙的 MB_2 和下颌磨牙的远舌根管。MB_2 根管口可位于近中颊根管口的舌侧 $0.5 \sim 5$ mm 的范围内。寻找根管口可借助投照,或在髓室底先涂碘酊,再用乙醇洗去后寻找染色较深的点来查明;也可以借助显微镜在直视下应用根管口探测器械直接找到根管口。对于牙腔钙化严重的患牙,也可以采用在髓室内注入次氯酸钠液观察,产生气泡的位置即根管口的位置。

(4)拔髓:如牙髓有炎症没有坏死,需要选用拔髓针插入至根中 1/3 和根尖 1/3 交界处,轻轻逆时针或顺时针转动 180°抽出,尽可能抽出完整牙髓组织。如果牙髓组织坏死,选用细的根管锉慢慢插入根管中下 1/3 轻轻捣动。

(5)根管预备:根管预备的基本原则包括以下内容。①根尖区预备之前一定要有准确的工作长度。②根管预备时需保持根管湿润。③预备过程中每退出或换用一次器械需用根管冲洗液冲洗根管,防止碎屑阻塞。④根管锉不可跳号。⑤对弯曲根管,根管锉应预弯。⑥为便于根管充填,根尖最小扩大为 25 号;主尖锉一般比初尖锉大 2～3 号。

根管预备技术较多,主要有标准技术、逐步后退技术、冠向下技术、逐步深入技术。下面主要讲述前两种。

标准技术:适用于直的或较直的根管,不宜在弯曲根管使用。用较小的器械探查和疏通根管后,确定根管工作长度。根管预备时要求器械从小号到大号逐号依次使用,每根器械均要完全达到工作长度。

根管扩大的方法除了可采用根管疏通的方法外,还可采用:①顺时针旋转 30°～60°,使器械的切刃旋入牙本质内,向外提拉退出器械。②顺时针旋转 30°～60°,然后轻轻向下加压的同时逆时针旋转 30°～60°,最后向外提拉退出器械。③将器械压向一侧根管壁,向外提拉切削牙本质的锉法。到器械尖端附近几毫米处见到白色牙本质切屑后,再扩大 2～3 号器械为止,即至少达标准器械 40 号。

逐步后退技术:适用于轻中度的弯曲根管,也可用于直根管的预备,其主要操作步骤如下所述(图 6-15)。①确定工作长度:用较小的器械如 10 号 K 锉探查和疏通根管。②根尖预备:将初尖锉尖端 2～3 mm 进行预弯,并蘸 EDTA 后,轻旋插入根管至工作长度,进行根管扩大,直到器械无阻力进出工作长度。然后换大一号器械进行预备,至少预备到 25 号主尖锉或主尖锉比初尖锉大 2～3 号。每换一根锉均要进行根管冲洗和回锉。③逐步后退:当主尖锉预备完成后,可通过每增大一号锉、进入根管的长度减少 1 mm 的方法进行根管预备,即逐步后退。一般后退 2～4 根锉。每换一根锉要用主尖锉回锉和冲洗。④根管中上段敞开:可用 G 钻预备根管的中上部,顺序使用 1～3 号 G 钻。每换用大一号 G 钻时,操作长度减少 2 mm 左右,并用主尖锉回锉和冲洗。⑤根管壁修整:将主尖锉按顺时针方向切削整个根管壁,消除细小阶梯,使根管壁光滑、根管成为连续的锥形。

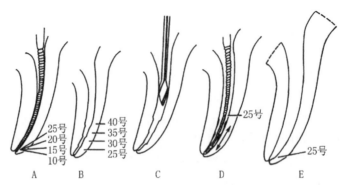

图 6-15　根管预备逐步后退法

A.根尖预备;B.逐步后退;C.根管中上段敞开;D.根管壁修整;E.完成

(6)根管冲洗。①冲洗药物:目前最常用的根管冲洗药物是0.5%～5.25%次氯酸钠和17%

乙二胺四乙酸(EDTA)。②冲洗方法:常用注射器冲洗法和超声冲洗法。注射器冲洗法时选用27号弯针头的注射器,冲洗时将针头松松插入根管深部,然后注入冲洗液,回流的液体以棉条吸收,借以观察根管内是否已冲洗干净。冲洗时针头必须宽松地放在根管内,切忌将针头卡紧并加压注入,否则会影响冲洗药物回流并易将根管内残留物质和冲洗液压出根尖孔。超声冲洗可在根管预备后进行,多选用小号超声工作尖,其在根管内的长度要短于工作长度1~2 mm,并避免与根管壁接触形成台阶。③注意要点。3%过氧化氢液对根尖周组织有轻度刺激,冲洗后要吸干,防止遗留分解氧气压迫根尖周组织而致痛。过氧化氢液通过根尖孔偶可引发皮下气肿。使用时要小心,冲洗根管时,不要卡紧和加压推注。冲洗根管时因压力脱落,针头不慎会吞入食管或气管。吞入消化道者大多可从粪便排出,进入气管则后果严重。

(7)根管消毒及暂封:对于非感染根管,经上述程序预备后可直接充填。而对于感染根管,根管消毒的方法还有激光、微波、超声和药物消毒等,其中后者最为常用,即根管封药或诊间封药。目前国内外广泛使用的根管消毒药物是氢氧化钙和氯己定。

(8)根管充填。①时机:已经过严格的根管预备和消毒。患牙无疼痛或其他不适。暂封材料完整。根管无异味、无明显渗出物。根管充填必须在严格隔湿条件下进行。窦道的存在并不是根管充填的绝对禁忌证。在初诊时通过根管预备和消毒处理,大多数窦道会愈合,此时可完成根管充填。但是当窦道仍未完全愈合时,只要符合上述条件,仍可进行根管充填。根管充填后窦道通常会愈合。②根管充填材料:目前临床上常用的根管充填材料是牙胶尖和根管封闭剂。③根管充填方法:牙胶侧方加压充填法适用于大多数根管的充填,操作步骤如下所述(图6-16)。彻底干燥根管:隔离术区,用吸潮纸尖干燥根管。选择主牙胶尖:与主尖锉大小一致,在根管内能顺利到达工作长度或稍短0.5 mm,且在根尖1/3区紧贴根管壁,回拉时略有阻力,X线检查可见主牙胶尖与根管壁在根管冠2/3有间隙存在。选择侧方加压器:与主尖锉相匹配,能够较宽松地到达根管操作长度,并与根管壁留有一定空间。侧压器插入深度比工作长度少0~1 mm。放置根管封闭剂:可用主牙胶尖蘸少许封闭剂,送入根管至根尖。侧方加压:将主牙胶尖蘸少许根管封闭剂缓慢插入根管至标记长度,避免将封闭剂挤出根尖孔。再将侧方加压器沿主牙胶尖与根管壁间的空隙缓缓插入根管内直至距操作长度0~1 mm,停留数秒后取出。将相应的副尖尖端涂少量根管封闭剂,插入根管至先前侧方加压器的深度。如此反复操作至根管紧密填塞,侧方加压器只能插入根管口下2~3 mm。完成根管充填和髓室充填:用烧热的挖匙或携热器从根管口处切断牙胶尖同时软化冠部的牙胶,用垂直加压器加压冠方牙胶,至此根管充填完毕。用乙醇棉球将残留在髓室内的封闭剂和牙胶清除,拍术后X线检查根管充填情况,暂封或永久充填(图6-17)。

(二)乳牙的根管治疗

1.适应证

(1)牙髓炎症涉及根髓,不宜行牙髓切断术的乳牙。

(2)牙髓坏死而应保留的乳牙。

(3)根尖周炎症而具有保留价值的乳牙。

2.禁忌证

(1)牙冠破坏严重,无法树脂充填的乳牙。

(2)髓室底穿孔。

(3)根尖及根分叉区骨质破坏范围广,炎症已累及继承恒牙牙胚。

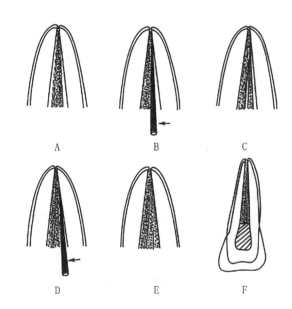

图 6-16　侧方加压充填法

A.放置主牙胶尖;B.侧方加压主牙胶尖;C.放置副尖;

D.继续侧方加压;E.继续放置副尖;F.根充完毕

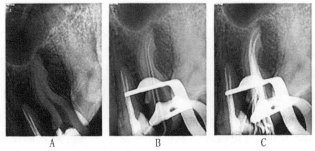

图 6-17　侧方加压充填 X 线影像

A.术前;B.术中试主牙胶尖;C.根充后

(4)广泛性根内吸收或外吸收超过根长的1/3。

(5)下方有含牙囊肿或滤泡囊肿。

3.操作步骤

乳牙根管治疗的操作步骤见图 6-18。

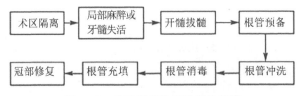

图 6-18　乳牙根管治疗的操作步骤

(1)术前拍摄 X 线片:了解根尖周病变和牙根吸收情况。

(2)局部麻醉或牙髓失活:提倡采用局部麻醉,但若麻醉效果不佳,或因患儿不配合、对麻醉剂过敏等原因,可用牙髓失活法。

（3）牙腔的开通：备洞，开髓，揭去髓室顶，去冠髓，寻找根管口。

（4）根管预备：去除髓室和根管内感染或坏死的牙髓组织，使用根管器械扩根管，使用3%过氧化氢液、2%～5.25%次氯酸钠液交替冲洗根管。

（5）根管消毒：根管干燥后，将氢氧化钙制剂置于根管内，或将蘸有樟脑酚液的小棉球放置于髓室内，以丁香油氧化锌糊剂封固窝洞。

（6）根管充填：将氧化锌丁香油水门汀、氢氧化钙制剂、碘仿制剂、氢氧化钙碘仿混合制剂等根管充填材料反复旋转导入根管或加压注入根管，黏固粉垫底，常规充填。

4.注意要点

（1）根管预备时勿将根管器械超出根尖孔，以免将感染物质推出根尖孔或损伤恒牙胚。

（2）当乳牙牙根有吸收时，禁用金属砷失活制剂。

（3）由于乳牙根常有吸收，一般的电子根管长度测量仪常不适用于乳牙。因此临床上参照术前X线片，估计根管工作长度。一般来说，乳牙根管工作长度较X线片上根尖孔距离短2 mm。

（4）乳牙的根管充填材料仅可采用可吸收的、不影响乳恒牙交替的糊剂充填。

（5）为避免损伤乳磨牙根分歧下方的继承恒牙胚，不宜对乳磨牙牙龈瘘管进行深搔刮术。

（6）定期观察：乳牙根管治疗后需要进行定期随访观察，周期一般为3～6个月。随访时应进行临床检查和X线影像学检查。

（三）年轻恒牙的牙髓治疗

1.根尖诱导成形术

根尖诱导成形术是指牙根未完全形成之前，发生牙髓严重病变或根尖周炎症的年轻恒牙，在消除感染或治愈根尖周炎的基础上，用药物诱导根尖部的牙髓和/或根尖周组织形成硬组织，使牙根继续发育和根尖孔缩小或封闭的治疗方法。

（1）适应证：①牙髓病变已波及根髓的年轻恒牙。②牙髓全部坏死或并发根尖周炎症的年轻恒牙。③因根尖周炎引起根尖吸收的恒牙。

（2）操作步骤：根尖诱导成形术的操作步骤见图6-19。

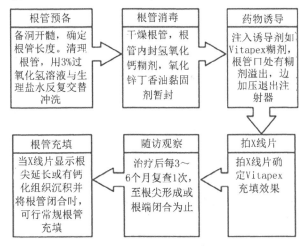

图6-19　根尖诱导成形术的操作步骤

（3）注意事项：①彻底清除根管内感染物质，注意保护根尖部残存的生活牙髓及牙乳头等组织。②正确把握根管工作长度。③装有诱导剂的注射器前端应插入根管达根尖1/3处，使诱导剂充满根管腔并接触根尖部组织。④掌握根管充填时机:通常在 X 线片显示根尖周病变愈合、牙根继续发育完成,或根管内探查根尖端有钙化物沉积时为宜。充填时应恰填,切忌超填,因为超填可能损伤根尖牙乳头,进而影响牙根的继续发育。⑤根管充填后继续随访观察。

2.根管治疗术

详见"恒牙的根管治疗"。

(四)根管治疗的并发症及处理

1.器械分离

(1)处理:①显微镜结合超声技术。②建立旁路。③外科治疗。④随诊观察。

(2)注意要点:使用前仔细检查器械有无损害,有无变形,不要对根管中的器械盲目施力,特别是器械在根管中遇到阻力时,旋转幅度不要超过 180°,器械使用时不要跳号操作。

2.穿孔

(1)处理:对于出现根管穿孔而未引起严重的后果时,应转诊到上级医院处理。

(2)注意要点:①术前 X 线检查确定牙腔的位置、钻磨方向与牙长轴的关系,并确定髓室和根管口的位置。②对牙腔钙化的患牙应特别注意。在开髓前应评估牙冠高度及钻针钻磨牙体组织的最大深度。③在扩大开髓洞形时,注意切削方向,特别是磨牙的近中侧壁,洞口微微向外扩张。

3.软组织的化学损伤

(1)处理:出现次氯酸钠、FC 等导致的软组织化学损伤后应立即用大量的流水进行冲洗处理后,到皮肤或眼科进行诊治。

(2)注意要点:使用高浓度的次氯酸钠冲洗根管时,安装橡皮障。另外在加压冲洗时,不要过度加压,用针尖小的注射器。在治疗过程中需戴护目镜。

4.诊间急症

在根管预备或充填后,少数患者会出现局部肿胀、咬合痛、自发痛等症状,称为诊间急症。主要以急性根尖周炎形式表现出来。

(1)处理:化学性刺激(三氧化二砷、FC 等)引起的诊间急症,治疗原则为取出刺激物。轻微肿痛者暂不处理,可适当给予止痛药,适当降低咬合,观察 1~3 天。如果 3 天以后患者仍持续肿痛,X 线片显示有超填,可考虑去除封药和根管充填物,引流、消炎后重行根管治疗术。严重者如出现前庭沟处肿胀,脓肿形成或蜂窝织炎甚至出现全身症状时,需进行局部切开引流,并全身给药,抗生素和消炎镇痛药。

(2)注意要点:避免使用刺激性大的药物,减少化学性刺激。根管预备时准确测量工作长度,防止超扩。预备过程中大量冲洗,防止将根管内的感染物推出根尖孔。根管充填时避免超填。

5.器械的误咽、误吸

(1)处理:①发生器械误咽时,嘱患者多吃高纤维食品,X 线片追踪观察,待其自然排出。如出现消化道刺伤穿孔需开腹手术。因此,当误咽器械还在胃部时,及时转诊到消化内科在纤维内镜下将器械取出。②发生误吸时,如果挂在呼吸道,咳嗽无法咳出,须到呼吸专科就诊。器械位于大的呼吸道时,在纤维支气管镜下取出器械。如果位于细小的支气管,可能引起感染性炎症,只能行胸部外科手术取出器械。

(2)注意要点:使用橡皮障,器械使用安全线。

四、治疗新进展

(一)镍钛器械根管预备技术

1.镍钛器械根管预备步骤

(1)手用 ProTaper 预备基本操作步骤。①根管入口疏通:根据 X 线片粗估工作长度,用 10 号、15 号 K 锉疏通根管至距粗估长度3～4 mm 处。②根管入口预备:用 S_1、S_x 敞开根管中上段,距粗估工作长度3～4 mm 处,S_x 进入的深度不得超过 S_1。③确定工作长度:用 10 号、15 号 K 锉疏通根管至根尖狭窄处,确定精确工作长度。④根尖初步预备:用 S_1、S_2 依次达到工作长度,进行根尖初步预备。⑤预备完成:依次用 F_1、F_2、F_3 到达工作长度,完成根管预备;对于细小弯曲根管,可仅预备到 F_1 或 F_2。

(2)机用 ProTaper 器械预备法:实际上运用了手用器械预备法的原理,使用机用马达和专用手机预备。

2.注意要点

(1)正确选择适应证:钙化根管、有台阶形成的再治疗患者不要选用镍钛器械;对形态复杂的根管慎用镍钛器械。

(2)确定根管通畅:使用镍钛器械进行根管预备之前,先用手用不锈钢 K 锉疏通根管至15 号。有学者建议最好疏通至 20 号锉。

(3)制备直线通路:在根管预备前,可用 G 钻或其他根管口成形器械敞开根管口,保证镍钛器械可循直线方向进入根管和根尖区。

(4)在临床运用中过度用力,是引起镍钛器械折断的主要原因之一。

(5)临床上每换一支器械常采用次氯酸钠和 EDTA 交替冲洗根管,用 15 号锉疏通根管,并保持根管的润滑,可降低器械折断的风险。

(6)每次使用前后均应清洁和仔细检查器械,一旦发现变形即应丢弃。

(7)记录并控制器械的使用次数:一般建议预备 4～5 颗磨牙或 30～40 个前牙、前磨牙根管后即应丢弃。如根管重度弯曲,应使用新器械且预备一次后即应丢弃。

(二)热牙胶垂直加压充填技术

1.操作步骤

(1)彻底干燥根管:隔离术区,用吸潮纸尖干燥根管。

(2)选择主牙胶尖:选择与主尖锉相同型号的大锥度牙胶尖。

(3)选择垂直加压器:至少选择 3 种直径的垂直加压器。一种能够达到距根尖部 3～4 mm处,另外两种分别与根中 1/3 和根上段相适合。

(4)选择携热器:选择与主牙胶尖相同型号的携热器。

(5)放置主牙胶尖:将主牙胶尖蘸一薄层封闭剂,缓慢插入根管内至工作长度。

(6)充填根尖 1/3 和侧支根管:用携热器向下挤压牙胶并开启温度加热,直至距工作长度4～5 mm处停止加热,迅速取出携热器,退出时取出根管中上段的牙胶,垂直加压器加压。

(7)充填根管中上段:用注射式热牙胶向根管内注入牙胶后用垂直加压器压紧,每次注入根管内的长度为 3～5 mm。用乙醇棉球将残留在髓室内的封闭剂和牙胶清除,暂封,拍术后 X 线检查根充情况,最后永久充填(图 6-20)。

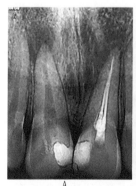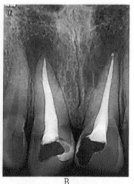

图 6-20　热牙胶垂直加压充填 X 线影像

A.上中切牙术前 X 线影像;B.上中切牙术后 X 线影像

2.注意要点

(1)根尖孔粗大的患者不建议选用热牙胶垂直加压充填。

(2)要求垂直加压器既能在根管内无妨碍地自由上、下运动,又不会接触根管壁,防止牙折。

(3)携热器每次在根管内加热过程持续不超过 3 秒。

(三)显微根管治疗技术

可在根管治疗的整个程序中使用手术显微镜,特别是在根管口的定位、钙化根管的疏通、变异根管的预备和充填、根管治疗失败后的再治疗、根管治疗并发症的预防和处理等方面,显微根管治疗较常规治疗技术更具优势(图 6-21,图 6-22)。

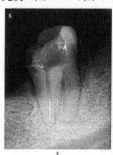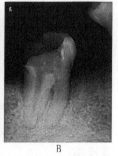

图 6-21　显微镜下取出根管内折断器械

A.X 线片示 37 根管内断针;B.X 线片显示断针取出

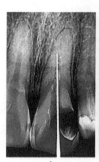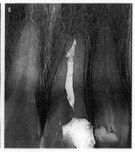

图 6-22　根管壁穿孔的修补

A.X 线片示根管壁穿孔;B.X 线片示穿孔修补后

(四)显微根尖外科手术

1.适应证

(1)根管治疗或再治疗失败：①根管治疗失败且不适合根管再治疗,如患牙有良好的桩冠修复体、无法取出的折断器械或根管超填物、非手术治疗无法修补的根管侧穿等。②根管再治疗失败：根管再治疗后患牙症状持续或根尖透射影持续或扩大。

(2)严重的根管解剖变异：牙根重度弯曲、根管重度钙化和根管分叉等解剖因素使根管治疗器械和充填材料无法到达根尖区。

(3)需要通过探查手术明确诊断。

(4)医源性因素治疗中出现过度超充、折断器械超出根尖孔等情况。

(5)囊肿。

2.禁忌证

(1)患者有严重的全身性疾病,如严重高血压、白血病、血友病、重度贫血、心内膜炎、风湿性心脏病、肾小球肾炎、有出血倾向疾病等。

(2)根尖周炎的急性期。

(3)严重的牙周病变,如牙周支持组织过少,牙周袋深或牙齿松动明显。

(4)患牙附近有重要的解剖结构,如上颌窦、下牙槽神经等,有损伤危险或可能带来严重后果者。

3.操作步骤

根尖外科手术的操作步骤见图 6-23。

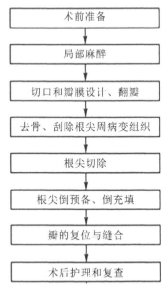

| 术前准备 |
| 局部麻醉 |
| 切口和瓣膜设计、翻瓣 |
| 去骨、刮除根尖周病变组织 |
| 根尖切除 |
| 根尖倒预备、倒充填 |
| 瓣的复位与缝合 |
| 术后护理和复查 |

图 6-23　根尖外科手术的操作步骤

(五)MTA 直接盖髓术

直接盖髓术是用药物覆盖牙髓暴露处,以保护牙髓、保存牙髓活力的方法。多用于外伤性和机械性露髓患牙的保髓治疗。

1.适应证

(1)根尖孔尚未发育完全,因机械性或外伤性露髓的年轻恒牙。

(2)根尖已发育完全,机械性或外伤性露髓,穿髓孔直径不超过 0.5 mm 的恒牙。

2.禁忌证

(1)龋源性露髓的乳牙。

(2)临床检查有不可复性牙髓炎或根尖周炎表现的患牙。

3.常用的盖髓剂

(1)氢氧化钙:传统盖髓剂。

(2)MTA:临床上作为盖髓剂用于直接盖髓术和活髓切断术。此外,MTA 还广泛用于髓室底穿孔修补、根管侧穿修补、根尖诱导成形、根尖屏障术和根尖倒充填等,具有良好的临床疗效。使用时将粉状 MTA 和蒸馏水以一定比例混合。

4.操作步骤

(1)制备洞形:可在局部麻醉下制备洞形。操作过程中,要求动作准确到位,避开穿髓孔,及时清除洞内牙体组织碎屑,以防止牙髓再感染。

(2)放置盖髓剂:用生理盐水缓慢地冲洗窝洞,严密隔湿下用消毒棉球拭干窝洞。将 MTA 覆盖于暴露的牙髓上,用氧化锌丁香油黏固剂封闭窝洞。

5.疗效观察

(1)患牙盖髓治疗 1～2 周后无任何症状且牙髓活力正常,可去除大部分暂封剂,保留厚约 1 mm 的氧化锌丁香油黏固剂垫底,再选用聚羧酸锌黏固剂做第二层垫底,复合树脂永久充填。

(2)患牙盖髓治疗 1～2 周后,若对温度刺激仍敏感,可继续观察 1～2 周,也可去除暂封物及盖髓剂,更换盖髓剂后暂封观察 1～2 周,症状消失后行永久充填。更换药物时,应注意无菌操作,避免再次感染。

(3)患牙盖髓治疗后出现自发痛、夜间痛等症状,表明病情已向不可复性牙髓炎发展,应去除充填物,改行根管治疗。

(朱思超)

第七章　口腔黏膜疾病

第一节　口腔黏膜溃疡类疾病

一、复发性口腔溃疡

复发性口腔溃疡是口腔黏膜病中常见疾病。

(一)病因

本病病因复杂,目前尚不十分清楚。可能与病毒感染、细菌感染、胃肠道功能紊乱、内分泌失调、精神神经因素、遗传因素及免疫功能失调有关。

(二)诊断要点

1.发病特点

口腔溃疡具有明显的复发规律性,间歇期不定,每次发作可在1～2周内自行愈合;但腺周口疮愈合缓慢,可长达数月之久。

2.临床类型

(1)轻型口疮:1个或几个小溃疡,直径为0.1～0.5 cm。散在分布于角化较差的被覆黏膜上。

(2)口炎型口疮:损害形态同轻型口疮,但数量多,十几个甚至几十个不等,且多伴有发热、困倦、颌下淋巴结肿大等症状。

(3)腺周口疮:深在性大溃疡,直径约1 cm,边缘不规则隆起,中央凹陷,基底可呈结节状,愈后可留下瘢痕组织。

(三)鉴别诊断

应与白塞综合征鉴别。后者是一种病因不明,全身多个系统受损的疾病。除有反复发作的口腔溃疡外,多同时伴有眼部病变(如眼色素层炎、虹膜睫状体炎和前房积脓、视神经萎缩等)、皮肤病变(如结节性红斑、毛囊炎、疖肿等)、关节肿痛、胃肠道症状、呼吸道症状和发热、肝脾大、血管病变及颅脑神经损害等病变。

(四)治疗

1.局部治疗

(1)含漱:用0.1%依沙吖啶或0.05%～2%氯己定含漱;口炎型口疮可用2%～5%金霉素水

溶液含漱。亦可用银花、野菊花、甘草各适量煎水含漱。

(2)局部吹药:用锡类散、冰硼散、白及粉之类吹患处,日数次。

(3)激素局部注射:用于腺周口疮。地塞米松 2 mg 加入 2% 普鲁卡因溶液 0.5～1 mL 于病变下方注射,每周 1～2 次,一般 5 次左右。

(4)超声雾化:用清热解毒、活血化瘀中药制成雾化水剂,每次 15 分钟,每天 1～2 次。

2.全身治疗

(1)维生素:口服维生素 C、复合维生素 B。

(2)调整免疫功能药物:①溃疡频繁发作,数目多者,可用泼尼松 15～30 mg/d,分 3 次口服,约 5 天后逐渐减量,7～10 天内停药。②左旋咪唑 50 mg,3 次/d,每周连服 3 天,3 个月 1 个疗程。如用药一个月效果不明显即停药,用药 1 周后观察白细胞数是少于 $4 \times 10^9/L$ 时应停药。③转移因子,每次 1 mL,于腋下或腹股沟处作皮下注射,每周 1～2 次,10 次 1 个疗程。④胎盘球蛋白或丙种球蛋白,每次 3 mL,肌内注射,在溃疡急性期注射 1 次,必要时 1 周后重复注射1 次。⑤厌氧棒菌菌苗,皮下注射,用于严重的腺周口疮患者。开始每次 0.5～1 mg,每周 1 次,如超过 1 mg 时可行多点注射,连续 1～3 个月。

(五)护理与预防

(1)注意生活起居规律、保持心情舒畅。

(2)饮食清淡,避免辛辣等刺激。

(3)避免口腔黏膜创伤。

(4)保持大便通畅,有习惯性便秘者,宜常服蜂蜜。

二、白塞病

白塞病又称口、眼、生殖器三联征。以口腔黏膜,外生殖器黏膜和眼的损害为主要特点。

(一)病因

可能与自身免疫或微循环障碍有关。

(二)诊断要点

1.发病特点

具有周期性反复发作的规律。

2.损害特点

(1)口腔:与轻型或口炎型复发性口腔溃疡相似。

(2)眼:结膜炎、虹膜睫状体炎、角膜炎、视网膜出血,晚期可伴前房积脓。

(3)生殖器:外阴或肛周溃疡。

(4)皮肤:结节红斑、毛囊炎、痤疮样皮炎等。有针刺丘疹或脓疱等非特异性皮肤反应。

(5)其他:膝、踝、腕等关节酸痛;脉管炎;发热,肝脾大及消化道溃疡、颅脑神经损害等。

如出现以上损害特点(1)～(4)中 3 个或仅 2 条,而(5)中亦有 2 种症状者,即可诊为本病。

(三)治疗

局部与全身治疗参照复发性口腔溃疡的治疗。

(四)护理与预防

(1)保持局部清洁。

(2)起居有规律,饮食宜清淡。

(3)保持心情舒畅,避免精神刺激。

三、创伤性溃疡

本病是指由长期的慢性机械创伤所引起的口腔黏膜溃疡性损害,故亦称"压疮"。

(一)病因

(1)口腔内持久的机械性刺激,如不良修复体的卡环、牙托、残冠、残根等。

(2)婴儿舌系带过短,在吸吮、伸舌等动作时与下切缘长期摩擦所致。

(二)诊断要点

(1)口腔溃疡无周期性复发史。

(2)溃疡形态与邻近机械性创伤因子相互契合,病损相应部位有明显的刺激因素存在。

(3)溃疡边缘隆起,中央凹陷。

(4)去除刺激后溃疡即愈合。

(三)鉴别诊断

注意与腺周口疮、癌性溃疡及结核性溃疡相鉴别。

(四)治疗

(1)去除刺激因素,如拔除残冠、残根、修改义齿、调合等。

(2)舌系带损害,应磨改锐利切嵴。舌系带过短者,考虑行舌系带修整术。

(3)局部用 0.1％雷弗奴尔、0.05％氯己定或口泰含漱液含漱,再用 1％甲紫、冰硼散等涂布。

(4)如有继发感染,应用抗生素。

(五)护理与预防

(1)保持口腔卫生,预防继发感染。

(2)及时拔除残冠、残根,修改、去除不良充填、修复体等。

(陈玉书)

第二节　口腔黏膜大疱类疾病

一、天疱疮

天疱疮是一种危及生命的黏膜皮肤病,较为少见。临床可分寻常型、增殖型、落叶型和红斑型四种。其中寻常型最为多见。

(一)病因

病因不十分清楚,多认为是一种自身免疫性疾病。

(二)诊断要点

(1)寻常型:几乎都有口腔损害。除了唇部有时可见完整的水疱外,口内黏膜仅见破裂的灰白色疱壁。皮肤水疱多向周围扩大而松弛,疱壁塌陷、破裂、剥脱。损害受到摩擦时可发生疼痛。有时可并发多窍性黏膜损害。

(2)增殖型:口腔损害与寻常型相似,但在大疱破裂后剥脱面出现乳头状或疣状增生,形成高低不平的肉芽创面,有疼痛。

(3)落叶型:口腔损害少见,为浅表而小的糜烂。皮肤损害为红斑基础上的水疱,容易剥离成为落叶状的皮炎,好发于颜面及腹部。

(4)红斑型:是落叶型天疱疮的局限型。主要发生在颜面两颧与跨越鼻梁的"蝶形"落叶状损害。

(5)取新鲜完整大疱活检,可见大量松解的棘细胞。

(三)治疗

1.全身治疗

(1)首选皮质激素:用泼尼松每天剂量为 60～80 mg 或更多,至少服 6 周。症状控制后,逐渐减量至每天 10 mg 左右。疗程长短,视病情而定。

(2)免疫抑制剂:口服环磷酰胺 50 mg,或硫唑嘌呤 50 mg,每天 2 次。

(3)支持疗法:维生素 C、B 族维生素。进食困难者可输液。

(4)抗生素:继发感染者应用抗生素。

2.局部治疗

(1)含漱:用氯己定、雷弗奴尔、苏打液之类.或金霉素液含漱。

(2)止痛:1‰～2‰普鲁卡因液饭前 10 分钟含漱。

(四)护理与预防

(1)保持口腔清洁。

(2)流质、高蛋白饮食。

(3)坚持治疗,以防病情反复。

二、家族性慢性良性天疱疮

家族性慢性良性天疱疮又称 Hailey-Halley 病(HHD),是一种少见的常染色体显性遗传性大疱性皮肤病。该病由 Halley 兄弟于 1939 年首次报道,男女发病率大致相等,70%的患者有家族史。

(一)病因

已有研究表明,家族性良性慢性天疱疮遗传基因定位于 3q21-24,是编码高尔基体钙离子泵的 ATP2C1 基因发生突变所致。ATP2C1 基因 mRNA 在全身各组织都有表达,角质形成细胞表达量最高。

(二)临床表现

本病多于青春期以后发病,病程缓慢,病情较轻,夏季易加重。主要发病部位为颈、腋窝、腹股沟等易摩擦和创伤的部位。初起病损为红斑基础上的局限性小疱,疱壁松弛,易破溃形成糜烂及结痂。非典型表现有水疱、丘疹、脓疱、过度角化和疣状增生等。出汗、摩擦、皮肤感染等外界因素可诱发该病或加重病情。口腔较少出现损害,程度较轻,水疱尼氏征可阳性。

(三)组织病理

组织病理显示表皮内棘层松解,基底层上方裂隙及水疱形成,疱内可见棘刺松解细胞,基底层上呈倒塌砖墙样外观。

(四)治疗

本病治疗目前尚无特效方法,保持局部干燥,避免搔抓、摩擦,注意卫生,勤洗澡有助于减轻病情。大部分局部应用激素和抗生素治疗有一定疗效,严重的患者可考虑口服泼尼松 20～40 mg/d,能有效控制病损的扩展。其他药物如氨苯砜与泼尼松、雷公藤和抗生素联合应用能有效地控制病情。

(五)预后

预后较好。有学者分析了 27 例病史超过 20 年的患者,其中病情逐渐改善、无变化、逐渐加重的例数分别为 17 例、7 例和 3 例。

三、大疱性类天疱疮

大疱性类天疱疮(BP)是一种好发于老年人的大疱性皮肤黏膜病,临床以躯干、四肢出现张力性大疱为特点。常见于 60 岁以上老年人,女性略多于男性。预后一般较好。

(一)病因

目前多认为是一种自身免疫性疾病,取患者大疱周围的皮肤做直接免疫荧光检查,在表皮基膜可见连续细带状免疫荧光沉积,有 IgG,部分为 IgM,少量为 IgA、IgD、IgE。约 1/4 患者有 C_3 补体沉积。引起基膜带损伤主要是 IgG,它能激活补体。血清间接免疫荧光检查,显示患者血清中有抗基膜自身抗体存在,约 70% 为 IgG 阳性。近年来对 BP 抗原研究显示 BP 存在两个分子量不同的抗原即 $BPAg_1$ 和 $BPAg_2$。$BPAg_1$ 的分子量为 230 kD,它位于基底细胞内,是构成半桥粒致密斑桥斑蛋白的主要成分。$BPAg_1$ 基因位于染色体6Pterql5,基因组序列约 20 kb。$BPAg_2$ 分子量为 180 kD,是一个跨膜蛋白,具有典型胶原纤维结构。$BPAg_2$ 基因位于染色体 10q14.3,基因组序列约 21 kb。

(二)临床表现

好发于老年人,发病缓慢,病程较长,口腔损害较少。据报道 13%～33% 有口腔黏膜损害。损害较类天疱疮轻,疱小且数量少,呈粟粒样,较坚实不易破裂。尼氏征阴性。无周缘扩展现象,糜烂面易愈合。除水疱和糜烂外,常有剥脱性龈炎损害,边缘龈、附着龈呈深红色红斑,表面有薄的白膜剥脱,严重时可并发出血。病程迁延反复发作。皮肤损害开始可有瘙痒,继之红斑发疱,疱大小不等,大疱达 1～2 cm,疱丰满含透明液体,不易破裂,病损可局限或泛发,可发生于身体各部位,胸、腹、四肢较多见。尼氏征阴性。一般无明显全身症状。严重者伴发热、乏力、食欲缺乏等症状。病损愈合后,可遗有色素沉着。

(三)病理表现

口腔损害特点为上皮下疱,无棘层松解。结缔组织中有淋巴细胞、浆细胞、组织细胞和散在多形核白细胞浸润。直接免疫荧光检查,在基膜处有免疫荧光抗体沉积。

(四)诊断与鉴别诊断

1.诊断

本病病程缓慢,口腔黏膜损害较少见,且不严重。黏膜水疱较小而不易破裂,疱壁不易揭去,无周缘扩展现象,尼氏征阴性,破溃后较易愈合。皮肤水疱较大而丰满,伴有瘙痒。多发于老年人,但幼儿也可见。病程迁延反复,预后较好。

2.鉴别诊断

(1)天疱疮:见良性黏膜类天疱疮鉴别诊断。

(2)良性黏膜类天疱疮:口腔黏膜发生水疱、充血、糜烂等损害,以牙龈部位最多见,波及边缘龈和附着龈,类似剥脱性龈炎。口腔损害较天疱疮为轻。软腭、悬雍垂、咽腭弓等处黏膜破溃可形成粘连。眼结膜损害较为多见,可形成睑球粘连、睑缘粘连。约 1/3 患者可有皮肤损害。组织病理为上皮下疱,无棘层松懈现象。

(3)大疱性表皮松解症:为先天性遗传性疾病,水疱多发生于皮肤、黏膜等易受摩擦的部位。口腔黏膜、颊、腭、舌等部位,可发生水疱和糜烂,因摩擦创伤而发生。

(4)多形性红斑:口腔和皮肤损害常见水疱或大疱发生,唇部病损较为多见,颊、舌、口底也可见到,但很少累及牙龈。病理检查上皮表层多有变性改变,棘细胞层可见液化、坏死,但无棘层松解。并多呈急性发作,以中青年多见。

(五)治疗

本病对类固醇皮质激素治疗反应较好。开始时多用较大剂量泼尼松以控制病情,30～60 mg/d,多数患者病情能够缓解。亦可采用短时间氢化可的松静脉滴注,剂量100～300 mg/d。

有报道用免疫抑制剂、细胞毒药物治疗本病有一定效果。一般多在泼尼松治疗后,待病情缓解,开始合用硫唑嘌呤或单独用硫唑嘌呤,150 mg/d,逐步减至 50 mg/d,直至最后停药。亦有泼尼松与环磷酰胺合用的报道。

(六)中医辨证

中医辨证论治基本与天疱疮相同。

四、副肿瘤天疱疮

副肿瘤天疱疮(PNP)1990 年由 Anhalt 首先报道,是一种特殊类型的天疱疮。它与肿瘤伴发,认为是一种独立性疾病。无论在临床上、病理上都有其特殊表现。

(一)病因

目前认为 PNP 属自身免疫性大疱病。在肿瘤发生时,机体的免疫功能出现异常,从而诱发机体的自身免疫反应。目前已证实 PNP 有多种抗原物质,其中之一为桥斑蛋白。

(二)临床表现

1.口腔病损

约 90% 的 PNP 患者有口腔病损,并可为本病的唯一表现。首发的疱性病损较少见,45% 的患者仅表现为口腔广泛糜烂、溃疡,炎性充血,大量渗出物。累及颊、舌、腭、龈等多个部位。疼痛明显,影响进食。此外,PNP 患者口腔可具有多种不同的临床表现,如扁平苔藓样病损、多形红斑样、移植物抗宿主样反应等。顽固性口腔炎为其最常见到的临床特征。

2.皮肤损害呈多样性

在四肢的屈侧面和躯干部可出现泛发的紫红色斑丘疹,掌跖大片状紫红斑。此外,在四肢远端可见多形红斑样皮损,在红斑基础上出现水疱或大疱。尼氏征可阳性。伴有不同程度的瘙痒。

3.其他黏膜

眼结膜糜烂、眼周皮肤红斑、外阴部糜烂。此外,患者食管、气管也可糜烂。

4.合并有良性或恶性肿瘤

与 PNP 有关的肿瘤依次为非霍奇金淋巴瘤、慢性淋巴细胞白血病、Castlcman 病、胸腺瘤、分化不良的肉瘤、Waldenstrom 巨球蛋白血症、炎性纤维肉瘤、支气管鳞状细胞癌等。如为良性肿瘤,将肿瘤切除后 6～18 个月,黏膜皮肤病损可完全消退;若为恶性肿瘤,皮肤黏膜病损呈进行性加重,预后不良。

(三)病理

组织病理上同时具有天疱疮及扁平苔藓的特点。可见松解棘细胞,表皮内可见坏死性角质形成细胞为本病的组织病理特点之一。真皮浅层(或固有层)有致密的淋巴细胞及组织细胞浸润。

(四)免疫病理

(1)直接免疫荧光显示棘细胞间有 IgG 沉积。

(2)间接免疫荧光显示患者血清中存有 IgG 自身抗体。

(3)PNP 患者血清抗体与膀胱上皮结合最强,此外还可与呼吸道、小肠及大肠、甲状腺上皮和肾脏、膀胱及肌肉(平滑肌和横纹肌)等多种上皮结合。以大鼠膀胱为底物行间接免疫荧光检查呈强阳性。

(五)诊断

(1)疼痛性黏膜糜烂和多形性皮损。

(2)组织病理示表皮内棘层松解、角质形成细胞坏死等。

(3)直接免疫荧光检查示 IgG 或补体表皮细胞间沉积或补体沉积于基膜带。

(4)间接免疫荧光检查示皮肤或黏膜上皮细胞间阳性染色,尚可结合于移行上皮。

(5)免疫印迹患者血清能结合 250 kD、230 kD、210 kD 和 190 kD 的表皮抗原。

(6)发现相伴的良性或恶性肿瘤。

免疫病理学检查对于副肿瘤性天疱疮的诊断具有重要意义。PNP 患者血清抗体与膀胱上皮结合最强,此外还可与呼吸道、小肠及大肠、甲状腺上皮和肾脏、膀胱及肌肉(平滑肌和横纹肌)等多种上皮结合。以大鼠膀胱为底物行间接免疫荧光检查可作为 PNP 的过筛试验,且可通过滴度的改变监测病情的变化。对怀疑为 PNP 的患者应做全身体检,如胸片、B 超或全身 CT 以寻找相伴的肿瘤。

(六)治疗

首先应积极治疗原发的肿瘤,或手术切除,或放疗、化疗。皮肤黏膜损害视病情轻重,可给予类固醇皮质激素,一般起始量为 40～60 mg/d。

五、瘢痕类天疱疮

瘢痕性类天疱疮又称良性黏膜类天疱疮,是类天疱疮中较常见的一型。以水疱为主要临床表现,口腔与眼结膜等体窍黏膜损害多见。口腔可先于其他部位发生,牙龈为好发部位。严重的眼部损害可影响视力,甚至造成失明。中年或中年以上发病率较高,女性多于男性。

(一)病因

一般认为本病为自身免疫性疾病,用直接免疫荧光法检查患者的组织,在基膜区有带状的 IgG 和/或 C_3 沉积所致的荧光、ISG 常见的亚型:IgG_4。间接免疫荧光法检测患者血清发现有低滴度的自身抗体存在。近年来,对瘢痕性类天疱疮抗原的研究显示,其位于基底细胞外半桥粒的下方,致密斑与透明斑的交界处,为一个由二硫键连接的多肽,分子量 165～200 kD。

(二)临床表现

主要侵犯口腔黏膜及眼结膜。发病缓慢,病情迁延。口腔黏膜多首先受累,并可长期局限于口腔。2/3 患者有眼损害,受侵严重者,可导致瘢痕粘连,甚至致盲。皮肤损害较少见。口腔黏膜主要表现为类似剥脱性龈炎样损害,牙龈为好发部位。局部充血发红水肿,形成 2～6 mm 的大疱或小疱,与寻常天疱疮不同,疱壁较厚,色灰白透明清亮,触之有韧性感,不易破裂。其次是疱破溃后无周缘扩展现象,疱壁不易揭起,尼氏征阴性。疱多在红斑基础上发生,疱破裂后形成与疱大小相同的红色糜烂面。如继发感染则形成溃疡基底有黄色假膜的化脓性炎症。疼痛较轻,多不影响进食。疱破溃后糜烂面愈合约需两周,愈合后常发生瘢痕粘连。严重的病例可在软腭、扁桃体、悬雍垂、舌腭弓、咽腭弓等处造成黏膜粘连,瘢痕畸形。眼部病变可和口腔黏膜损害一起出现。病变开始时较为隐匿,早期可为单侧或双侧的反复性结膜炎,患者自觉有灼热感、异物感。伴有水疱发生,而无破溃。后结膜发生水肿,在眼球结膜之间出现纤维粘连。也可在眼睑边缘相互粘连,可导致睑裂狭窄或睑裂消失,甚至睑内翻,倒睫以致角膜受损、角膜斑翳而影响视力。眼部水疱病损可发生糜烂或溃疡,但较少见。随着病情发展,角膜血管受阻,并被不透明肉芽组织和增殖结缔组织遮盖而使视力丧失。泪管阻塞,泪腺分泌减少。其他孔窍如鼻咽部黏膜、食管黏膜及肛门、尿道、阴道等处黏膜也可发生糜烂炎症。皮肤病损较少见,少数患者皮肤可出现红斑水疱,疱壁厚而不易破裂。破后呈溃疡面,以后结痂愈合,但愈合时间较长,可遗留瘢痕和色素沉着。

(三)病理

1.组织病理

组织病理为上皮下疱,基底细胞变性,致使上皮全层剥离。结缔组织胶原纤维水肿,有大量淋巴细胞、浆细胞及中性粒细胞浸润。

2.细胞病理

用直接免疫荧光法在基膜区荧光抗体阳性,呈翠绿色的基膜荧光带。

(四)诊断与鉴别诊断

1.诊断依据

口腔黏膜反复发生充血、水疱及上皮剥脱糜烂,牙龈为好发部位。疱壁较厚而不易揭去,尼氏征阴性。损害愈合后,常发生瘢痕粘连。眼可发生睑球粘连,皮肤病损较少见。组织病理检查无棘细胞层松解,有上皮下疱。直接免疫荧光检查,在基膜处可见免疫球蛋白抗体。

2.鉴别诊断

(1)天疱疮:早期常在口腔黏膜出现疱性损害,病损发生广泛。疱破后有红色创面而难愈合,疱壁易揭起,有周缘扩展现象,尼氏征阳性。组织病理检查有棘层细胞松解,有上皮内疱。细胞学涂片检查可见棘层松解细胞,即天疱疮细胞。免疫荧光检查可见抗细胞间抗体阳性,呈鱼网状翠绿色的荧光带。

(2)扁平苔藓:有疱性损害或糜烂性扁平苔藓,尤其是发生于牙龈部位的扁平苔藓,与良性黏膜类天疱疮相似。应仔细观察有无扁平苔藓病损的灰白色角化斑纹。必要时应借助组织病理检查。扁平苔藓上皮基底层液化变性,胞核液化,细胞水肿,基膜结构改变。而良性黏膜类天疱疮,为上皮下疱,上皮本身完好,基底层通常完整,变性较少。在扁平苔藓有时在固有层可见嗜酸染色小体(胶样小体)。

(3)大疱性类天疱疮:是少见的慢性皮肤黏膜疱性疾病,病程较长。口腔黏膜损害约占1/3病例,疱小而少,不易破溃,症状轻,多不影响进食。尼氏征阴性。本病多发生于老人,皮肤出现大小水疱,不易破裂,预后留有色素沉着。常伴有瘙痒症状。预后较好,可自行缓解(表7-1)。

表 7-1 三种大疱类疾病症状对比表

项目	寻常性天疱疮	大疱性类天疱疮	良性黏膜类天疱疮
性别	男性较多见	女性略多于男性	女性较多见好发
年龄	中老年多发,40 岁以上多见	老年多见,60 岁以上为多	以老年为多
水疱	较小,疱壁松弛而薄,易破裂	疱较大丰满,疱壁紧张不易破裂	小疱或大疱,疱壁较厚不易破裂,疱液清亮
好发部位	黏膜多发可见于任何部位,口腔受损可达 100% 且严重、常先发于皮肤损害以头、躯干为多	口腔损害较少见约占 1/3,且较轻。皮肤损害较多见,躯干好发	口腔牙龈好发,似剥脱性龈炎,眼结膜易被累及,黏膜损害易发生瘢痕粘连,约 1/3 有皮肤损害发于胸、腋下、四肢屈侧
尼氏征 (Nikolsky sign)	阳性,有周缘扩展,不易愈合	阴性,多无周缘扩展,易愈合	阴性,无周缘扩展,愈合较慢
组织病理	上皮内疱,有棘层松解	上皮内疱,无棘层松解	上皮内疱,无棘层松解
免疫荧光	抗细胞间抗体阳性,呈鱼网状翠绿色荧光带	基膜有免疫荧光带状抗体	基膜抗体阳性呈翠绿色荧光带
全身状况	可伴有发热、感染,逐渐衰弱	一般较好,可有或无全身不适	良好
预后	不良	较好	好

(五)治疗

本病无特效疗法,主要采取支持疗法,保持口腔、眼等部位清洁,防止继发感染和并发症。对于病情严重患者,全身应用类固醇皮质激素治疗有时能收到效果。但病损只限于口腔黏膜时,则应避免全身使用皮质激素,因长期大量应用会对全身造成不良影响,并且效果也常不理想。因此常以局部应用为主,如泼尼松龙、曲安奈德、倍他米松、地塞米松等局部注射或外用。局部也可涂养阴生肌散、溃疡散等。同时应用 0.12% 氯己定溶液、0.1% 依沙吖啶溶液含漱,以保持口腔卫生和减少炎症。

(六)中医辨证

中医辨证本病为肝肾阴虚、湿热内蕴。治宜滋补肝肾,清热祛湿,健脾解毒。方药如杞菊地黄汤、五苓散、二妙丸等加减。

(陈玉书)

第三节 口腔黏膜感染性疾病

一、伪膜性口炎

由几种球菌引起的口腔黏膜急性炎症。在口腔的病损都是以形成假膜为特点,故称伪膜性口炎。

(一)病因

为金黄色葡萄球菌、溶血性链球菌、肺炎双球菌、草绿色链球菌等。

(二)诊断要点

(1)口腔黏膜糜烂或溃疡,病损表面形成灰白色假膜,范围大小不等,略高出黏膜表面。

(2)局部疼痛明显,无特异口臭。可伴发热、颌下淋巴结肿大等。

(3)假膜涂片或细菌培养。

(三)治疗

1.全身治疗

(1)抗菌消炎:选用广谱抗菌药物,如四环素,磺胺等;或根据药敏培养结果选用合适的抗菌药物。

(2)B族维生素及维生素C,口服。

2.局部治疗

可选用0.25%金霉素液含漱,0.05%氯己定液,银花甘草煎水漱口。局部涂抹珠黄散、冰硼散等药物。疼痛明显者可用1%普鲁卡因溶液饭前含漱。

(四)护理与预防

(1)宜半流质饮食。

(2)保持口腔卫生。

(3)注意休息。

二、单纯疱疹

本病是由单纯疱疹病毒引起的一种全身性疾病而见口腔病损者。病变发生在口腔黏膜时称疱疹性口炎;发生在唇周皮肤或颊部皮肤者,称唇或颊疱疹。6岁以下儿童好发。

(一)病因

主要为Ⅰ型单纯疱疹病毒,也有少数为Ⅱ型。通过飞沫和接触传染,全身抵抗力降低时发病。

(二)诊断要点

(1)多见于3岁以下的婴幼儿,有骤然发热史,体温逐渐下降后,口腔病情逐渐加重,拒食流涎,区域淋巴结肿大。

(2)唇周皮肤或口腔黏膜可见散在或成簇的透亮小疱疹。

(3)口腔内侧黏膜均可累及,黏膜呈片状充血、疼痛,其上有成簇的小溃疡,有的互相融合成较大的溃疡,边缘不齐,溃疡面覆有黄白色假膜,愈合不留瘢痕。

(4)成年患者全身反应较轻,并可复发。

(三)鉴别诊断

应与疱疹性咽峡炎、多形性红斑、手足口病等区别。疱疹性咽峡炎是柯萨奇病毒A引起的急性疱疹性炎症,但发作较轻,全身症状多不明显,病损分布限于口腔局部,软腭、悬雍垂、扁桃体等处,丛集成簇小水疱,疱破成溃疡,无牙龈损害,病程7天左右。

(四)治疗

1.全身治疗

(1)支持疗法:口服大量多种维生素。病情较重。影响进食者,予以输液。

（2）抗病毒治疗：可选用吗啉胍、盐酸吗啉胍、板蓝根冲剂之类。

（3）对反复发作者可选用丙种球蛋白 3～6 mL，肌内注射，每周 2 次。

2.局部治疗

（1）含漱：可选用 0.1％雷夫奴尔液或 3％过氧化氢漱口。继发感染者可用 0.25％金霉素溶液含漱。

（2）外涂：唇疱疹可用 0.1％碘苷或炉甘石洗剂。

（五）护理与预防

（1）半流质饮食。

（2）适当休息。

（3）对患儿应予隔离，避免与其他儿童接触。

三、带状疱疹

本病为病毒感染性疾病。特点是剧烈疼痛，沿神经走向发生水疱、溃疡，呈单侧分布。疱疹单独或成簇地排列并呈带状。中年以上多见，无明显性别差异。

（一）病因

致病病毒为带状疱疹病毒，通过唾液飞沫或皮肤接触而进入人体，侵犯神经末梢，潜伏于脊髓神经的后结节或脑神经髓外节、三叉神经节，当机体抵抗力下降时发病。

（二）诊断要点

（1）发病迅速，病前可有发热、全身不适等前驱症状。

（2）患侧皮肤有烧灼感、神经性疼痛，继而出现小水疱，且疼痛与疱疹沿着三叉神经区域分布，损害多为单侧不超过中线。

（3）口内疱疹较易破裂而成糜烂面；皮肤疱疹破裂较缓，逐渐形成黄色结痂脱落，病程 2～5 周，愈合不留瘢痕。

（4）可发生历时较久的类似神经痛的后遗症，本病愈后很少复发。

（三）鉴别诊断

应与单纯疱疹、手足口病、疱疹性咽峡炎等区别。

（四）治疗

1.全身治疗

（1）抗病毒：可肌内注射板蓝根注射液，口服吗啉胍等。

（2）止痛：苯妥英钠 300 mg，或卡马西平 600～800 mg，每天分 3 次服用。

（3）注射：肌内注射维生素 B_1 或维生素 B_2 隔天 1 次。

2.局部治疗

病损局部可涂 1％甲紫，炉甘石溶液可帮助水疱吸收、干燥、脱痂。

（五）护理与预防

（1）保持局部清洁，避免摩擦病损部位。

（2）忌食烟、酒、辛辣厚味与发物。

（3）加强锻炼，提高机体免疫功能。

四、口腔念珠菌病

本病是指口腔黏膜广泛地感染呈小点或大片凸起，如凝乳状的假膜。多见于婴幼儿。

(一)病因

(1)婴幼儿患本病主要来自母体的白色念珠菌感染或哺乳器消毒不严所致。

(2)成人患本病多由于体质虚弱或长期大量应用抗生素或免疫抑制剂后使某些微生物与白色念珠菌之间的拮抗失调引起。

(二)诊断要点

(1)多见于婴幼儿,患儿常烦躁不安、低热、拒食,在成年人,自觉症状不明显。

(2)口腔任何部位均可受累,病损为片状白色斑块,周围有散在的白色小点,有如残留的奶块,不易擦去,强行剥离,可见溢血糜烂面。周围黏膜正常或轻度充血。

(3)涂片可查见菌丝或芽孢,培养可查见白色念珠菌。

(三)治疗

1.局部治疗

用2%～4%碳酸氢钠溶液或2%硼砂、0.05%氯己定液清洗口腔。病损区涂布1%～2%甲紫,每天3～4次。

2.全身治疗

重症者可口服制霉菌素:小儿5万～10万U;成人50万～100万U,每天3次。

(四)护理与预防

(1)注意口腔清洁卫生。

(2)食具定期消毒。

(3)避免长期大量使用广谱抗生素或免疫抑制剂。

五、口腔结核

(一)病因

由结核杆菌通过黏膜或口周皮肤的创伤而感染。

(二)诊断要点

(1)多有全身结核病史或结核病接触史。

(2)口腔黏膜某部位见有结核性溃疡。溃疡面积较大,损害边缘不整齐,似鼠啮状。疡面密布粟粒状的紫红色或桑葚样肉芽肿,上覆少量脓性分泌物。

(3)病损位于鼻唇部皮肤见有寻常狼疮。一般无明显的自觉症状,损害为散在分布的数量不等的绿豆至黄豆大小的结节,且不断扩大融合,也可静止或萎缩,破溃后形成溃疡。

(4)进行胸透、血沉、结核菌素试验有助诊断。

(三)治疗

1.抗结核治疗

用异烟肼0.1 g,口服,每天3次;利福平0.45 g,顿服,疗程6个月以上。

2.局部治疗

0.5%达可罗宁涂布,或链霉素0.5 g于局部封闭。

(四)护理与预防

(1)保持口腔清洁卫生,以防继发感染。

(2)及时去除有关的创伤因子。

六、坏疽性口炎

(一)概述

1.病因

螺旋体和梭形杆菌感染,合并产气荚膜杆菌与化脓性细菌的感染。

2.临床表现

单侧颊黏膜上出现紫红色硬结,迅速变黑脱落遗留边缘微突起的溃疡面,向深扩展,并有大量坏死组织脱离,腐烂脱落导致"穿腮露齿",有特异性腐败恶臭,称为坏疽性口炎或走马疳。

(二)治疗

局部用1.5%～3%过氧化氢冲洗去除坏死组织;全身抗感染要给予足量广谱抗生素,如青霉素、红霉素等,也可使用甲硝唑、替硝唑等;全身应给予高维生素、高蛋白饮食,加强营养,必要时可补液、输血。

七、手足口病

(一)概述

手足口病是一种儿童传染病,以手、足和口腔黏膜疱疹或破溃成溃疡为主要临床特征。

1.病因

柯萨奇 A-16 型病毒与肠道病毒 71 型感染。

2.临床表现

潜伏期为 3～4 天,多无前驱期症状,常有 1～3 天的持续低热,口腔和咽喉疼痛。发疹多在第 2 天,呈离心分布,多见于手指、足趾背面及甲周。开始为玫瑰红色斑丘疹,1 天后形成小水疱。发生于口内时极易破溃形成溃疡面,上覆灰黄色假膜。

3.诊断与鉴别诊断

根据临床表现可作出诊断(季节、临床表现、年龄),应与单纯性疱疹性口炎、疱疹性咽峡炎相鉴别。

(二)预防和治疗

1.预防

(1)隔离、消毒及时发现疫情,隔离患者(1 周)。注意日常用品、玩具的消毒。

(2)增强机体免疫力有接触史的婴幼儿及时注射 1.5～3 mL 的国产丙种球蛋白。

2.治疗(注意药物适应证与禁忌证)

(1)对症治疗:注意休息和护理。口服维生素 B_1 和维生素 C。

(2)抗病毒治疗:利巴韦林,每次 200 mg,每天 4～6 次,口服;或 5～10 mg/(kg·d),每天 2 次,肌内注射,5 天为 1 个疗程。

(3)中医中药治疗:板蓝根冲剂,每次 1 包,每天 2 次,冲服。

(4)局部用药:主要用于口腔溃疡,如各种糊剂和含片。

(陈玉书)

第四节　口腔黏膜变态反应性疾病

一、多形性红斑

本病为黏膜与皮肤急性渗出性炎症病变。病损以多形性红斑、丘疹、水疱、糜烂、结痂等多种形式出现。多见于青少年。病因复杂,以变态反应为多见,有一定自限性。

(一)病因

一般认为与变态反应因素有关。发病前常有服药史,或食用异性蛋白、接触化妆品等。与季节气候因素、寒冷、灰尘、日光或微生物感染、精神情绪应激反应等亦有关。

(二)诊断要点

(1)口腔黏膜表现为红斑、水疱,破溃后常融合成片状表浅糜烂,形状不规则,疼痛明显。可伴唇部水疱渗出、结痂或脓痂。

(2)皮肤可有散在丘疹、红斑、水疱,对称性分布于颜面、耳郭、四肢与躯干等部位。典型红斑呈虹膜样(在红斑中心发生水疱而状似虹膜)或环状(在红斑边缘部分发生水疱而似环状)。

(3)发病急骤,病程短,可以复发。

(三)鉴别诊断

应注意与药物过敏性口炎、白塞综合征、天疱疮、疱疹性龈口炎等鉴别。

(四)治疗

1.全身治疗

(1)抗组织胺类药物,用苯海拉明、氯苯那敏、阿司咪唑之类,可配合10%葡萄糖酸钙加维生素C静脉注射。

(2)皮质激素:病重者,用泼尼松30 mg,口服,每天1次,3~5天后减量至5 mg,每天1次。或静脉滴注氢化可的松。

(3)支持治疗:给予多种维生素。必要时给予输液。

2.局部治疗

(1)消炎止痛:用雷弗奴尔、氯己定或多贝氏液及1%～2%普鲁卡因含漱。

(2)皮肤病损可用5%硫黄炉甘石洗剂。

(五)护理与预防

(1)保持口腔卫生。

(2)避免和停止可能引起变态反应的药物及食物。

二、药物性口炎

本病属Ⅳ型变态反应性疾病,病损可单独或同时见于口腔与皮肤。若有口腔病损者,根据病因不同又称接触性口炎或药物性口炎。

(一)病因

由于口腔黏膜反复接触某种物质,如托牙材料、食物、银汞合金、牙膏、唇膏等所致;或使用某些药物,如磺胺类、巴比妥类、抗生素类、镇静剂等发生变态反应所致。

(二)诊断要点

(1)有明显的病因接触史。

(2)接触性口炎潜伏期从≤2天。口腔黏膜充血水肿,出现水疱,糜烂渗出,上覆假膜,局部灼热疼痛。

(3)药物性口炎潜伏期初次发作稍长,随着反复发作可缩短至数小时或数分钟。口腔黏膜灼热发胀或发痒,充血水肿,渗出糜烂甚至坏死。也可合并全身皮肤损害或限局固定性色素斑即固定性药疹。

(三)治疗

1.局部治疗

(1)消炎含漱剂:氯己定、口泰、雷弗奴尔等溶液含漱。

(2)止痛:0.5%~1%普鲁卡因液,于饭前10分钟含漱。

2.全身治疗

(1)抗组织胺类药物:口服苯海拉明、氯苯那敏、阿司咪唑之类。

(2)10%葡萄糖酸溶液钙20 mL加维生素C 1 g,静脉注射,每天1次。

(3)病情严重者可酌情使用泼尼松、地塞米松等皮质激素。

(4)给予大量维生素C。

(四)护理与预防

(1)保持口腔卫生,防止继发感染。

(2)及时去除和避免变应原因。

三、血管神经性水肿

(一)病因

血管神经性水肿属Ⅰ型变态反应。引起变态反应的物质如食物、药物、寒冷、情绪、感染、外伤等。

(二)诊断要点

(1)好发于口唇周围的疏松组织,上唇多于下唇。

(2)肿胀发展迅速,一般在10分钟内已明显,水肿区光亮潮红或接近正常色泽。

(3)局部有灼热,瘙痒感。触诊微硬而有弹性,无压痛。

(三)治疗

(1)寻找变应原,并停止接触。

(2)抗组织胺类药物,如苯海拉明、氯苯那敏、阿司咪唑等。必要时使用类固醇皮质激素治疗。

(3)局部涂用炉甘石洗剂止痒。

四、接触性口炎

(一)概述

过敏性接触性口炎是过敏体质者于局部接触药物后,发生变态反应引起的一种炎症性疾病。

1.病因

迟发型变态反应。

2.临床表现

接触部位轻者黏膜肿胀发红或形成红斑；重者糜烂和溃疡,甚至坏死。在接触区外,也可向邻近组织扩张。

3.诊断

根据病史及发现局部变应原,除去病因后症状很快消失。

(二)治疗

除去变应原,药物治疗见过敏性口炎。

(陈玉书)

第八章　口腔颌面部炎症

第一节　颌骨骨髓炎

一、病因

(一)牙源性感染

牙源性感染临床上最多见,约占这类骨髓炎的 90% ,常见在机体抵抗力下降和细菌毒力强时由急性根尖周炎、牙周炎、智齿冠周炎等牙源性感染直接扩散引起。

(二)损伤性感染

因口腔颌面部皮肤和黏膜的损伤,与口内相通的开放性颌骨粉碎性骨折或火器伤伴异物存留均有利于细菌侵入颌骨内,引起颌骨损伤性颌骨骨髓炎。

(三)血源性感染

该类感染多见于儿童,感染经血扩散至颌骨发生的骨髓炎,一般有颌面部或全身其他部位的化脓性病变或败血症史,但有时也可无明显全身病灶史。

二、临床表现

临床上可见四种类型的颌骨骨髓炎症状:急性化脓性、由急性转为慢性、起始即为慢性、非化脓性。下颌骨急性骨髓炎早期通常有下列 4 个特点:①深部剧烈疼痛。②间歇性高热。③颏神经分布区感觉异常或麻木。④有明显病因。

在开始阶段,牙齿不松动,肿胀也不明显,皮肤无瘘管形成,是真正的骨髓内的骨髓炎。积极的抗生素治疗在此阶段可防止炎症扩散至骨膜。化验检查仅有白细胞轻度增多,X 线检查基本为正常。由于此时很难取得标本培养及做药敏试验,可根据经验选择抗生素。

发病后 10～14 天,患区牙齿开始松动,叩痛,脓自龈沟向外排出或形成黏膜、皮肤瘘管排出。口腔常有臭味。颊部可有蜂窝织炎或有脓肿形成,颏神经分布区感觉异常。不一定有开口困难,但区域淋巴结有肿大及压痛,患者多有脱水现象。急性期如治疗效果欠佳,则转为慢性。临床可见瘘形成、软组织硬结、压痛。如起始即为慢性,则发病隐匿,仅有轻微疼痛,下颌稍肿大,渐有死骨形成,常无瘘管。

三、诊断

详细询问发病经过及治疗情况,注意与牙齿的关系,查明病原牙。有无积脓波动感,可疑时可做穿刺证实。脓液做细菌培养和抗生素敏感度测定。有无瘘管,用探针等器械探查有无死骨及死骨分离。X线摄片,慢性期查明骨质破坏情况,有无死骨形成。

四、治疗

(一)急性颌骨骨髓炎的治疗

在炎症初期,应采取积极有效的治疗,控制感染的发展。如延误治疗,则常形成广泛的死骨,造成颌骨骨质缺损。治疗原则与一般急性炎症相同,但急性化脓性颌骨骨髓炎一般来势迅猛,病情重,并常有引起血行感染的可能。因此,在治疗过程中应首先注意全身支持及药物治疗,同时应配合必要的外科手术治疗。

1.药物治疗

颌骨骨髓炎的急性期,尤其是中央性颌骨骨髓炎,应根据临床反应,细菌培养及药物敏感试验的结果,给予足量、有效的抗生素,以控制炎症的发展,同时注意全身必要的支持疗法。在急性炎症初期,物理疗法可有一定效果。

2.外科疗法

目的是达到引流排脓及去除病灶。急性中央性颌骨骨髓炎,一旦判定骨髓腔内有化脓性病灶时,应及早拔除病灶牙及相邻的松动牙,使脓液从拔牙窝内排出,既可以防止脓液向骨髓腔内扩散、加重病情,又能通过减压缓解剧烈的疼痛。如经拔牙未能达到引流目的,症状也不减轻时,则应考虑凿去部分骨外板,以达到敞开髓腔充分排脓,迅速解除疼痛的效果。如果颌骨内炎症自行穿破骨板,形成骨膜下脓肿或颌周间隙蜂窝织炎时,单纯拔牙引流已无效,此时可根据脓肿的部位从低位切开引流。

(二)慢性颌骨骨髓炎的治疗

颌骨骨髓炎进入慢性期有死骨形成时,必须手术去除死骨病灶后方能痊愈。慢性中央性颌骨骨髓炎,常常病变范围广泛并形成较大死骨块,可能一侧颌骨或全下颌骨均变成死骨。病灶清除应以摘除死骨为主,如死骨完全分离则手术较易进行。慢性边缘性颌骨骨髓炎,受累区骨质变软,仅有散在的浅表性死骨形成,故常用刮除方法去除。但感染侵入松质骨时,骨外板可呈腔洞状损害,有的呈单独病灶,有的呈数个病灶相互连通,病灶腔内充满着大量炎性肉芽组织,此时手术应以刮除病理性肉芽组织为主。

(张明卉)

第二节　智齿冠周炎

一、病因

阻生智齿及智齿在萌出过程中,牙冠可部分或全部被龈瓣覆盖,龈瓣与牙冠之间形成较深的盲袋,食物及细菌极易嵌塞于盲袋内;加上冠部牙龈常因咀嚼食物而损伤,形成溃疡。当全身抵抗力下降、局部细菌毒性增强时可引起冠周炎的急性发作。

二、临床表现

(一)慢性冠周炎

慢性冠周炎因症状轻微,患者就诊数不多。盲袋虽有食物残渣积存及细菌滋生,但引流通畅,若无全身因素、咬伤等影响,常不出现急性发作。在急性发作时,症状即与急性冠周炎相同。慢性者如反复发作,症状可逐渐加重,故应早期拔除阻生牙,以防止发生严重炎症及扩散。

(二)急性局限型冠周炎

阻生牙牙冠上覆盖的龈瓣红肿、压痛。挤压龈瓣时,常有食物残渣或脓性物溢出。龈瓣表面常可见到咬痕。反复发作者,龈瓣可有增生。

(三)急性扩展型冠周炎

局部症状同上,但更严重、明显。有颊部肿胀、开口困难及咽下疼痛。Winter 认为,由于龈瓣中含有颊肌及咽上缩肌纤维,可导致开口困难及吞咽疼痛。Kay 认为开口困难的原因可能是:①因局部疼痛而不愿张口;②由于炎症致使咀嚼肌组织张力增大,上颌牙尖在咬合时直接刺激磨牙后区的颞肌腱,引起反射性痉挛而致;③由于炎症时组织水肿的机械阻力使张口受限。耿温琦认为,如果炎症向磨牙后区扩散,可侵犯颞肌腱或翼内肌前缘,引起开口困难。

阻生的下颌第三磨牙多位于升支的前内侧,在升支前下缘与牙之间形成一骨性颊沟,其前下方即为外斜嵴,有颊肌附着。炎症常可沿此向前下方扩散,形成前颊部肿胀(以第一、第二磨牙为中心)。扩散型冠周炎多有明显的全身症状,包括全身不适、畏寒、发热、头痛、食欲减退、便秘,还可有白细胞及体温升高。颌下及颈上淋巴结肿大、压痛。

(四)扩散途径及并发症

炎症可直接蔓延或经由淋巴道扩散。由于炎症中心位于几个间隙的交界处,可引起多个间隙感染。一般先向磨牙后区扩散,再从该处向各间隙扩散。最易向嚼肌下间隙、翼颌间隙、颌下间隙扩散;其次是向咽旁间隙、颊间隙、颞间隙、舌下间隙扩散。严重者可沿血液循环引起全身他处的化脓性感染,甚至发生败血症等。磨牙后区的炎症(骨膜炎、骨膜下脓肿)可从嚼肌前缘与颊肌后缘之间的薄弱处,向前方扩散,引起颊间隙感染。嚼肌下间隙的感染可发生于沿淋巴道扩散或直接蔓延。嚼肌内侧面无筋膜覆盖,感染与嚼肌直接接触,引起严重肌痉挛,发生深度张口困难。嚼肌下间隙感染如未及时治疗或成为慢性,可引起下颌升支的边缘性骨炎。炎症向升支内侧扩散,可引起翼颌间隙感染,亦产生严重的开口困难,但程度不及嚼肌下感染引起者。炎症向内侧扩散,可引起咽旁间隙感染或扁桃体周围感染。炎症如向下扩散,可形成颌下间隙或舌下间隙感染。炎症如沿舌侧向后扩散,可形成咽峡前间隙感染。

三、诊断

多发生于青年人,尤其以 18~30 岁多见。有全身诱发因素或反复发作史,重者有发热、周身不适、血中白细胞计数增多。第三磨牙萌出不全,冠周软组织红、肿痛,盲袋溢脓或分泌物,具有不同程度的张口受限或吞咽困难,面颊部肿胀、患侧颌下淋巴结肿痛。慢性者可有龈瘘或面颊瘘,X 线检查见下颌骨外侧骨膜增厚,有牙周骨质的炎性阴影。下颌智齿冠周炎合并面颊瘘或下颌第一磨牙颊侧瘘时,易误诊为下颌第一磨牙的炎症。此外不可将下颌第二磨牙远中颈部龋引起的牙髓炎误诊为冠周炎。

四、治疗

对于慢性冠周炎,应及时拔除阻生牙,不可姑息迁延。因反复多次发作,多形成急性扩展型而带来更多痛苦。对急性冠周炎,应根据患者的身体情况、炎症情况、牙位情况、医师的经验,进行适当治疗。

(一)保守疗法

1.盲袋冲洗、涂药

可用 2% 的过氧化氢或温热生理盐水,并最好用一弯针头(可将尖部磨去,使之圆钝)深入至盲袋底部,彻底冲洗盲袋。仅在盲袋浅部冲洗则作用甚小。冲洗后用碘甘油或 50% 的三氯醋酸外涂,后二者有烧灼性,效果更好。涂药时用探针或弯镊导入盲袋底部。

2.温热液含漱

温热液含漱能改善局部血液循环,缓解肌肉痉挛,促使炎症消散,使患者感到舒适。用盐水或普通水均可,温度应稍高,每 1～2 小时含漱 1 次,每次含 4～5 分钟。含漱时头应稍向后仰并偏向患侧,使液体作用于患区。但在急性炎症扩散期时,不宜用热含漱。

3.抗生素

根据细菌学研究,细菌以绿色链球菌(甲型溶血性链球菌)为主,此菌对青霉素高度敏感,但使用 24 小时后即可能产生抗药性。故使用青霉素时,初次剂量应较大。由于厌氧菌在感染中亦起重要作用,故在严重感染时,应考虑使用克林霉素(亦称氯洁霉素)。亦可考虑青霉素类药物与硝基咪唑类药物(甲硝唑或替硝唑)同时应用。

4.中药、针刺治疗

可根据辨证施治原则用药。亦可用成药如牛黄解毒丸之类。面颊部有炎性浸润但未形成脓肿时,可外敷如意金黄散,有安抚、止痛、消炎作用。针刺合谷、下关、颊车等穴位有助于止痛、消炎和开口。

5.支持疗法

因常有上呼吸道感染、疲劳、失眠、精神抑郁等诱因,故应重视全身支持疗法,如适当休息、注意饮食、增加营养等。应注意口腔卫生。应视情况给予镇痛剂、镇静剂等。

(二)盲袋切开

如阻生牙牙冠已大部露出,则不需切开盲袋,只做彻底冲洗上药即可,因此种盲袋,多有通畅引流,保守疗法即可治愈冠周炎症。

如盲袋引流不畅,则必须切开盲袋。在牙冠露出不多或完全未露出、盲袋紧裹牙冠、疼痛严重或有跳痛者,盲袋多引流不畅,切开盲袋再彻底冲洗上药,能迅速消炎止痛并有利于防止炎症扩散。

切开盲袋时应充分麻醉。可将麻药缓慢注入磨牙后三角区深部及颊舌侧黏膜下。用尖刀片(11 号刀片)从近中颊侧起,刀刃向上、向后,将盲袋挑开。同时应将盲袋底部的残余牙囊组织切开,使盲袋彻底松弛、减压。但勿剥离冠周的黏骨膜,以免引起颊部肿胀。然后用前法彻底冲洗盲袋后上药。

(三)拔牙

如临床及 X 线检查,发现为下颌第三磨牙阻生,不能正常萌出,应及早拔除阻生牙,可预防冠周炎发生。如已发生冠周炎,何时拔除阻生牙,意见不一,特别是在急性期时。不少学者主张应待急性期消退后再拔牙,认为急性期拔牙有引起炎症扩散的可能。

近年来,主张在急性期拔牙者颇多,认为此法可迅速消炎、止痛,如适应证选择得当,拔牙可顺利进行,效果良好,不会使炎症扩散。如冠周炎为急性局限型,根据临床及 X 线检查判断,阻生牙可用简单方法顺利拔除时,应为拔牙的适应证。如为急性扩散型冠周炎,或判断拔除困难(需翻瓣、去骨等),或患者全身情况差,或医者本身的经验不足,则应待急性期后拔牙。

急性期拔牙时,如患者开口困难,可采用高位翼下颌阻滞麻醉,同时在磨牙后稍上方用局麻药行颞肌肌腱处封闭,并在翼内肌前缘处封闭,可增加开口度。拔牙时如有断根,可不必取出,留待急性期过后再取除。很小的断根可不必挖取。总之,创伤越小越好。急性期拔牙时,应在术前、后应用抗生素,术后严密观察。

(四)龈瓣切除

如牙位正常,与对颌牙可形成正常𬌗关系,𬌗面仅为龈瓣覆盖,则可行龈瓣切除。龈瓣切除后,应暴露牙的远中面。但阻生牙因萌出间隙不足,很难露出冠部的远中面,故龈瓣切除术的适应证很少。最好用圈形电灼器切除,此法简便,易操作,出血少,且同时封闭了血管及淋巴管,有利于防止炎症扩散。用刀切除时,宜用小圆刀片,尽量切除远中及颊舌侧,将牙冠全部暴露。远中部可缝合 1~2 针。

(五)拔除上颌第三磨牙

如下颌阻生牙龈瓣对颌牙有创伤(多可见到牙咬痕),同时上颌第三磨牙也无保留价值(或有错位,或已下垂等),应在治疗冠周炎时同时拔除。但如上颌第三磨牙有保留价值,可调𬌗,使之与下颌阻生牙覆盖之龈瓣脱离接触。

(张明卉)

第三节 口腔颌面部间隙感染

口腔颌面部间隙感染是口腔、颌骨周围、颜面及颈上部肌肉,筋膜、皮下组织中的弥散性急性化脓性炎症,也称为蜂窝织炎。如感染局限称为脓肿。其中有眶下、颊、嚼肌、翼颌、咽旁、颞下、颞、颌下、口底等间隙感染。临床表现主要为发热、食欲缺乏、局部红、肿、热、痛及张口受限或吞咽困难、白细胞增高,可引起脑、肺部等并发症。本病成年人发病率较高,主要为急性炎症表现,感染主要来自牙源性,少数为腺源性或血源性。口底蜂窝织炎是口腔颌面部最严重的感染,未及时接受治疗可发生败血症、中毒性休克或窒息等严重并发症,因此,早期诊断、早期治疗是关键。

一、眶下间隙感染

(一)病因

眶下间隙位于眼眶下方上颌骨前壁与面部表情肌之间。其上界为眶下缘,下界为上颌骨牙槽突,内界为鼻侧缘,外界为颧界。间隙中有从眶下穿出的眶下神经、血管及眶下淋巴结。此外尚有走行于肌间的内眦动脉、面前静脉及其与眼静脉、眶下静脉、面深静脉的交通支。眶下间隙感染多来自尖牙及第一前磨牙或上颌切牙的根尖化脓性炎症或牙槽脓肿;此外,上颌骨前壁骨髓炎、眶下区皮肤、鼻背及上唇的感染(如疖、痈)也可通过直接播散、静脉交通或淋巴引流致该间隙感染。

(二)临床表现

该间隙蜂窝织炎主要表现为眶下区,以尖牙窝为中心的红肿,可伴眼睑肿胀,睑裂变窄。眶下神经受累常伴有疼痛。从口腔前庭侧检查可见相当于尖牙及第一前磨牙前庭沟肿胀变平,从前庭沟向尖牙窝方向抽吸,可抽得脓液。有时可在眶下区直接扪及波动。向侧方可向颊间隙播散,引起颊部肿胀,向上播散可引起眶周蜂窝织炎,如引发内眦静脉、眶静脉血栓性静脉炎时,可造成海绵窦血栓性静脉炎。

(三)诊断

有剧烈疼痛,患侧眶下面部肿胀,鼻唇沟消失。下眼睑及上唇水肿。病牙松动,有叩痛。尖牙及前磨牙前庭沟肿胀,脓肿形成时有波动感。

(四)治疗

脓肿形成后应及时做切开引流,一般在尖牙、第一前磨牙相对应的前庭沟底肿胀中心做与上牙槽突平行的切口,深度应切破尖牙窝骨膜。用盐水冲洗,必要时放置橡皮引流条。橡皮引流条应与尖牙或第一前磨牙栓结固定,以免落入尖牙窝底部。如脓肿主要位于皮下且局限时,也可在下睑下方眶下缘沿皮纹做切口。但一般原则是尽可能采用口内切开引流的方式。急性炎症减轻后应及时治疗病灶牙。

二、颊间隙感染

(一)病因

颊间隙有广义狭义之分。广义的颊间隙指位于颊部皮肤与颊黏膜之间的间隙。其上界为颧骨下缘;下界为下颌骨下缘;前界从颧骨下缘,经口角至下颌骨下缘的连线;后界浅面相当于嚼肌前缘;深面为颊肌及翼下颌韧带等结构。间隙内除含蜂窝组织、脂肪组织(颊脂垫)外,尚有面神经、颊长神经、颌外动脉、面前静脉通过,以及颊淋巴结、颌上淋巴结等位于其中。狭义的颊间隙指嚼肌与颊肌之间存在的一个狭小筋膜间隙,颊脂垫正位于其中,此间隙亦称为咬颊间隙。颊间隙借血管、脂肪结缔组织与颞下间隙、颞间隙、嚼肌间隙、翼颌间隙、眶下间隙相通。颊间隙感染可来源于上下颌后牙的根尖感染或牙周感染,尤其是下颌第三磨牙冠周炎可直接波及此间隙,也可从邻近间隙播散而来,其次为颊及上颌淋巴结引起的腺源性感染,颊部皮肤黏膜的创伤、局部炎症也可引起该间隙感染。

(二)临床表现

面部前部肿胀、疼痛,如肿胀中心区接近皮肤或黏膜侧,可引起相应区域皮肤或黏膜的明显肿胀,引起张口受限。脓肿可扪及波动感。该间隙感染易向眶下间隙、颞下间隙、翼颌间隙及嚼肌间隙扩散,也可波及颌下间隙。

(三)诊断

有急性化脓性智齿冠周炎或上下颌磨牙急性根尖周炎史。当脓肿发生在颊黏膜与颊肌之间时,下颌或上颌磨牙区前庭沟红肿,前庭沟变浅呈隆起状,触之剧痛,有波动感,穿刺易抽出脓液,面颊皮肤红肿相对较轻。脓肿发生在皮肤与颊肌之间,特别是颊脂垫全面受到炎症累及时,面颊皮肤红肿严重、皮肤肿胀发亮,炎性水肿扩散到颊间隙解剖周界以外,但是红肿压痛中心仍颊肌位置。局部穿刺可抽出脓液。患者发热及白细胞计数增高。

（四）治疗

脓肿接近口腔黏膜时，宜在咬合线下方前庭沟上做平行于咬合线的切口。如脓肿接近皮肤，较局限时可直接从脓肿下方沿皮纹切开，较广泛时应从颌下1.5 cm处做平行于下颌骨下缘的切口，将止血钳从颌骨下缘外侧伸入颊部脓腔。引流条放置时宜加固定，以免落入脓腔中。

三、颞间隙感染

（一）病因

颞间隙位于颧弓上方的颞区。借脂肪结缔组织与颞下间隙、翼下颌间隙、嚼肌间隙和颊间隙相通。主要为牙源性感染，由上颌后磨牙根尖周感染引起。其次可由嚼肌间隙、翼下颌间隙、颞下间隙、颊间隙感染扩散而来直接播散。尚可继发于化脓性中耳炎、颞骨乳突炎，还可由颞部皮肤感染直接引起。该间隙感染可通过板障血管、直接破坏颞骨或通过颞下间隙的颅底诸孔、翼腭窝侵及颅内。患者出现硬脑膜激惹、颅内压升高的症状，如呕吐、昏迷、惊厥。

（二）临床表现

颞间隙临床表现取决于是单纯颞间隙感染还是伴有相邻多间隙感染，因此肿胀范围可仅局限于颞部或同时有腮腺嚼肌区、颊部、眶部、颧部等区广泛肿胀。病变区表现有凹陷性水肿，压痛、咀嚼痛和不同程度的张口受限。颞浅间隙脓肿可触到波动感，颞深间隙则需借助穿刺抽出脓液方能明确。由于颞筋膜坚韧厚实，颞肌强大，疼痛十分剧烈，可伴头痛，张口严重受限。深部脓肿难以自行穿破，脓液长期积存于颞骨表面，可引起骨髓炎。颞骨鱼鳞部骨壁薄，内外骨板间板障少，感染可直接从骨缝或通过进入脑膜的血管蔓延，导管脑膜炎、脑脓肿等并发症。感染可向颞下间隙、翼颌间隙、颊间隙、嚼肌间隙等扩散，伴多间隙感染时，则有相应间隙的症状和体征，并有严重的全身症状。

（三）诊断

有上颌第三磨牙冠周炎、根尖周炎史，上牙槽后神经阻滞麻醉、卵圆孔麻醉、颞下—三叉—交感神经封闭史。颞部或同时有腮腺嚼肌区有凹陷性水肿，压痛、咀嚼痛和不同程度的张口受限，疼痛十分剧烈。

（四）治疗

脓肿形成时，应根据脓肿大小及范围确定切口。颞浅间隙的脓肿可在颞肌表面做放射状切口，切口方向与颞肌纤维方向一致。勿在切开引流过程中横断颞肌，以免引起出血、感染播散。颞深间隙脓肿时，可沿颞肌附着线做弧形切口，从骨膜上翻开肌瓣彻底引流脓腔。颞间隙伴颞下间隙、翼颌间隙感染时可另在升支喙突内侧，上颌前庭沟后做切口，或经颌下做切口，使引流管一端经口内（或颌下）引出，另一端经口外引出建立贯通引流，加快创口愈合。颞间隙感染经久不愈者，应考虑是否发生颞骨骨髓炎，可通过X线照片或经伤口探查证实，如有骨质破坏吸收的影像或是骨膜粗糙不平，尽早做颞骨刮治术。

四、颞下间隙感染

（一）病因

颞下间隙位于颞骨下方。前界为上颌结节及上颌颧突后面；后界为茎突及茎突诸肌；内界为蝶骨翼突外板的外侧面；外界为下颌支上份及颧弓；上界为蝶内大翼的颞下面和颞下嵴；下界是翼外肌下缘平面,并与翼下颌间隙分界。该间隙中的脂肪组织、颌内动静脉、翼静脉丛、三叉神经上下颌支的分支分别与颞、翼下颌、咽旁、颊、翼腭等间隙相通;还可借眶下裂、卵圆孔和棘孔分别与眶内、颅内相通。上颌后磨牙根尖周感染,特别是上颌第三磨牙冠周炎可直接引起颞下间隙的感染。也可从相邻的颞间隙、翼颌间隙、嚼肌下间隙染及颊间隙感染引起。深部注射麻醉药液如上牙槽后神经麻醉,圆孔、卵圆孔阻滞麻醉,颞下封闭,如消毒不严密有可能造成该间隙感染。

(二)临床表现

首发症状是面深部疼痛及张口受限,张口型向患侧偏斜。额骨颧突后方、颧弓上方肿胀压痛,口内检查在颧牙槽嵴后方的前庭沟部分可扪及肿胀膨隆,可从此或乙状切迹垂直穿刺抽出脓液。由于本间隙与颞间隙、翼下颌间隙并无解剖结构分隔,往往同时伴有颞间隙及翼下颌间隙感染的症状和体征。颞下间隙感染时,除直接波及颞间隙及翼颌间隙,内上可波及眼眶及翼腭窝,通过颅底孔道、翼静脉丛与颅内血管交通,引起颅内感染。向外可波及嚼肌下间隙,向前下可波及颊间隙引起感染。

(三)诊断

有上颌第三磨牙冠周炎、根尖周炎史,上牙槽后神经阻滞麻醉、卵圆孔麻醉、颞下-三叉-交感神经封闭史也不可忽视。颞下间隙感染早期症状常不明显;脓肿形成后也不易查出波动感。为早诊断,应用穿刺和超声检查帮助诊断。

(四)治疗

应积极应用大剂量抗生素治疗。若症状缓解不明显,经口内(上颌结节外侧)或口外(颧弓与乙状切迹之间)途径穿刺有脓时,应及时切开引流。切开引流途径可由口内或口外进行。口内在上颌结节外侧口前庭黏膜转折处切开,以血管钳沿下颌升支喙突内侧向后上分离至脓腔。口外切开多用沿下颌角下做弧形切口,切断颈阔肌后,通过下颌升支后缘与翼内骨之间进入脓腔。

五、嚼肌间隙感染

(一)病因

嚼肌间隙位于嚼肌与下颌升支外侧骨壁之间。由于嚼肌在下颌支及其角部附着宽广紧密,故潜在性嚼肌间隙存在于下颌升支上段的外侧部位。借脂肪结缔组织与颊、颞下、翼下颌、颞间隙相连。嚼肌间隙为最常见的颌面部间隙感染之一。主要来自下颌智齿冠周炎,下颌磨牙的根尖周炎、牙槽脓肿,也可因相邻间隙,如颞下间隙感染的扩散,偶有化脓性腮腺炎波及引起。

(二)临床表现

以下颌支及下颌角为中心的嚼肌区肿胀、变硬、压痛伴明显张口受限。由于嚼肌肥厚坚实,脓肿难以自行破溃,也不宜触到波动感。若炎症在1周以上,压痛点局限或有凹陷性水肿,经穿刺有脓液时,应积极行切开引流,否则容易形成下颌支的边缘性颌骨骨髓炎。

(三)诊断

有急性化脓性下颌智齿冠周炎史。以嚼肌为中心的急性炎性红肿、跳痛、压痛,红肿范围上方超过颧弓,下方达颌下,前到颊部,后至颌后区。深压迫有凹陷性水肿,不易扪到波动感,有严重开口受限。用粗针从红肿中心穿刺,当针尖达骨面时回抽并缓慢退针即可抽到少许黏稠脓液。患者高烧,白细胞总数增高,中性白细胞比例增大。

(四)治疗

嚼肌间隙蜂窝织炎时除全身应用抗生素外,局部可和物理疗法或外敷中药;一旦脓肿形成应及时引流。嚼肌间隙脓肿切开引流的途径,虽可从口内翼下颌皱襞稍外侧切开,分离进入脓腔引流,但因引流口常在脓腔之前上份,体位引流不畅,炎症不易控制,发生边缘性骨髓炎的机会也相应增加。因此,临床常用口外途径切开引流。口外切口从下颌支后缘绕过下颌角,距下颌下缘2 cm处切开,切口长3~5 cm,逐层切开皮下组织,颈阔肌及嚼肌在下颌角区的部分附着,用骨膜剥离器,由骨面推起嚼肌进入脓腔,引出脓液,冲洗脓腔后填入盐水纱条引流。次日交换敷料时抽去纱条,换橡皮管或橡皮条引流。如有边缘性骨髓炎形成,在脓液减少后应早期施行死骨刮除术,术中除重点清除骨面死骨外,不应忽略嚼肌下骨膜面附着之死骨小碎块及坏死组织,以利创口早期愈合。嚼肌间隙感染缓解或被控制后,应及早对引起感染的病灶牙进行治疗或拔除。

六、翼颌间隙感染

(一)病因

翼颌间隙感染又称翼下颌间隙,位于翼内肌与下颌支之间,其前界为颊肌及下颌骨冠突;后界为下颌支后缘与腮腺;内侧界为翼肌及其筋膜;外侧界为下颌支的内板及颞肌内面;上界为翼外肌;下界为下颌支与翼内肌相贴近的夹缝。间隙内有舌神经、下牙槽神经、下牙槽动、静脉穿行,下牙槽神经阻滞术即将局麻药物注入此间隙内。翼颌间隙感染主要是由牙源性感染引起的,如下颌第三磨牙冠周炎、上下颌磨牙根尖周感染等。也可由注射麻醉药液或其他间隙感染如颞下间隙、颊间隙、咽旁间隙、嚼肌间隙等感染的直接播散。

(二)临床表现

翼颌间隙感染时,突出症状是面深部疼痛及张口受限。可在升支后缘、下颌角下内侧、升支前缘与翼下颌韧带之间扪及组织肿胀,压痛。医源性原因引起者起病慢,症状轻微而不典型,牙源性感染引起或其他毗邻间隙感染播散引起者,则起病急骤。翼下颌间隙感染非常容易向嚼肌间隙、颊间隙、颞下及颞间隙扩散。向其他间隙扩散时,局部及全身都会出现更为严重的炎症反应与毒性反应。可从间隙内抽出脓液,或超声波查见脓液平面。

(三)诊断

有急性下颌智齿冠周炎史或急性扁桃体炎史,或有邻近的翼颌间隙、颊间隙、颌下间隙、舌下间隙感染史。面深部疼痛及张口受限,局部及全身都会出现更为严重的炎症反应与毒性反应,可从间隙内抽出脓液,或超声波查见脓液平面。

(四)治疗

可经口内途径或口外途径建立引流。口内途径是从翼下颌韧带外侧0.5 cm处做纵行切开,在升支前缘内侧分离直达脓腔,或从下颌角下缘下1.5 cm处做平行于下颌角下缘的切口,在保护面神经下颌缘支的条件下,用大弯止血钳从翼内肌下颌骨后缘间分离进入脓腔。感染病史超过2周时,应注意探查升支内侧骨板有无破坏,如有边缘性骨髓炎形成时宜及时处理。

七、舌下间隙感染

(一)病因

舌下间隙位于舌和口底黏膜之下,下颌舌骨肌及舌骨舌肌之上。前界及两侧为下颌体的内侧面;后部止于舌根。由颏舌肌及颏舌骨肌又可将舌下间隙分为左右两部,二者在舌下肉阜深面相连通。舌下间隙后上与咽旁间隙、翼下颌间隙相通,后下通入颌下间隙。舌下间隙感染可能是牙源性感染引起,如下颌切牙根尖周感染可首先引起舌下肉阜间隙炎症,尖牙、前磨牙及第一磨牙根尖周感染可引起颌舌沟间隙炎症,牙源性感染尚可通过淋巴及静脉交通途径引起该间隙的炎症。创伤、异物刺入、颌下腺导管化脓性炎症,舌下腺感染及同侧颌下间隙感染的播散也是可能的感染途径。一侧舌下间隙感染时主要向对侧舌下间隙及同侧颌下间隙播散。

(二)临床表现

舌下肉阜区及颌舌沟部位软组织肿胀、疼痛,黏膜表面可能覆盖纤维渗出膜,患侧舌体肿胀、僵硬、抬高,影响语言及吞咽。同侧颌下区也可能伴有肿胀。波及翼内肌时可出现张口受限。颌舌沟穿刺可抽得脓液。应注意与舌根脓肿鉴别。后者多由局部损伤因素引起舌体或舌根肌肉内感染,引起舌体或舌根肿胀,舌体运动受限,吞咽及呼吸困难。向舌根深部穿刺可抽出脓液。

(三)诊断

根据临床表现和舌下肿胀的部位感染的原因诊断。应与舌根部脓肿鉴别,舌根部脓肿较少见,常因刺伤舌黏膜或舌根部扁桃体的化脓性炎症继发;患者自觉症状有吞咽疼痛和进食困难,随着炎症加重可有声音嘶哑,甚至压迫会厌,出现上呼吸道梗阻症状。全身及局部症状均比舌下间隙感染重。

(四)治疗

应在舌下皱襞外侧做与下颌牙槽突平行的纵切口,略向下分离即可达脓腔,如放置引流条时,其末端应与下牙固定。患者应进流食,勤用盐水及漱口液含漱。诊断为舌根部脓肿时,可从口外舌骨上方做水平切口,应用钝头止血钳从中线向舌根方向钝分离,直到脓腔引流。如有窒息危险时可先行气管切开,再做脓肿引流手术。

八、咽旁间隙感染

(一)病因

咽旁间隙位于咽腔侧方的咽上缩肌与翼内肌和腮腺深叶之间。前为翼下颌韧带及颌下腺上缘;后为椎前筋膜。间隙呈倒立锥体形,底在上为颅底的颞骨和蝶骨,尖向下止于舌骨。由茎突及附着其上诸肌将该间隙分为前、后两部,前部称咽旁前间隙,后部为咽旁后间隙。前间隙小,其中有咽升动脉、静脉及淋巴、蜂窝组织。后间隙大,有出入颅底的颈内动、静脉,第9~12对脑神经及颈深上淋巴结等。咽旁间隙与翼颌、颞下、舌下、颌下及咽后诸间隙相通;血管神经束上通颅内,下连纵隔,可成为感染蔓延的途径。多为牙源性,特别是下颌智齿冠周炎,以及腭扁桃体炎和相邻间隙感染的扩散。偶继发于腮腺炎、耳源性炎症和颈深上淋巴结炎。

(二)临床表现

表现为咽侧壁咽腭弓、舌腭弓乃至软腭肿胀、变红,扁桃体及悬雍垂偏向中线对侧,在翼颌韧带内侧翼内肌与咽上缩肌之间或下颌角后外方上、内、前方翼内肌内侧穿刺可抽得脓液。可伴张口受限、吞咽疼痛。重者可伴颈上份和颌后区肿胀、呼吸困难、声嘶。咽旁间隙感染时可波及翼颌、颞下、舌下及颌下间隙,向上可引起颅内感染,向下可波及纵隔。波及颈动脉可引起出血死亡。

(三)诊断

有急性下颌智齿冠周炎史,或急性扁桃体炎史,或有邻近的翼颌间隙、颊间隙、颌下间隙、舌下间隙感染史。多见于儿童及青少年。除严重全身感染中毒体征外,局部常表现有如下三大特征。①咽征:口腔内一侧咽部红肿、触痛,肿胀范围包括翼下颌韧带区、软腭、悬雍垂移向健侧,患者吞咽疼痛,进食困难。从咽侧红肿最突出部位穿刺可抽出脓液。②颈征:患侧下颌角稍下方的舌骨大角平面肿胀、压痛。③开口受限：由于炎症刺激该间隙外侧界的翼内肌发生痉挛，从而表现为一定程度的开口受限。

（四）治疗

脓肿较局限时，可从口内切开引流。可在翼颌韧带内侧做纵向切口，分开咽肌进入脓腔，切口达黏膜深层即可，止血钳分离脓腔时不能过深，以免伤及深部的大血管。要在有负压抽吸及气管切开抢救设备条件下进行手术，以免脓液突然流出阻塞气管。张口受限或肿胀广泛时，可从口外切开引流，在下颌角下方 1.5 cm 平行于下颌骨下缘切口。因脓肿位置紧邻气道，在治疗过程中应严密观察呼吸情况，有窒息症状时应及时进行气管切开。

九、颌下间隙感染

（一）病因

颌下间隙位于颌下三角内，间隙中包含有颌下腺，颌下淋巴结，并有颌外动脉、面前静脉、舌神经、舌下神经通过。该间隙向上经下颌舌骨肌后缘与舌下间隙相续；向后内毗邻翼下颌间隙、咽旁间隙；向前通颏下间隙；向下借疏松结缔组织与颈动脉三角和颈前间隙相连。因此，颌下间隙感染可蔓延成口底多间隙感染。多见于下颌智齿冠周炎，下颌后牙尖周炎、牙槽脓肿等牙源性炎症的扩散。其次为颌下淋巴结炎的扩散。化脓性颌下腺炎有时亦可继发颌下间隙感染。

（二）临床表现

主要表现为以颌下区为中心的红肿、疼痛，严重者可波及面部及颈部皮肤红肿，患者可能伴有吞咽疼痛及张口困难。脓液形成时易扪及波动感。颌下间隙感染可向舌下间隙、颏下间隙、咽旁间隙及颈动脉三角区扩散。要注意与颌下腺化脓性炎症区别。颌下腺化脓性炎症常有进食后颌下区肿胀历史，双合诊颌下腺及其导管系统肿胀、压痛，挤压颌下腺及导管可见脓液从颌下腺导管口流出。多有相对长期的病史，反复急性发作。而颌下间隙蜂窝织炎起病急骤，颌下弥漫性肿胀，病情在数天内快速进展。

（三）诊断

常见于成人有下颌磨牙化脓性根尖周炎、下颌智齿冠周炎史，婴幼儿、儿童多能询问出上呼吸道感染继发颌下淋巴结炎病史。颌下三角区炎性红肿、压痛，病初表现为炎性浸润，有压痛；进入化脓期有跳痛、波动感，皮肤潮红；穿刺易抽出脓液。患者有不同程度体温升高、白细胞增多等全身表现。急性化脓性颌下腺炎，常在慢性颌下腺炎的基础上急性发作，表现有颌下三角区红肿压痛及体温升高、白细胞增加的急性炎症体征，但多不形成颌下脓肿，并有患侧舌下肉阜区、颌下腺导管口红肿，压迫颌下有脓性分泌物自导管口流出。拍摄 X 线口底咬片多能发现颌下腺导管结石。

（四）治疗

颌下间隙形成脓肿时范围较广，脓腔较大，但若为淋巴结炎引起的蜂窝织炎，脓肿可局限于一个或数个淋巴结内，则切开引流时必须分开形成脓肿的淋巴结包膜始能达到引流的目的。颌下间隙切开引流的切口部位、长度，应参照脓肿部位、皮肤变薄的区域决定。一般在下颌骨体部下缘以下 2 cm 处做与下颌下缘平行之切口；切开皮肤、颈阔肌后，血管钳钝性分离进入脓腔。如为淋巴结内脓肿，应分开淋巴结包膜，同时注意多个淋巴结脓肿的可能，术中应仔细检查，予以分别引流。

十、颏下间隙感染

(一)病因

颏下间隙位于舌骨上区,为颏下三角内的单一间隙。间隙内有少量脂肪组织及淋巴结,此间隙供下颌舌骨肌、颏舌骨肌与舌下间隙相隔。两侧与颌下间隙相连,感染易相互扩散。颏下间隙的感染多来自淋巴结炎症。下唇、舌尖、口底、舌下肉阜、下颌前牙及牙周组织的淋巴回流可直接汇于颏下淋巴结,故以上区域的各种炎症、口腔黏膜溃疡、口腔炎等均可引起颏下淋巴结炎,然后继发颏下间隙蜂窝织炎。

(二)临床表现

由于颏下间隙感染多为淋巴结扩散引起,故一般病情进展缓慢,早期仅局限于淋巴结的肿大,临床症状不明显。当淋巴结炎症扩散至淋巴结外后,才引起间隙蜂窝织炎,此时肿胀范围扩展至整个颏下三角区,皮肤充血、疼痛。脓肿形成后局部皮肤紫红,按压有凹陷性水肿及波动感染。感染向后波及颌下间隙时,可表现出相应的症状。

(三)诊断

主要根据淋巴结扩散引起的颏下三角区皮肤充血、疼痛。脓肿形成后局部皮肤紫红,按压有凹陷性水肿及波动感染可诊断。

(四)治疗

宜从颏下 1 cm 处做平行于下颌骨下缘的切口,分开皮下组织即达脓腔。

十一、口底蜂窝织炎

(一)病因

下颌骨下方、舌及舌骨之间有多条肌,其行走又互相交错,在肌与肌之间,肌与颌骨之间充满着疏松结缔组织及淋巴结,因此,口底各间隙之间存在着相互关联关系,一旦由于牙源性及其他原因而发生蜂窝织炎时,十分容易向各间隙蔓延而引起广泛的蜂窝织炎。口底多间隙感染一般指双侧颌下、舌下及颏下间隙同时受累。其感染可能是金色葡萄球菌为主引起的化脓性口底蜂窝织炎;也可能是厌氧菌或腐败坏死性细菌为主引起的腐败坏死性口底蜂窝织炎,后者又称为卢德维咽峡炎,临床上全身及局部反应均甚严重。口底多间隙感染可来自下颌牙的根尖周炎、牙周脓肿、骨膜下脓肿、冠周炎、颌骨骨髓炎,以及颌下腺炎、淋巴结炎、急性扁桃体炎、口底软组织和颌骨的损伤等。

引起化脓性口底蜂窝织炎的病原菌,主要是葡萄球菌、链球菌;腐败坏死性口底蜂窝织炎的病原菌,主要是厌氧性、腐败坏死性细菌。口底多间隙感染的病原菌常常为混合性菌群,除葡萄球菌、链球菌外,还可见产气荚膜杆菌、厌氧链球菌、败血梭形芽孢杆菌、水肿梭形芽孢杆菌、产气梭形芽孢杆菌,以及溶解梭形芽孢杆菌等。

(二)临床表现

化脓性病原菌引起的口底蜂窝织炎,病变初期肿胀多在一侧颌下间隙或舌下间隙。因此,局部特征与颌下间隙或舌下间隙蜂窝织炎相似。如炎症继续发展扩散至颌周整个口底间隙时,则双侧颌下、舌下及颏部均有弥漫性肿胀。

腐败坏死性病原菌引起的口底蜂窝织炎,软组织的副性水肿非常广泛,水肿的范围可上及面颊部,下至颈部锁骨水平;严重的甚至达胸上部。颌周有自发性剧痛,灼热感,皮肤表面略粗糙而红肿坚硬。肿胀区皮肤呈紫红色,压痛,明显凹陷性水肿,无弹性。随着病变发展,深层肌等组织发生坏死、溶解,有液体而出现流动感。皮下因有气体产生,可扪及捻发音。切开后有大量咖啡色、稀薄、恶臭、混有气泡的液体,并可见肌组织呈棕黑色,结缔组织为灰白色,但无明显出血。病情发展过程中,口底黏膜出现水肿,舌体被挤压抬高。由于舌体僵硬、运动受限,常使患者语言不清、吞咽困难,而不能正常进食。如肿胀向舌根发展,则出现呼吸困难,以致患者不能平卧;严重者烦躁不安,呼吸短促,口唇发绀,甚至出现"三凹征",此时有发生窒息的危险。个别患者的感染可向纵隔扩散,表现出纵隔炎或纵隔脓肿的相应症状。

全身症状常很严重,多伴有发热、寒战,体温可达 39～40 ℃。但在腐败坏死在蜂窝织炎时,由于全身机体中毒症状严重,体温反可不升。患者呼吸短浅,脉搏频弱,甚至血压下降,出现休克。

(三)诊断

根据双侧颌下、舌下及颏部均有弥漫性肿胀,颌周有自发性剧痛,皮肤表面红肿坚硬,肿胀区皮肤呈紫红色,压痛,明显凹陷性水肿,无弹性,皮下因有气体产生,可扪及捻发音。患者吞咽困难,而不能正常进食。如肿胀向舌根发展,则出现呼吸困难,甚至出现"三凹征",此时有发生窒息的危险。全身机体中毒症状严重,体温反可不升。患者呼吸短浅,脉搏频弱,甚至血压下降,出现休克可诊断。

(四)治疗

口底蜂窝织炎不论是化脓性病原菌引起的感染,还是腐败坏死性病原菌引起的感染,局部及全身症状均很严重。其主要危险是呼吸道的阻塞及全身中毒。在治疗上,除经静脉大量应用广谱抗菌药物,控制炎症的发展外,还应着重进行全身支持疗法,如输液、输血,必要时给予吸氧、维持水电解质平衡等治疗;并应及时行切开减压及引流术。

切开引流时,一般根据肿胀范围或脓肿形成的部位,从口外进行切开。选择皮肤发红、有波动感的部位进行切开较为容易。如局部肿胀呈弥漫性或有副性水肿,而且脓肿在深层组织内很难确定脓肿形成的部位时,也可先进行穿刺,确定脓肿部位后,再行切开。如肿胀已波及整个颌周,或已有呼吸困难现象时,应做广泛性切开。其切口可在双侧颌下,颌下做与下颌骨相平行的"衣领"形或倒"T"形切口。术中除应将口底广泛切开外,还应充分分离口底肌,使口底各个间隙的脓液能得到充分引流。如为腐败坏死性病原菌引起的口底蜂窝织炎,肿胀一旦波及颈部及胸前区,皮下又触到捻发音时,应按皮纹行多处切开,达到敞开创口,改变厌氧环境和充分引流的目的。然后用 3% 的过氧化氢液或 1：5 000 高锰酸钾溶液反复冲洗,每天 4～6 次,创口内置橡皮管引流。

(张明卉)

第四节 颌面部疖痈

颌面部疖痈是一种常见病,它是皮肤毛囊及皮脂腺周围组织的一种急性化脓性感染。发生在一个毛囊及所属皮脂腺者称疖;相邻多个毛囊及皮脂腺累及者称痈。由于颜面部局部组织松软,血运丰富,静脉缺少瓣膜且与海绵窦相通。如感染处理不当,易扩散逆流入颅内,引起海绵窦血栓性静脉炎、脑膜炎、脑脓肿等并发症。尤其是发生在颌面部的"危险三角区"内更应注意。

一、病因

绝大多数的病原菌为金黄色葡萄球菌,少数为白色葡萄球菌。在通常情况下,人体表面皮肤及毛囊皮脂腺有细菌污染但不致病。当皮肤不洁,抵抗力降低,尤其是某些代谢障碍的疾病,如糖尿病患者,当细菌侵入很易引起感染。

二、临床表现

疖是毛囊及其附件的化脓性炎症,病变局限在皮肤的浅层组织。初期为圆锥形毛囊性炎性皮疹,基底有明显炎性浸润,形成皮肤红、肿、痛的硬结,自觉灼痛和触痛,数天后硬结顶部出现黄白色脓点,周围为红色硬性肿块,患者自觉局部发痒、灼烧感及跳痛,以后发展为坏死性脓栓,脓栓脱去后排出血性脓液,炎症渐渐消退,创口自行愈合。轻微者一般无明显全身症状,重者可出现发热,全身不适及区域性淋巴结肿大。如果处理不当,如随意搔抓或挤压排脓,以及不适当切开等外科操作,都可促进炎症的扩散,甚至引起败血症。有些菌株在皮肤疖肿消退后还可诱发肾小球肾炎。发生于鼻翼两旁和上颌者,因此处为血管及淋巴管丰富的危险三角区,如果搔抓、挤捏或加压,感染可骤然恶化,红肿热痛范围扩大,伴发蜂窝织炎或演变成痈,因危险三角区的静脉直接与颅内海绵窦相通,细菌可沿血行进入海绵窦形成含菌血栓,并发海绵窦血栓性静脉炎,进而引起颅内感染、败血症或脓毒血症,常可危及生命。疖通常为单个或数个,若病菌在皮肤扩散或经血行转移,便可陆续发生多数疖肿,如果反复出现,经久不愈者,则称为疖病。

痈是多个相邻的毛囊及其所属的皮脂腺或汗腺的急性化脓性感染,由多个疖融合而成,其病变波及皮肤深层毛囊间组织时,可顺筋膜浅面扩散波及皮下脂肪层,造成较大范围的炎性浸润或组织坏死。

痈多发生于成年人,男性多于女性,好发于上唇部(唇痈)、项部(对口疮)及背部(搭背)。感染的范围和组织坏死的深度均较疖为重。当多数毛囊、皮脂腺、汗腺及其周围组织发生急性炎症与坏死时,可形成迅速扩大的紫红色炎性浸润。感染可波及皮下筋膜层及肌组织。初期肿胀的唇部皮肤与黏膜上出现多数的黄白色脓点,破溃后呈蜂窝状,溢出脓血样分泌物,脓头周围组织可出现坏死,坏死组织溶解排出后可形成多数蜂窝状洞腔,严重者中央部坏死、溶解、塌陷,似"火山口"状,内含有脓液或大量坏死组织。痈向周围和深层组织发展,可形成广泛的浸润性水肿。

唇痈除了剧烈的疼痛外,可引起区域淋巴结的肿大和触痛,全身症状明显,如发热,畏寒,头痛及食欲减退,白细胞计数增高,核左移等。唇痈不仅局部症状比疖重,而且容易引起颅内海绵状血栓性静脉炎、败血症、脓毒血症及中毒性休克等,危险性很大。

三、诊断

有全身及局部呈现急性炎症症状,体温升高、白细胞升高、多核白细胞增多、左移。单发性毛囊炎为"疖",多发性为"痈"。注意疖肿的部位是否位于"危险三角区",有无挤压、搔抓等有关病史,有无头痛、头晕、眼球突出等海绵窦血栓性静脉炎等征象败血症表现。

四、治疗

(一)局部治疗

尽量保持局部安静,减少表情运动,尽量少说话,进流食等,以减少肌肉运动时对疖肿的挤压刺激,严禁挤压、搔抓、挑刺,忌用热敷、石炭酸或硝酸银烧灼,以防感染扩散。

1.毛囊炎的局部治疗

止痒杀菌,局部保持清洁干燥。可涂 2%～2.5% 的碘酊,1 天数次。毛囊内脓肿成熟后,毛发可自然脱出,少量脓血分泌物溢出或吸收便可痊愈。

2.疖的局部治疗

杀菌消炎,早期促进吸收。早期可外涂 2%～2.5% 的碘酊,20%～30% 的鱼石脂软膏或纯鱼石脂外敷,也可用 2% 的鱼石脂酊涂布。也可外敷中药,如二味地黄散、玉露散等。如炎症不能自行消退,一般可自行穿孔溢脓。如表面脓栓不能自行脱落,用镊子轻轻夹除,然后脓液流出,涂碘酊即可。

3.痈的局部治疗

促使病变局限,防止扩散。用药物控制急性炎症的同时,局部宜用 4% 的高渗盐水或含抗菌药物的盐水行局部湿敷,以促使痈早期局限、软化及穿破,对已有破溃者有良好的提脓效果,在溃破处可加用少量化腐丹,以促进坏死组织溶解,脓栓液化脱出。对脓栓浓稠,一时难以吸取者,可试用镊子轻轻钳出,但对坏死组织未分离彻底者,不可勉强牵拉,以防感染扩散。此时应继续湿敷至脓液消失,直到创面平复为止。过早停止湿敷,可因阻塞脓道造成肿胀再次加剧。面部疖痈严禁早期使用热敷和按一般原则进行切开引流,以防止感染扩散,引起严重并发症。对已形成明显的皮下脓肿而又久不破溃者,可考虑在脓肿表面中心皮肤变薄或变软的区域,做保守性切开,引出脓液,但严禁分离脓腔。

(二)全身治疗

一般单纯的毛囊炎和疖无并发症时,全身症状较轻,可口服磺胺和青霉素等抗菌药物,患者应适当休息和加强营养。

面部疖合并蜂窝织炎或面痈应常规全身给予足量的抗菌药物,防止炎症的进一步扩散。有条件者最好从脓头处取脓液进行细菌培养及药物敏感试验,疑有败血症及脓毒血症者应进行血培养。但无论是脓液培养还是血培养,可能因为患者已用过抗菌药物,或因为取材时间和培养技术的影响,培养结果可能为假阴性,药物敏感试验也可能出现偏差。为提高培养结果的阳性率和药物敏感试验的准确性应连续 3～5 天抽血培养,根据结果用药。如果一时难以确定,可先试用对金黄色葡萄球菌敏感的药物,如青霉素、头孢菌素及红霉素等,待细菌培养和药物敏感试验有确定结果时,再做必要的调整。尽管细菌药物敏感试验结果是抗菌药物选择的重要依据,但由于受体内、体外环境因素的影响,体外药物敏感试验的结果不能完全反映致病细菌对药物的敏感程度。

另一个给药的重要依据是在用药后症状的好转程度,如症状有明显好转,说明用药方案正确,如症状没有好转,或进一步恶化,应及时调整用药方案。此外,在病情的发展过程中,可能出现耐药菌株或新的耐药菌株的参与,所以也应根据药物敏感试验的结果和观察脓液性质及时调整用药方案。败血症和脓毒血症常给予 2～3 种抗菌药物联合应用,局部和全身症状完全消失后,再维持用药 5～7 天,以防病情的复发。唇痈伴有败血症和脓毒血症时,可能出现中毒性休克,或出现海绵窦血栓性静脉炎和脑脓肿等严重并发症,应针对具体情况予以积极的全身治疗。

(张明卉)

第五节　面颈部淋巴结炎

一、病因

以继发于牙源性及口腔感染最为多见,也可以来源于面部皮肤的损伤、疖、痈等。小儿大多数由上呼吸道感染及扁桃体炎引起。由化脓性细菌引起的称为化脓性淋巴结炎。由结核杆菌引起的为结核性淋巴结炎。

二、临床表现

(一)急性化脓性淋巴结炎

急性化脓性淋巴结炎早期病症轻者仅有淋巴结的肿大、变硬和压痛,有时患者有自觉疼痛的症状,淋巴结的界限清楚,与周围组织无粘连,移动度尚可。当炎症波及淋巴结包膜外时,结周出现蜂窝织炎,则肿胀弥散,周界不清,表面皮肤发红。全身反应轻微或有低热,体温一般在38 ℃以下,此期常为患者所忽视而不能及时治疗,如能够及时治疗可以治愈或向慢性淋巴结炎转归。如未有效地控制,可迅速发展成为化脓性,局部疼痛加重,淋巴结化脓溶解。脓肿破溃后,侵及周围软组织,形成广泛的肿胀,皮肤红肿,淋巴结与周围组织粘连,不能移动。脓肿形成后,皮肤表面出现明显压痛点,表面皮肤软化,有凹陷性水肿,可扪及波动感。全身反应加重,高热,寒战,头痛,全身无力,食欲减退,小儿出现烦躁症状,白细胞数急剧上升,达$(20\sim30)\times10^9/L$,重者出现核左移。如不及时治疗可并发颌周间隙蜂窝织炎、静脉炎、败血症,甚至出现中毒性休克。临床上小儿的症状较成人更加严重,反应更加剧烈。

(二)慢性淋巴结炎

慢性淋巴结炎主要表现为慢性增殖性炎症,也可以是急性化脓性炎症经有效控制后的转归过程。淋巴结肿大、变硬,大小不等,与周围组织无粘连,活动度良好,有轻度压痛,无明显全身症状。慢性淋巴结炎可持续很长时间,甚至有些病例在治愈后,因淋巴结内纤维结缔组织增生,在肿大的淋巴结消退到一定程度后,仍有一定硬度,但无任何其他症状。此外,慢性淋巴结炎在遇到新的致病因子的侵袭或机体抵抗力突然下降时,可突然急性发作。

三、诊断

根据病史、临床表现可诊断。急性化脓性淋巴结炎与结核性淋巴结炎形成脓肿后可借抽吸脓液进行鉴别诊断;冷脓肿的脓液稀薄污浊,暗灰色似米汤,夹杂有干酪样坏死物;而化脓性淋巴结炎,抽吸物多呈黄色黏稠脓液。急性化脓性颌下淋巴结炎应与化脓性颌下腺炎相鉴别,后者可因损伤、导管异物或结石阻塞而继发感染。双手触诊检查时颌下腺较颌下淋巴结炎位置深而固定,导管口乳头有红肿炎症,并可挤出脓液。

四、治疗

(一)局部治疗

急性化脓性淋巴结炎在全身用药的同时,早期可采用局部热敷、超短波、氦氖激光、中药外敷等疗法,以促进炎症的吸收,防止炎症扩散。如有脓肿形成,且脓汁较少,或吸收痊愈,或向慢性淋巴结炎转化。若脓汁较多,或已形成颌周蜂窝织炎时,肿大的淋巴结中心已变软,有波动感,或经局部穿刺抽出脓汁者,应及时切开引流,排出脓液。有的婴幼儿颈部皮下脂肪较厚,对脓肿较小且较为局限者,也可采用穿刺抽脓并注入抗生素的方法治疗。慢性淋巴结炎一般不需要治疗,但淋巴结增大明显经久不能缩小,或有疼痛不适也可采取外科手术方法将肿大淋巴结摘除。急性化脓性淋巴结炎和慢性淋巴结炎都应尽早查明并积极予以治疗原发病灶,如牙槽脓肿、牙周炎、智齿冠周炎、扁桃体炎、疖和痈等。

(二)全身治疗

急性化脓性淋巴结炎,早期常有全身症状,尤其在婴幼儿,常有高热及中毒症状,应给予全身支持疗法及维持水、电解质平衡,患者要安静休息,根据常见病原菌选择抗生素。

(张明卉)

第一节　安氏Ⅰ类错𬌗

安氏Ⅰ类错𬌗从广义上讲是磨牙为中性关系的所有错𬌗畸形。一般是指牙列拥挤、牙间隙和双牙弓前突。

一、牙列拥挤

牙列拥挤最为常见,60%～70%的错𬌗畸形患者中可见到牙列拥挤的存在。牙列拥挤分为单纯拥挤和复杂拥挤。

单纯拥挤表现为牙齿因间隙不足而排列错乱,并因此影响到牙弓形态与咬合关系。单纯拥挤可视为牙性错𬌗,一般不伴颌骨与牙弓间关系不调,也少有口颌系统功能异常,磨牙关系中性,面形基本正常。复杂拥挤时,除牙量不调造成的拥挤之外,还存在颌骨、牙弓间关系不调,并影响到患者的面形,有时还伴有口颌系统功能异常。复杂拥挤时拥挤本身只是一个症状,并不是错𬌗的主要方面。本节仅介绍单纯拥挤。

(一)病因

造成牙列拥挤的原因为牙量、骨量不调,牙量(牙齿总宽度)相对大,骨量(齿槽弓总长度)相对小,牙弓长度不足以容纳牙弓上的全数牙齿。牙量、骨量不调,受遗传与环境两方面的影响。

(1)人类演化过程中咀嚼器官表现出退化减弱的趋势。咀嚼器官的减弱以肌肉最快、骨骼次之、牙齿最慢,这种不平衡的退化构成了人类牙齿拥挤的种族演化背景。

(2)牙齿的数目、大小、形态受遗传的控制较强,颌骨的大小、位置、形态在一定程度上也受遗传的影响。过大牙齿、多生牙及一些因颌骨发育不足造成的牙列拥挤与遗传因素有明显的关系。

(3)环境因素中乳恒牙的替换障碍对牙列拥挤的发生起重要的作用。乳牙早失,特别是第二乳磨牙早失,会造成牙弓长度的减小,恒牙萌出时因间隙不足而发生拥挤。乳牙滞留占据牙弓位置,后继恒牙不得不错位萌出而呈现拥挤。一些口腔不良习惯也能造成牙列拥挤,例如长期咬下唇可造成下前牙舌倾、合并拥挤。

(二)临床特点

牙列拥挤多发生在前牙部位,但也见于后牙部位。牙列拥挤表现为唇舌向、近远中向、高低位等各个方向的错位,后牙部位拥挤可造成后牙反殆、锁殆。牙列拥挤破坏了牙弓的正常形态,导致上、下牙列咬合紊乱而影响正常口腔功能;妨碍局部牙齿的清洁,好发龋齿、牙周病;影响正常发育,严重者由于不良的殆关系的长期存在,引起颞下颌关节紊乱综合征。

(三)诊断

1.牙列拥挤的分度

牙列拥挤根据其严重程度分为三度。

(1)轻度拥挤(Ⅰ度拥挤):牙弓中存在2~4 mm的拥挤。

(2)中度拥挤(Ⅱ度拥挤):牙弓拥挤在4~8 mm。

(3)重度拥挤(Ⅲ度拥挤):牙弓拥挤超过8 mm。

2.牙列拥挤度的确定

牙列拥挤程度的确定依赖模型测量,替牙列使用Moyers预测法,恒牙列直接由牙冠宽度与牙弓弧长之差得出。

(四)矫治方法

矫治原则为增大骨量或减小牙量。增大骨量采用扩弓、推磨牙向后、促进颌骨生长发育的方法;减小牙量采用减数或邻面去釉的方法。

1.轻度拥挤

矫治原则为扩大牙弓,增加骨量。若伴有骨或牙弓前突,要考虑减数。

(1)扩弓法:扩弓是增加骨量的方法。Nance指出扩弓最多可得到2.6 mm间隙。视患者所处的生长发育阶段和拥挤类型,有的患者上颌最多可获得7~8 mm间隙。①唇向扩弓:适于牙齿轻度拥挤、前方牙轴唇倾度不大、覆殆偏深者。方法:固定矫治器,以垂直加力单位唇向开展前牙;或加"Ω"曲使弓丝前部与前牙唇面离开1 mm左右间隙,将弓丝结扎入托槽内;每次加力逐渐打开"Ω"曲,对于上前牙闭锁殆,可采用摇椅形弓丝,上颌加大Spee曲线,使内倾的上切牙牙轴直立,同时增加上牙弓长度,解除拥挤。用活动矫治器时在前牙放置双曲舌簧,向唇向扩弓排齐前牙。对单纯的下前牙拥挤者,要考虑上下前牙的覆盖关系,以免扩弓后与上前牙出现干扰,使矫治结果不能保持。②颊向扩弓:前牙轻度拥挤、每侧间隙不足2 mm左右,牙弓突度正常,后牙覆盖异常者,可适度颊向扩弓,排齐拥挤前牙。方法:用固定矫治器,配合使用四角圈簧。也可增加弓丝宽度或以"一"字型镍钛丝做颊向扩弓,扩弓同时排齐前牙,也可在主弓丝以外,加一个1.0 mm钢丝弯制的扩弓辅弓。使用活动矫治器时,上颌采用分裂簧或螺旋扩大器颊向扩弓,同时配合前牙舌簧、双曲唇弓加焊指簧排齐前牙。下颌可用Crozat矫治器。③全牙弓扩弓:适用于轻度拥挤,拥挤存在于前后牙,且牙弓长度不足者。用固定矫治器治疗:可在磨牙颊面管前放置"Ω"曲,钢丝前部离开前牙唇面约1 mm,必要时前牙放置多个垂直曲加力单位。以"一"字形镍钛丝结扎全牙弓也可起到扩弓作用。用活动矫治器进行全牙弓扩弓可采用全牙弓舌簧矫治器,或分裂簧配合前牙舌簧的矫治器;还可用口外弓前方牵引4个上切牙,同时利用反作用力以螺簧推上磨牙远中移动,以加大上牙弓长度。

(2)局部开展法:适用于个别牙间隙不足,单侧磨牙关系异常或中线偏移者。用固定矫治器,在拥挤牙的邻牙之间放置螺旋开大簧,临床常见的单侧侧切牙舌向错位,中线向患侧偏斜,多采用此方法矫治。如右上侧切牙舌向错位,间隙不足,上中线右侧偏移,设计两侧第一磨牙殆环,第二前磨牙粘接托槽,于右上侧切牙处放置螺旋开大簧,随着中切牙与尖牙间隙加大,唇向结扎舌向错位的侧切牙,在排齐侧切牙的同时,使右偏的上中线得到矫正。局部开展所使用的唇弓应相对比较粗,以免局部开展过程中由于钢丝强度不足,导致牙弓变形,必要时,可在牙弓另一侧附加一段舌弓,保持该段牙弓的长度。局部开展可能增加前牙覆𬌗,减小前牙覆𬌗,对于覆𬌗浅的病例要慎重,以免造成前牙开𬌗。

(3)推磨牙向远中:当上颌两侧牙弓间隙各差 2～3 mm,磨牙为远中尖对尖关系时,可考虑用推磨牙向远中的方法开拓间隙,矫正后牙关系,同时排齐拥挤的前牙。推磨牙向远中一般选择在上第二恒磨牙未萌且牙根发育在 1/2 左右时。①推磨牙向远中多采用口外弓附以螺旋弹簧。使用此法需配头帽,以颈枕部为支抗,口外弓通过弹力皮圈固定于头帽,以螺旋弹簧产生对磨牙向远中的推动力。口外弓戴用时间每天必须在 12 小时以上才能取得满意疗效。②推磨牙向远中的矫治方法会对上颌骨向前方的发育产生一定的限制作用,因此对上颌发育不足,有反𬌗倾向的患者不宜采用。③推上磨牙向远中的口内矫治器中,有代表性者为"摆"式矫治器,其后移磨牙的弹簧曲由 β 钛丝制成,并用改良的 Nance 弓或腭托增加支抗,不需要使用口外唇弓。④远中直立下磨牙有多种方法,例如固定矫治器的磨牙后倾曲、螺旋弹簧、下颌唇挡等。这些方法常需配合使用Ⅲ类颌间牵引,用以防止可能出现的下切牙唇倾。

2.中度拥挤

根据所需间隙量、患者年龄、生长发育潜能、颌骨发育情况、有无遗传因素等情况作出具体设计。若患者年龄小、颌骨发育正常、无遗传因素、所差间隙大于Ⅰ度时,可考虑做扩弓处理。若所差间隙已达Ⅱ～Ⅲ度,则应考虑减数治疗;在严格掌握适应证和遵循正确规范的操作程序的前提下,也可以采取邻面去釉的方法。

邻面去釉不同于传统的片切或减径方法。邻面去釉一般是针对第一恒磨牙之前的所有牙齿;邻面去除釉质的厚度仅仅为 0.25 mm;此外邻面去釉与减径使用的器械和治疗程序也有区别。牙齿邻面釉质的厚度为 0.75～2.5 mm,同时邻面釉质存在正常的生理磨耗,为邻面去釉方法的解剖生理基础。在两个第一恒磨牙之间邻面去釉共可得到 5～6 mm 的牙弓间隙。

(1)适应证:邻面去釉须严格掌握适应证。①4～8 mm 的牙弓间隙不足,特别是低角病例。②牙齿较大,或上、下牙弓牙齿大小比例失调。③口腔健康好,少有龋坏。④成年患者。

(2)治疗程序:邻面去釉须遵循正确的程序并规范临床操作。①固定矫治器排齐牙齿,使牙齿之间接触点关系正确。②根据拥挤(或前突)的程度确定去釉的牙数,去釉的顺序从后向前。③使用粗分牙铜丝或开大型螺旋弹簧,使牙齿的接触点分开,便于去釉操作。最先分开的牙齿多为第一恒磨牙和第二前磨牙。④使用涡轮弯机头,用细钻去除邻面 0.2～0.3 mm 釉质,再做外形修整。同时对两颗牙齿的相邻面去釉。操作时在龈乳头上方颊舌向置 0.20 的钢丝,保护牙龈和颊、舌组织,去釉面涂氟。⑤在弓丝上移动螺旋弹簧,将近中牙齿向去釉获得的间隙移动。复诊时近中牙齿的近中接触点被分开,重复去釉操作。⑥随着去釉的进行,牙齿逐渐后移,并与支抗牙结扎为一体。整个过程中不用拆除弓丝,当获得足够的间隙后前牙能够排齐。⑦整个治疗时间为 6～12 个月。

3.重度拥挤

矫治原则主要以减数治疗为主。

(1)减数牙量:减数牙量以所差间隙的多少来决定,减数不仅要考虑解决拥挤问题,还应注意中线对称性,后牙咬合关系,Spee 曲线纠正,以及面部侧貌。

(2)减数的牙位:临床上常以第一前磨牙作为减数的主要对象。因为:①第一前磨牙位于前后牙段的交界,可以就近为拥挤错位牙齿的矫正提供间隙。②就拔牙后的咬合功能而言,由于咀嚼中心位于第一恒磨牙附近,拔除第一前磨牙对咬合功能影响较小。③拔除第一前磨牙对美观无明显影响。

减数设计时,一般不拔上前牙,尤其是上尖牙。因为:①上尖牙位于口角部位;根长而粗壮,上尖牙根与口唇部的丰满度关系密切。②尖牙龋患和牙周病的发病率均较低,在口腔内存留时间长。③尖牙是修复义齿的重要基牙。所以通常不考虑减数尖牙,尖牙埋伏阻生临床上较为常见,可以开窗暴露埋伏牙后牵引入牙列排齐。但是埋伏牙的牙冠位置和方向有时很难从X线片上确定,如需开拓间隙,才可将埋伏牙排入牙列时,应谨慎。若减数时牙弓内存在坏牙,保留时间估计不会很长,则尽可能拔坏牙不拔好牙。

(3)减数后的矫治:减数应在全盘设计完成后进行,减数后不一定立即上矫治器,对某些严重拥挤的病例,拔牙后由于肌肉的作用,拥挤可以自行有所缓解,但应在医师的严格监视之下,以免由于不利的牙齿移动,使拔牙间隙损失。①拔牙病例中,关闭拔牙间隙由间隙两侧的牙齿相向移动完成。弱支抗是指允许后牙段前移达2/3关闭间隙;中度支抗是指后牙前移达到拔牙间隙的一半;强支抗是指不超过1/3或更小的拔牙间隙由后牙前移来关闭,拔牙间隙主要以前牙的后移占据。一个患者所需支抗的种类取决于其骨骼的生长发育潜能,牙量、骨量不调的程度和可望前牙内收的程度。②轻度支抗可不采取任何控制磨牙前移的措施,使用颌内牵引,甚至以对颌为支抗,通过Ⅱ类或Ⅲ类牵引,使后牙前移。中度和重度支抗则应采取必要措施防止后移前移,包括使用轻力颌内牵引,Ⅱ类或Ⅲ类牵引内收前牙,钢丝上弯制末端后倾曲,磨牙颊面管前放置"Ω"曲、Nanee及口外支抗。

二、牙间隙

(一)病因

牙间隙产生的机制是牙量相对大于骨量所致。病因有不良习惯、牙周病、先天缺失牙、过小牙,以及遗传因素。

(二)临床特点

由于病因不同,临床表现也有所不同。

(1)因舔牙、咬唇不良习惯所致的牙间隙多表现前牙唇倾,前牙间有散在间隙,前牙深覆𬌗、深覆盖,磨牙关系异常。咬下唇不良习惯可导致后牙远中关系,下切牙舌倾甚至拥挤;咬上唇不良习惯可导致磨牙近中关系。

(2)因牙周病所致者表现为前牙唇倾,前牙有散在牙间隙,有的患者可见到下前牙咬伤上龈。病因为先天缺失牙者,因缺牙部位不同,临床表现也不同。先天缺失牙部位以上侧切牙、下切牙、前磨牙多见。切牙先天缺失导致邻牙移位,可见中线偏移,若上切牙先天缺失,前牙可以出现浅覆盖或对刃𬌗关系。下切牙先天缺失时,常可见局部较大的牙间隙,邻牙移位,𬌗关系紊乱。

(3)遗传因素所致的牙间隙,常见牙体较小或颌骨发育过大。此外由于肢端肥大症等全身疾病所致的颌骨发育过度,也可出现较多散在的牙间隙。

(三)矫治方法

矫治原则为增加牙量或减小骨量。增加牙量是指集中间隙后配合义齿修复。减小骨量是指缩小牙弓,关闭间隙。

临床设计取决于缺隙所在部位、大小与𬌗关系。

1.散在的小牙间隙

设计多以缩小牙弓关闭间隙为主。上前牙散在的小牙间隙,伴有前牙深覆盖,无深覆殆,则可内收上前牙、关闭间隙。若同时存在深覆殆,应在内收上前牙间隙时注意打开咬合。若前牙轻度深覆盖后牙偏近中关系,则可使上牙弓前后均进行移动,既关闭前牙间隙,减少覆盖,又可通过后移调至中性关系。下前牙的小牙间隙,前牙覆盖浅则内收下前牙,前牙覆盖深、后牙为远中关系,则应做Ⅱ类颌间牵引,使下后牙前移,既调整了后牙关系,也关闭了前牙间隙。

内收上前牙,可用活动矫治器的双曲唇弓加力,如存在深覆殆,可在活动矫治器舌侧加平面导板压低下前牙。如果需同时矫治不良习惯,可在活动矫治器上附舌刺或唇挡丝。若关闭间隙时需调整后牙关系,可用固定矫治器配合颌间牵引;使上前牙内收,下后牙前调时,可采用Ⅱ类颌间牵引;使前牙内收,上后牙前调时,可采用Ⅲ类颌间牵引。

2.较大牙间隙

多由先天缺失牙或龋坏所致。矫治原则以集中间隙,配合义齿修复为主。

(1)个别较大牙间隙:视缺失部位,邻牙移位情况而定。在上侧切牙先天缺失时如可使尖牙近中移位,尽可能完全关闭此间隙,然后修整尖牙外形,如不能完全关闭此间隙,则考虑修复。后牙个别牙缺失后,要注意防止对殆牙过长,造成不利的殆关系,引起颞颌关节损伤,应及早关闭此间隙或采用修复治疗。修复治疗前可与修复科医师协商,通过正畸方法直立倾斜的牙齿,以避免修复时牙体磨除过多。

(2)多数较大牙间隙:矫治原则以增加牙量为主,即配合义齿修复,增加牙量,多数较大牙间隙临床上常见邻牙的倾斜移位,对殆牙过长,前牙深覆殆等情况。正畸治疗中由于牙齿缺失较多,很难获得支抗。可采用固定矫治器与活动矫治器相结合的办法。活动矫治器上安放后牙义齿,使前牙深覆殆打开,以利于在下前牙上黏着托槽。同时戴有义齿的活动矫治器可加强后牙支抗,防止关闭前牙散在间隙时后牙近中倾斜。待矫治完成以后,尽快安装义齿,既恢复美观和功能,又可保持矫治效果。

三、双牙弓前突

(1)对于双牙弓前突、磨牙为中性关系、覆殆覆盖正常的患者,根据切牙牙轴的倾斜度、牙弓前突程度,以及患者的年龄、生长发育情况及其对美观的要求,决定矫治设计。

(2)对于上、下颌骨发育基本正常,由于上下切牙牙轴过度唇倾所致的双牙弓前突,可通过减数的方式进行矫正。

(3)对于颌骨发育过度所致的双牙弓前突患者,只有通过正颌外科手术改善其过突的面部侧貌。

(周金伟)

第二节 安氏Ⅱ类错殆

安氏Ⅱ类错殆是一种常见的错殆畸形,在我国青少年恒牙期中约占23%。

一、病因

造成安氏Ⅱ类错𬌗的原因是上、下颌(牙弓)矢状关系不调,上颌(牙弓)过大或位置靠前、下颌(牙弓)过小或位置靠后。上、下颌骨(牙弓)关系不调受遗传与环境两方面的影响。

(一)遗传因素

研究表明,安氏Ⅱ类错𬌗上、下颌前牙比、后牙比、全牙比均小于安氏Ⅰ类和Ⅲ类,反映Ⅱ类错𬌗上颌牙齿相对于下颌牙齿不呈比例的偏大。另外,上前牙区多生牙、下切牙先天缺失也可致前牙深覆盖。这些因牙齿大小、数目异常所造成的错𬌗受遗传控制。严重的骨骼畸形,如下颌发育过小、上颌发育过大也受遗传因素的影响。

(二)环境因素

1.局部因素

局部因素包括口腔不良习惯和替牙障碍。

(1)一些口腔不良习惯如长期吮拇、咬下唇等可造成上前牙舌倾、拥挤,前牙深覆盖;继发的覆盖下唇习惯可加重畸形的发展。

(2)下乳磨牙早失可导致下牙弓前段变小,前牙覆盖增大;萌牙顺序异常,如上第一恒磨牙早于下第一恒磨牙萌出,或者上第二恒磨牙早于下第二恒磨牙或上尖牙萌出,均有可能造成远中𬌗,而使前牙呈深覆盖。

2.全身因素

鼻咽部疾病例如慢性鼻炎、腺样体肥大等造成上气道狭窄而以口呼吸代之,逐渐形成口呼吸习惯。口呼吸时,头部前伸,下颌连同舌下垂、后退,久之形成的下颌后缩畸形;由于上前牙唇侧和上后牙腭侧失去正常压力,而两侧颊肌被拉长压迫上牙弓,可形成上牙弓狭窄、前突、腭盖高拱。最终表现出前牙深覆盖、磨牙关系远中。

全身疾病,如钙磷代谢障碍、佝偻病等,肌肉及韧𬌗张力弱,引起上牙弓狭窄,上前牙前突和远中𬌗关系。

二、形态特征

安氏Ⅱ类错𬌗常被误认为是一个单纯的错𬌗类型,但事实上它包含了矢状方向、垂直方向、水平方向三维骨骼和牙弓关系的不协调,使Ⅱ类错𬌗表现出许多分型和形态学差异。

(一)矢状关系异常

矢状关系异常分为上颌骨位置异常、上牙弓位置异常、下颌骨位置异常及下牙弓位置异常。

1.上颌骨位置异常

通常用 SNA 角和鼻唇角的大小来反映上颌骨的位置。McNamara 的研究表明,Ⅱ类错𬌗中大多数上颌骨位置正常,而在上颌骨位置异常者中,上颌后缩者明显多于上颌前突者,即在Ⅱ类错𬌗中,上颌前突所占的比例最小,约为 13.5%,与国内最近的报道 10%接近。

2.上牙弓位置异常

以上切牙唇面为 A 点所作的 FH 平面垂线的距离测量,Ⅱ类错𬌗中上牙弓位置正常者占48.6%,30%表现为上牙弓后缩,只有 20%表现为上牙弓前突。

3.下颌骨位置异常

下颌骨位置异常最常用的测量为 SNB,国外的调查显示Ⅱ类错𬌗中约 60%的患者下颌后缩,国内的报道为 50％左右。

4.下牙弓位置异常

Ⅱ类错𬌗中约 2/3 患者下牙弓位置正常,20％的患者表现为下牙弓后缩,仅 15％表现为下牙弓前突。

(二)垂直向关系异常

1.垂直高度不足

垂直高度不足常见于下颌向上向前旋转的病例,可掩饰Ⅱ类错𬌗的严重程度,国内近期的报道Ⅱ类错𬌗中垂直高度不足的占 27％。

2.垂直高度过大

垂直高度过大常见于下颌向下向后旋转的病例,可加重Ⅱ类面型,国内报道此型Ⅱ类错𬌗占 23％。

(三)宽度方向关系异常

大多数Ⅱ类错𬌗在正中𬌗位时,后牙宽度方向关系正常。但 Tollaro 等认为Ⅱ类错𬌗在达到Ⅰ类关系时,上、下牙弓宽度存在 3~5 mm 的不协调关系,因此 McNamara 主张对Ⅱ类错𬌗早期采用扩弓治疗。

三、安氏Ⅱ₁类错𬌗的矫治

(一)安氏Ⅱ₁类错𬌗的治疗目标

(1)解除牙拥挤和排列不齐。

(2)减少切牙覆𬌗。

(3)减少切牙覆盖。

(4)矫正后牙Ⅱ类关系。

由于解除牙拥挤和排列不齐在Ⅰ类错𬌗的矫治中已有论述,故下面仅介绍与Ⅱ₁类错𬌗有关的治疗原则。

(二)治疗考虑

虽然Ⅱ类错𬌗矫治的最显著改变是上切牙位置,但是真正治疗成功的关键却是下切牙的矫正位置和尖牙的𬌗关系,因为下唇、舌、下颌功能等与治疗稳定性密切相关的因素都直接与下牙弓的位置相关。

1.下牙弓

必须了解下切牙的位置是否正确,并考虑牙轴倾斜度及其与唇舌的位置关系。许多Ⅱ₁类错𬌗的患者下切牙前后位置并不需要改变,仅仅需要解除拥挤或减小深覆𬌗,而对于由吮拇或唇因素造成的下切牙舌向倾斜则需使其唇向倾斜,因此Ⅱ类错𬌗的矫治设计应全面了解下牙弓的情况,综合考虑以下因素:①下牙弓的位置和形态。②下牙弓拥挤程度。③是否存在牙间隙及其关闭方向。④下切牙倾斜度,需要舌倾还是唇倾。⑤牙弓垂直向的发育情况。

2.上牙弓

安氏Ⅱ₁类的上切牙通常表现为唇向倾斜,上牙弓可表现拥挤或有牙间隙,Ⅱ类关系的磨牙可能仅仅是由其近中舌向扭转造成,即非骨性Ⅱ类关系,检查时应仔细鉴别。

3.上、下颌骨关系

面型、软组织形态检查和头颅侧位片测量,为上、下颌关系的检查提供了重要的依据。

4.生长发育状况

除了牙弓检查、头影测量检查和面部软组织检查外,Ⅱ类错殆检查设计中最重要的考虑便是患者的生长型和生长潜力。

(三)治疗方法

1.解除拥挤和排列不齐

根据拥挤程度可选择扩弓、唇向开展、推磨牙向后、邻面去釉和拔牙。具体的适应证和治疗方法见安氏Ⅰ类错殆的矫治。

2.减小切牙覆殆

对于前牙深覆殆的病例,若不先减小覆殆则不可能充分减小深覆盖,因此减小深覆殆是治疗早期的任务之一。具体方法有以下3种。

(1)上前牙平面导板:适用于低角和平均生长型的Ⅱ类深覆殆。作用机制为抑制下前牙的伸长、促进上下后牙的萌长,从而减小深覆殆、增加下面高。此法对于非生长期患者的疗效可疑。

(2)固定矫治器压低下切牙,升高上下后牙:方丝弓矫治器、Begg矫治器、直丝弓矫治器均使用第二序列弯曲、反 Spee 曲来矫正深覆殆。临床研究表明,一般固定矫治器矫正深覆殆的机制为升长后牙、特别是下后牙,和压低前牙、主要是下前牙,但有学者报道上下前牙均没有明显压低,上前牙甚至伸长。

(3)片段弓技术压低上下前牙:片段弓技术的原理是将后牙(包括第二前磨牙、第一磨牙、第二磨牙)用粗方丝连成后牙片段,左右两侧用舌、腭杆连成一整体,形成后牙强支抗单位,压低辅弓采用0.457 2 mm×0.635 mm不锈钢丝,压低辅弓不必入槽沟。为防止切牙在压低时唇倾,可采取后抽辅弓使之产生舌向力或调节压低辅弓的着力点,使压入力接近前牙段的抗力中心。即使采用这样的强支抗,后牙也有可能有轻度的伸长,但切牙的压入量可以为磨牙伸长量的 4 倍。

3.减小前牙覆盖

减小前牙覆盖关系可通过上、下颌矢状关系的改善和上下前牙位置及角度的变化来实现。

(1)改变上、下颌骨矢状关系:上、下颌骨矢状关系能否改善取决于患者下颌骨的生长型和生长潜力。对明显水平生长型患者,简单的平面导板即可在减小深覆殆的同时矫正深覆殆;对平均生长型者,功能性矫治器和口外弓矫治器有助于抑制上颌骨向前的发育并刺激下颌骨的正常生长潜力,从而矫正Ⅱ类骨性关系,减小深覆盖。

(2)改变上下前牙的位置和角度:对于明显的垂直生长型或非生长期的患者,不能期望通过颌骨关系的改变来减少深覆盖,而只能通过内收上前牙、前倾下前牙的方法来改善前牙覆盖关系,即通过牙齿的移动来掩饰骨性畸形。如果必须内收上前牙,常需拔除上颌第一前磨牙,并使用固定矫治器。

4.矫正后牙Ⅱ类关系

矫正后牙Ⅱ类关系最常用方法是口外弓矫治器、Ⅱ类牵引和功能性矫治器。

(1)口外弓矫治器:临床常用的口外牵引装置有颈牵引、枕牵引、联合牵引、J 钩等,这里仅从临床角度介绍其作用效果。

矢状方向的作用:①上颌骨位置,口外牵引矫正Ⅱ类错殆的主要作用是限制上颌骨的生长,改变其生长方向,使上牙槽座 A 点向前向下的正常生长方向改变为向下的生长,从而减小上颌的突度。②上牙弓位置,推磨牙向后是口外弓矫治器的另一个重要功能。研究表明,低位牵引比高位颈牵引更能有效地移动牙齿,但这种牙齿的移动主要表现为上磨牙的远中倾斜,对上颌骨的影响不大。③下颌骨位置,颏部的前后向位置与下颌骨垂直向张开或闭合的程度有关。如果在治疗过程中发生了下颌骨的向下、向后旋转,则颏点的位置会更加靠后,加重Ⅱ类面型。

垂直方向的作用:①下颌平面角和下前面高,大部分学者认为下颌平面角没有变化,而Baumrind 等却发现下颌平面角甚至会发生减小。②𬌗平面角,解剖𬌗平面通常随年龄增大而减小,而口外弓治疗可能使它增大或保持不变。③腭平面角,多数学者认为口外弓会加大腭平面角,也有学者认为此角相对稳定。

水平方向的作用:Chafari 发现口外弓治疗会增加左右磨牙间和尖牙间的宽度。对于不受口外弓直接作用的尖牙间宽度增加的原因,学者们认为可能是由于口外弓矫治器的内弓部分对唇颊肌的屏挡作用所致。

(2)Ⅱ类牵引:可以推上磨牙向后并牵引下磨牙向前,而矫正Ⅱ类关系。一般来说,在Ⅱ类牵引力的作用下,下牙弓的前移量要大于上牙弓的后移量,因此,如果希望远移上磨牙,应在上唇弓上增加滑动杆,使Ⅱ类牵引的力首先作用在上第一磨牙上,而下牙弓以粗方丝弓连成一整体支抗,牵引力约 100 g 即可。在上磨牙远移后,将滑动杆调节至推第二前磨牙,直至关闭上牙弓间隙。磨牙Ⅱ类关系也可借助于拔除 4 个前磨牙后,前移下后牙,内收上前牙的方式来矫正。此时Ⅱ类牵引在矫正磨牙关系的同时,也减小了前牙覆盖,这一方式在 Begg 技术中得到了最好的体现。必须注意的是,Ⅱ类牵引的垂直分力会伸长下磨牙和上前牙,导致𬌗平面角加大。如果磨牙的伸长超过了下颌升支的垂直向生长,则下颌会产生向下、向后的旋转,从而加重Ⅱ类骨面型。因此,长期使用大的Ⅱ类牵引力不利于Ⅱ类骨面型的改善。

(3)功能性矫治器:用于Ⅱ类错𬌗矫抬的功能性矫治器有 Activator、FR-2、Bionator、双𬌗垫矫治器(Twin-block)、Herbst 矫治器等。这里重点强调它们对Ⅱ类错𬌗矫治的共性特点。①加速下颌骨的生长,这种加速可能仅仅表现在功能性矫治器的治疗期间。一旦治疗停止,这种加速作用可能会随之消失。②限制上颌的生长(类似头帽作用)。③后倾上前牙、前倾下前牙及下牙弓(类似Ⅱ类牵引的作用)。④控制前后牙的萌出量,如限制下前牙萌出,引导下后牙向上、向前萌长。

功能性矫治器的生长改建作用仅仅适用于生长期的青少年患者,且其治疗作用只是改变了颌骨生长的表达,而不是改变颌骨的生长型。因此,功能性矫治器的治疗应开始于生长高峰之前,并在整个生长期加以维护。

四、安氏Ⅱ₂类错𬌗的矫治

(一)安氏Ⅱ₂类的面𬌗特征

磨牙Ⅱ类关系,上切牙舌倾并常伴前牙深覆𬌗;颌骨矢状关系与安氏Ⅱ₁类似,垂直向关系一般表现为低角。

安氏Ⅱ₂类的切牙位置具有明显的形态学特征。严重Ⅱ类骨骼不调时,上下前牙牙槽垂直向过度发育,上下切缘可能咬伤上颌腭侧与下颌唇侧牙龈。

(二)安氏Ⅱ₂类错𬌗的矫治目标

(1)解除拥挤和排列不齐。

(2)解除前牙牙龈创伤和矫正切牙倾斜度。

(3)矫正后牙远中关系。

其中解除拥挤和排列不齐的方法见安氏Ⅰ类错𬌗的矫治。切牙由舌倾矫正至唇倾时,会给牙弓提供一部分间隙。

后牙远中关系的矫正,参见安氏Ⅱ₁类错𬌗的矫治。值得注意的是,部分安氏Ⅱ₂类患者的下颌在解除前牙锁结关系后,会发生前移位。

(三)切牙关系的矫治

1.减小切牙覆𬌗

减小切牙覆𬌗的方法参见安氏Ⅱ类错𬌗中的深覆𬌗矫治。不同的是,唇倾上下切牙通常有助于覆𬌗的减小。

2.改变切牙轴倾度

通过前牙唇向开展或通过方丝产生根舌向转矩来实现。后者较难实现,但稳定性大于前者。

以上所述为正畸方法能够治疗的Ⅱ类错𬌗,对于成人严重的Ⅱ类骨性错𬌗,只能借助正颌外科的方法才能获得满意的疗效。

(周金伟)

第三节 安氏Ⅲ类错𬌗

安氏Ⅲ类错𬌗指磨牙关系近中、前牙反𬌗(或对刃)的Ⅰ类错𬌗。前牙反𬌗、磨牙关系中性者,按 Angle 分类为Ⅰ类错𬌗,但 Salzman 等根据其尖牙为近中关系仍将其归入安氏Ⅲ类错𬌗。磨牙关系不同,前牙反𬌗的严重程度有差别,但治疗原则却相同。

安氏Ⅲ类错𬌗是我国儿童常见的一种错𬌗畸形。据北京医科大学口腔医院资料,乳牙期、替牙期和恒牙期的患病率分别为 8.4%、4.6% 和 5.5%,较白种人者高,而与日本人者接近。安氏Ⅲ类错𬌗对口腔功能、颜面美观和心理健康有较严重的影响,并随患者的增龄而逐渐加重,因此受到口腔科医师的重视。

一、病因

(一)遗传因素

安氏Ⅲ类错𬌗有明显的家族倾向,据有关资料,将近一半的患者一至三代的血缘亲属中有类似错𬌗存在。错𬌗畸形是一种多基因遗传病,受到遗传因素和环境因素两方面的影响。最近的研究证明,安氏Ⅲ类错𬌗,不论是"骨骼性",还是"功能性"都受到遗传和环境的双重影响;患者中家族史阳性者骨骼畸形并不比家族史阴性者更为严重,也没有更多的概率发展成为严重骨性Ⅲ类错𬌗。因此,临床上不能通过简单地询问家族史来区别患者错𬌗的类型,并估计预后,只有仔细地分析亲属、特别是父母的𬌗型、骨型,家族资料才能提供有价值的参考。

一些单基因的遗传综合征,影响到颌骨和牙齿的发育,安氏Ⅲ类错𬌗可以是该综合征的表现之一。这样的遗传综合征主要有唐氏综合征(Down 综合征)、颅骨-锁骨发育不全综合征(Scheuthauer-Marie-Saintion 综合征)、Crouzon 综合征、虹膜-牙齿发育不全综合征(Rieger 综合征)等。

(二)先天性疾病

先天性唇腭裂是安氏Ⅲ类错𬌗的重要病因之一。由于唇腭裂影响骨缝和骨表面的增生,同时手术瘢痕组织对颌骨发育有一定限制,唇腭裂伴有的错𬌗畸形中,最多见的是因上颌骨发育不足造成的前牙反𬌗或全牙弓反𬌗。反𬌗的发生率、出现部位及严重程度与唇腭裂的类型有关,一般来说,骨缺损越多,反𬌗的发生率越高,反𬌗涉及双侧牙的可能性越大。畸形也越严重。

某些先天性疾病也可能是Ⅲ类错𬌗的病因,如先天性梅毒可引起上颌骨发育不足,先天性巨舌症可造成下颌发育过大,上颌恒牙先天缺失也常伴有前牙反𬌗。

(三)后天原因

1.全身性疾病

垂体功能亢进产生过量的生长激素,如持续到骨骺融合之后,或者在骨骺融合之后发病,可表现为肢端肥大、下颌前突、前牙或全牙弓反𬌗。佝偻病由于维生素 D 缺乏,影响钙磷代谢而使骨代谢紊乱,可因下颌骨发育畸形表现出前牙反𬌗、开𬌗。

2.呼吸道疾病

慢性腭扁桃体炎、腺样体增生、肿大,为保持呼吸道通畅和减小压迫刺激,舌体常向前伸并推动下颌向前,形成前牙反𬌗、下颌前突。

3.乳牙与替牙期局部障碍

乳牙龋病及其引起的乳牙与替牙期的局部障碍,是安氏Ⅲ类错𬌗形成的一个重要后天原因。

(1)乳磨牙邻面龋:邻面龋使牙冠近远中径减小,牙齿的位置发生改变,形成早接触和𬌗干扰。乳牙期𬌗关系不稳定,颞下颌关节形态未发育完成、可动范围大,神经肌肉反射也易于改变,任何原因造成的早接触和𬌗干扰都易诱发下颌关闭路径向前、向前侧方改变,形成Ⅲ类错𬌗,或者前牙与一侧后牙反𬌗。

(2)上颌乳切牙早失:因缺少功能刺激,该部位牙槽骨的发育将受影响,恒侧切牙萌出时位置常偏向舌而与对𬌗牙产生早接触,诱发下颌关闭时向前移位,形成Ⅲ类错𬌗。

(3)多数乳磨牙早失:因被迫用前牙进行咀嚼,下颌逐渐向前移位,日久形成下颌前突、前牙反𬌗。

(4)上颌乳切牙滞留:恒切牙常被迫腭侧萌出,与对𬌗牙形成反𬌗关系。

(5)乳尖牙磨耗不足:因早接触可形成前牙反𬌗或前牙与一侧后牙反𬌗。

4.口腔不良习惯

伸舌、吮指、咬上唇、下颌前伸等习惯和不正确人工喂养,都可造成前牙反𬌗、下颌前突。

二、分类

(一)按牙型分类

Angle 根据磨牙关系将磨牙关系近中的前牙反𬌗列为Ⅲ类错𬌗,将磨牙关系中性的前牙反𬌗列为Ⅰ类错𬌗。Lischer 将后者称为Ⅰ类 3 型错𬌗,而 Salzman 却将两者统称为Ⅲ类错𬌗。

(二)按骨骼型分类

根据骨骼型,安氏Ⅲ类错𬌗分为两种类型。

(1)骨骼Ⅰ型:ANB 角≥0°。

(2)骨骼Ⅲ型:ANB 角<0°。

一般情况下牙型和骨型是一致的,但骨型与牙型不一致的病例并不少见。

(三)按致病机制分类

1.牙源性(牙性)

由于牙齿萌出、替换过程中的障碍,上下切牙的位置异常,造成单纯前牙反𬌗。这种前牙反牙,磨牙关系多为中性,实为安氏Ⅰ类错𬌗,其颌骨颜面基本正常,矫治容易,预后良好。

2.功能性(肌能性)

根据 Moyers,凡后天获得、神经-肌肉参与、下颌向前移位所形成的安氏Ⅲ类错𬌗称为功能性Ⅲ类错𬌗或假性Ⅲ类错𬌗,其所伴有的下颌前突症状称为功能性或假性下颌前突。咬合干扰和早接触是诱发功能性Ⅲ类错𬌗的主要原因。此外,由口腔不良习惯、不正确哺乳、腭扁桃体肥大等引起的下颌位置前伸形成的Ⅲ类错𬌗和下颌前突也属于这种功能性错𬌗。功能性Ⅲ类错𬌗,磨牙关系多为轻度近中,一般反覆盖较小,反覆𬌗较深,下颌骨大小、形态基本正常,但位置前移,显示出轻度的下颌前突和Ⅲ类骨面型。下颌可后退至上下前牙对刃关系,下颌后退或处于姿势位时,侧面形较正中时改善。功能性Ⅲ类错𬌗的治疗反应较好,预后较佳。

3.骨骼性(骨性)

由于上、下颌骨生长不均衡造成的颌间关系异常,表现为下颌发育过度、上颌发育不足,近中磨牙关系、前牙反𬌗、Ⅲ类骨面型显著、下颌前突且不能后退。骨性Ⅲ类错𬌗又称为真性Ⅲ类错𬌗或真性下颌前突,矫治难度较大,有的需要配合外科手术。功能性Ⅲ类错𬌗患者常常伴有不同程度的骨骼异常,骨性Ⅲ类错𬌗病例也可表现出一些功能因素。由于这两种因素常常同时存在,临床严格地区别诊断功能性和骨性Ⅲ类错𬌗并不容易(特别是在替牙期),所谓"功能性"或"骨骼性"Ⅲ类的病例是指患者以某种因素为主要特征。

三、临床特点

(一)𬌗关系异常

磨牙关系近中,多数情况下反𬌗涉及 6 个上前牙或 4 个切牙。反𬌗涉及一侧后牙时,表现下颌偏斜。根据北京医科大学口腔医学院正畸科资料,安氏Ⅲ类错𬌗病例中(除外唇腭裂),合并双侧后牙反𬌗者约占 7%。上前牙常有不同程度的拥挤,下前牙较少拥挤、程度也较轻。下牙弓较上牙弓发育得大,特别是在矢状方向上。

(二)骨发育与颅面关系异常

根据北京医科大学口腔医学院研究,恒牙早期安氏Ⅲ类错𬌗的颌骨颅面异常可归纳如下。

(1)下颌生长过度,不仅下颌综合长度增加,而且下颌体长度也比正常者大。下颌形态发育异常,表现为下颌角开大,颏角减锐。下颌整体位置前移,颞关节、升支、下颌角、颏部都靠前。

(2)上颌向前发育不足,造成上颌长度减小,位置后缩。由于上颌向前发育不足,上颌与颞颌关节的位置相对聚拢,中面部紧缩。

(3)上、下颌间关系异常,Ⅲ类骨面型。

(4)后颅底相对于前颅底向前向下倾斜。颅底位置异常促进了下颌前突。

(5)上中切牙唇向倾斜,下中切牙舌向倾斜,以代偿前牙反𬌗关系。

(三)面部软组织

安氏Ⅲ类错𬌗面部软组织厚度发育基本正常,并可见到唇部、颏部软组织厚度改变以代偿相应部位的骨骼畸形。然而,由于参与代偿的部位和代偿量有限,不可能掩盖其颌骨关系的异常,软组织侧貌仍呈明显的Ⅲ类错𬌗。

(四)口颌系统功能异常

1.咀嚼肌活动不协调

有关研究表明,与正常𬌗相比,Ⅲ类错𬌗患者正中位时颞肌后束低电压,正中𬌗最大咬合时颞肌后束及咀嚼肌活动均减小;Ⅲ类错𬌗患者咀嚼活动的不协调还表现在咀嚼期中静止期和放电期的节律变动较大,从而造成了咀嚼节律的紊乱。

2.咀嚼效能减低

根据有关研究结果,安氏Ⅲ类错𬌗患者的咀嚼效率约为正常𬌗者的1/2。此外,食物咽下之前的咀嚼次数和咀嚼时间也比正常𬌗者多。

3.颞下颌关节功能紊乱

安氏Ⅲ类错𬌗者中伴有颞下颌关节功能紊乱综合征者并不多见,一些患者关节X线片上虽表现出髁突前移,但临床症状却不明显。值得注意的是,下颌前突但前牙不反𬌗而呈浅覆盖的患者,由于浅覆盖关系限制了下颌向前发育的强烈趋势,髁突位置被迫后移,容易造成颞下颌关节紊乱综合征。

四、鉴别诊断

(一)骨性Ⅲ类错𬌗的诊断

骨性前牙反𬌗的临床诊断标准如下。

(1)近中磨牙关系,下颌不能后退至前牙对刃。

(2)ANB角<0°,Ⅲ类骨面形(恒牙期);或ANB角<2°(替牙期)。

(3)伴有不同程度的颌骨大小、形态和位置异常。

(二)功能性Ⅲ类错𬌗的诊断

(1)检查下颌关闭道,确定牙位与肌位的不协调,发现可能存在的𬌗干扰或早接触。

(2)嘱患者尽可能后退下颌,看是否可达到或接近上下前牙对刃关系。若能达到切对切咬合,则表示ICP-RCP增大,Ⅲ类错𬌗有明显的功能因素。

(3)年龄较小的患者,因𬌗、关节及神经肌肉发育不成熟,同时理解力较差,常常需用𬌗蜡记录肌位。

(4)X线头影测量,分别拍摄牙尖交错位和姿势位两张X线片,将两张X线片重叠,再测量两张X线片下中切牙切点连线与前颅底平面的交角。根据日本学者神山研究,当牙位与肌位一致时,此角平均76.6°;若下颌关闭过程中有向前的移位,此角将明显减小,这就是功能性Ⅲ类错𬌗。

下颌是否可后退到上下前牙对刃关系对功能性Ⅲ类错𬌗的诊断和预后判断有重要意义。据北京医科大学口腔医院正畸科对一组替牙期病例的研究,功能性Ⅲ类错𬌗对刃𬌗时SNB角比正中时减小平均3.0°,ANB增大平均3.0°,这种变化无疑对治疗十分有利。

(三)骨性Ⅲ类错𬌗的颅面类型

1.矢状类型

根据北京医科大学口腔医院正畸科对300例(不包括唇腭裂)上、下颌矢状关系的研究结果,恒牙期前牙反𬌗有6种类型,其中最常见者为上颌正常下颌前突型(46%)、下颌后缩上颌正常型(21%)、上、下颌均正常型(15%)和上颌后缩下颌前突性(13%),其他两种类型所占比例甚少。这些数字可以反映骨性Ⅲ类错𬌗的矢状基本类型和比例。

2.垂直类型

Ⅲ类错𬌗根据面部垂直关系分为3型。

(1)高角型:下颌平面陡、下颌角大、前牙反覆盖较小、开𬌗或开𬌗倾向。

（2）低角型：下颌平面平、下颌角正常或较小、前牙反覆盖较大、反覆殆较深。

（3）适中型：下颌平面角适中，前牙反覆殆反覆盖适中。

（四）骨性Ⅲ类错殆正畸与外科正畸病例的鉴别

影响鉴别诊断的因素很多。患者方面因素包括骨骼不调的严重程度、软组织外貌、殆与咬合功能、本人的意愿等；医师方面因素包括能力、医疗技术水平、经验及观念喜好等。这些因素中患者的客观症状和主观意愿应是首先考虑的。

在恒牙早期Ⅲ类错殆病例中，需要外科正畸的病例至少占14％。这些病例与可用正畸手段单纯完成的病例相比，近中磨牙关系、下颌过大、颏部前突、中面部矢状发育不足、Ⅲ类骨面型、下切牙代偿性舌倾等特征更为显著，同时伴有面高失调、前牙开殆或开殆倾向。在决定治疗手段时，ANB角＜－4°、L1-MP＜82°、SNP角＞83°、颏角IDP-MP＜69°、联合变量CV＜201°是外科治疗的指征。Kerr的研究提出的界限值为ANB角＜－4°、L1-MP角＜83°。日本学者的研究表明，大约有12％的Ⅲ类错殆患者需要外科正畸治疗，非手术治疗适用于下颌没有严重的矢状或垂直异常的病例。对于轻、中度的骨性Ⅲ类病例可采用多曲方丝弓技术，或以种植体作为支抗后移并压低下磨牙；对上颌轻度后缩、下颌位置正常的患者通过牙齿槽代偿可获得明显的改善。对严重的骨性Ⅲ类错殆，即使早期使用头帽、颏兜，也只能取得暂时性改善而无法维持到成年，采用外科正畸则可得到良好稳定的结果。

五、颅面生长和预后估计

（一）颅面生长

前牙反殆作为一个群体，有些颅面结构的异常在早年就已出现，并在以后的自然生长过程中与正常殆保持相似的生长行为。这部分颅面结构异常主要包括后颅底前倾、上颌位置靠后、下颌体长度增大、面部生长靠前，它们对错殆的形成起重要作用，但并不随生长发育而加重。另外一些颅面结构异常，有的在生长发育过程中出现稍迟（如下颌角开大），有的出现较早、且随生长发育加重（如上颌长度不足、下颌位置前突、Ⅲ类骨面形），对错殆的形成和症状的进行性发展都起到重要作用。

根据日本学者的研究，安氏Ⅲ类错殆下颌前突在青春期前已经确定并且基本不会再改变；患者下颌和上颌的生长量在青春期前、青春期中、青春期后均与正常殆者相似。同时，由于安氏Ⅲ类错殆患者的殆平面并不像正常殆者那样随生长发生向上、向前的逆时针旋转，因而以殆平面为参照的上、下颌间关系（Wits值）明显恶化。

安氏Ⅲ类错殆颅面生长发育仍是一个研究中的问题。对于一个年龄较小的患者，如何预测其牙殆面畸形的发展、最终的严重程度及可能采取的对策，仍然常靠经验推定。

（二）预后估计

1.根据病史

对安氏Ⅲ类错殆的预后估计（表9-1）。

2.根据临床检查

对安氏Ⅲ类错殆的预后估计（表9-2）。

3.根据X头影测量

对安氏Ⅲ类错殆的预后估计（表9-3）。

表 9-1　根据病史对安氏 Ⅲ 类错𬌗的预后估计

项目	预后较好	预后较差
年龄	小	大
发病时间	替牙期	乳牙期
乳牙龋坏	有	无
乳牙早失	有	无
乳牙滞留	有	无
家族史	无	有

表 9-2　根据临床检查对安氏 Ⅲ 类错𬌗的预后估计

项目	预后良好	预后较差
磨牙关系	中性、轻度近中	完全近中
上前牙	舌倾或较直立	唇倾
下前牙	唇倾、有散隙	舌倾
反覆盖	较小	较大
反覆𬌗	较深	开𬌗或开𬌗倾向
牙齿拥挤	以下牙弓为主	上牙弓严重拥挤
后牙反𬌗	无	有
下颌后退	能退至前牙对刃	不能
下颌偏斜	无	有

表 9-3　X 线头影测量对安氏 Ⅲ 类错𬌗的预后估计

项目	预后较好	预后较差
ANB 角	$\geqslant 0°$	$< 0°$
下颌角	正常	开大
颌骨长度	正常	下颌过大,上颌过小
颌关节位置	正常	靠前
颏部前后径	正常	较小
颏角	正常	较小

六、矫治方法

(一)矫治特点

与其他类型的错𬌗畸形相比,安氏 Ⅲ 类错𬌗的矫治有 3 个特点。

1.迫切性

由于安氏 Ⅲ 类错𬌗如不矫治有随生长逐渐加重的趋势,早期矫治尤为重要。早期矫治方法相对简单,且有利于颌面部向正常方向发育。

2.复杂性

有的Ⅲ类错𬌗病例矫治简单,而为数不少的伴有牙列拥挤、牙弓宽度和高度不调及颜面不对称的病例,矫治难度较大。

3.反复性

安氏Ⅲ类错𬌗特别是骨性Ⅲ类错𬌗病例,矫治后随生长发育有复发的可能,因此不少病例要分阶段治疗,矫治时间比较长。

(二)矫治计划

在制定矫治计划时要根据各方面收集到的资料分析患者的现状,估计治疗的难易程度,预测将来的发展。

不同发育时期的患者治疗目的和处置方法各不相同。

1.乳牙期

乳牙Ⅲ类错𬌗例中,牙性和功能性的病例比较常见,颌骨畸形一般不明显。此期的治疗目的在于:①恢复下颌正常咬合位置,改善骨面型。②解除前牙反𬌗,促进上颌发育、抑制下颌过度发育。

乳牙期改变牙位和移动下颌的可能性都很大,许多简单的活动矫治器都可达到上述两个目的,功能性矫治器也能收到很好的效果。最佳矫治时间为3~5岁,疗程一般为3~5个月。少数骨骼畸形比较明显的病例治疗比较复杂,需要配合使用口外力,疗程也长一些。

一般认为乳牙Ⅲ类错𬌗如不经矫治半数以上将发展为恒牙Ⅲ类错𬌗,且症状会有所加重;乳牙反𬌗矫正后,恒牙反𬌗的可能性减小,即使发生,症状大多较轻。

2.替牙期

此期Ⅲ类错𬌗从整体上看是功能性与骨骼性的混合,因此要区别患者现有错𬌗类型并预估错𬌗的发展趋势。替牙期Ⅲ类错𬌗的治疗复杂而多变,是Ⅲ类错𬌗矫治的关键期。

(1)无论是哪种类型的Ⅲ类错𬌗,首先要通过上、下前牙的移动解除前牙反𬌗关系以利于上、下颌骨的生长趋向正常,防止骨性Ⅲ类错𬌗的发生、发展。前牙反𬌗矫治后要观察替牙过程,防止反𬌗的复发和拥挤的发生。由于Ⅲ类错𬌗的类型不同,矫治过程有所差别,观察期的处理也不尽相同。

对于功能性Ⅲ类错𬌗患者,治疗目的与乳牙期相同。通过调整上、下切牙牙轴使前牙得到正常覆盖,原则上不拔牙。但有时为了舌向移动下前牙以解除反𬌗,需要对下颌乳尖牙减径甚至拔除,应当注意的是过度舌向倾斜的下切牙可能造成下牙弓拥挤。

对于骨性Ⅲ类趋势、下颌生长超过上颌者,可在观察期中使用颏兜抑制下颌过度向前生长。上颌生长明显不足者可采用前方牵引。

(2)拥挤和拥挤趋势的存在与否也是替牙期Ⅲ类错𬌗制定矫治计划时应当考虑的另一个重要因素。替牙期Ⅲ类错𬌗伴有拥挤病例的矫治一般遵从以下原则:①只要拥挤不影响反𬌗的矫正,不要急于减数,特别是上颌减数。临床经验证明,替牙期及某些恒牙早期伴有Ⅰ~Ⅱ度上牙列拥挤的Ⅲ类病例,在反𬌗矫治的同时或稍后,拥挤可能得以解决。②与其他类型的错𬌗相反,Ⅲ类错𬌗病例的拔牙与否不决定于下颌而决定于上颌。如果上颌牙弓明显拥挤,不拔牙不能排齐尽管下牙弓并不拥挤,最终也必须拔除4个前磨牙。

替牙期反𬌗的矫正可能涉及各种矫治器,包括可摘矫治器、功能矫治器、固定矫治器和口外矫治器。

3.恒牙早期

即使起初是功能性Ⅲ类错𬌗,此期或多或少伴有骨畸形。由于恒牙早期颌骨和牙的发育大部分已完成,很难通过改变生长来调整颌骨关系,移动颌骨的可能性也不大,口外力已不常使用,只能采用掩饰性治疗方法,通过牙齿位置的改变建立适当的覆𬌗覆盖关系,为此常常需要减数拔牙,并且采用固定矫治器。

拔牙的选择取决于如下两个因素。

(1)拥挤:如果上牙弓明显拥挤,生长潜力又不大,可以减数4个前磨牙,在矫治反𬌗的同时调整磨牙关系。如果上牙弓不存在拥挤,可以减数下颌两个前磨牙,或者一个下切牙,矫治前牙反𬌗而不考虑磨牙关系调整。在治疗中要防止下前牙的过度舌倾和上前牙的过度唇倾,过度倾斜的切牙对功能、美观和稳定都不利。

(2)牙弓突度:在我国儿童中,"双牙弓前突型"的Ⅲ类错𬌗并不罕见。对这一类患者,即使牙弓中不存在拥挤,也可减数4个前磨牙,在矫治前牙反𬌗的同时,减少牙弓突度、调整磨牙关系,得到较满意的功能和面形。

恒牙早期Ⅲ类错𬌗中有少数患者因骨骼畸形比较严重需要在成年之后手术,若患者年龄较大,可开始术前正畸。

(三)矫治器的选择

安氏Ⅲ类错𬌗的矫治涉及各种类型的矫治器,并包括外科矫正手段。不同类型的Ⅲ类病例适用不同的矫治器。

1.𬌗垫矫治器

(1)上颌𬌗垫矫治器:主要用于乳牙期、替牙期以牙齿因素为主的Ⅲ类错𬌗。患者反覆𬌗较浅、反覆盖较大,上前牙牙轴较直并可有轻度拥挤不齐。伴有双侧后牙反𬌗时可在矫治器上设计分裂簧开展上牙弓。恒牙早期需要减数矫治的Ⅲ类病例也可配合使用上颌𬌗垫矫治器。

(2)下颌𬌗垫矫治器:使用于替牙期和恒牙早期因下前牙唇向错位并有散在间隙,而上前牙轴基本正常的Ⅲ类病例。

2.下前牙塑料联冠式斜面导板矫治器

下前牙塑料联冠式斜面导板矫治器适用于乳牙期以功能因素为主的Ⅲ类病例,患者反覆𬌗较深、反覆盖不大、牙列较整齐、不伴有拥挤。

3.肌激动器

肌激动器又称FKO,主要适用于替牙期以功能因素为主的Ⅲ类病例,也可用于恒牙早期上切牙舌倾、下切牙唇倾的病例,但不适用于骨骼畸形明显或者牙齿拥挤错位者。

4.功能调节器Ⅲ型(FR-3)

功能调节器Ⅲ型用于替牙期和乳牙期,对功能性Ⅲ类错𬌗和伴有轻度上颌发育不足、下颌发育过度的病例有较好的效果。由于该矫治器不直接作用于牙齿,对切牙即将替换或正在替换的患者,其他矫治器很难发挥功能时,FR-3有独特的作用。

5.头帽颏兜

在乳牙期或者替牙期Ⅲ类错𬌗矫治中,头帽颏兜常作为一种矫正手段与其他口内矫治器合并使用,有时也作为治疗间歇中的保持装置单独使用。由于目的不同,头帽颏兜有两种不同类型的设计。

(1)Ⅰ型:用于下颌发育过度倾向的Ⅲ类错𬌗病例起抑制下颌生长的作用。此型头帽颏兜所使用的牵引力较大(500～1 000 g),牵引方向通过髁突,使用时间较长,多在半年以上。

(2)Ⅱ型:用于功能性Ⅲ类错𬌗病例向下向后旋转下颌,使下颌的生长方向变得较为有利。此型头帽颏兜所使用的牵引力较小(300～500 g),牵引力方向通过髁突下方,使用时间3～6个月。

关于颏兜的作用:大部分的动物试验结果都支持颏兜能抑制下颌骨的生长。然而根据日本学者对颏兜治疗长期稳定性的临床研究结果,颏兜在短期内可抑制下颌的生长,改变下颌的生长方向,并改善患者的骨面型,但在停止使用后,下颌会恢复到从前的生长形态;无论开始使用颏兜的年龄是7岁、9岁或者11岁,生长结束时,治疗组与对照组的骨面型均相似;若要维持已改善的骨面型,必须持续使用颏兜直至生长结束,这在临床上是无法做到的,因为很难得到患者的理解与合作,同时也由于较长时间使用较大引力的颏兜易引起颞下颌关节症状。

6.口外上颌前方牵引器

口外上颌前方牵引器用于替牙期或乳牙期上颌发育不足为主的骨性Ⅲ类错𬌗,恒牙早期病例也可试用。有报道与快速腭中缝开展合并使用疗效更好。治疗的长期稳定性不肯定。

7.固定矫治器

对恒牙早期需要拔除4个前磨牙矫治的Ⅲ类病例,固定矫治器如方丝弓矫治器、直丝弓矫治器可以在建立适当的前牙覆𬌗、覆盖关系的同时,排齐牙列、矫治前牙反𬌗并调整磨牙关系,是一种较好的选择。治疗期中要使用Ⅲ类颌间牵引。由于Ⅲ类牵引有使上磨牙伸长的作用,易使咬合打开,因此对高角病例的使用应慎重。

(四)保持

牙源性前牙反𬌗矫治后不需要保持。骨性Ⅲ类病例虽经矫治,在生长发育完成之前仍有复发的可能。北京医科大学口腔医院正畸科对替牙期Ⅲ类错𬌗矫治后5～10年的追踪研究发现10.7%的患者有明显的复发,表现为多数前牙反𬌗重新出现,下颌前突加重。看来Ⅲ类病例矫治后是否复发主要与患者下颌的生长有关,而与保持与否的关系不大。尽管如此,一般主张对乳牙期和替牙期有骨性Ⅲ类倾向的患者,矫治后要定期复查,观察颌骨生长与𬌗的发育,处理出现的牙弓拥挤,并在进入生长快速期前使用一段时间的头帽颏兜抑制下颌生长,防止反𬌗复发。对于恒牙期病例,口外力对颌骨的作用有限已不再使用,口内常规保持器用于稳定牙弓中已关闭的拔牙间隙。

(朱思超)

第四节　开𬌗的矫治

开𬌗是牙-牙槽或颌骨垂直向发育异常。临床上主要指表现为前牙-牙槽或颌骨高度发育不足,后牙-牙槽或颌骨高度发育过度,或两者皆有的前牙开𬌗;前牙开𬌗常伴有长度、宽度不调,神经肌功能异常。临床中表现为在正中𬌗位及下颌功能运动时前牙及部分后牙均无𬌗接触。此类畸形常伴有形态、功能及面容障碍,直接影响患者的心理状态,甚至影响未来的职业选择。因此,及时地预防、诊断及治疗开𬌗具有深远的社会意义。开𬌗在人群中的发病率约为6%,是正畸临床中常见的一类复杂且治疗后易复发的一类畸形。

一、开𬌗的病因

(一)遗传

开𬌗病因为多因素综合作用的结果。目前对遗传导致开𬌗的畸形,学者们尚有争论,尚待进一步研究。但是在临床上,不能忽视遗传因素在开𬌗形成的作用,包括以下几方面。

1.遗传因素

常为多基因遗传。许多学者对开𬌗的遗传学研究发现,有的开𬌗患者有家族性开𬌗趋势,头影测量表明,其颅面结构相似。有的患者在生长发育过程中,上颌骨前部向上旋转,下颌向下后旋转的不利生长型,可能与遗传有关。

2.遗传病

(1)常染色体畸变:如先天愚型,先天性的卵巢发育不全综合征常伴有开𬌗畸形。

(2)基因突变:如锁骨颅骨发育不全症,抗维生素 D 性佝偻病患者常伴开𬌗畸形。

(3)多基因遗传病:如大多致唇腭裂患者的牙槽裂区呈开𬌗畸形。

(二)口腔不良习惯

长期口腔不良习惯造成开𬌗患者约占造成开𬌗总病因 68.7%。其中,吐舌习惯占 43.3%。舌的大小姿势和舌肌功能是形成前牙开𬌗的重要因素,其形成的前牙开𬌗间隙呈梭形,与舌的形态一致。此外,吮拇、吮指习惯占 10.1%,伸舌吞咽、咬唇、咬物、口呼吸等肌功能异常均可造成前牙开𬌗。开𬌗导致口唇闭合障碍,从而形成代偿性舌过大。

(三)末端区磨牙位置异常

常见末端区后牙萌出过度及后牙区牙槽骨垂直间发育过度。多见于下颌第三磨牙前倾或水平阻生,其萌出力推下颌第二磨牙向𬌗方,使其𬌗平面升高而将其余牙支开,若患者同时伴有舌习惯,则可形成广泛性开𬌗。

(四)佝偻病

严重佝偻病患儿由于骨质疏松,在下颌升降肌群的作用下使其下颌骨发育异常,形成仅少数后牙接触的广泛性开𬌗。

(五)颞下颌关节疾病

髁突良性肥大、外伤等所致的关节疾病改变正在生长发育的髁突及下颌骨生长的进程和方向,从而导致开𬌗。

(六)医源性开𬌗

临床中由于对畸形的诊断,矫治计划或矫治力的使用等不当,造成支抗丧失,后牙伸长前倾等造成开𬌗。

(七)内分泌疾病

甲状腺功能不全者常呈张口姿势,舌大而厚并伴伸舌习惯形成𬌗开。垂体疾病,儿童在骨骺未融合之前垂体分泌生长激素过多形成垂体性舌巨大畸形,因而造成开𬌗和牙间隙。在骨骺融和之后发生肢端肥大症。

二、开𬌗的诊断

开𬌗是一笼统的临床现象,此类畸形除开𬌗外,还有其他表现不一的临床特征,为了更好地分析畸形产生的原因和形成机制,制订出合理的矫治计划,进行有效的治疗,必须对开𬌗分类。

前牙殆开有很多种分类法。

（一）按开殆形成的病因和机制分类

1.功能性开殆

由口腔不良习惯如舌习惯、吮指等造成的开殆。主要发生在乳牙列和混合牙列期。

2.牙-牙槽性开殆

牙-牙槽性开殆,在临床上较为常见,多因长期不良习惯产生的压力限制了前牙-牙槽正常生长发育,从而导致前牙开殆。一般面型,骨骼基本正常。

3.骨性开殆

骨性开殆可由于颌骨垂直发育异常,颌骨旋转等因素造成,开殆常导致唇舌肌功能异常以适应骨骼发育的异常,此时口腔不良习惯是这些发育异常的结果而并非病因。骨性开殆可分为如下。

(1)骨性Ⅰ类开殆:患者表现为开殆,颌骨在矢状向为正常的Ⅰ类关系。

(2)骨性Ⅱ类开殆:患者表现为开殆,颌骨在矢状向为Ⅱ类关系。

(3)骨性Ⅲ类开殆:患者表现为开殆,颌骨在矢状向为Ⅲ类关系。

（二）Angle 分类

1.Angle Ⅰ类开殆

上下颌第一磨牙为中性殆关系,前牙开殆。

2.Angle Ⅱ类开殆

上下第一磨牙远中殆关系,前牙开殆。

3.Angle Ⅲ类开殆

上下颌第一磨牙为近中殆关系,前牙开殆。

（三）垂直向开殆分度

正中殆位时,上、下前牙切缘之间在垂直向存在的间隙,分为三度。①Ⅰ度:间隙<3.0 mm,②Ⅱ度:间隙在3～5.0 mm,③Ⅲ度:间隙>5.0 mm。

（四）诊断

开殆的形态改变取决于后下面高的大小并反映在下颌支、下颌角及下颌高度的改变。

1.功能性开殆

主要与口腔不良习惯紧密相关,常见于乳牙列及混合牙列早期。

2.牙-牙槽性开殆

此型开殆指牙-牙槽垂直关系异常,即前牙萌出不足,前牙槽高度发育不足和/或后牙萌出过度,后牙槽高度发育过度,颌骨发育基本正常,面部无明显畸形。

3.骨性开殆

主要表现为下颌骨发育异常,下颌支短,下颌角大,角前切迹明显,下颌平面角(FH-MP)大,PP、OP、MP三平面离散度大,Y轴角大,下颌呈顺时针旋转生长型,前上面高/前下面高<0.71,S-Go/-N-Me<62%,面下1/3过长,严重者呈长面综合征。上牙弓狭窄,后牙槽高大,可能伴有上下前牙及牙槽高度代偿性增长,常有升颌肌功能活动低下,甚至出现肌功能紊乱。侧貌可显示为正常面型、凹面型或长面型,这是骨骼近远中不调所致。

临床上将牙颌畸形垂直向异常指数(ODI)、前面高比等作为诊断有无前牙开殆及开趋势较好的指标。对国人而言,当ODI 72.8°时,表现为开殆或具有开殆趋势。ODI越小,骨性开殆的可能性越大。乳牙开𬌗的特征为 ODI、ANB 角均小，下颌支(Ar-Go)短，其中 ODI 是一敏感的指征有助于诊断开𬌗趋势，以达到早期诊断，早期治疗的目的。临床中评价开𬌗患者的预后对此类患者是选择正畸治疗或正颌外科非常重要。除考虑畸形的严重程度，年龄、生长发育状态和生长潜力，结合医师的水平及患者的要求外，可采用面高指数(ANS-Me/N-Me<0.57，指数越小，预后越差)，下颌平面角(F H-MP 在 16°～18°时，正畸治疗效果很好，在 28°～30°疗效欠佳；在 32°～35°效果不肯定，>35°效果差)；1-MP 角≥89.5°时常常选择正畸治疗。对年龄较大，生长发育基本停止，下颌角前迹较深，1-MP 角较小，颏部前突的前牙骨性开𬌗病例多采用正颌外科矫治。

三、开𬌗的矫治

前牙开𬌗特别是骨性开𬌗的治疗和保持是最困难的正畸问题之一。因为许多患者不仅有牙-牙槽或颌骨异常，还伴有神经肌肉的异常。一般认为牙-牙槽型开𬌗比骨性开𬌗容易治疗，预后也好。矫治开𬌗的原则是找出病因，并尽可能抑制或消除，根据开𬌗形成的机制，对患者前牙及后牙-牙槽骨进行垂直向调控是成功治疗的关键。同时肌功能训练是非常重要的辅助手段，可达到消除或改善开𬌗，稳定疗效的目的。

(一)功能性及牙性开𬌗的矫治

这类开𬌗主要由不良习惯引起。特别是舌肌功能异常所致的伸舌吞咽、吐舌习惯及肌功能异常所导致开𬌗。首先判明和消除局部因素，7～9 岁 80% 的儿童可自行关闭开𬌗，进行肌功能训练，关闭开𬌗间隙。

1.医疗教育

首先对患儿及家属说服教育，说明不良习惯的危害性，请家长、老师监督提醒儿童戒除不良习惯。

2.治疗与开𬌗发生有关的疾病

治疗扁桃体炎、鼻炎、腺样增殖、舌系带异常、巨舌症、关节病等相关的疾病。

3.矫治器破除不良习惯

对舌习惯、舌位置异常、伸舌吞咽等不良习惯的儿童戴用带有舌刺(舌屏、腭网)的矫治器，咬唇习惯的儿童戴用唇挡，年幼患者一般在破除不良习惯后，上下切牙可自行生长萌出关闭开𬌗间隙。

4.肌功能训练

颅面形态受咀嚼肌大小、形态和功能的影响，提下颌肌影响面部的宽度和高度，被拉长的肌肉可辅助矫治开𬌗。因此，开𬌗儿童进行咀嚼肌训练，可导致颌骨形态发生改变，下颌明显自旋。所以肌功能训练是改善口腔周围肌肉异常功能，利用口腔周围的肌力来改善开𬌗，稳定效果十分重要的手段。

(1)口腔周围肌肉功能异常：在做肌功能训练时，必须判明患者在吞咽及姿势位时各肌肉异常状态。例如舌异常的患者，在吞咽时舌向前伸出，在安静时舌位于上下前牙之间。

(2)咀嚼肌异常：伸舌吞咽时舌位于上下前牙之间，所以，在吞咽时不能保证下颌在咬合位，因此，咀嚼肌力逐渐减弱，口不闭合，口轮匝肌肌力常常较弱。

(3)肌肉训练方法：异常的肌功能大多是无意识状态下发生的，并反复持久地存在，要去除很困难，若患者不合作，训练不会获得成功。所以，让患者充分了解训练的目的，认识到目前异常肌肉状态及其危害性，以激发患者产生改变这种异常功能的愿望后，再教患者肌肉处于何种状态才是正常的,而且必须开始正确的训练。①舌训练:教患者学会舌摆在正确的位置并能进行正确运动,例如正确吞咽及在语言、吞咽和休息时使其舌放在正确位置和正常运动并养成习惯。但有的病例,舌已适应了牙齿的位置并行使相应功能。此时,则首先矫治开𬌗后,再进行肌功能训练(如在腭盖处放置口香糖,然后用舌将其压贴压开,并保持舌在此位置进行吞咽的训练方法)以保持疗效。②咀嚼肌训练主要指颞肌、咬肌的强化训练。儿童学咬软糖,每天咬 5 次,每次 1 分钟。青少年及成人尽可能做紧咬牙,并做大张闭口运动或做正常吞咽动作时紧咬牙,使咀嚼肌伸长、强壮以达到治疗和防止开𬌗复发的目的。③口轮匝肌的训练、肌功能训练。

5.矫治器治疗

单纯采用上述方法已难以矫治已形成的开𬌗畸形,并且这种开𬌗间隙反过来可导致不良习惯的加重。所以,应尽早关闭开𬌗,阻断其开𬌗和不良习惯的恶性循环。在临床治疗中,牙性前牙开𬌗矫治比较容易,多采用固定矫治器治疗(特别是 MEAW 技术),在上下牙列黏着托槽,并上下协调弓丝。①一般上弓丝应作成反纵𬌗曲线,下弓丝作成过度的 Spee 曲线拴入,同时在开𬌗区的弓丝上形成颌间牵引钩。②多曲弓丝,在后牙区形成多水平多曲并加大后倾弯,前牙区采用颌间垂直橡皮圈牵引矫治。③或在 Ni-Ti 方丝或不锈钢方丝上形成"摇椅形"弓丝。加前牙垂直牵引矫治开𬌗,均可达到关闭前牙开𬌗间隙。

当开𬌗关闭后,应用咬合纸检查是否所有的牙都恢复了接触关系并进行调𬌗。固定矫治器一般保持到获得正常吞咽和唇舌功能后才更换为活动保持器。常用 Hawley 式保持器、前牙黏结式牵引唇弓及后牙𬌗垫等保持。

(二)骨性开𬌗的矫治

骨性开𬌗主要由于颌骨垂直向发育异常、颌骨旋转等因素造成,临床中骨性开𬌗常导致唇、舌肌、咀嚼肌功能异常以适应骨骼发育的异常,此时口腔不良习惯是这些发育异常的结果而不是病因。因此,尽早解除开𬌗病因,控制颌骨的异常生长发育和改变其生长方向,关闭开𬌗间隙非常重要。

在青春发育高峰期前改变生长治疗的关键是抑制上颌骨和上后牙的垂直生长,并辅以咀嚼肌训练。常采用的矫形装置:后牙𬌗垫颏兜垂直向牵引,𬌗垫式功能性矫治器(图 9-1),腭托式垂直加力矫治器(图 9-2),固定功能性矫治器(图 9-3),种植支抗压入(图 9-4),𬌗垫式功能性矫治器高位牵引,头帽(压后牙,改变𬌗平面)高位牵引,磁斥力𬌗垫式矫治器头颏牵引及固定矫治器高位牵引等(必要时辅以后牙颊侧骨皮质松解术),将后份牙-牙槽骨压入或限制其生长,使下颌前上旋转,以调整颌骨关系,但需保持到生长发育停止。此外,同时尽可能地利用前牙区牙-牙槽骨的代偿性伸长,以关闭开𬌗间隙(方法同牙-牙槽开𬌗,采用颌间牵引)。对生长发育停止的成人患者,轻、中度开𬌗采用增加牙代偿的掩饰骨骼的畸形及 MEAW 技术。严重者采用微植体骨支抗压入磨牙的技术;对由于下颌向下后旋转和/或后牙萌出过度造成的成人严重骨性前牙开𬌗病例,可采用钛螺钉种植体(直径 2.3 mm,长 14 mm)植入上颌双侧颧突和下颌颊侧牙槽骨,3 个月后用链状橡皮链或密螺旋弹簧牵引,上下磨牙压入,下颌向前上旋转,后缩的颏前移,开𬌗关闭,面下 1/3 减少,达到类似正颌外科的疗效,且植入术的创伤很小,疗程短。

对特别严重的骨性开𬌗(例如长面综合征,Ⅲ类骨性开𬌗),则应在成人后采用外科-正畸的方法才能完全矫治畸形。

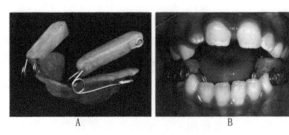

图 9-1　殆垫式功能性矫治器

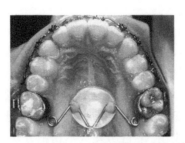

图 9-2　腭托式垂直加力矫治器(利用舌肌上抬)

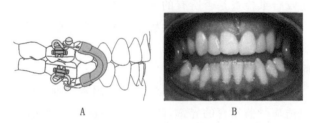

图 9-3　固定功能性矫治器

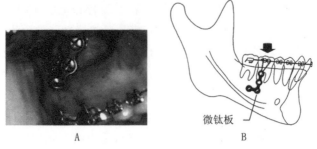

微钛板

图 9-4　种植支抗压入

(三)拔牙矫治

1.拔除第三磨牙或第二磨牙

拔除第三磨牙或第二磨牙(以第三磨牙替位)适用于面型较好无明显前牙拥挤或前突的病例。后牙前移引起"楔状效应",使咬合接触点前移,有助于前牙开殆的关闭。拔除第三磨牙有利于第二磨牙的萌出,有利于第一、第二磨牙向远中竖直;有些病例第三磨牙过度萌出或近中阻生升高,第三磨牙拔除后可降低后牙高度,消除病因。如果第三磨牙未萌,X线片牙冠形态基本正常可拔除第二磨牙以第三磨牙替位。采用 MEAW 技术,通过直立压低磨牙改变异常的殆平面达到关闭𬌗的目的。

2.拔除前磨牙

对突面型,有明显前牙拥挤或伴双颌前突的病例拔除前磨牙,前牙内数的"钟摆效应"使上下切缘的距离减少,有助于关闭开𬌗。这一拔牙模式多采用滑动技术在平整和关闭间隙的过程中就可关闭开𬌗,同时也应常规施用前牙垂直牵引(图9-5)。

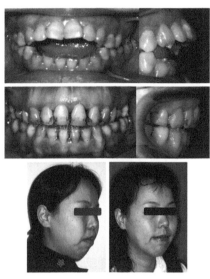

图 9-5 拔除前磨牙矫治开𬌗

3.拔除第一恒磨牙

常用于第一恒磨牙龋坏、釉质发育不良、错位、缺失,而后牙槽过长的病例。应注意治疗中后牙的垂直向控制及注意防止其后牙前移而影响前牙的内收(图9-6)。

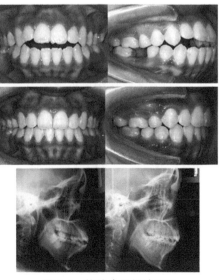

图 9-6 拔除磨牙矫治开𬌗

(朱思超)

第五节 双颌前突的矫治

一、双颌前突的病因

病因尚不清楚,一般认为与遗传有关系。唇肌张力不足及口呼吸也是重要病因,此外,与饮食习惯有些联系,例如长期吮吸海螺等壳类、吮吸某些有核小水果,如桂圆、荔枝、杨梅等。南方沿海地区发病率较高。此类畸形还常伴有吮颊、异常吞咽等不良习惯。伸舌吞咽习惯对垂直生长型可至开𬌗,而对水平生长型则可致双牙弓前突。

双颌前突也是临床常见的牙颌畸形之一。双颌前突可为双颌骨(上、下颌骨)的前突或双牙-牙槽骨的前突,前者较少见,但在临床中,通常均将其统称为双颌前突。双颌前突畸形(双颌牙-牙槽的前突)可视为牙量-骨量不调,即前牙拥挤的一种代偿性前突排列形态,磨牙关系多为Ⅰ类关系,但也有Ⅱ类、Ⅲ类关系者。本文仅讨论磨牙为Ⅰ类关系的临床问题。

二、双颌前突的诊断

双颌前突患者表现为明面的凸面型,上下颌骨或牙槽骨前突,上下前牙唇倾,唇肌松弛,闭唇困难。头影测量显示:∠SNA与∠SNB均大于正常值(上、下颌前突者),上下前牙唇倾,上下切牙间角小于正常值。但是,上、下颌骨的正常前突具有明显种族差异,通常黑种人比黄种人显突,而黄种人又比白种人显突,我国广东一带的人具有典型的凸面型。因此,在进行双颌前突的诊断时,应根据国人的标准进行头测量分析,并充分考虑种族、年龄、面型及唇形的特征,不可盲目沿用西方人的标准。双颌牙-牙槽前突可单独存在,也可在骨性双颌前突中存在,诊断一般容易,X线头测量分析可提供上、下牙倾斜前突的定量信息。

三、双颌前突的矫治

即时消除不良习惯,进行唇肌训练,必要时使用矫治器矫治。

(一)双颌骨前突的治疗

对上、下颌骨前突患者的治疗,在恒牙列早期多采用牙代偿以掩饰骨前突的方法,通常在上下颌同时对称拔牙(多为第一前磨牙),缩短上下前段牙弓(内收上下前牙)以掩饰骨骼发育异常。治疗的手段是采用固定矫治器,因为它不仅能有效控制前牙的后退,牙根的平行,还能通过切牙转矩有效地改善牙槽部的前突状态。通常对轻、中度患者,单独用固定正畸治疗多能获得较好的效果及满意的面型改善。对较严重病例,从牙的代偿上可获得很满意的咬合关系,但面容的改善常常不足,而对于更严重的患者及具有明显遗传倾向的病例,则应待成年后考虑外科-正畸的方法,例如局部截骨术等进行矫治,那时,正畸治疗的目的是改善牙齿美观及咬合,而外科则矫治其骨骼的畸形及改善侧貌,最终达到完美的效果(图9-7)。

(二)双颌牙-牙槽前突的治疗

恒牙列早期上下颌的牙-牙槽前突患者的治疗,除早期应消除不良习惯,训练唇肌外,主要采用固定矫治器矫治。此时,前牙舌向移动是治疗其病因而不是代偿,因此效果更佳。

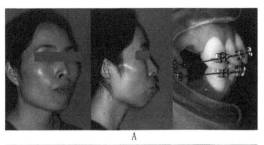

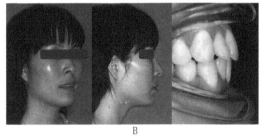

图 9-7　双颌前突的正颌治疗

A.术前;B.术后

1.扩大牙弓内收前牙

对轻度双颌牙-牙槽前突伴牙弓狭窄的患者采用扩大上下牙弓(必要时配合减径,或邻面去釉法),利用间隙内收前牙(详见扩弓矫治牙列拥挤的方法相关内容)。

2.拔牙矫治

对中、重度双颌前突采用拔 $\dfrac{4|4}{4|4}$,用固定矫治器治疗双颌牙前突,其常规步骤如下:

(1)拔除 $\dfrac{4|4}{4|4}$,以利前牙舌向内收。

(2)支抗设计多应考虑中等及最大支抗设计,即在上颌采用口外支抗或口内支抗(如 Nance 腭托、腭杠及弓丝支抗弯曲等),也可延迟拔除 $\underline{4|4}$,待下尖牙到位后再拔除,以利于在牵引中保持后牙Ⅰ类关系的稳定。

(3)下牙弓作后牙支抗弯曲,用Ⅲ类牵引先移动下尖牙向远中到位后,将其与下后牙连续结扎成一个支抗整体。

(4)待下尖牙到位后,再移动上尖牙向远中。尖牙到位后将其与上后牙连续结扎成一个支抗整体。

(5)关闭下前牙间隙,用Ⅲ类牵引切牙向后关闭切牙远中间隙。

(6)关闭上前牙间隙,用Ⅱ类牵引向后关闭上切牙远中间隙。

(7)调整上下牙弓关系及咬合、关闭剩余间隙,达到理想咬合关系。

(8)保持。

对双颌牙前突伴有拥挤或Ⅱ类畸形或Ⅲ类畸形病例的治疗。在矫治设计中除按上述方法消除前牙前突外,还要同时考虑拥挤及磨牙关系的矫治。此时,除注意拔牙部位的选择外,更应考虑支抗的设计及牵引力的使用,使其能充分利用拔牙间隙,达到同时矫治拥挤及牙齿殆骨前后关系不调等畸形的目的。矫治方法可参考牙列拥挤,Ⅱ类及Ⅲ类各种畸形矫治方法进行。

(朱思超)

283

第十章

口腔修复术

第一节　前牙的部分冠美学修复

前牙部分冠美学修复技术是指使用全瓷材料,联合借助固位形固位和黏结固位两种固位形式,对前牙较大面积缺损进行美学修复的修复体形式。按照传统的定义,部分冠往往是由金属制作,主要是应用于牙齿唇颊面完整,而其他轴面或咬合面需要修复治疗的病例。但是,随着瓷材料的发展,尤其是瓷与牙体组织之间的黏结技术的不断成熟,越来越多的前牙大面积牙体缺损可以使用部分冠进行修复。部分冠可以看成是瓷贴面的变体,或者是不完整的全冠,是介乎两者之间的修复形式。多使用长石类光线通透性好的瓷材料,使用铸造或 CAD/CAM 加工的手段制作。其特点是设计灵活,其宗旨是在最大限度地保护余留牙体组织与获得固位之间达到平衡,并满足美观的需求。

一、适应证

如果牙体的缺损通过瓷贴面修复无法获得足够的强度,而使用全冠修复又要磨除过多健康牙体组织时,可采用部分冠修复。例如,前牙的缺损涉及切缘和切角及大部分牙体,有较大的缺损间隙需要使用修复手段恢复与邻牙的接触关系时。

二、牙体预备

部分冠的使用是为了在进行牙体预备时使用合理的最小预备量,在获得修复体的固位和抗力的同时,尽量多地保留健康牙体组织,并留有充足的黏结面积。瓷贴面的固位力完全依靠黏结力,冠的固位力来自固位形。部分冠的固位力不仅要来自牙体预备产生的固位形,还要利用黏结剂所获得的黏结力,两者缺一不可。

在进行牙体预备时,应考虑四个方面因素。

(1)保护牙髓牙本质复合体,尽量少磨除健康的牙体组织。

(2)尽量增大黏结面积:黏结剂能与釉质形成稳定持久的黏结,而与牙本质的黏结受多方面因素限制,因此,应尽量多地保留釉质黏结面积。在牙齿上能利用的黏结面积越大,所获得的黏结力就越大。

（3）单纯依赖黏结尚不能提供部分冠足够的固位,需要用固位形辅助固位。因此,在不占用黏结面积的前提下设置辅助固位,如增加侧壁固位、固位沟槽等。

（4）需要保留足够的修复体的厚度,以满足修复体自身强度的要求;全瓷修复材料尤其是长石类瓷,虽然有较为理想的透光性,但强度较低。瓷材料的断裂起始于材料表面的微裂纹在外界应力的作用下发生扩展,最终导致材料整体的失效断裂。导致材料断裂的最小应力与材料本身的厚度呈反比。因此,在部分冠承受力的区域保留足够的瓷材料厚度才能使部分冠在咬合时不致发生断裂。

三、部分冠的美学处理

（一）部分冠设计时的美学考虑

修复体的边缘与牙体组织的结合区是美学处理的薄弱环节,因为修复体需要通过黏结剂与牙齿黏固,修复体和黏结剂的折光率和遮光率与天然牙齿有差异。因此,应尽量将修复体与牙齿的结合区放置在肉眼难以辨别的区域,如邻面和唇面的颈缘处。利用修复体的折光性,在设计修复体的外形和边缘线时,可适当制作成一定厚度的斜面,既扩大了釉质的黏结面积,同时也使颜色过渡得更自然。

（二）部分冠黏结时的美学处理

当制作完成的部分冠修复体在口内试戴时,需要使用与黏结树脂颜色一致的试色糊剂模拟黏固后的色彩学效果。如果发现最终的混色效果未达到整体美学要求,可从两方面做出调整。

1.修复体本身的染色处理

部分冠的修复体一般是由长石类材料制作,有与之相配套的瓷外染色金属氧化物材料,以低于材料软化温度的烧结温度和程序,对修复体进行染色处理。

2.调节黏结树脂的颜色

部分冠的黏结类似于瓷贴面,因此,可以使用瓷贴面的树脂黏结系统,使用不同颜色的黏结树脂混色调配出适合的颜色,也可以在黏结树脂中加入着色树脂调配混色效果。

（陈利民）

第二节　后牙牙体缺损的嵌体修复

一、非金属嵌体修复的临床应用

非金属嵌体是指用复合树脂和全瓷等非金属材料制作的嵌体,用于恢复牙体缺损患牙的形态和功能的修复体。传统用于后牙牙体缺损嵌体修复的材料主要是各类金属,但金属材料存在美观不足、磨耗对天然牙、金属离子析出、牙体着色等问题。近年来,随着复合树脂和全瓷材料性能的不断改善,非金属嵌体正以其美观和良好的修复性能越来越多地被医师和患者选择。

（一）直接修复与间接修复的比较

后牙牙体缺损的修复方法包括直接修复和间接修复两种方法。

1.直接修复

直接充填修复以其简便、快速的特点长期以来在临床普遍应用。常用的非金属充填材料是各类复合树脂,由于复合树脂光固化时存在聚合收缩和固化不全的问题,初步固化后的树脂会继续发生聚合反应,使其体积继续收缩。树脂固化产生的聚合收缩力为40～50 MPa,树脂与牙釉质的黏结力为15～20 MPa。当聚合收缩力超过树脂与牙本质、牙釉质的黏结力时,树脂与牙体组织界面就产生裂隙,这是充填修复后产生微渗漏的根源。微渗漏会造成充填体边缘着色、继发龋、牙髓炎,以及充填体松动脱落等问题。目前,尚未发现一种直接充填技术能完全消除微渗漏。另外对于牙体缺损涉及牙尖的患牙,直接充填修复因为不能恢复理想的面形态,因此也无法恢复良好的咬合功能。对于有邻面缺损的患牙,直接充填也很难恢复良好的邻接关系,而导致食物嵌塞的问题。

2.间接修复

间接修复是指修复体在洞形外完成后,用黏结剂将修复体黏固在缺损的牙体上恢复牙体的形态与功能。由于间接修复体是在口腔外完成的,树脂固化时的收缩也是在口腔外完成的,这样就消除了直接充填修复时固化收缩对黏结的影响。间接修复树脂固化产生的体积收缩,在嵌体黏固时,黏结剂填补了收缩的体积,提高了修复体的边缘密合性,这意味着嵌体修复技术是一种能够减小微渗漏的有效方法。有研究报道,多功能黏结剂能在牙本质黏结界面形成混合层,它与树脂嵌体的单体成分相似,因此,提高了树脂嵌体修复在洞壁的密合性。另外,树脂嵌体在二期处理过程中,单体转化率明显提高,这不仅使修复体的抗张强度、耐磨性和抗溶解性等物理机械性能大幅度增强,也减少了游离单体对牙髓的刺激。

(二)间接修复技术和材料的选择

1.复合树脂嵌体的间接修复技术

复合树脂嵌体与复合树脂直接充填相比较,由于树脂嵌体是在体外光照加热、加压固化之后再进行黏结,所以树脂在聚合收缩、微渗漏等方面的问题明显减少,因此继发龋和边缘染色发生的可能性也降低,术后敏感减轻,同时也避免了复合树脂附加固位钉充填后因固位钉腐蚀、氧化所致的固位钉周围牙本质和复合树脂染色的问题,有利于维持远期美观效果。与全瓷嵌体相比较,树脂嵌体制作工艺简单,费用较低,能满足多数人的美观需求,容易被医师和患者选择和接受。但复合树脂的抗压强度与瓷嵌体有较大的差距,远期修复效果不如瓷嵌体。

复合树脂嵌体材料的特点:复合树脂修复材料是一类由有机树脂基质和经过表面处理的无机填料及引发体系组合而成的牙体修复材料。复合树脂嵌体是近十年兴起的一种新型嵌体材料。嵌体复合树脂与充填用复合树脂是有差别的,嵌体用复合树脂材料的激活剂与催化剂大多需要在高温高压下才能发挥作用,所以,嵌体复合树脂在操作时都需进行二期处理,材料的各种性能才能达到设计要求,否则树脂材料的诸多缺点就会影响修复效果。为了减轻树脂材料的缺陷,通常需要改变树脂组成的无机填料或改良聚合方法,使其物理性能得到改进。近年来,随着高强度复合树脂材料的应用和嵌体制作时二期处理技术的应用,以及树脂黏结剂的使用,后牙嵌体修复的临床效果有了大幅度的提高,加之树脂嵌体良好的美观效果,简单的制作工艺,较低的成本,使其具有良好的临床应用前景。

2.瓷嵌体修复技术

瓷嵌体修复技术按照加工工艺划分,有机械加工的瓷嵌体、热压铸造陶瓷嵌体、玻璃渗透尖晶石陶瓷嵌体和金沉积基底烤瓷嵌体。

（1）机械加工的瓷嵌体：机械加工的瓷嵌体是通过 CAD/CAM 技术完成的。CAD/CAM 技术是近20年迅速发展起来的一种综合计算机应用系统技术。其主要特点是加工精度高（加工精度0.005～0.1 mm），不受被加工对象形状复杂程度的影响，制作完成的嵌体准确度高，与基牙密合。可减少就诊次数，节约制作所需要的大量时间，有效提高了临床与技术室的工作效率和工作质量，但需要专门的仪器设备，费用较高。CAD/CAM 技术包括两种类型：第1种是利用机械加工的方法切削瓷块，使其一次成形为修复体的形状，再经染色完成最终的修复体；第2种是先用机械加工的方法切削预烧结的低密度瓷块为修复体的形状，再经二次烧结成致密的高强度修复体，之后经染色完成最终修复体的制作。

（2）铸造陶瓷嵌体：常用的有铸造玻璃陶瓷嵌体和热压铸造陶瓷嵌体。①热压铸造陶瓷嵌体：热压铸造陶瓷技术是采用失蜡法的工作原理通过热压铸造工艺成形的一种铸瓷修复技术。此类修复技术已商品化的材料代表是 IPS-Empress 陶瓷材料。②铸造玻璃陶瓷：又称微晶玻璃。铸造玻璃陶瓷技术也是采用失蜡法的工作原理通过铸造工艺成形的一种铸瓷修复技术。

（3）粉浆涂塑玻璃渗透尖晶石陶瓷嵌体：这种技术是采用粉浆涂塑技术成形，即将高纯度细颗粒的氧化镁制成注浆，涂塑在耐火石膏代型上，经过熔融法烧烤和渗透烧烤，其代表是 In-Ceram Spinell 陶瓷材料。

（4）金沉积基底烤瓷嵌体：这种技术是应用金沉积技术制作金基底层，再在其上烤瓷完成嵌体的制作。

（三）间接修复技术临床应用注意事项

与传统的直接充填修复相比，嵌体可以在模型上制作完成，恢复原有的牙体形态，恢复良好的咬合功能和邻接关系，修复体能高度抛光，容易清洁等，是一种比较理想的牙体缺损修复方式。但嵌体只能修复缺损部位的牙体，不能保护存留部分的牙体组织。因此，嵌体有严格的适应证和禁忌证。

1.适应证与禁忌证

适用金属嵌体修复的牙体缺损原则上也适用于非金属嵌体修复。与金属嵌体修复相比较，非金属嵌体还适用于以下情况：①因金属嵌体修复不能满足美观需求者，可设计非金属嵌体修复。②患牙缺损较多牙体预备固位形不足，需要增加辅助固位形时，可设计树脂黏结的瓷嵌体或树脂嵌体修复，利用树脂黏结剂与瓷和树脂良好的黏结性能，弥补固位形不足可能导致的固位不良的隐患。③当患牙缺损较多，存留的牙体组织为薄壁弱尖时，可设计树脂黏结的瓷嵌体或树脂嵌体修复，利用树脂黏结剂将患牙与嵌体形成一个整体，有利于保护薄弱的存留壁和牙尖组织。④有金属过敏史的患者。

金属嵌体修复的禁忌证原则上也适用于非金属嵌体修复。与金属嵌体修复相比较，非金属嵌体在以下情况时应慎用：①患牙需要保守性嵌体修复时，应慎用费用较高的瓷嵌体，可选用费用较低且黏固性较好的树脂嵌体。②患有夜磨牙或紧咬牙等咬合性疾病者，因其过度的咬合负荷应慎用耐磨性不足的树脂嵌体和脆性较大的瓷嵌体。

2.修复设计

（1）原则：牙体预备前应首先去除腐质并检查患牙缺损的部位、大小和缺损部分的形状，同时要仔细检查存留牙体组织的咬合接触位置，在此基础上按照牙体缺损的大致形态设计嵌体的窝洞形状，不需要进行预防性扩展，不需要预备特殊的辅助固位形。这些要求符合牙体预备要求中最小损伤原则，可以使牙体组织得到最大限度的保留，使牙体的抗力和强度丧失最少，从而达到减少牙齿折裂发生的目的。金属嵌体牙体预备的基本原则多数也适用于非金属嵌体的牙体预备。

(2)洞形设计要求(图 10-1):与金属嵌体相比较,非金属嵌体牙体预备的一些特殊要求如下。①与金属嵌体要求洞壁向面外展 3°～5°不同,非金属嵌体洞形的轴壁向面外展要增加到 6°～8°,以利于嵌体顺利就位。因洞壁外展增加而减小的摩擦固位力可通过高强度的树脂黏结剂弥补。②瓷嵌体要求咬合面洞的深度≥1.5 mm,轴面预备≥1.5 mm,以满足瓷材料的使用要求。③非金属嵌体洞形预备要求表面光滑、圆钝,不强求洞壁点、线、角清晰,洞壁可留存倒凹,洞壁上的倒凹可用树脂充填的方法处理平整即可。④非金属嵌体不能预备洞斜面,这是与金属嵌体在牙体预备要求中最重要的区别。洞斜面在金属嵌体中有防止边缘牙体组织折裂和增加边缘密合度的作用,在非金属嵌体修复中这两个问题是通过树脂黏结剂良好的黏结强度来解决的。⑤嵌体的边缘设计要避开咬合接触区,面的边缘设计位置应与正中接触点保持 1 mm 的距离,以免出现黏结剂磨损或黏结面开裂。⑥洞底平面不做底平的严格要求,以去净龋坏牙体组织为准,也可用垫底材料修平底面。

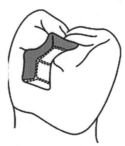

图 10-1　嵌体邻补面牙体预备外形

(3)有关嵌体洞形设计的力学研究:有研究提示,嵌体洞形的宽度越大,越容易使孤立牙尖成为应力集中区。当洞形的颊舌径宽度大于牙体颊舌径宽度的 1/3 时,牙尖的折裂概率明显提高。因此建议洞形的颊舌径宽度以小于牙体颊舌径宽度的 1/3 为宜。有研究报道,嵌体洞形的深度对患牙的抗折强度有明显的影响。洞形加深,牙体的抗折强度减弱。因此,对于过深的洞形应在牙本质薄弱处和髓室底用树脂垫底材料做垫底处理。树脂垫底能显著减少全瓷嵌体和基牙牙尖折裂的危险。浅而宽的洞形若使用弹性模量高的材料修复,可以较好地保护薄弱牙尖;当洞形较深时,洞底通常比较薄弱,使用与牙体组织弹性模量接近的材料修复,在改善洞底部应力集中方面具有一定的优越性。对瓷嵌体不同洞壁锥度的研究提示:洞壁锥度不超过 7°角应力分布较好。对洞形龈壁的研究显示:增加龈壁高度,尽量减小龈壁宽度有利于减小修复后牙体的应力。龈壁角度的有无对牙体应力无影响。高嵌体修复时,牙本质应力集中现象有所改善,应力分布趋平缓。提示临床修复时,当嵌体窝洞宽度较大时可以考虑高嵌体修复。

3.树脂嵌体间接修复技术直接法

(1)树脂材料的选择:从材料的理化性能方面考虑,应选择硬质树脂材料;从美观方面考虑,要选择与邻牙近似的树脂色型。

(2)制作方法:按照非金属嵌体牙体预备原则完成牙体预备,隔湿,吹干预备体,洞壁涂布一薄层硅油,将选择好的树脂材料按照洞的深浅分 1～3 层充填,分层固化。为方便将嵌体取出,可在嵌体表面黏固一个小塑料棒。

(3)二次固化:将初步固化的树脂嵌体放入专用的热固化箱内光照加热固化。

4.树脂嵌体间接修复技术间接法

(1)树脂材料的选择:同直接法。

(2)制作方法:①牙体预备。按照非金属嵌体牙体预备原则完成牙体预备,要求各轴壁相互平行,洞形所有线角均需光滑圆钝,以防应力集中导致嵌体折裂。②排龈:常规排龈线退缩牙龈组织,减少龈沟液分泌,以便精细印模的制取。③制取印模:硅橡胶制取印模,要求印模清晰、完整。④灌注模型:用硬质石膏灌注模型,要求模型完整、工作区清晰,无气泡。⑤临时嵌体的制作:在原始印模即牙体预备之前制取的印模相应的牙位区域注入临时嵌体材料,注入量以注满预备牙的牙冠阴模为宜,快速将印模放入口内就位,在材料要求的时间内保持不动并在弹性期内将印模和临时嵌体从口内取出,待其完全凝固后常规打磨、抛光。隔湿,吹干预备牙体,将临时树脂嵌体就位于洞形内,修整外形,调整咬合,选用无丁香油的氧化锌临时黏结。

5.非金属嵌体的试戴与黏结

(1)黏结材料的选择:目前临床多采用树脂黏结剂。因为瓷嵌体在制作过程中不可避免地会出现气孔和裂纹等缺陷,严重影响修复体的强度等机械性能,树脂黏结剂可渗入其中的裂纹,限制裂纹进一步扩展和延伸,封闭裂纹形成屏蔽,防止水等液体对瓷的侵蚀作用,增强修复体的抗疲劳性能。同时能将瓷嵌体与牙齿通过黏结形成一个整体,显著提高患牙和修复体的强度。有研究表明,树脂黏结剂使瓷与牙体之间的黏结层起到了一个缓冲带的作用,吸收了力,从而提高了瓷与牙体组织的黏结强度,保证了修复体具有良好的固位,增强了瓷嵌体和基牙的抗折强度,使全瓷嵌体的临床效果和保存率均有明显提高。树脂黏结剂的种类较多,临床操作方法也略有差别,使用时应严格按照产品说明书要求操作,以确保黏结效果。

(2)牙体洞形的清洁与嵌体的处理:黏结前应仔细去除洞壁上残存的临时性黏结材料,并彻底清洁洞壁。树脂嵌体在黏结前可以用笔式喷砂机轻轻喷砂处理黏结面。

(3)排龈:在患牙的龈沟内放入牙龈收缩线将牙龈排开,一方面将预备体的龈向预备边缘充分暴露出来,防止黏结剂进入龈沟内刺激牙龈,另一方面也可预防龈沟液和血液对黏结剂的污染。

(4)黏结:按照产品说明书要求规范操作,黏结界面需按要求处理,有条件者要使用橡皮障隔离唾液。多余的黏结剂应彻底清除,否则可对牙龈造成刺激,出现牙龈炎、牙周炎。对于透明度高的全瓷修复体,应事先用试色糊剂选择不同颜色的黏结剂,以期达到黏结后的美观效果。

6.垫底材料的选择与使用

(1)垫底材料的选择:嵌体修复时经常会使用垫底材料,垫底材料对嵌体修复的远期效果有影响。从生物安全性能考虑,垫底材料应该是对牙髓无毒、无刺激。从力学性能考虑,如果材料的弹性模量存在差异,功能状态时修复体和基牙的应力分布与集中也会不同。大量研究表明:选择弹性模量接近牙本质的垫底材料,有助于改善修复体和基牙的抗力性能。从黏结效果考虑,垫底材料与嵌体黏结剂的结合方式最好为化学结合。目前,常用的垫底材料有玻璃离子水门汀、氢氧化钙、流动型复合体和复合树脂垫底材料。

(2)垫底材料的使用:①玻璃离子水门汀:有酸碱反应固化型和光固化与酸碱反应固化双固化型。其材料性能在色泽上具有半透明性,颜色与牙齿相近似,不会出现因垫底材料的颜色而影响嵌体的色泽美观。玻璃离子水门汀与牙本质形成化学性结合,黏结强度可达到 55 MPa,抗压强度可达到 200 MPa。对牙髓刺激性小,当牙本质厚度≥0.1 mm 时,对牙髓无刺激作用。另外,由于材料中添加了缓释氟化物,具有一定的防龋能力。但近期的研究发现,玻璃离子在很多方面存在不足:如物理性能相对较差,生物相容性不理想,与嵌体材料的黏结性不足等。②氢氧化钙:是一种盖髓垫底材料,易操作,抗压强度高。但因其弹性模量与牙本质和嵌体材料相差很大,容易产生应力集中,所以临床要求其垫底厚度不能超过 1 mm,并且需要根据垫底材料的性能,在其上再垫一层与嵌体黏结剂结合力强的垫底材料,以保证获得良好的黏结效果。③流动型复合体:属于单糊剂型光固化玻璃离子水门汀,临床易操作。具有良好的边缘密合性;与牙本质形成化学性结合;对牙髓刺激性小,可用于间接盖髓;具有放射线阻射性,方便 X 射线检查;含氟具有抑菌性和抗龋能力。④复合树脂:近年来,复合树脂也被用作瓷嵌体的垫底材料。随着牙本质黏结剂的不断改进,新一代的自酸蚀黏结剂可以与牙本质形成混合层,封闭牙本质小管,有效地防止了术后牙髓敏感,为树脂垫底技术的广泛应用提供了条件。

(3)垫底材料在嵌体修复中的力学研究:从力学性能方面考虑,在垫底材料的选择中以弹性模量为主要参考指标。因为材料之间弹性模量的差异,会使修复体产生不同的应力分布。弹性模量越接近牙本质和修复材料,越有利于修复体和牙体的抗力性能。有学者对不同垫底材料对嵌体修复的影响作了力学分析。研究结果是树脂基底的垫底材料比玻璃离子垫底材料能显著减小全瓷嵌体和基牙牙尖折断的危险。对不同光固化玻璃离子垫底材料的研究结果是推荐使用高弹性模量的材料作为全瓷嵌体的垫底材料。很多研究发现,垫底材料的厚度影响全瓷嵌体的抗折性能。试验结果是树脂基底较厚的瓷块比基底薄的瓷块抗折性更好。

7.非金属嵌体修复设计的固位与抗力

与牙体缺损全冠、桩冠、部分冠等其他修复设计不同,嵌体修复设计的难点包括了固位与抗力两个方面。如何在设计和牙体预备时做到既能少磨牙最大限度地保存牙体组织,又能满足嵌体修复的固位与抗力要求,了解嵌体设计的力学特点和嵌体材料的力学性能,有助于找到这两方面的平衡点。

(1)非金属嵌体修复的固位:与金属嵌体的固位一样,非金属嵌体也是通过嵌体与牙体组织之间形成的静态机械摩擦力、动态约束力和化学黏结力的共同作用形成的。固位形的设计和洞形轴壁的预备决定着嵌体静态机械摩擦力和动态约束力的大小,其中洞轴壁向面外展的角度与固位力成反比,非金属嵌体为了达到顺利就位,嵌体洞形的轴壁向面外展从标准要求的 5°角增加到 8°角,但这个角度的要求在临床牙体预备时很难准确做到,且此向聚合角度不利于机械固位。另外,在金属嵌体修复设计时,可利用钉洞等辅助固位形增加固位,但这对非金属嵌体不适用。因此,在非金属嵌体修复的固位方面,黏结剂的黏结固位作用在很大程度上起到了补充和加强作用。此外,树脂黏结剂与瓷和树脂嵌体材料之间良好的结合,不仅保证了修复体的黏结效果,同时还提高了修复体的强度。树脂黏结剂的使用为嵌体固位中黏结固位作用的重要性提供了良好的基础和保证,但应注意严格按照树脂黏结剂的产品使用要求操作。

(2)非金属嵌体修复的抗力:包括嵌体的抗力和牙体组织的抗力两部分。①嵌体:脆性材料的瓷嵌体,由于其材料的力学特点是抗压不抗拉,在相同载荷的情况下较金属嵌体更容易受应力集中的不利影响,出现瓷崩裂的问题。试验研究提示瓷嵌体的厚度不少于 2 mm 就可保证它的强度。树脂嵌体材料的弹性模量与牙体组织接近,受力时的应力分布比较均匀,抗力性能较好。②牙体组织:影响牙体组织抗力的因素有牙体组织的存留量,预备体洞形的深度和点、线、角的形态特点,以及嵌体材料和垫底材料的弹性模量。牙体预备时磨除的牙体组织越多,存留牙体组织的抗力性能就下降越大。在这方面,非金属嵌体在设计和牙体预备的要求中,更多地考虑了对存留牙体组织的保护,优于金属嵌体的设计要求。在洞形深度方面,洞形越深,存留牙体组织的抗折能力越差。因此,在保证嵌体厚度的前提下,对于过深的洞形应做垫底处理。应力分布的特点是容易在直线的点、角处形成应力集中,非金属嵌体牙体预备要求的洞形表面光滑,线、角圆钝有利于避免应力集中,形成均匀应力分布。高弹性模量的嵌体材料受力时产生的变形小,牙体组织的应力分布比较均匀;低弹性模量的嵌体材料受力时产生的变形大,牙体组织的应力分布容易出现集中的情况。嵌体材料与牙体的弹性模量越接近,越有利于力的传导与分布。树脂嵌体受力时对牙体组织和自身的应力影响都比较小,就是因为树脂嵌体材料的弹性模量与牙体组织接近。

8.非金属嵌体修复后容易出现的问题与处理

(1)嵌体修复后疼痛:嵌体在完成黏结后立即出现疼痛,这种情况多为牙髓受到刺激引起的过敏性疼痛,一般黏结后一段时间疼痛可逐渐减缓消失。如黏结后出现咬合疼,多为咬合创伤引起,应检查咬合,做调𬌗处理。如果使用一段时间后出现疼痛,多为嵌体松动产生继发龋所致。这种情况需要拆除嵌体,重新治疗修复。如果使用一段时间后出现咬合疼,多为根尖周问题引起,应做相应的检查和处理。

(2)嵌体修复后牙齿折裂和嵌体折裂:牙齿折裂是因为咬合力过大或存留的牙体组织抗力不足引起的。适应证选择不合适、修复后咬合不平衡造成局部应力过大等都是造成牙齿折裂的原因,应根据折裂的具体情况做相应的处理,例如牙髓治疗后行全冠或桩冠再修复。瓷嵌体容易出现折裂的问题,这主要是因为瓷嵌体厚度不足、洞形设计不合理或咬合力过大所致。

(3)嵌体修复后松动脱落:这种情况多为嵌体制作的精确度不够,嵌体与牙体不密合;黏结剂选择不合适或操作不当;洞形过浅固位力差等原因引起的,应认真查找原因并做相应的处理。

(4)嵌体边缘微渗漏:这种情况多为嵌体制作的精确度不够,嵌体与牙体不密合或黏结剂质量问题引起的。早期无症状,随着问题的发展可出现牙齿敏感、嵌体与牙体黏结边缘出现色素沉着等问题。早期可采用窝沟封闭的方法治疗,如果范围大或出现继发龋,就应该拆除修复体,治疗后重新修复。

二、嵌体的特殊形式——嵌体冠

(一)嵌体冠的概念

嵌体冠虽然是由嵌体和冠两部分组成,但它们是一个统一的整体。嵌体冠中的嵌体部分起主要固位作用,冠用于恢复牙体的外形,建立良好的咬合关系,保护薄弱的存留牙体组织。

(二)嵌体冠的分类

(1)根据制作材料的不同,嵌体冠可分为金属嵌体冠、全瓷嵌体冠和树脂嵌体冠。①金属嵌体冠:是利用失蜡铸造法的原理制作完成的。这种方法制作简单,是临床最常用的一种传统制作方法。制作嵌体冠的合金有金合金、金银钯合金、镍铬合金等。金合金化学性能稳定,铸造收缩小,机械性能和生物学性能较其他金属材料更适合用于制作后牙嵌体冠。②全瓷嵌体冠:多采用CAD/CAM技术制作完成。这种制作方法技术要求高,费用较高。但由于全瓷嵌体冠具有与天然牙相近似的颜色和半透明性,具有良好的美观性能,目前,正在被越来越多的医师和患者所接受。例如,用可切削的二氧化锆瓷块制作的无饰瓷二氧化锆嵌体冠。③树脂嵌体冠:是使用硬质复合树脂光固加热加压完成的。这种方法制作简单,价格较低,适合儿童乳磨牙嵌体冠的修复。

(2)根据固位方式的不同,嵌体冠可分为髓室固位嵌体冠和髓室-根管联合固位嵌体冠。①髓室固位嵌体冠:利用髓室固位的嵌体冠。适用于髓腔比较深,深度在 2.0 mm 以上,缺损位于龈上 1.0 mm 以上,轴壁厚度不少于 1.0 mm,经过完善根管治疗的磨牙残冠。②髓室-根管联合固位嵌体冠:这类嵌体冠除了利用髓室固位之外,还需要利用部分根管的固位来保证修复体具有足够的固位力。适用于髓室深度不足,如髓室深度不足 2 mm,为获得足够深度固位,通过根管口向下扩展,获得可靠的固位深度以保证修复体的固位。

(三)嵌体冠的适应证

(1)严重磨耗,咬合紧;牙体组织大面积缺损,同时伴有龈距离小;经完善根管治疗的磨牙。

(2)牙体组织大面积缺损,但缺损位于龈上,存留壁的高度和厚度不少于 1.0 mm,髓腔深大,利用髓腔可获得足够的固位力,经完善根管治疗的磨牙。

(3)根管钙化、髓石、断针、塑化致根管无法扩通等原因,部分根管不能进行完善根管治疗的磨牙。

(4)牙体大面积缺损,经完善根管治疗后可利用髓腔固位的乳磨牙。

(5)若固定桥基牙临床牙冠短,可设计嵌体冠修复的基牙。

(四)嵌体冠的优缺点

(1)嵌体冠与桩核冠相比,嵌体冠简化了临床操作过程,只需将髓腔形态进行磨改使之符合嵌体洞形即可;免除了根管预备的操作程序,避免了根管侧穿的危险性;减少了制取根桩蜡型的操作;节省了医师的临床操作时间;减少了患者的就诊次数;也减少了牙根折裂的危险,但其适应证范围比桩核冠窄。

(2)嵌体冠与嵌体相比,嵌体冠覆盖了牙齿的整个咬合面,避免了嵌体修复时单个牙尖承受的过大应力,避免了牙尖折裂的风险;起到了保护薄壁弱尖的作用。适应证范围比嵌体宽,但磨除牙体组织比嵌体多。

(五)嵌体冠的牙体预备

1.髓室洞形预备

要求按照髓室形态预备出嵌体洞形,洞轴壁外展 2°~5°,并应与预备后轴面取得共同就位道。不要求绝对的底平,轴壁无倒凹,轴壁上的倒凹可用树脂修平整,髓室底可用垫底材料修平整(图 10-2,图 10-3)。金属嵌体冠应按照金属嵌体洞形预备要求预备出洞斜面;瓷嵌体冠和树脂嵌体冠要按照非金属嵌体要求各轴壁相互平行,洞形所有线角均需光滑圆钝,不预备洞斜面。

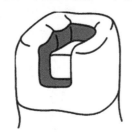

图 10-2　嵌体冠牙体预备外形

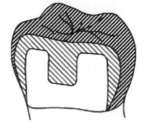

图 10-3　嵌体冠剖面

2.冠预备

按照全冠要求预备各轴面,向聚合度 2°~5°。

3.髓室固位嵌体冠的牙体预备

除了遵循以上髓室洞形预备和冠预备的要求之外,如果髓腔底部直径大于口部直径,为了尽量保存剩余牙体组织,可利用充填填补倒凹方法,获得底平壁直的髓室箱状固位形。

4.髓室-根管联合固位嵌体冠的牙体预备

除了遵循以上髓室洞形预备和冠预备的要求之外,还需要做部分根管的预备。如果髓室洞形深度<4 mm,需要向下预备部分根管以增加固位力,预备深度3～4 mm。

(六)排龈、制取印模和灌注模型

1.排龈

常规排龈线退缩牙龈组织,减少龈沟液分泌,以便精细印模的制取。如邻颈部缺损齐龈或龈下1.0 mm以内,必要时进行局部牙龈切除术,以确保嵌体与颈部缺损面的密合。

2.制取印模

硅橡胶制取印模,要求印模清晰、完整。

3.用硬质石膏灌注模型

要求模型完整、工作区清晰,无气泡。

(七)嵌体冠的制作

通常是在口外模型上制作完成嵌体冠。

1.金属嵌体冠

失蜡铸造法完成。具体操作要求参照金属嵌体和铸造全冠的制作。

2.全瓷嵌体冠

多采用CAD/CAM技术制作完成。具体操作要求参照全瓷嵌体的制作。

3.树脂嵌体冠

多用硬质复合树脂光固加热加压完成。具体操作要求参照树脂嵌体的制作。

(八)嵌体冠设计的力学合理性

1.嵌体冠设计的特点

对于存留牙体组织少,同时伴有龈距离小的患牙,如果单纯设计环抱固位的冠修复,难以获得良好的固位力,容易出现牙冠脱落的问题。如果设计桩冠修复,修复体的固位虽然得到了解决,但不能使存留牙体组织的抗力强度增加,反而会增加牙根折裂的概率,因为桩只有增加固位的作用,没有增加存留牙体组织强度的作用,而对于这种缺损类型,嵌体冠的设计是基于将髓室洞形的固位,合理地用于弥补单纯轴壁环抱固位形的不足。既解决了修复体固位的要求,又不影响存留牙体组织的抗力强度,是一种理想的修复设计。

2.嵌体冠固位的特点

嵌体冠的固位是通过嵌体的冠内固位和全冠的冠外固位相结合的结果。嵌体和基牙轴壁间可形成很强的机械嵌合力,能够为修复体提供大部分的固位力,加之冠边缘形成的环抱固位力及黏结剂提供的黏结力,可以为修复体提供足够的固位。

3.嵌体冠抗力的特点

嵌体冠嵌入髓室内,同时覆盖牙体外部,内外形成一个整体,大大提高了患牙在行使功能时的抗力,使患牙具有更强的抗折裂能力,良好的黏结剂不仅能增强固位力,更能紧密联结修复体和基牙,使其成为一个整体有效分散缓冲咬合力,提高修复体的抗折裂强度。

4.嵌体冠的特殊应用

儿童乳磨牙龋坏导致牙体大面积缺损是儿童牙体的常见病和多发病。由于牙体缺损多,临床常规的充填方法难以获得良好的固位,充填物反复脱落的问题成为儿童牙体治疗的难题。充填治疗也不能恢复牙冠的形态、咬合关系和邻接关系,影响咀嚼功能。乳磨牙由于其特殊的解剖结构和生理发育特征,临床牙冠较短,牙根也会逐渐吸收,全冠修复效果差,也不宜设计利用根管固位的桩冠修复。儿童乳磨牙嵌体冠的修复设计,合理地利用了位于髓室内的嵌体部分固位,为修复体获得良好的固位提供了有效的保证。

(陈利民)

第三节　非常规的后牙全冠修复

一、后牙全冠做可摘局部义齿基牙牙冠的应用

后牙牙冠因为龋病、磨损、磨耗、创伤等原因导致牙体缺损,影响了可摘局部义齿基牙支托和卡环的设置,也可能因为牙体倾斜、移位的原因造成难于设计就位道。可摘局部义齿的基牙是义齿固位的重要基础,被视作不可分割的重要组成部分之一。后牙全冠做可摘局部义齿基牙牙冠修复包括两类:一是后牙可摘局部义齿修复前制作全冠;另一类是可摘局部义齿佩戴后支持卡环和支托的基牙发生缺损,需要利用义齿所作的后牙全冠修复。

(一)可摘局部义齿基牙设计为后牙全冠

1.适应证

牙体缺损已经充填修复的后牙,或者已经完善牙髓治疗的后牙,有一定倾斜甚至轻度移位的后牙,可以作为可摘局部义齿基牙的后牙。

2.设计

一般选择后牙金属全冠和金属烤瓷冠。

(1)补支托凹:在制作铸造全冠的蜡型时,雕刻出支托凹的形状,以最小的压力预备出支托凹的雏形,然后用圆形雕刀进行精修。按常规铸造,打磨、抛光过程不要改变支托凹的形状。金属烤瓷冠的支托凹应该设置在金属上,预留支托凹的金属空间,加厚金属基底冠的支托凹部分。为经过牙髓治疗的后牙做全冠修复时,可为肯氏Ⅲ类1～2牙缺失设计冠内支托,冠内支托的支托凹的底平、壁直,起嵌合作用,即支托凹底支持咬合,垂直壁提供水平稳定,支托在支托凹内不能移动。其主要优点是使支托凹的位置更低,更接近基牙倾斜轴处。冠内支托凹的各壁必须与义齿就位道平行,才能够保证顺利就位。

(2)基牙颊面固位倒凹:临床上常见上颌后牙向颊侧倾斜,下颌后牙向舌侧倾斜的情况,这些倾斜使牙齿的外形高点发生显著改变。但是在全冠预备后,倾斜状况得到了缓解。利用蜡型改变颊面外形高点,为卡环固位臂提供有利位置变得容易了。固位卡环臂位于全冠颊面中1/3与龈1/3交界处,而卡环尖位于龈1/3内,使卡环位置更接近牙齿的旋转中心。基牙颊面蜡型形成后,应与诊断模型上所绘出的观测线一致,形成理想的颊面形态。如果使用烤瓷全冠,应在上釉前完成修形,上釉后不再打磨表面。全冠基牙一般不存在固位倒凹不足,故很少使用常规短基牙的固位凹法。在固位力要求很高,而金属全冠可能无法提供足够大的固位力时,可以在基牙的颊面蜡型雕刻一个平缓的凹陷,凹长约 4 mm,龈高 3 mm,预备好的凹陷应与龈缘平行,尽可能接近龈缘。使卡环尖位于此凹陷内,增强固位作用(图 10-4)。

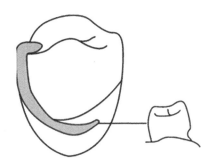

图 10-4 在卡环尖处设置固位凹

(3)导平面:导平面位于基牙的邻面或舌面,与义齿的戴入道和摘出道彼此平行。导平面主要为可摘局部义齿提供戴入道和摘出道。其次导平面与导面板产生摩擦力增加固位,戴入道和摘出道方向不一致形成的制锁角抵抗其他方向的脱出。摘戴修复体时固位卡环通过牙体外形最高点时,导平面使基牙所受楔力减少。此外,减少了基牙与义齿间的空隙,因而减少了食物嵌塞。

基牙按金属全冠预备后,要为全冠蜡型留足导平面板的位置,分别为缺失侧、舌侧、小连接体部分的导平面板。常规在基牙缺失侧邻面形成一颊舌向的曲面,曲面的龈高度为 2～4 mm(图 10-5)。而远中游离可摘局部义齿的远中基牙导平面预备,导平面的高度稍短,为 1.5～2.0 mm。这样邻面板与基牙全冠的接触面积减少,易于摘戴和降低转矩力对基牙的潜在性破坏(图 10-6)。基牙舌面的导平面的龈高度为2～4 mm,位于临床牙冠的中 1/3 处(图 10-7)。基牙舌面导板最主要的作用是对抗和稳定作用,当颊侧固位臂经过全冠外形高点时,舌臂均与导平面接触,防止了基牙向舌侧移位,保护基牙并最大限度地抵抗侧向力,增进义齿就位时的稳定性。使用 RPI 等组合式卡环的远中游离缺失病例还涉及在基牙近中支托小连接体处预备导平面,在基牙近中支托小连接体处预备导平面,就可阻止义齿向远中移位。导平面应从面预备到舌面的 1/3 高度,宽度与小连接体相同(图 10-8)。

(4)铸造全冠基牙的切削基台:在修复体的舌侧面预备出供卡环舌侧对抗臂附着的肩台即为切削基台,是对抗臂的终止肩台,因为卡环的对抗臂下缘与切削肩台完全吻合。切削基台是与就位道平行的舌侧导平面,义齿摘戴过程中完美对抗卡环的固位臂弹性形变,始终发挥对抗作用。同时增强支托的作用,也能提供间接固位体的作用。切削基台位于基牙舌面的龈 1/3 与中 1/3 交界处,沿牙龈曲度略有弯曲。在卡环对抗臂的卡环肩处向龈端预备,使卡环肩有足够的宽度,以保证其强度和硬度。切削基台的宽度和深度应允许对抗臂放置其上后形成正常的牙齿外形。用观测仪上的雕刻刀雕出切削基台,并使之与基台垂直的舌侧面平行于就位道,形成从一侧邻面经过舌面到另一邻面的连续导平面(图 10-9)。铸造完成后,在观测仪上,对导平面和肩台进行精修,不能破坏蜡型上预备出的肩台形态,也不能破坏导平面的平行性,应保证对抗臂与切削肩台和导平面最终达到精确的吻合。

(5)附着体义齿的基牙全冠:冠内附着体多采用预成件与全冠浇铸而成;冠外附着体多使用联冠,同样采用预成件与全冠浇铸而成,对精度要求不高时,可以采用预成工程塑料件与全冠蜡型整体铸造而成。

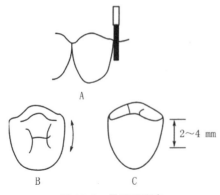

图 10-5　导平面预备

A.预备缺隙侧邻面;B.形成曲面;C.曲面的龈高度

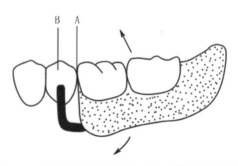

图 10-6　降低导平面的高度,减少对基牙的转矩力

A.导平面的龈高度已减小;B.金属全冠基牙

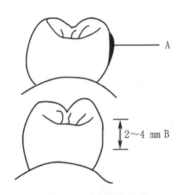

图 10-7　舌侧导平面

A.磨制的位置;B.导平面的龈高度为 2～4 mm

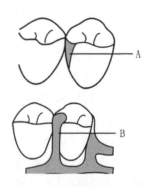

图 10-8　小连接体的导平面

A.导平面从殆面预备到舌面的1/3高度;B.近中支托小连接体位于预备的导平面内

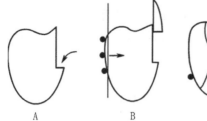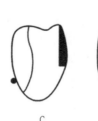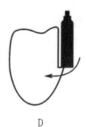

图 10-9　全冠蜡型上做切削基台的预备

A.切削基台;B.义齿就位时,切削基台上的对抗臂发挥对抗作用;C.就位于切削机台上的对抗臂恢复了牙外形;D.沿牙龈外形预备基台;E.切削基台舌面观

(二)支持卡环和支托的基牙后牙全冠

可摘局部义齿佩戴后功能良好,仅仅是支持卡环和支托的基牙发生缺损,需要继续使用义齿,只需为基牙进行后牙全冠修复,即可恢复义齿功能。该法简化了疗程,延长了义齿使用寿命,经济实用。

1.适应证

可摘局部义齿必须有适当的支持、固位、稳定和美观,仅仅因为基牙牙体缺损原因对义齿功能造成一定的影响；支持可摘局部义齿的软组织必须健康；基牙牙体缺损属于全冠修复的适用范围，牙体缺损不能够用树脂或汞合金充填获得满意效果者。对于缺损大且已累及牙髓者，应在完善的牙髓治疗后制作桩核后，再拟全冠修复。

2.制作方法

制作方法有间接法、直接法，最常用的是直接法。

(1)间接法：按常规完成牙体预备，排龈，按照全冠要求制取印模。此外，还提供蜡咬合记录以确保基牙全冠与可摘局部义齿的关系，特别是固位卡环、支托凹、对抗卡环的位置关系。必要时，可另制取一个可摘局部义齿就位的模型作为参考。技工所进行加工时的关键步骤是全冠蜡型的外形，按照临床提供的支托凹和固位倒凹完成蜡型颊、面；舌侧最大周径线处容纳对抗卡环臂。间接法可以在模型上操作，方便快捷，也减少了患者占用椅位的时间。难点在于准确维持全冠基牙和可摘局部义齿的位置关系，按照目前的制作水平，应该能够达到临床的要求。

(2)直接法：同样按常规完成牙体预备，排龈。可以采用蜡型和树脂铸型两种方法。蜡型的做法是用蜡恢复基牙的基本形态，趁蜡型表面上有一定软度时，让患者戴上可摘局部义齿轻轻做正中咬合，卡环和支托会在蜡型表面留下相应的痕迹，以此为依据完成蜡型。另一方法是使用不产热的自凝树脂形成树脂铸型，口内试戴检查及调整卡环和支托的就位和密合情况，通过打磨添加修改到位。磨出少许树脂铸型内层，衬以少量可流动性铸造蜡作蜡衬里；邻面接触点区加蜡恢复邻接关系，然后按常规铸造完成。

直接法可以使基牙全冠与可摘局部义齿卡环支托配合良好，无须印模和模型，技术简单实用，但是增加了患者椅旁的工作时间。增加椅旁时间使得较多临床医师不选择直接法而选择间接法。使用支持卡环和支托的后牙全冠时值得注意的是，除了使用保证支托、卡环、小连接体与基牙全冠的接触的正中咬合记录外，还可以使用唇形、颊形及腭侧形态记录，为全冠蜡型提供外形依据，并且根据需要调整固位区的位置和外形。

二、隐裂牙的后牙全冠修复

牙隐裂是牙体硬组织连续性的部分断裂，患牙牙冠完整，通常面可见与发育沟吻合并且延伸越过边缘嵴的裂纹，但有时是难以检查发现的裂纹。而牙折裂是牙体硬组织连续性断裂，容易诊断，通常后果较牙隐裂更为严重。

(一)隐裂牙的类型

隐裂牙主要有两种类型：一类是牙冠完整，无缺损填充物，牙尖较为陡突，面沟裂清楚，隐裂顺原沟裂横向或纵向延伸，横向延伸可能越过边缘嵴，或者将本不相连接的沟纹连接于一起；纵向延伸则是穿越高度非均质性的釉质，越过釉牙本质界，进入牙本质浅层；另一类是牙冠完整，有缺损填充物，隐裂多半从陈旧的窝洞髓壁向外延伸，到达釉牙本质界，此类隐裂较为隐蔽，不易被目测发现。

(二)隐裂牙的临床表征及诊断

隐裂牙牙冠完整，一般有外伤或者咬硬物的病史。活髓牙可能有短暂的锐痛，有压力不适感，对冷热温度变化变得较为敏感。早期无急性牙髓炎的症状，但是随着时间延长，也有可能出现牙髓炎的症状。有缺损填充物的活髓隐裂牙有几乎相同的症状。

缺乏临床表征的隐裂牙难于诊断，只能根据牙尖陡突和沟裂深度来判断。而有咬合不适，咬硬物酸痛，明显过敏症状，结合沟裂深度增加等，可以作出诊断。牙髓活力测定在牙隐裂的早期是正常的或者略敏感,无法单独依据活力作出判断,但是,到牙髓出现慢性牙髓炎症状时,活力测定可以协助诊断。对无缺损填充物的隐裂牙可以采用光纤强光做口内照射,或者采用染色检查色确定裂纹的部位和深度;对有汞合金填充物的隐裂牙只能采用染色的方法。受投照角度的限制,X射线牙片不能发现隐裂,但是隐裂牙伴有根尖周或牙周症状时,牙片才有一定的价值。

(三)隐裂牙的治疗

1.调𬌗

常规对隐裂牙进行调处理,减小牙尖斜度,减小侧向力以避免裂纹生长出现牙尖劈裂。调的重点在于消除干扰,实现平衡,让力负担均衡分配。

2.隐裂牙的填充治疗

清洁隐裂后沿隐裂纹预备窝洞,确认牙髓状态良好后采用氢氧化钙垫底树脂填充。充分利用复合树脂的黏结力封闭裂纹,并防止隐裂进一步加深。

(四)隐裂牙的后牙修复治疗

隐裂牙的后牙修复治疗是在填充治疗之后的延伸治疗,主要设计形式包括高嵌体、部分冠和全冠。高嵌体可以少磨除牙体,但是,必须有足够的牙本质支持;部分冠磨除的牙体组织比全冠少,适用于对固位要求不高的病例;个别后牙铸造金属全冠应用较多,全冠固位力大,可以有效防止隐裂牙向牙折裂发展。

个别后牙铸造金属全冠选择高强度的合金,因而面的磨出间隙可以控制在0.5~1.0 mm,减少了磨出量;一般采用龈上边缘,减少了对牙龈的影响;全冠提供了最大的固位力、较强的抗力,满足后牙的咀嚼要求;全冠的牙体预备按常规要求进行。全冠修复前牙髓的活力问题值得探讨,原则上隐裂未波及牙髓者,一律保存牙髓活力,完全可以在麻醉条件下磨出全冠需要的面空间;如果隐裂深达牙髓,已经出现牙髓症状,应该进行牙髓治疗,注意牙髓治疗前最好先制作牙圈或暂冠预防纵折发生;对于调困难者,难于磨除全冠需要的面间隙时,也应该考虑牙髓治疗后全冠修复。

三、敏感牙的后牙全冠修复

敏感牙是指牙本质敏感牙,又称作牙本质过敏牙。牙本质敏感的定义是暴露的牙本质对冷热温度刺激、气流刺激、机械刺激、化学刺激等外源性刺激所产生的短暂而尖锐的疼痛,并且不能归因于其他特定原因引起的牙体缺损和病变。牙本质敏感的临床发病率高,对患者的生活质量有一定的影响,而对牙本质敏感的认知不足,值得重视。

(一)病因和鉴别诊断

牙本质敏感的主要病因是牙体硬组织缺损和牙龈退缩。牙体硬组织缺损是釉质内碎所致,造成牙本质暴露并行使牙齿功能。造成牙体釉质硬组织缺损的主要原因是磨损、磨耗和酸蚀。磨损是机械作用造成的牙体釉质丧失,磨耗主要指牙间接触造成的牙体釉质损耗,酸蚀则是酸性物质造成牙体硬组织脱矿作用,进而引起釉质丧失。牙龈退缩是牙本质敏感的另一大原因,病理性牙龈退缩造成牙根面过早暴露,造成牙骨质暴露,并使无牙骨质覆盖的釉牙骨质界直接完全暴露于口腔环境中。颈部的机械创伤和牙周炎是常见的病理性原因。

牙本质敏感对温度、气流、机械和化学刺激等外源性刺激有短暂锐痛,不随时间延长而加剧,以此作为诊断的主要依据。其鉴别诊断需要排除牙折裂、牙隐裂、牙体龋损、牙髓炎、充填体边缘微漏等。牙本质敏感的好发部位是牙颈部,其次是后牙面。前磨牙是牙本质敏感最好发的牙位,其次是第一恒磨牙。

(二)牙本质敏感的机制及治疗

牙本质敏感的机制有流体力学理论、神经理论和成牙本质细胞传导理论。流体力学理论认为牙本质小管中充满了液体,牙本质表面受刺激激发压力感受器,导致神经末梢放电引起疼痛。神经理论认为神经末梢存在于牙本质小管中,刺激触发牙髓内的神经纤维。成牙本质细胞传导理论则认为成牙本质细胞受到化学或机械刺激时,会释放神经介质,神经介质将信号传递至牙髓内的神经。目前,最为广泛接受的牙本质敏感的机制是流体力学理论,故治疗方案为减少牙本质小管内液体的流动,阻断牙本质小管内的神经传导。

牙本质敏感的治疗方案主要是堵塞牙本质小管脱敏和牙本质表面覆盖两种。首选非创伤性的脱敏治疗,使用氯化锶或醋酸锶、草酸铝、草酸钾或草酸铁、硝酸钾、氯化钾、高浓度氟涂料、磷酸钙、含硅的磷灰石、氢氧化钙等物质。氟涂料诱导矿化法是临床常用的方法,氟化钠脱敏已经使用了半个多世纪,原理是氟离子促进牙本质再矿化,与钙离子形成的氟化钙封闭牙本质小管,而与磷灰石结合形成的氟磷灰石降低了牙本质的通透性,达到脱敏效果。氟的其他制剂如氟化氨银、氟钼酸铵同样用于矿化法。草酸钾的封闭机制主要是草酸根和钙离子结合形成难溶性草酸钙沉积在牙本质表面,且钾离子能够改变牙本质小管内神经的膜电位,降低了敏感性。磷酸钙盐沉积法利用钙离子和磷酸根在碱性环境下反应,生成的难溶性磷酸钙沉积在牙本质表面。含硅的磷灰石是由氟硅酸铵中的硅诱导唾液中的钙磷成分沉积,形成复合体覆盖于牙本质表面。氢氧化钙中的钙离子与牙本质中的蛋白质自由基相连,发生矿化沉积,降低了牙本质的通透性,达到脱敏效果。也可以使用含钙材料及蛋白沉淀剂,如酪蛋白磷酸多肽-非结晶型磷酸钙(CPP-ACP)等,封闭牙本质小管口,达到脱敏效果。使用树脂黏结剂、玻璃离子黏固剂封闭牙本质小管并形成浅表的表面覆盖层。激光治疗牙本质敏感牙简单、安全。其主要原理是利用激光的局部光斑高能量,使无机物熔融和有机物变性凝固,封闭牙本质小管。

非创伤性的脱敏治疗处理后,还应该进一步去除导致敏感的危险因素,防止复发。包括建立良好的口腔卫生习惯,正确刷牙,控制酸性饮料和食物的摄入。对有磨牙症、龋病和牙周疾病的应及时治疗。对于敏感症状严重且伴有牙体缺损者,应该采取修复的治疗方法。

(三)牙本质敏感牙的修复治疗

牙本质表面覆盖是治疗重度牙本质敏感的常用方法,主要针对敏感症状严重且伴有牙体缺损者,效果良好且持久。对于局部缺损敏感牙,可以设计嵌体和高嵌体;对于存在大面积缺损的敏感后牙,个别后牙铸造金属全冠是首选设计。由于后牙铸造金属全冠要求磨出的牙体组织少,对缺损牙体的保护好,虽然金属颜色对美观有一些影响,用于后牙仍能够被患者接受。在进行牙体预备前,必须要确认患牙可以提供金属全冠需要的面间隙,取得患者的配合。在麻醉条件下完成牙体预备,对预备体进行暂时冠保护。金属全冠黏固前,对牙体再度脱敏处理,以减轻黏固后的不适症状。

四、严重磨耗后牙的全冠修复

牙齿磨耗是指在没有龋坏的情况下,牙齿与牙齿之间、牙齿与食物之间的摩擦导致牙齿硬组织的丧失。少量的、逐渐的牙齿磨耗是贯穿一生的生理过程,属于生理性磨耗。重度磨耗是病理性改变,可能引起牙本质过敏、牙髓的病理变化;牙尖磨平后咀嚼效率降低;随着垂直距离降低,面容显苍老;髁突在关节凹的位置后移,导致颞下颌关节不适甚至出现关节病变症状等。严重磨耗后牙常规可行全冠修复,而对于全牙列重度磨耗、垂直距离降低、颞下颌关节有症状的患者,常规应该作咬合重建,讨论严重磨耗后牙的铸造金属全冠修复,即无垂直距离变化,不改变颌位关系,只是用全冠恢复覆殆、覆盖和牙间咬合关系。

(一)牙齿重度磨耗的病因及临床表现

牙齿重度磨耗主要原因是后牙交替缺失或部分缺失,造成剩余后牙牙体的重度磨耗;夜磨牙、紧咬合导致后牙甚至全牙列牙齿重度磨耗;患者习惯长期咀嚼硬食物造成重度磨耗;牙釉质先天发育不良,加重了牙齿磨耗;此外,口腔酸性环境有可能导致牙釉质脱钙,硬度降低,加速磨耗。上述情况包括长期喜食酸性食物或饮料,长期胃液反流至口腔,长期在酸性环境中工作等原因。在上述原因中,后牙严重磨耗的原因以釉质发育不全多见,其次是牙本质发育不全;也常见于磨牙症和偏侧咀嚼。

后牙重度磨耗的临床表现为后牙的牙尖磨平,牙冠变短,产生继发性牙本质或髓腔暴露,有牙本质过敏或牙髓炎,可能出现咬颊、咬舌及咀嚼无力等症状。后牙重度磨耗患者的功能尖磨耗而非功能尖锐利突出,形成反横曲线,咀嚼时侧向力增加,牙周组织受到创伤,出现牙体组织折裂与食物嵌塞。后牙磨耗主要表现为重度牙本质磨耗,甚至出现牙髓腔暴露。全牙列牙齿重度磨耗可能导致面部下1/3垂直距离缩短。唇红部显窄,口角下垂,颏唇沟变深,颏部向上前发生位移,而髁突后移,造成颞下颌关节腔内壁的损伤或压迫其后部软组织,破坏了肌肉、咬合及颞下颌关节之间的生理平衡。

(二)后牙重度磨耗的修复治疗原则

(1)后牙重度磨耗、能够维持咬合垂直距离患者有足够的后牙支持,修复后可以建立稳定的正中颌位,上、下颌牙均可以磨出适当间隙容纳金属修复材料时,可行铸造金属全冠修复。

(2)后牙重度磨耗伴咬合垂直距离降低并伴有全牙列磨耗,或者伴有颞下颌关节髁头后移或有不适症状,需要升高咬合后重建咬合关系。

(三)后牙重度磨耗牙的修复

修复前应该按照常规做口腔准备工作,重点是对剩余牙的处理。通常后牙重度磨耗牙应该同时修复上、下颌牙方可获得良好的咬合关系。后牙重度磨耗牙的临床牙冠一般较短,给修复体固位带来明显困难。在不升高咬合的前提下,要为金属全冠留出一定的𬌗面空间,进一步减小了轴面高度,故应当采取增强修复体固位的措施,可以将冠的边缘放于龈下0.5~1 mm,以延长临床牙冠长度。

1.设计

一般情况下设计为铸造金属全冠,只有牙体预备后存在足够的空间间隙时才设计为金属烤瓷冠。在不能够保证单个牙固位时应设计联冠增强固位,但不宜设计太长联冠,以便维护后牙的健康,同时减少就位的困难。为了控制修复后金属全冠的磨耗程度,上下颌应该选用同一种合金,最好是强度高,生物安全性好,需要磨除较少牙体组织的合金。

2.后牙均匀磨耗

临床牙冠较高者设计为全冠;如果冠短或邻接点破坏可设计成联冠。牙冠短的牙可加针道、轴沟或箱状辅助固位。

3.后牙𬌗面不规则磨耗

首先,要对切缘、锐边缘嵴、过高的牙尖进行调磨,建立无干扰的接触关系。预备时适当减小颊舌径,扩大舌外展隙。

4.冠延长术

后牙有足够的牙根长度时,采用根向复位瓣结合骨切除术,通过骨切除及骨成形降低牙槽嵴至所需的高度。暴露牙齿高度为 2～4 mm,注意不要破坏牙齿根面及邻牙。牙冠延长术的理论基础是利用龈沟底与牙槽嵴顶之间的 2～4 mm 的生物学宽度,使临床牙冠术后增加 1～3 mm 高度,提供足够的固位力。

5.适当兼顾美学要求

在保证固位和功能的前提下,尽量满足美观要求。铸造金属全冠要求磨除的牙体组织少,广泛用于重度磨耗牙的修复,特别是后牙活髓牙修复患者;金属全冠对美观有一定的影响,患者对美观要求较高时,可更改设计为金属面、颊面烤瓷的形式。上颌后牙的舌尖为功能尖,瓷金边缘可越过颊线位于面 2 mm 处;下颌后牙的颊尖是功能尖,瓷金边缘应置于颊缘线之下,以增加烤瓷边缘对咬合侧向运动的抗力。

(陈利民)

第四节　可摘除义齿修复

一、可摘局部义齿的分类

在牙列缺损病例中,由于缺牙的部位及数目不同,可能出现的排列组合多达 65 000 余种。为了方便医师、技师间的交流,有利于病例的研究、讨论和记录,国内外学者从不同的角度提出了各种分类。

牙列缺损的分类方法要表达可摘局部义齿的设计,必须包括牙列缺损的情况、义齿的支持方式、义齿的固位方式 3 个重要内容。本节主要介绍牙列缺损的几种常见分类方式:Kennedy-Applegate 分类、Cummer 分类、王征寿分类、Bailyn-Beckett 分类、Skinner 分类、APC 分类等。经过多年的临床应用,每种分类法各有优缺点,其中,Kennedy-Applegate 分类、Cummer 分类、王征寿分类、Bailyn-Beckett 分类是较为常用的分类方法。1925 年,Kennedy 依据主要缺牙区在牙弓中的位置把牙列缺损分为四大类。1942 年,Cummer 根据固位体在牙弓中的位置,即按支点线和牙弓的关系把可摘局部义齿分为四大类。王征寿分类法根据缺隙数和卡环数目,将义齿分为六类。1928 年,Bailyn 根据可摘局部义齿修复后,口腔软硬组织承担力的部位不同将牙列缺损分为 3 类:牙支持式、黏膜支持式、牙-黏膜混合支持式。1959 年,Skinner 把牙列缺损时牙弓剩余的基牙和提供支持的牙槽嵴联系起来,把牙列缺损分为 5 类。2002 年,McGarry 提出了一种新的分类方法,按诊断标准为基础,将修复治疗的复杂程度分为 4 类。此外 1970 年,Miller 指出应用最广泛的方法仍是 Kennedy 分类,但是,他没有考虑到剩余牙槽嵴的条件、余留牙的情况及咬合关系等因素。尽管有报道说牙列缺损的发生率在持续下降,但牙列缺损的类型仍然很多。考察各类牙列缺损组合,对常见的情况进行分类,对制定牙列缺损者的治疗方案是非常有利的。目前的分类方法很多,主要应该满足以下要求:直观反映牙列缺损的类型;易于区分牙支持式与牙-黏膜混合支持式可摘局部义齿;易于普遍接受。

（一）Kennedy-Applegate 分类

1.Kennedy 分类

Kennedy-Applegate 分类最初由 Kennedy 于 1925 年提出,是目前临床上广泛应用的一种分类方法。他在对牙列缺损进行分类的同时,提出了义齿设计的原则。Kennedy 依据缺牙所在部位及其与存留天然牙的关系,将牙列缺损分为 4 类。决定基本类型的缺牙区以外的缺隙被作为亚类缺隙(图 10-10～图 10-11)。

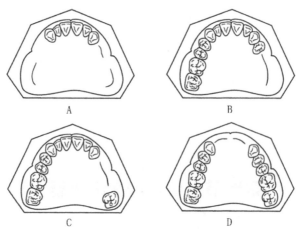

图 10-10　Kennedy 分类法

A.Kennedy 第一类;B.Kennedy 第二类;C.Kennedy 第三类;D.Kennedy 第四类

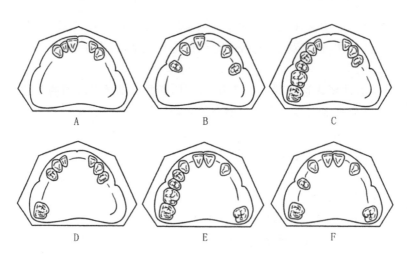

图 10-11　Kennedy 分类的亚类

A.Kennedy 第一类第一亚类;B.Kennedy 第一类第四亚类;C.Kennedy 第二类第一亚类;
D.Kennedy 第二类第二亚类;E.Kennedy 第三类第二亚类;F.Kennedy 第三类第四亚类

Ⅰ.牙弓双侧后部缺牙,远中为游离端,无天然牙存在。Ⅱ.牙弓单侧后部缺牙,远中为游离端,无天然牙存在。Ⅲ.牙弓单侧缺牙,缺牙间隙近远中均有天然牙存在。Ⅳ.牙弓前部跨中线连续缺牙,缺牙间隙远中有天然牙存在。1960 年,Applegate 对分类进行了补充。Ⅴ.牙弓单侧缺牙,缺牙间隙近远中均有天然牙存在,近中天然牙支持力弱,不能作为基牙。即义齿鞍基在一侧,鞍基前后都有天然牙,但后部的天然牙可作支持和固位基牙,而前部的天然牙较弱,未用作基牙,故需要在对侧设计间接固位体。与第三类缺失相似,单侧牙缺失,双侧设计。Ⅵ.牙弓单侧缺牙,缺牙间隙近远中均有天然牙存在,近中天然牙支持力强,并能作为基牙。即义齿鞍基在一侧,鞍基前后都有天然牙,前后部的天然牙均可作支持和固位基牙,同时在对侧设计间接固位体,增强支持和固位。与第三类缺失相似,单侧牙缺失,双侧设计。

2.Kennedy 分类应用的 Applegate 法则

若没有一定的使用规则,Kennedy 分类很难适用于所有牙列缺损的情况。Applegate 提出了应用的8条原则。

(1)应该在可能影响分类结果的牙拔除之后进行分类。

(2)若第三磨牙缺失,但不修复,则分类时不考虑在内。

(3)若第三磨牙缺失,并用作基牙,则分类时应考虑在内。

(4)若第二磨牙缺失,但不修复,则分类时不考虑在内。

(5)最后部缺牙决定分类。

(6)决定分类的主要缺牙区以外的其他缺牙区决定亚类,并按数目命名。

(7)亚类只考虑额外缺隙的数目,而不考虑其范围。

(8)第Ⅳ类缺损没有亚类。

3.Kennedy 分类的优缺点

Kennedy 分类法表达了缺牙间隙所在的部位,体现了可摘局部义齿鞍基与基牙的关系,直观地反映了牙列缺损的情况,易于区分牙支持式与牙-黏膜混合支持式可摘局部义齿。将牙列缺损形态与义齿基本设计联系在一起。然而 Kennedy 分类法在应用中仍存在一些局限性。首先,只表明了牙弓中缺牙的部位和缺隙数目,而不能反映缺牙的数目和前牙复杂的缺失情况;其次,亚类无法表明部位,不能反映缺牙对患者生理、心理及功能的影响;再次,不能反映义齿的支持、固位及结构等。

4.Kennedy 分类各类型的研究

最初建立牙列缺损的分类是为了可以简明描述缺牙的情况,在长期的应用和研究中,Curtis 在1992 年,Anderson 在 1959 年对 Kennedy 分类的发生率进行了统计。结果表明,Kennedy 第一类牙列缺损的发生率最高,且下颌多于上颌,Kennedy 第四类牙列缺损的发生率最低。但随着人们生活水平的提高和口腔卫生保健意识的增强,近年来,Kennedy 一类牙列缺损的发生率有所减少,而 Kennedy 二类牙列缺损的发生率有所增加。

(二)Cummer 分类

1942 年,Cummer 按照直接固位体在牙弓中的位置,也就是支点线和牙弓的关系提出了 Cummer 分类法。他将牙列缺损分为四类,其中主要直接固位体的连线称为支点线或卡环线。有学者认为 Cummer 分类应视为牙列缺损修复后对可摘局部义齿支架的分类方法(图 10-12)。

1.Cummer 分类

Ⅰ.斜线式:支点线斜割牙弓。

Ⅱ.横线式:支点线横割牙弓。

Ⅲ.纵线式:支点线位于牙弓一侧而且呈前后方向。

Ⅳ.平面式:支点线构成多边形。

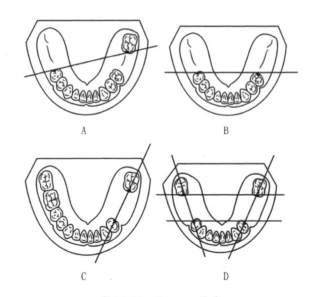

图 10-12　Cummer **分类**

A.第一类斜线式;B.第二类横线式;C.第三类纵线式;D.第四类平面式

2.应用举例

Ⅰ.斜线式:可摘局部义齿的两个直接固位体位于牙弓两侧,斜线相对。两直接固位体连成的支点线斜向分割牙弓。此情况通常需要设计间接固位体,且尽量放置在支点线的中垂线所通过的牙上。

Ⅱ.横线式:可摘局部义齿的两个直接固位体位于牙弓两侧,横线相对。两直接固位体连成的支点线横向分割牙弓。此情况通常也需要设计间接固位体,且尽量放置在支点线的中垂线所通过的牙上。

Ⅲ.纵线式:可摘局部义齿的两个直接固位体位于牙弓同侧,呈前后方向。此情况通常不需要设计间接固位体,多为单侧活动桥。

Ⅳ.平面式:可摘局部义齿有 3 个或 3 个以上的直接固位体,这些直接固位体连成的支点线构成三角形或多边形。这种情况下一般也不需要设计间接固位体。

(三)王征寿分类

1959 年,王征寿根据可摘局部义齿形式分为 6 类(图 10-13)。

1.王征寿分类的类型

Ⅰ.牙弓一侧有缺牙,缺牙区前后有基牙,不与对侧牙发生连接关系。

Ⅱ.牙弓两侧都有后牙缺失,不论义齿末端是否游离,必须将两侧鞍基连接在一起。

Ⅲ.仅有一侧后牙缺失,不论义齿末端是否游离,必须与对侧牙连接在一起。

Ⅳ.缺牙在两侧基牙的前面,包括以缺失前牙为主的义齿。

Ⅴ.一侧后牙缺失,且末端为游离端,但不与对侧相连。

2.王征寿分类的依据与运用法则

王征寿以三位数号码命名,即百位数代表类别,十位数代表义齿固位体的数目,个位数代表主要缺牙区以外的缺隙数。

(1)因为一般义齿都有两个固位体,所以第三个固位体标记为1,以此类推。

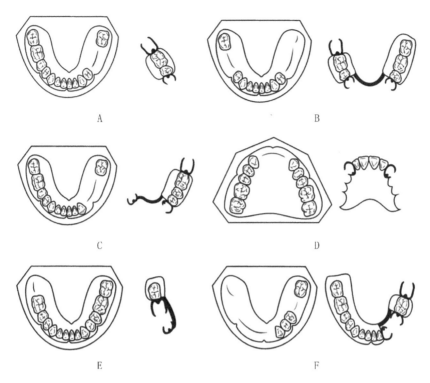

图 10-13 王征寿分类

A.王征寿第一类;B.王征寿第二类;C.王征寿第三类;D.王征
寿第四类;E.王征寿第五类;F.王征寿第六类

（2）分类以最后缺牙区为主。

（3）连续的前后牙缺失,基牙均在缺牙的远中,属于第四类。

(四)Bailyn-Beckett 分类

1.Bailyn 分类

1928 年,Bailyn 根据可摘局部义齿修复后,口腔软硬组织承担力的部分分类(图 10-14)。

Ⅰ.牙支持式:缺牙间隙前后都有基牙,而且两基牙之间的缺失牙数≥3。这种情况咀嚼时产生的力主要通过可摘局部义齿的固位体传导到基牙,由基牙及周围牙周膜等支持组织承担。

Ⅱ.黏膜支持式:缺牙间隙只有一侧有基牙,即末端游离缺失者。这种情况咀嚼时产生的力主要通过可摘局部义齿的基托和大连接体传导到缺牙区的牙槽嵴黏膜及黏膜下的硬组织,由大连接体及基托下被覆盖的软硬组织承担。

Ⅲ.牙-黏膜混合支持式:缺牙间隙前后两侧都有基牙,而且两基牙之间的缺失牙数>3,或是基牙的支持能力较差。这种情况咀嚼时产生的力主要通过可摘局部义齿的基牙及周围牙周膜、周围支持组织、大连接体、基托下的软硬组织等支持承担。

在临床上并不能仅依据缺牙数目或缺牙间隙两侧是否存在基牙就判断义齿的支持形式,还应该结合基牙的牙周支持状况、缺牙的间隙长度、殆龈距离、殆关系协调与否、缺牙区的牙槽嵴情况等因素综合考虑。

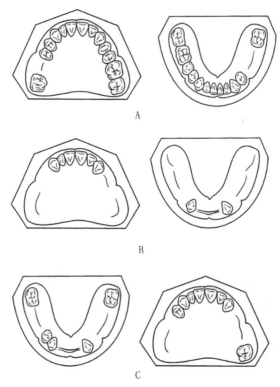

图 10-14 Bailyn 分类

A.牙支持式；B.黏膜支持式；C.混合支持式

2.Beckett 分类

1953 年,在 Bailyn 分类的基础上,Beckett 进一步提出应依据局部义齿各缺牙区的基牙和支持组织的情况进行分类。根据 Beckett 分类方法,缺牙区被分为两类。

Ⅰ.牙支持式(图 10-15):缺牙间隙前后两侧都有基牙,且基牙牙体牙周状况良好,咀嚼时产生的𬌗力通过支托传导,几乎全部由基牙承担。此时,缺牙区的黏膜承受力较小。

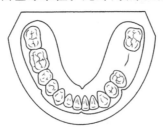

图 10-15 牙支持式

Ⅱ.黏膜支持式(图 10-16):咀嚼时产生的𬌗力全部由可摘局部义齿基托下被覆盖的黏膜及硬组织承担。这种情况又分为两个亚类:①第一亚类,缺牙间隙一侧有基牙,末端为游离缺损;②第二亚类:缺牙间隙前后两侧都有基牙,且基牙牙体牙周状况不佳或缺牙间隙过大,基牙无法完全承担咀嚼时产生的𬌗力。

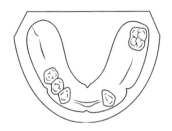

图 10-16 黏膜支持式

（五）Skinner 分类

1959 年，Skinner 把牙列缺损时牙弓剩余的基牙和提供支持的牙槽嵴联系起来，认为可摘局部义齿是否合理主要看基牙和起支持作用的牙槽嵴之间的力分布是否合理，能否发挥最大支持作用。Skinner 把牙列缺损分为 5 类。

1.Skinner 分类的类型

Ⅰ.可摘局部义齿基托的前后都有基牙。

Ⅱ.可摘局部义齿的基牙位于基托的后方。

Ⅲ.可摘局部义齿的基牙位于基托的前方。

Ⅳ.可摘局部义齿的基牙位于基托的中间，即基牙前后都有基托。

Ⅴ.可摘局部义齿的基牙位于牙弓的一侧。

2.Skinner 分类的统计

Skinner 对各类型发生率进行了统计：Ⅰ发生率 14％；Ⅱ发生率 8.5％；Ⅲ发生率 72％；Ⅳ发生率 3％；Ⅴ发生率 2.5％。Skinner 分类是出于生理和解剖两方面考虑，有助于合理选择可摘局部义齿设计，最大程度地发挥口腔软硬组织的支持作用。

（六）ACP 分类

2002 年，McGarry 提出了一种新的分类方法，按诊断标准，将修复治疗的复杂程度分为四类，即 ACP 分类。ACP 分类取决于缺牙区的位置范围、基牙条件、关系和剩余牙槽嵴条件 4 个方面，每一个方面又由简单到复杂分为 4～5 个评判标准。在临床记录时按表格填写。如 4 个方面都符合标准一，则为Ⅰ类，当存在不同标准时，按最复杂的那项分类。另外，只要患者存在全身其他系统疾病并发生口腔表现或存在颞下颌关节紊乱等情况，则为Ⅳ类（表 10-1）。由于可摘局部义齿分类众多，有必要从临床工作实际出发作一总结，以期能直观反映各种分类方法的特点（表 10-2）。

表 10-1　ACP 分类临床记录表

ACP 分类临床记录表
缺牙区的位置和范围
缺牙区仅累及单侧牙弓，后牙缺失>2 个
缺牙区仅累及双侧牙弓，后牙缺失>2 个
后牙缺失>3 个
缺牙区多个，缺牙范围广
累及颌面部缺损
基牙条件
基牙牙体牙周健康，不需要修复前治疗

基牙条件较好,仅需要简单龋病治疗或龈炎治疗

基牙条件较差,需要牙体、牙周治疗或矫正治疗

基牙条件很差,需要复杂的修复前治疗

骀关系

没有骀紊乱,Ⅰ类磨牙关系

需要局部骀关系调整,Ⅰ类磨牙关系

需要骀重建,改变骀曲线,但垂直距离不变,Ⅱ类磨牙关系

需要骀重建,改变垂直距离,Ⅱ或Ⅲ磨牙关系

剩余牙槽嵴

一类牙槽嵴

二类牙槽嵴

三类牙槽嵴

四类牙槽嵴

其他

全身其他系统疾病并发生口腔表现

颞下颌关节紊乱

不能配合治疗

表 10-2　可摘局部义齿分类的比较

分类	提出时间	分类依据	优点	缺点	评价
Kennedy	1925	缺损在牙弓中的位置	直接体现鞍基与基牙关系,为支架设计提供一定参考	不反映缺牙数目,不反映义齿支持、固位	＞50％院校采用
Cummer	1942	直接固位体的连线与牙弓的位置关系	指导可摘局部义齿固位、稳定设计和固位体的设置	不反映多缺隙牙列缺损情况	应称为牙列缺损修复后可摘局部义齿支架的分类
王征寿	1959	三位数表示义齿设计形式、缺牙部位、缺牙数目	反映缺牙多少与义齿设计关系	不能指导可摘局部义齿的设计	号码命名在记录、归档、教学等有实用价值
Bailyn	1928	口腔软硬组织承载骀力的部位	可指导义齿支架设计	没考虑到牙周支持、缺牙间隙、跨度、骀龈距离、骀关系缺牙区牙槽嵴情况	可摘局部义齿支架设计的标准之一
Beckett	1953	可摘局部义齿各缺牙区的基牙和支持组织情况	可指导义齿支架设计	没考虑到牙周支持、缺牙间隙、跨度、骀龈距离、骀关系缺牙区牙槽嵴情况	可摘局部义齿支架设计的标准之一
Skinner	1959	牙弓剩余的基牙、提供支持的牙槽嵴	合理选择大连接体、固位体		最有效的发挥口腔软硬组织的支持作用

分类	提出时间	分类依据	优点	缺点	评价
ACP	2002	按修复治疗的复杂程度	诊断、操作一致性,有利于交流、评估		方法客观,但还需在实践中进一步论证

二、支架的模型设计和制作

(一)确定颌位关系

以下简要介绍五种确定可摘局部义齿颌位关系的方法。

1.模型的直接对合

该方法适用于余留牙存在足够的接触,现有的颌位关系很明确,或义齿基托上仅有少量牙需要修复且没有病理性的表现时。用此方法可手持对颌模型发生咬合。对位模型后应用黏性蜡将模型基部连接,牢固地保持在咬合位置上,直至确保完成上架。此方法保存现有的垂直距离及天然牙列间可能存在的不平衡。在接受这样一个颌位关系记录之前,应该进行关系分析及纠正不平衡。这一方法具有明显的局限性,但是至少可以避免患者发生错误颌位的可能性,其效果仍然优于余留牙无足够咬合关系时的记录。

2.有余留后牙时的颌位记录

该方法是第一种方法的修正。常用于有足够余留牙来支持,但手工对位不稳定时的 Kennedy 第Ⅲ或Ⅳ类的牙列缺损。临床通常使用的是颌间蜡记录法。然而,此方法确定的正中关系位的准确性会受到诸多因素的干扰,如蜡的体积、黏度及冷却后变形,过多的蜡压迫软组织变形等。从口内取出和转移到架过程也常常会引起记录变形。所以比较切实可行的蜡记录方法应该为指导患者反复行正中关系位咬合,直至患者能比较自如到达正中关系位咬合。然后将一块均匀、柔软的基板蜡放入患者上下牙间,引导患者正中关系位咬合。取出蜡记录,立即冷水冲洗冷却。再次将蜡记录放入患者口内,矫正因蜡冷却可能产生的变形。再次取出蜡记录并冷水冷却。

用锋利刀片去除延展过度的蜡。要求达到蜡记录不与所有的黏膜转折发生干扰。可以将修形后的蜡记录再次放入患者口内试戴和检验。蜡记录需要使用咬合记录糊剂进一步校正。咬合记录糊剂才是最终记录咬合的介质。涂布咬合记录糊剂于蜡记录两面,放入患者口内行正中关系位咬合,直至糊剂完全固化方能取出蜡记录。去除所有溢出蜡记录以外的多余糊剂,保存咬合区牙尖印记。当对颌牙列完整时,甚至可以直接使用咬合记录灌注石膏模型,作为对颌模型。

使用咬合记录糊剂的优势在于:①密度均一;②闭合时容易移开;③平面复制准确;④三维稳定;⑤材料固化前,患者可以自行对咬合关系进行细微调整;⑥上架时,变形可能性小。使用咬合记录糊剂时也应注意以下三个细节:使用糊剂记录咬合关系前,必须达到患者能自如准确地回到正中关系位;模型必须准确,这样才能精密地配合咬合记录;用钝刀修整进入倒凹、软组织或深沟内的记录材料。

3.在记录基托上利用蜡堤记录上下颌关系

这种方法用于缺失牙比较多,一侧或双侧远中游离端缺失,且余留牙无咬合的患者。无牙区的简单蜡记录是绝对不可取的。蜡堤的多余部分可能会干扰软组织,引起蜡记录复位变形。这种方法除了使用蜡堤代替缺失牙,关键在于使用准确的记录基托。这种基托通常使用光固化或自凝树脂制作。除去模型组织面填倒凹区域,基托与模型应该是紧密贴合。另外基托不能过薄而导致变形,或者过厚影响组织运动。记录基托应尽可能与最终修复体的基托一致。如果颌位记录不在制作修复体的终模型上制作,就失去了制作的意义。在制作好的基托上放置蜡堤记录正中关系位的咬合记录,然后转移至架上。

4.完全用蜡堤确定颌位关系

余留牙完全无咬合接触,如单颌无牙颌等,需要完全通过蜡堤记录咬合关系。在极少数情况下,口内仅余的牙齿没有咬合,也不影响非正中运动时,也可以采取这种方法。在这种情况下,颌位关系记录的确立完全建立在蜡堤上。必须由准确的颌位记录基托来支持蜡堤。这种记录咬合关系的方法很接近于全口义齿的转关系过程。和全口义齿的制作一样,它涉及面弓的应用、架的选择、记录正中关系和非正中关系等方面。

5.通过殆轨迹记录来确定殆关系

这种方法采用记录殆轨迹和使用咬合模板,不需要取对颌模型。当采取静态颌位记录时,无论是否非正中的关节运动,都根据一个特定的概念来排列人工牙直到恢复咬合。另一方面,当采取功能性记录时,要调磨人工牙使之适应记录下来的非正中运动。这些运动受余留牙的影响变得更为复杂。多数学者认为,当对颌为修复体时,用任何功能性记录确定的尖牙诱导具有功能性的关键作用。这样的理论是根据在非正中运动时,对颌牙达到功能性接触时,尖牙可以诱导下颌运动。也有人指出,尖牙将本体感受器的冲动传递给咀嚼肌,这样,即使没有实际的接触导向,仍会对下颌的运动产生影响。但是,只要修复体中存在天然牙,这些余留牙将是下颌运动的主要影响因素。仅仅观察静态上下牙的关系,然后将下颌移到各种非正中位来观察是不够的。有必要发展一种动态的概念以便产生和面部骨骼、肌、颞下颌关节达到功能性平衡的,这种平衡应该同时存在于余留天然牙之间。记录轨迹的具体步骤如下。

(1)用于支持蜡堤的义齿基托应与最终义齿基托具有相同的精度和稳定度。最理想的是直接采用最终义齿基托,这里就体现出金属基托的优势了。

(2)告知患者,蜡堤必须戴用 24 小时或更长。除了就餐时取下,包括睡觉时都应该戴用蜡堤。经过试戴,下颌运动的所有边缘位均可被记录下。这种记录不仅包括自发的侧向运动,而且还包括由于位置改变引起的颌位运动中的不自主侧向运动,同时还应记录睡眠中的边缘位和习惯性运动。

(3)24 小时后,蜡堤的平面应该呈现连续光滑的光泽面,提示在所有的边缘运动中,蜡堤与对颌牙有功能性接触。无接触中缺如的部位应该加足蜡。指导患者取戴这种蜡堤,并说明在咀嚼过程中,蜡会被对颌牙磨耗成形,并在天然牙上留下蜡屑,需要偶尔清洁。蜡堤试戴后,先前的下颌位置可能会发生改变,在下一次就诊时就可以完成记录了。但是如果要记录所有的不自主运动或由于位置变化而引起的运动,患者应再试戴蜡堤一段时间。

(4)在经过第二次 24~48 小时试戴后,记录应该完全准确。作为保持垂直距离的余留牙应该保持与蜡堤接触。蜡堤应该能够反映所有边缘运动时牙尖位置的完整光滑面。这样在可摘局部义齿上建立的和对颌牙或人工牙之间的咬合要比仅在口内调更为平衡。

轨迹记录法还有其他优势,这使得在实际工作中获得颌位关系成为可能。在这种情况下,义齿支架完全就位,对颌牙完全行使功能。在一些病例中,当深覆或下颌发生旋转时,无论是单侧还是双侧,轨迹记录可能恢复丧失的垂直距离。已完成的记录需要转换成为咬合模板。这常常需要在记录已重新就位并已确定在工作模型上或加工模型上,用模型泥围模,仅暴露出用作垂直终止支点的蜡记录和区域。然后用硬代型石膏充填以形成咬合模板。

确定好颌位关系后,妥善保存颌位记录,待支架铸造完成后再上架制作义齿。

(二)模型设计

模型设计的基本过程是用观测器的分析杆检查诊断模型上各基牙和黏膜的倒凹情况,画出观测线。结合临床检查的资料,制订口腔预备计划,并确定基牙的数量及分布,卡环的类型和位置,倒凹的大小,确定基托范围,选择和设计共同就位道。

1.模型观测

观测诊断模型是确定正确的诊断和治疗计划所必需的步骤。其目的如下。

(1)确定最佳就位道,去除或减小义齿就位和摘出时的干扰。

(2)确定基牙邻面是否能或需要预备平面作为引导义齿取戴时的导平面。

(3)测量基牙上的倒凹,定位可用于固位的区域。

(4)确定牙和骨性干扰是否需要去除或选择其他就位道来避开。

(5)确定最佳就位道,兼顾义齿的美观效果。

(6)制订一个准确的口腔预备计划。包括导平面的位置,去除过大的倒凹及影响就位道的干扰。先用红笔标记这些区域,再用倒凹测量尺测量能够安全去除(不暴露牙本质)的牙体组织量。

(7)描绘基牙外形高点,对需要避免、去除或填充的不利倒凹进行定位。

(8)记录最佳就位道的模型位置作为以后的参考。

2.确定就位道

选择就位道要求在保证义齿良好固位的前提下,合理利用患者的口腔条件,设计美观、便于患者自行取戴的义齿。决定就位道的因素有导平面、固位区、干扰和美观。

(1)导平面:必须确定或预备出相互平行的基牙邻面作为义齿取戴时的导平面。这样才能避免义齿摘戴时对义齿、接触的牙齿和义齿覆盖软组织的损伤。同时导平面是保证卡环固位作用的必要条件,它能保证义齿沿正确的就位道方向摘戴。

(2)固位区:固位区是相对于确定的就位道而言的。义齿取戴过程中,卡臂通过基牙的凸面时受力弯曲,金属抗变形时产生的力量就是固位力的来源。牙弓两侧每个主要基牙上的固位力很难达到完全平衡(大小相等、位置对称)。均衡固位力可以通过改变就位道,从而增大或减小倒凹深度来获得;或者通过改变卡臂的设计、大小、长度或材质来实现。同时,必须存在明确的针对卡环卡臂的跨弓对抗装置(如卡环对抗臂),固位力只要能抵抗适当的脱位力即可,也就是说它应该是义齿保持适当固位所需的最低程度。

(3)干扰:干扰可以通过调磨牙体去除,甚至拔牙和用修复体改变牙体形态来消除。但是如因某种原因无法去除时,干扰因素应优先于固位和导平面来考虑,往往必须通过改变就位道或牺牲固位和导平面来消除。

(4)美观:通过选择最佳就位道能够使人工牙的排列位于最美观的位置,也能使卡环金属和基托材料最少暴露。当前牙缺失,需要可摘局部义齿修复时,美观因素可能比其他因素都更为重要。通常需要选择较垂直的就位道,使人工牙和天然牙都不需过多调改。但是活动义齿的修复不能为了追求美观而损伤剩余口腔组织健康或影响义齿使用功能。

3.义齿设计的最后确定

确定好就位道以后就要按此就位道方向定位并标记所有计划需要修整的口腔组织。拔牙和手术应该优先考虑,以允许足够的愈合时间。支托的位置由义齿的支架设计决定。因此,在确定就位道以后,应在诊断模型上画出支托的初步位置。义齿的最终设计包括:①标记有口腔预备和义齿设计的诊断模型;②显示设计和每个基牙治疗计划的图表;③显示整个治疗计划的工作图表,以便快速查阅和核对;④记录有每项治疗费用的报价单。

(三)完成工作模型

按照设计好的治疗计划和义齿设计进行口腔预备后,就可以制取工作印模和灌注工作模型。由于义齿是在加工厂进行制作,所以医师和技师的交流直接影响到义齿的品质。医师通常需要向技师提供如下信息:①义齿设计单,包括义齿的材料、义齿的修复范围等。②一个经过观测的诊断模型和义齿的设计标示。③正确上好架的工作模型,并标示好软硬组织外形高点。以上3项必不可少,否则义齿品质将受到影响。医师确定好的就位道需要在工作模型上标记3个分散的记号,以便技师能够重复定位工作模的平面,从而确定就位道。经过定位工作平面后,工作模型需要进行系列处理方可进行义齿的制作。

1.去除不利倒凹

填充工作模上影响义齿支架制作的倒凹是进行义齿制作的第一步。义齿坚硬部分(支架除卡臂尖以外的所有部分)所经过的倒凹区必须填充。硬质嵌体蜡可作为理想的填倒凹材料,使用方便并且便于用观测仪蜡刀进行修整。翻制耐火模型时的温度不宜过高,以免熔化填倒凹的嵌体蜡影响翻制模型的精度。填倒凹之前需要在工作模上刻画出大连接体的轮廓。刻画线深度约0.5 mm,临近龈缘区域不做刻画。标记线呈浅凹形,在连接体边缘处变浅。这将有利于防止食物嵌塞,同时又缓冲牙龈区域。

填充倒凹时,应稍过量地填充一些,然后刮除多余材料。刮除材料的方法有平行去除法和带锥度去除法。医师应该在设计支架时明确指出使用何种填充倒凹的方法。一般而言,平行去除法适合于牙支持式的义齿,而混合支持或软组织支持式义齿最好也使用平行去除法。但是,对于义齿固位欠佳的义齿,为了防止义齿移动时引起压痛,可以考虑使用带锥度去除法。对于卡环固位臂尖端部分的填倒凹,可以适当制作出一个平面,用于指导安放卡环蜡型的位置。

导平面和大、小连接体经过的所有倒凹区都必须填倒凹。其他一些可能增加翻制模型困难的倒凹也必须使用硬质基托蜡或油泥填塞。这些区域不涉及就位道,因此,不需要使用观测仪。修整填倒凹的嵌体蜡时必须小心谨慎,如不慎蹭伤基牙模型则可能引起戴义齿困难和支架调磨,可能破坏导平面的作用。

2.边缘封闭

主要针对上颌,为增加金属支架的边缘封闭性,在非硬区部分将金属支架与黏膜接触的边缘轻轻刻画出0.5 mm深的凹槽,同理上颌后堤区也需刮去少许石膏。

3.垫蜡处理

在鞍基区牙槽嵴均匀地垫0.5~1.0 mm厚的薄蜡片,预留增力网下塑料的空间,以利于将来缓冲或垫底。在硬区也要铺0.2~0.3 mm的蜡以进行缓冲。注意铺蜡的范围应比金属基托边缘略小,以保证金属基托边缘的封闭性。在游离缺失的病例,应在铺蜡的后份切出直径2 mm左右的孔,以制作支架上的支撑点。舌腭侧的铺蜡边缘将形成支架组织面的金属塑料衔接线或称完成线,因此边缘应切割成<90°角,与将来的外完成线错开1~2 mm,且边界清晰。

4.翻制耐火模型

完成上述工序以后就可以翻制耐火模型了。翻制模型使用的是一种琼脂。取得印模后一般需要冷却1小时左右再打开型盒。取出工作模型,然后灌注印模。填倒凹与使用何种合金制作支架无关,但是翻制模型时的材料就应由铸造合金决定。如使用低熔合金时,可以采用石膏翻制模型,但如果是高熔合金时,必须使用磷酸盐包埋料翻制模型。

5.制作支架蜡型

首先,应转移工作模上的设计标记于耐火模型上,包括各部分结构的标记:支托凹的大小和部位,塑料基托范围,金属基托、网状、板及杆、连接体、卡环分别用不同颜色的铅笔标记。一般金属部件用红色笔标记,塑料基托用蓝色笔标记。然后按照预先设计的位置和方案制作支架蜡型。现在通常使用的是成品蜡型。安放好蜡型后,应稍加压力使其与耐火模型精密贴合,不易移位。使用雕刀小心去除超出标记线的蜡型。

6.铸道口的标记

使用反插法的铸道设计时,应该在石膏工作模上标出铸道口的位置,一般是在上颌腭顶或下颌口底中央。

7.记录模型与观测器的空间位置关系

在模型的颊侧边缘或后缘,用分析杆标定两条相互平行的线,以记录模型与观测台的空间位置关系。

8.注意事项

(1)应先将模型平放,分析杆与模型垂直,画出导线。然后倾斜模型画出导线,两条导线的共同倒凹区才是可用于固位的有效倒凹区。

(2)在模型填充倒凹时不可填入过多,否则义齿完成后会出现食物嵌塞;如填入不足会出现义齿就位困难。

(3)边缘封闭线刻画的深度应依据口腔内相应区域黏膜的可让性确定。

(4)牙槽嵴顶区垫蜡应稳固,否则复模时会产生移位导致复模失败。

(5)模型在观测仪平台上的定位记录,供复模后校正耐火模型的倾斜角度。

(四)铸造支架的弯制卡环制作

可摘局部义齿的固位体可以采取直接铸造法完成,也可以使用锻丝弯制卡环来完成。很多医师认为锻丝弯制卡环弹性优于铸造卡环,而且弯制卡环更易调改。由于锻丝的界面为圆形,所以其机械性能各向相近,被认为比半圆形铸造卡环弹性更好。锻丝卡环的材质可分为贵金属(如金、钯、铂、银等)和非贵金属(如不锈钢、镍铬合金、镍铬钴合金等)。由于贵金属材料昂贵,所以,镍-铬-钴合金作为弯制卡环的材料使用最为广泛。非贵金属锻丝没有贵金属锻丝的回复性,临床使用效果肯定。弯制卡环多用于过渡义齿或义齿修补。弯制卡环制作方法很多,没有太多固定规则。

弯制卡环有四种方法结合到可摘局部活动义齿上:①将弯制卡环包埋进入义齿基托,这个方法在义齿修补时使用得最多。②将弯制好的卡环包入蜡型,然后铸造修成整体的义齿:这种方法的缺陷就是可能会影响到弯制卡环的使用寿命。③使用电焊接技术,将弯制卡环和做好的支架焊接起来:这是一种比较可靠的制作方法。但是,如果焊接点选择在小连接体或支托上时,焊接的热量可能会对锻丝的物理性能产生不良影响。最佳焊接点应选择在支架的主体部分,并远离容易弯曲变形的区域。这样,即使焊接对支架产生影响,也会被基托树脂所覆盖。焊接材料一般选择镍基质的工业合金,当然,贵金属也可用于焊接,但是并无明显优势。④激光焊接技术也被广泛应用于锻丝卡环的焊接:现在一般使用氩气作为焊接的保护气体,防止焊接过程中氧化物的形成。如果焊接点将被包裹在义齿基托中,则不需要特殊的抛光处理。

(五)激光焊接的应用

20 世纪 90 年代初,激光焊接技术被引入口腔修复领域,可以对铸造引起变形的支架、桥架进行切割、定位后焊接来提高修复体的精度,同时用来修复较小的铸造缺陷。激光焊接是最近几年应用于口腔修复体焊接的一项新工艺、新技术,牙科激光是利用红外线光谱,通过激光器积累能量,在极短的时间内定向发射、释放能量,使能量集中在焊件的焊接区,导致局部金属熔化使焊件连接成一整体。它属于熔化焊,具有焊件接头强度高;金属材料结构均一,耐腐蚀;无须包埋,焊接方法简单,且准确性高;无须焊媒,在氩气保护下,防止焊接面氧化等特点,由于这些独有的特点,使得激光焊接在口腔修复中有非常广阔的应用前景。

激光是一种电磁波能量,具有良好的相干性、单色性和方向性。它通过把很强的能量集中于一点使金属熔化进行焊接,具有以下优点:①焊接热源为光束,无须与焊区直接接触,可以透过玻璃窗进行焊接;②热影响区小,可以获得精确的焊接接头,在靠近烤瓷或树脂贴面的部位和义齿鞍基处亦可直接焊接;③激光束不受磁场的影响;④无须包埋,省时、快速,而且可以减少包埋过程产生的误差;⑤激光焊接的所有参数,如频率、能量级等都是预先设置好的,由机器自动操作,初学者容易掌握。

(六)试戴

为了制作出生物学上可接受的修复体,可摘局部活动义齿在交给患者之前必须经过试戴。这一步骤应包括:①义齿基托组织面的调整,实现和支持软组织的协调;②调整以适应支托和义齿其他金属部分;③人工牙列上的最后调使之与对颌达到平衡。

1.义齿基托组织面的调改

为了达到义齿和支持组织的最佳吻合状态,应该使用指示糊剂。这种糊剂必须能易于在组织接触时被移位,并且不附着在口腔组织上。一种易于获得的指示糊剂可以通过等量混合植物油和氧化锌粉剂获得。

不应该过度调改义齿以避免发生疼痛来打发患者。应该常规使用指示糊剂,确定压痛点进行调改。均匀地薄薄涂布一层指示糊剂于口腔支持组织上,然后手指施压于义齿。不能指望一次足够大的力量加压义齿可以记录所有压力区。医师应该用手指加以超过患者预期的垂直向和水平向的力量,依次移动并得到检测。在压力过大的区域,指示糊剂会移开,相应的义齿上标记区就是需要缓冲的位置。然后需要多次重复这一步骤,直至过大压力区消失。但是,如果患者口腔较干燥,这一方法不宜使用。因为糊剂容易粘在组织上,而义齿上的无糊剂区域将被误认为压力区而被缓冲。

压力区最常见于以下区域:①下颌。前磨牙区牙槽嵴舌面;下颌舌骨嵴;义齿边缘伸入下颌舌骨嵴后的间隙;下颌升支附近的远中颊侧边缘和外斜嵴。②上颌:覆盖上颌结节的义齿颊侧翼缘区的内侧;颧牙槽嵴处的义齿边缘;翼上颌切迹处义齿可能撞击翼下颌韧带或翼突钩。另外,上、下颌牙弓均可能有骨尖或不规则的骨突,这些区域义齿都必须缓冲。需要缓冲的程度取决于印模的准确性、工作模的精度和技师的操作。虽然印模技术、印模材料和制作工艺都有了长足的提升,但是,技术的失误、一些非人为因素总是存在的。所以医师的职责就是将创伤控制在最低水平,义齿的初戴必须有极大的耐心和责任感。

2.义齿支架的殆干扰

任何来自支托或义齿支架其他部分的殆干扰都应在关系确立之前或之中消除。当然,如果口腔准备充分,义齿设计合理,并不存在这种调整。但是一旦存在殆干扰,必须在试戴义齿时得到足够的重视和合理的处理。如果省略口内试支架的步骤,义齿制作的效果将大打折扣。

3.调𬌗使天然牙和人工牙达到𬌗平衡

可摘局部义齿初戴的最后一个步骤就是调𬌗,使义齿在下颌各个方向运动中与天然相协调。当双颌同时修复时,调过程与全口义齿调𬌗类似。特别是口内仅余留少量天然牙,且无咬合时,更是如此。但是当余留牙较多,而且在下颌运动过程中,有一个或多个天然牙咬合时,这些牙在某种程度上会干扰下颌运动。因此,有必要使可摘义齿上的人工牙列与任何现存的天然牙咬合协调。

牙支持式可摘义齿的调𬌗可以用任何一种口内方法精确完成。但是,对于游离端可摘义齿,应用架比采取口内调𬌗更为准确。因为在口腔闭合力量的作用下,远中游离端义齿会出现移动,表现为口内调𬌗无法解释的差异。采用无压力咬合记录上架调𬌗,义齿通常都可获得比较理想的调𬌗效果。当上下颌都有可摘义齿需要调𬌗时,最好从单颌开始,只戴入单颌义齿,消除所有干扰以后,再戴入另外义齿完成调𬌗。该方法的主要思路就是将调整好的单颌视为一个完整的牙弓。一般而言,先调整哪颌可以任意决定,但是,如果一颌为牙支持式义齿,另一颌义齿存在软组织支持,那么应该先调整牙支持式义齿,直至该义齿与对颌所有天然牙咬合良好后,方可进行另一颌义齿调𬌗。如果双颌义齿都是牙支持式,应先调改余留牙较多的义齿。在调𬌗后,人工牙的解剖形态应该恢复到具有最大咀嚼效率。通常可以通过恢复窝沟或溢出道、颊舌向减径来增加牙尖锐利程度及减小向高度来得以实现。下颌牙的颊斜面和上颌牙的舌斜面尤其应该减径,以确保在闭合至尖窝位时,这些区域不受干扰。应尽可能将与天然牙相对的义齿人工牙的解剖形态恢复到最大功效。虽然在下次复诊中仍然可以继续调𬌗,但是患者不能如期复诊的可能性总是存在。宽大而无效的咬合面可能会造成支持组织负担过大,而引起创伤。因此,应尽可能在初戴的时候达到一个理想的咬合接触。

初次调𬌗后,患者的肌肉系统会慢慢适应戴入义齿以后引起的变化,并达到一个新的平衡点。经过一个适当的时间后应嘱咐患者复诊,进行再次调𬌗。一般认为两次完善的调𬌗已经充分,但是每隔6个月定期复查咬合状态是十分必要的,这样可以避免由于义齿支持组织改变或牙齿移动而引起的创伤性𬌗干扰。

4.对患者的指导

将义齿交予患者并不是初戴的终结,戴义齿后与患者的沟通和指导直接影响到义齿的使用和患者的认知度。应该告知患者最初可能会发生一些不适和小问题,大多是因为义齿体积引起舌体运动受限,患者主观上应尽力去克服和适应。另外,还必须指明,虽然在制作的整个过程中,医师和技师已经尽力避免和预防戴义齿后的疼痛,但是疼痛的发生还是很常见的,患者应给予充分的理解和支持。和患者讨论发音问题时,应强调义齿可能会影响说话,这是患者必须自行克服的唯一问题。除去制作失误或牙列排列问题,大部分患者戴入义齿后不会存在太大发音困难,而且这种说话障碍通常会在数天消失。

关于义齿戴入后大多数患者或多或少存在舌体运动受限和异物堵塞感。医师应检查义齿形态,避免过厚,或位置不佳。常需减薄的区域是下颌义齿的远中舌侧边缘。医师可以通过戴入义齿后手触摸义齿边缘,以确保义齿此处最薄。嘱咐患者注意维护口内余留牙和义齿的清洁,预防龋齿的发生。要尽量避免食物残渣的堆积,尤其是基牙和小连接体的下方。要经常使用按摩牙刷按摩义齿基托相对应的牙槽嵴顶软组织,防止牙龈炎的产生。关于夜间是否需要佩戴义齿,目前认为应该依据患者的情况而定。虽然夜间取下义齿可以让牙槽软组织获得休息,但是由于义齿在水中浸泡会产生体积上的改变,所以患者常诉次日戴义齿轻微不适。唯一必须佩戴义齿睡觉的病例就是夜磨牙的患者。因为取下义齿后,患者余留牙在夜间发生不自主地磨牙时会受到较大的损伤。如果取下可摘局部义齿后,对颌为全口义齿时,建议也不要佩戴全口义齿。这样夜间休息时,余留牙就不会影响到全口义齿的牙槽支持组织。一般戴义齿后的第一次复诊不应间隔时间过长,建议在戴义齿后 24 小时进行。这样可以尽早发现义齿不适之处,利于维护患者口腔组织健康。

三、可摘局部义齿的设计

可摘局部义齿的设计一直被视为较复杂的问题,虽然目前世界上存在许多采用计算机分析的专家设计系统,如 1985 年日本的 Meada 系统,1989 年美国的 MacPRD 系统,1991 年英国的 RaPiD 系统,1993 年中国的吕培军系统等,但由于牙体缺损种类繁多,以单颌 14 颗牙齿计算,仅上颌或下颌的缺牙组合类型就达 16 382 种之多($=2^{14}$);加上患者特殊的口腔软硬组织状况和对牙列缺损修复提出的个别要求,设计方案更加复杂多变。

(一)可摘局部义齿的设计原则

可摘局部义齿的设计必须遵循一定的基本原则,才能达到恢复缺失组织的生理形态和生理功能的目的,否则将可能造成牙列中其他牙齿和牙齿支持组织的损害。

1.尽可能保护口腔软、硬组织的健康

(1)义齿支持组织的受力应符合生理状态。①合理分配基牙和基托下组织承受的𬌗力:牙支持式义齿的设计原则是考虑到基牙能承受人工牙传递并分配的𬌗力,因此,缺牙区基托下组织承受的力较小,其受力状况与固定义齿相似。黏膜支持式义齿的设计原则是考虑到牙列中的余留牙无法承受除自身受力之外的其他附加外力,因此,人工牙的受力基本上由基托下支持组织承担,故必须扩大基托面积,尽可能减轻支持组织单位面积上的受力。混合支持式义齿的设计原则是利用牙列中的余留牙和缺牙区支持组织共同承受人工牙传递的力,因此,设计的关键是如何合理分配𬌗力。如基牙条件较好、缺失区牙槽嵴条件欠佳,则可以考虑在基牙上设计固位和稳定性较好的卡环类型,义齿受到的𬌗力主要由基牙承担,基托下组织起分散力的作用。如基牙牙周条件欠佳,而缺失区牙槽骨丰满、黏膜致密,则在基牙上尽量设计减轻基牙受力的卡环类型,同时扩大基托面积,𬌗力主要由基托下组织承担。②减轻倾斜牙、孤立牙和错位牙的受力:倾斜牙在承受正中咬合的垂直力时,会产生使牙齿进一步倾斜的侧向力,从而损伤牙周组织。因此,义齿设计时应慎重考虑在此类牙上放置固位体和支托。支托与垂直小连接体之间形成的角度应>90°角,使𬌗力尽可能沿基牙长轴传导;必要时,也可在支托的对侧设计辅助支托,从而防止对基牙的不利作用。对于孤立牙和错位牙能否放置固位体或支托,则应视义齿的整体设计和该牙承受力的能力而定,原则上孤立牙和错位牙承受的力不能超越其生理阈值。

(2)义齿的组成部分应尽可能不影响自洁作用:现代可摘局部义齿的设计观念认为义齿除具有良好的固位和稳定,以及坚固耐用之外,还必须具有保护口腔卫生,即维持口腔的自洁作用。主张义齿设计简单、灵巧,强调可摘局部义齿戴入口内,其组成部分不应影响食物流对牙龈的清洁和按摩作用,从而防止菌斑黏附于基牙和义齿表面。如卡环与基牙的接触面积应尽可能减小,并且保持紧密的接触;卡环和支托表面应光洁圆滑,与基牙牙体接触的边缘线也应流畅、起伏自然而连续;修复体各部件的组织面应与所接触的口腔软、硬组织密合,一方面利于固位,另一方面也防止食物残渣滞留和软垢形成;同时义齿的基托应尽量按设计要求做到边缘伸展充分,封闭良好;支架设计应简洁,舌、腭杆放置应不妨碍舌及咀嚼肌群的生理运动;避免不必要的牙龈覆盖;修复体各部件的磨光面应高度抛光,边缘圆滑易清洁;修复体形态应与口腔软硬组织协调,尽可能保持原有的口腔自洁作用不被破坏。

(3)防止义齿不稳定因素对组织的损伤:可摘局部义齿支持组织的可让性存在差异,如牙齿的可动度很小,而缺牙区软组织的可让性较大;即便是软组织,覆盖在口腔硬腭区的黏膜与非硬区的黏膜可让性也存在差异,因此,混合支持式义齿和黏膜支持式义齿在受力时无法均匀下沉,支持组织可让性小的区域容易形成支点,造成义齿的压痛和不稳定。此时,一方面需要对可让性较小的部位进行缓冲,减少不稳定;另一方面,由于义齿的下沉性不稳定现象,修复体在使用一段时间后,缺牙区牙槽骨和覆盖的软组织会吸收、萎缩,造成基托与黏膜之间出现间隙,应及时对基托组织面进行重衬,防止义齿下沉造成基托下组织创伤。同时,由于支持组织之间存在可让性的差异,当游离端义齿基托下软组织产生位移时,末端基牙受到较大的扭力。因此,在设计固位体和连接体时,必须考虑减轻末端基牙的扭力,如采用近中支托、远中固位臂等,以保护基牙的健康。

2.义齿应有良好的固位与稳定

(1)义齿应具有良好的固位力:可摘局部义齿的固位力主要来源于义齿部件与天然牙之间产生的摩擦力、基托与黏膜之间产生的吸附力、表面张力和大气压力,对下颌义齿来说还存在义齿重力。一般来说牙支持式义齿的固位力主要由直接固位体提供;黏膜支持式义齿的固位力除由直接固位体提供外,吸附力也起到调节固位力的作用;而混合支持式义齿的固位力视牙列缺损类型和缺牙后邻近基牙及缺牙区软硬组织健康状况而定。

固位力大小:单颌可摘局部义齿的固位力一般 0.8～1.5 kg,此固位力可以抵御义齿在功能状态下所产生的脱位力,特别是咀嚼黏性食物或瞬间产生过大的侧向力。

固位体数目:单颌可摘局部义齿的卡环数目一般为 2～4 个。如果卡环数目小于此范围,必须考虑采用其他方法来增加固位力,如扩大基托面积以增加吸附力等。

固位体类型和制作方法:应根据基牙倒凹调整后所绘制的观测线来选择卡环的类型;有时要充分利用卡环组合,以保证足够的固位效果。应根据修复体需要的固位力情况来选择卡环的制作材料和方法,如铸造卡环可提供较强的纵向固位力,而锻丝卡环可提供较强的横向固位力。应根据模型观测线和卡环金属材料的弹性和刚性来确定卡环臂进入基牙倒凹区的深度,不宜过深,以免摘戴时产生过大的侧向力和扭力。

基牙选择:理想的基牙牙冠外形应有明显的倒凹区和非倒凹区之分,以利于卡环的固位臂进入倒凹区,发挥有效的固位作用。同时,基牙的支持组织也是基牙选择的关键因素,一般磨牙为优先考虑的基牙,其次为尖牙、前磨牙。此外,除个别牙缺失或牙列单侧缺损需作单侧设计外,基牙的位置应尽可能安放在牙弓的两侧,通过相互制约作用,达到较好的固位效果。

就位道:通过改变义齿的就位道,可以调整基牙倒凹的深度和坡度,从而选择合适的固位体,或者利用制锁作用来增减固位力。

(2)义齿应达到良好的稳定性:稳定是可摘局部义齿发挥功能的先决条件。可摘局部义齿的不稳定在临床上主要表现为翘起、摆动、旋转、下沉。翘起是指游离端义齿受食物黏着力、上颌义齿受重力等因素作用,游离端基托向船向转动脱位,但不脱落。摆动是指义齿游离端受侧向力作用造成的向颊、舌向的摆动。旋转是指义齿绕纵支点线的转动。下沉是指义齿受力作用时,基托向组织面下压。

1)消除义齿转动性不稳定的方法：可摘局部义齿的翘起、摆动和旋转等属于转动性不稳定。消除转动性不稳定的主要方法是抗衡法和消除支点法。

抗衡法是指当可摘局部义齿沿支点线、回转线扭转或倾斜时，在支点线、转动轴的对侧使用对抗性、平衡性的措施。针对翘起性不稳定，可在游离端缺失区的邻近牙上放置直接固位体，而在直接固位体的远处或对侧放置间接固位体，此时直接固位体（即支点线）与基托末端之间的距离为游离距，而直接固位体（即支点线）与间接固位体之间的距离为平衡距，显然，平衡距越大，对抗游离距的能力越强，义齿的稳定性越好；同时还可利用靠近缺失区基牙的远中倒凹或远中邻面的制锁作用来制止义齿末端的翘起。针对摆动性不稳定，除设置间接固位体外，还可在单侧游离端义齿的对侧牙弓上设置直接固位体；适当降低人工牙的牙尖斜度；选择合适的大连接体连接两侧牙弓；充分扩展缺失区的基托等措施来控制义齿游离端的摆动。针对旋转性不稳定，可通过减小人工牙面颊舌径；加宽支托；利用卡环体部的环抱作用或者邻面基托的制锁作用等措施来减小义齿的旋转。

消除支点法是指当可摘局部义齿的部件与口腔硬组织之间形成支点时，采用缓冲和取消支点的方法，获得义齿的稳定。可摘局部义齿可能存在的支点有两种：一种是支托、卡环等在余留牙上形成的支点；另一种是基托和基托下组织形成的支点。对于在余留牙上形成的支点，通常在去除支托或调整卡环后，即可提高义齿的稳定性；对于在基托下的骨突、骨尖、硬腭区的明显骨隆突等支点，则必须通过对这些区域的基托组织面进行缓冲，来提高义齿的稳定性。

2)消除义齿下沉性不稳定的方法：可摘局部义齿的下沉是游离端缺失修复中的突出问题，常常由此造成牙槽黏膜的压痛和基牙的损伤，需要加以重点预防。消除下沉性不稳定的主要方法是减压法、功能印模法和对抗法。此外，当义齿在下沉中遇到支点时，还应采取相应的消除支点的措施。

减压法是指通过扩大基托面积、减小人工牙颊舌径、减少人工牙数目等措施，降低义齿组织面牙槽黏膜上的力。功能印模法是指对游离端牙槽黏膜采取压力印模，以获得缺失区软组织在功能状态下，即压力状态下的形态，从而减小义齿在受到力后的进一步下沉，并保持基托组织面与支持组织的一致。对抗法主要是指通过使用覆盖基牙、种植体等措施，增加义齿的支持点，对抗义齿的下沉。由于减压法和功能印模法的主要目的是将下沉的影响最小化，所以并未从根本上消除游离端缺失所带来的弊端。与之相比，对抗法通过在游离端的远中使用支点，则从根本上消除了下沉性不稳定所带来的问题，因为此时义齿的支持形式从混合支持转变成了牙支持。具体应用时，可在远中游离端植入种植体，然后通过球帽附着体、磁性附着体或者以套筒冠的形式与可摘局部义齿相连。

在消除可摘局部义齿下沉性不稳定的方法中，还有一种值得探讨的措施，那就是在支点线的对侧使用具有固位作用的间接固位体，如放置在前牙区的卡环、邻间钩等。当游离端基托下沉时，这些间接固位体确实可以起到抵抗义齿下沉的作用，但放置间接固位体的基牙同时也会受到向的作用力，当缺失区较大、义齿组织面与牙槽黏膜贴合较差时，过大的向作用力将可能导致基牙的损伤。即便义齿制作精良，由于游离端下沉的不可避免，随着时间的延长，如果不注意重衬，仍可导致基牙牙周组织的损伤。所以，对于游离端义齿，一般建议在支点线的对侧只设置不具有固位作用的间接固位体，如切支托、𬌗支托、舌板、带连续卡环的舌杆等。但这有时可能会导致义齿的固位力不足，或者是由于直接固位体的位置靠后而不便于取戴，因而，在必须设计此类间接固位体时，最好使用锻丝卡环，利用其优良的弹性，减小对基牙的扭力；或者是使用杆型卡环，并且将卡臂尖端靠近基牙的远中倒凹区。

3.义齿应与生理性补关系协调

牙列缺损后,患者容易形成偏侧咀嚼或者下颌前伸咀嚼,长此以往,会导致左右侧颞下颌关节运动不对称、咀嚼肌收缩不协调及面部不对称等。因此,可摘局部义齿不仅要修复缺失牙的形态,更要恢复咬合功能,保持、颞下颌关节、咀嚼肌三者之间的协调性。

(1)建立协调的𬌗关系:采用可摘局部义齿进行修复,应保证义齿戴入口内后,牙列在正中咬合时,人工牙与天然牙或人工牙与人工牙之间具有最广泛的尖窝接触关系,这样不仅会提高咀嚼效率,而且由于参与咬合的牙齿牙周感受器增加,有助于尽快达到神经与咀嚼肌之间的功能协调。同时,应保证下颌在作前伸和侧方运动时,人工牙与对颌牙之间的接触是建立在与患者咀嚼肌群、颞下颌关节相协调的关系上。如个别前牙缺失,人工牙的排列可参照邻牙的咬合关系,前伸运动的调整,使其与邻牙的运动协调。若多数前牙缺失,则需考虑前伸切道斜度,即前牙弓的弧度和覆𬌗覆盖,同时注意调整侧方咬合运动和尖牙的位置关系,避免侧方干扰。如个别后牙缺失,人工牙的咬合调整只需与邻牙协调,和对颌牙形成良好的接触关系即可,而多个后牙缺失时,在保证与对颌牙正中位广泛均匀的接触情况下,还需注意横曲线和纵曲线及运动的协调性。

(2)短牙弓修复:很多患者,尤其是年龄较大的患者在不修复缺失后牙时,其咀嚼功能即使不能达到最佳,但也已经足够,此即"功能性牙列"理论;认为有 20 颗或更多颗天然牙,尤其是至少有 3 对有咬合接触的后牙时,也可以获得足够的功能和舒适度。短牙弓(shorted dental arch,SDA)就是对此理论的一种应用,采用短牙弓修复时,往往只将牙列修复到前磨牙区。诚然,许多临床研究结果表明,对于大多数适应证患者而言,短牙弓修复并未引起明显的颞下颌关节症状和牙周症状,但短牙弓理论目前还未得到广泛推广。

短牙弓修复尤其适用于年龄较大,经济能力有限的患者,但修复成功的关键在于选择合适的病例,同时要求患者保留的前牙和前磨牙的长期预后应该是良好的。短牙弓修复的禁忌证是:①严重的Ⅱ类或Ⅲ类切牙关系;②已经存在颞下颌关节功能紊乱;③严重的病理性磨损;④严重的牙周疾病;⑤患者年龄低于 40 岁;⑥功能异常。

4.义齿应符合审美的要求

一般来讲,口腔中每个牙齿与对侧的同名牙,无论形状、大小、颜色、体积、解剖结构及颈缘位置基本都是对称的。因此在修复个别牙缺失时,可以参照对侧同名牙。如果缺牙间隙不对称,可以采用倾斜、扭转、重叠等方式将人工牙作适当的调整,以达到与对侧同名牙和邻牙的对称、协调。

若多数牙缺失,尤其是前牙区缺失,必须根据患者的牙弓、剩余牙列、脸型、肤色、年龄等多种因素来选择人工牙;同时要注意人工牙与人工牙或者人工牙与天然牙之间的比例关系,以及人工牙近远中径、切龈距离和颈缘线的自然、协调。对于人工牙颜色的选择,可以通过比色板来对比邻近的天然牙和对颌牙,或者对比肤色,来达到人工牙颜色与患者自身的协调。

5.义齿应坚固耐用

可摘局部义齿戴入口内后每天要承受百次以上＞10 kg 的咀嚼压力,因此修复体必须坚固耐用。在修复体设计与制作中必须考虑各组成部分的坚固性,应保证大连接体、基托、支托等在力的作用下不变形、不折断;人工牙与树脂基托或树脂基托与金属支架之间不断裂、不分离;固位体在反复摘戴中不变形、不折断等。同时,制作义齿的材料应具有良好的耐腐蚀性,在复杂的口腔环境中,不应该产生腐蚀。

(二)可摘局部义齿的分类设计

出于不同的分析角度,牙列缺损可有多种分类方法,本节仅以目前应用最广泛的 Kennedy 分类来讨论每一类牙列缺损的可摘局部义齿设计要点。在临床工作中,就每一位牙列缺损患者而言,由于口内余留牙状况、缺牙区软硬组织状况、咬合状况等都会有所不同,因而,即便是相同的缺失部位和缺牙数目,在具体设计时,仍需参照患者的自身条件和口腔内的个别情况进行相应调整,并遵循前面所述的可摘局部义齿设计原则,不可一味应用标准的设计方案。

1.Kennedy 第一类缺损

(1)牙列缺损特点:此类为双侧游离端缺失,并可包含另外的缺牙间隙,即亚类缺失。由于缺牙区黏膜组织与天然牙可让性的不同,所以义齿在受力时会出现软组织压缩,远中基托下沉。

(2)义齿设计要点。

1)混合支持式义齿设计:Kennedy 第一类缺损中如前磨牙及磨牙区部分牙齿缺失,缺牙区邻近天然牙牙体及牙周支持组织健康,缺牙区牙槽骨吸收不明显,一般采用混合支持式义齿进行修复。𬌗力由基牙和基托下的支持组织共同承担。

由于缺乏远中端的支持,Kennedy 第一类缺损修复后义齿容易出现翘起、摆动、旋转、下沉等不稳定现象。因而,设计时必须采取有效措施,加强义齿的稳定。如在支点线对侧增设间接固位体、在末端基牙的远中面预备导平面、采取压力印模、增加基托面积、减少人工牙数、降低人工牙牙尖斜度等。同时,应避免义齿的组成部分,如支托、卡环体等与牙体之间,以及基托和骨突之间形成支点。由于缺牙区基托的下沉,牙槽骨会不断吸收,应该嘱患者定期复查,及时在基托组织面加衬。

由于基托向缺牙区位移,直接固位体应设计为 RPI 卡环、RPA 卡环、改良 RPA 卡环、改良回力卡环等,使卡环固位臂的卡臂尖位于支点线的游离端或者接近支点线,这样当义齿绕支点线运动时,卡臂向龈方移动,可以减小基牙扭力。安放近中支托和远中固位臂也是一个有利于基牙健康的设计,因为当义齿受外力作用向脱位时,义齿沿近中支托旋转离开支持组织,卡环固位臂则紧贴基牙和远中倒凹区,抵抗义齿向脱位,而近中支托和小连接体及卡环体又有对抗义齿侧向移位的作用。

2)黏膜支持式义齿设计:如前磨牙及磨牙全部缺失,或者多数后牙缺失、缺牙区邻近牙齿的牙周支持组织有吸收、无法承担过多力时,应采用黏膜支持式义齿进行修复。此时,𬌗力主要由基托下的支持组织承担,以减少基牙受力,防止基牙牙周组织再次损伤。设计黏膜支持式义齿时,在𬌗力的作用下,基托下软组织被压缩,引起基托下沉,容易造成黏膜压痛,或形成溃疡。而且力持续作用可加速牙槽嵴吸收,同时义齿下沉又可导致接触不良,影响咀嚼效能。因此,为保护牙槽嵴的健康,缓解其吸收速度,必须采取相应的措施:①减少人工牙的数目,当上下颌相对应的末端后牙都缺失,如第二磨牙,此时可以不修复,减少游离鞍基的长度;②降低人工牙的牙尖斜度,减小人工牙的颊舌径,加大食物溢出道;③在不影响口腔组织功能活动的情况下,适当增加基托面积,减少牙槽骨单位面积上所承受的负荷;④嘱患者定期复查,及时在基托组织面加衬。采用黏膜支持式义齿时,一般选择单臂、双臂、杆型卡环,不安放支托,义齿的固位力除来源于固位体外,还要依靠基托的吸附力和黏着力。

(3)典型病例设计:见图 10-17。

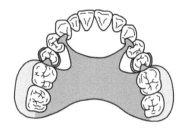

A.上颌肯氏Ⅰ类缺失的设计之一

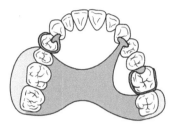

B.上颌肯氏Ⅰ类缺失的设计之二

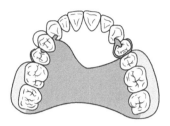

C.上颌肯氏Ⅰ类缺失的设计之三

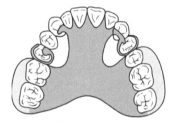

D.上颌肯氏Ⅰ类缺失的设计之四

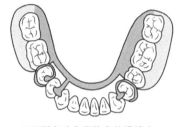

E.下颌肯氏Ⅰ类缺失的设计之一

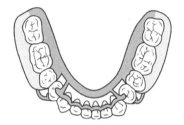

F.下颌肯氏Ⅰ类缺失的设计之二

图 10-17　肯氏Ⅰ类缺失的设计

2.Kennedy 第二类缺损

（1）牙列缺损特点：此类为单侧游离端缺失，除主要的缺失间隙外，可包含亚类缺失。牙列缺损的特点与 Kennedy 第一类缺损基本相同。

（2）义齿设计要点。①混合支持式义齿设计：Kennedy 第二类牙列缺损一般采用混合支持式义齿设计，义齿的固位力主要靠固位体获得，𬌗力则由基牙和基托下的支持组织共同承担。义齿修复时会产生与 Kennedy 第一类缺损相同的不稳定情况，如翘起、摆动、旋转、下沉等，因此，需要采用类似的措施以增加义齿的稳定性。通常只有当第二磨牙缺失时才考虑单侧设计，否则一般为双侧设计，直接固位体安放在牙弓的两侧，并在近缺失区基牙上设计 RPI 卡环、RPA 卡环、改良 RPA 卡环、改良回力卡环等，以减小基牙扭力。如果在此类牙列缺损的对侧后牙区还存在亚类缺失，可在亚类缺失的两侧放置直接固位体，使固位体的连线形成平面形。但须注意，由于卡环固位臂的卡臂尖位于支点线的非游离端，此时亚类缺失的近中基牙在义齿游离端基托下沉时将受到卡环的向扭力，有可能造成基牙牙周组织的损伤。因此，可将近中基牙的卡环设计为锻丝卡环或者杆型卡环，因为锻丝卡环臂与基牙是线接触而不是面接触，能提供更大的弹性，从而更好地缓解功能应力，而杆型卡环臂的横截面为半圆形，且扭转位于不同的平面内，对基牙的应力较小；或者仅在近中基牙上设置支托，不放卡环。②黏膜支持式义齿设计：当单侧缺牙数较多，对侧也存在缺牙区，牙列中能为义齿提供支持的天然牙较少；或者牙列中余留牙的牙周支持组织欠佳时，应设计为黏膜支持式义齿。此时，𬌗力主要由基托下的支持组织承担。采用黏膜支持式义齿时，基托下支持组织的受力特点与 Kennedy 第一类牙列缺损基本相同，因此，对口腔软硬组织健康的保护措施也基本相同。义齿一般选择单臂、双臂和杆型卡环，不安放支托，义齿的固位力除来源于固位体外，还包括基托与被覆盖组织之间的吸附力，以及义齿部件与余留牙之间的摩擦力。

（3）典型病例设计：见图 10-18。

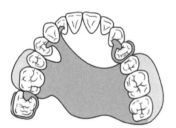

A.上颌肯氏Ⅱ类缺失的设计之一

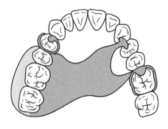

B.上颌肯氏Ⅱ类缺失的设计之二

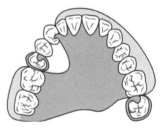

C.上颌肯氏Ⅱ类缺失的设计之三

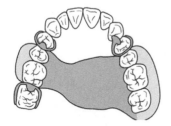

D.上颌肯氏Ⅱ类缺失的设计之四

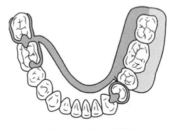

E.下颌肯氏Ⅱ类缺失的设计之一

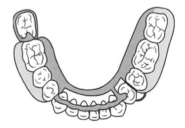

F.下颌肯氏Ⅱ类缺失的设计之二

图 10-18　肯氏Ⅱ类缺失的设计

3.Kennedy 第三类缺损

(1)牙列缺损特点:此类为牙弓单侧的非游离缺失,即缺牙区近远中都有天然牙,除主要的缺失间隙外,可包含亚类缺失。Kennedy 第三类缺损如两端都能提供天然牙支持,则基托不会下沉,义齿的固位、稳定和支持作用都较好。

(2)义齿设计要点。①牙支持式义齿设计:缺牙区邻近天然牙牙周支持组织健康、能为义齿提供支持时,Kennedy 第三类牙列缺损一般设计为牙支持式义齿。当缺牙数较少,𬌗力主要由缺牙区两侧基牙承担,其原理与固定义齿相似。此时义齿虽然一般不会出现下沉,但可能出现摆动、旋转等不稳定现象,这主要是由于义齿的支持形式为线支持所致。因而,当缺失牙较少时,应加宽、加长支托,并将义齿调至侧方运动无早接触,使义齿达到稳定。当缺失牙较多或者对侧也有缺牙时,则应在牙弓两侧均设计直接或间接固位体,然后采用大连接体将两侧连成整体,使义齿的支持形式由线支持转为面支持,从而获得良好的稳定。此类牙列缺损因缺牙区两侧天然牙都能为修复体提供固位,因此固位效果优于 Kennedy 第一、二类牙列缺损,义齿基托的附着力和黏着力一般只是起辅助固位作用。②混合支持式义齿设计:当缺失牙较多、缺牙区跨度大,但牙周支持组织健康时,或缺牙区一侧天然牙不健康或不宜放置支托时,可以设计成混合支持式义齿,只在基牙的另一侧和/或对侧放置支托,𬌗力由基牙和基托及大连接体覆盖的支持组织共同承担。此时,义齿的支持形式与 Kennedy 第一、二类牙列缺损采用混合支持时相同,会出现类似的不稳定现象。因而,设计时必须采取与 Kennedy 第一、二类牙列缺损相同的措施以保证义齿的稳定(参考 Kennedy 第一、二类缺损)。③黏膜支持式义齿设计:如缺牙较多、缺牙区跨度大、余留牙牙周组织吸收、邻近缺牙区的天然牙无法承受额外力;或者因面磨损/耗,无法获得支托的位置时,则需设计成黏膜支持式义齿,𬌗力主要通过基托和大连接体下的支持组织承担。采用黏膜支持式义齿时,支持组织的受力特点与 Kennedy 第一类牙列缺损基本相同,因此,对口腔软硬组织健康的保护措施也基本相同。

(3)典型病例设计:见图 10-19。

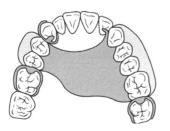

A.上颌肯氏Ⅲ类缺失的设计之一

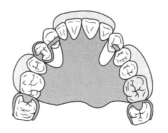

B.上颌肯氏Ⅲ类缺失的设计之二

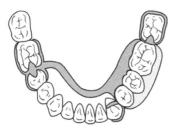

C.下颌肯氏Ⅲ类缺失的设计之一

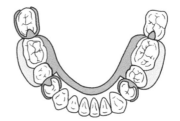

D.下颌肯氏Ⅲ类缺失的设计之二

图 10-19　肯氏Ⅲ类缺失的设计

4.Kennedy 第四类缺损

（1）牙列缺损特点：此类为双侧连续非游离缺失，即天然牙在缺隙的远中，不包含亚类缺失。Kennedy 第四类缺损由于涉及前牙区牙齿缺失，对患者的语言、美观和功能都造成直接影响，因此，设计时必须兼顾功能与美观。

（2）义齿设计要点。①混合支持式义齿设计：当 Kennedy 第四类缺损的邻近天然牙不能提供直接支持作用，或者虽能提供支持作用，但缺牙较多、缺失区较大时，一般采取混合支持式义齿设计，由基牙和基托下组织共同承担力。此时，由于缺牙区覆盖的黏膜组织存在一定的可让性，缺损特点与 Kennedy 第一类牙列缺损类似，但为近中游离缺失，因而，必须考虑加强义齿的稳定，抵御因咀嚼力造成的义齿翘动。如个别前牙缺失，可在前磨牙区放置直接固位体，利用远中延伸的基托起间接固位作用。如多数前牙缺失，除在缺牙区的邻近牙齿安放直接位固体外，还可在远端磨牙区安放间接固位体，并尽量使间接固位体至直接固位体的距离比直接固位体至缺牙区前端的距离远。在设置直接固位体时，仍需参照 Kennedy 第一类牙列缺损的要求，尽量减小对基牙的扭力，但注意此时缺失状况恰与 Kennedy 第一类牙列缺损相反，故应设置远中支托。设计时还必须注意到前牙的美学特点。一般前牙区牙齿缺失，修复体唇侧可不设计基托，使人工牙颈缘与口腔组织紧密贴合，以达到自然仿真效果。仅当前牙缺失数目较多并伴有牙槽嵴缺损时，才在唇侧放置基托，以弥补组织缺损并恢复面部应有的丰满度。此外，义齿的固位体应尽可能放置在后牙区，原则上尽可能少暴露金属。单个前牙缺失，不愿显露卡环者，也可设计为无卡环义齿或舌侧卡环义齿。上颌前牙缺失时，修复体的设计还与前牙区的覆覆盖关系密切。如为正常覆𬌗覆盖关系，可按患者要求选择基托类型；但当前牙为深覆深覆盖时，则应视其程度区别对待。②牙支持式义齿设计：如缺牙较少，缺牙区两侧邻牙牙周支持组织健康并可提供支持时，也可在两侧邻牙舌侧边缘嵴或舌隆突处放置支托，在两侧后牙区设计间隙卡环或联合卡环；或者当下颌个别前牙缺失，两侧余留牙牙周组织健康时，仅在两侧邻牙设置舌面板，并与后牙区间隙卡环相连，是为牙支持式义齿设计。此时义齿的固位、稳定、支持作用都较好。③黏膜支持式义齿设计;偶尔当前牙缺失较多、余留牙牙周支持组织较弱时,也可考虑黏膜支持式义齿设计。此时除在两侧邻牙放置直接固位体外,还需在两侧最远端基牙放置卡环,不设计支托,尽量扩大基托面积,减小支持组织承受的力。

(3)典型病例设计:见图10-20。

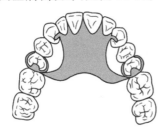

A.上颌肯氏Ⅳ类缺失的设计之一

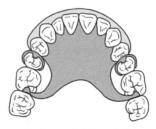

B.上颌肯氏Ⅳ类缺失的设计之二

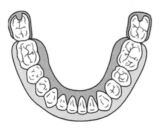

C.下颌肯氏Ⅳ类缺失的设计之一

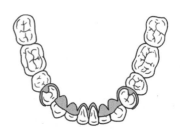

D.下颌肯氏Ⅳ类缺失的设计之二

图10-20　肯氏Ⅳ类缺失的设计

（李华星）

第五节　全口义齿修复

一、全口义齿的关键技术

(一)印模技术

印模是用可塑性印模材料取得的无牙上、下颌牙槽嵴和周围软硬组织的阴模。准确的印模,要反映口腔解剖形态和周围黏膜皱襞和系带的功能活动状态,以取得义齿的良好固位作用。

1.印模的要求

(1)适当地扩大印模面积:印模范围的大小决定全口义齿基托大小,在不妨碍黏膜皱襞、系带及软腭等功能活动的条件下,应当充分伸展印模边缘,以便充分扩大基托的接触面积。义齿的固位力与基托的接触面积成正比例,即接触面积越大,固位力也越大。在无牙颌上单位面积所承受的咀嚼压力与接触面积成反比例,即接触面积越大,无牙颌上单位面积所承受的咀嚼压力越小。

无牙颌印模的范围、印模边缘要与运动时的唇、颊、舌侧黏膜皱襞和系带相贴合,还要充分让开系带,不妨碍唇、颊和舌系带的功能运动。印模边缘应圆钝,有一定的厚度,其厚度为2～

3 mm。上颌后缘的两侧要盖过上颌结节到翼上颌切迹,后缘的伸展与后颤动线一致。下颌后缘盖过磨牙后垫约 6 mm,远中舌侧边缘向远中伸展到下颌舌骨后间隙,下缘跨过下颌舌骨嵴,不应妨碍口底和舌运动。

(2)使组织受压均匀:由于口腔的各部分组织各有其不同的解剖特点,缺牙时间不一致,使牙槽嵴各部位吸收不均匀而高低不平。在采取印模时,应注意压力要均匀,否则影响模型的准确性。在有骨突、骨嵴、血管、神经的部位,应缓冲压力,避免戴义齿后产生疼痛。对磨牙后垫、松软黏膜等组织活动性较大的部位,应防止压力过大而使其变形,可在个别托盘的组织面相对应部位多刮除些印模材料,或在托盘上钻孔,在取印模时,使多余的印模材料自孔流出,以缓冲压力。

(3)组织面紧密接触:指印模组织面与无牙颌组织表面应当紧密接触。原因是,印模组织面形成基托组织面与无牙颌组织面的密合度与义齿的固位力成正比例,即两个接触面贴合得越紧密,固位力就越大。紧密接触的义齿基托组织面和无牙颌组织面之间有唾液,形成一定的固位力。唾液与基托组织面间,唾液与无牙颌组织面之间存在异分子的附着力,唾液的同分子之间的黏着力,黏着力和附着力共同构成义齿固位的吸附力。接触面和接触面间的贴合度与吸附力成正比例,当唾液黏稠度合适时,接触面积越大,越密贴,则吸附力也越大。

(4)边缘封闭:取印模时,在印模材料可塑期内进行肌肉功能整塑,由患者自行进行或在医师帮助下,唇、颊和舌做各种动作,塑造出印模的唇、颊、舌侧边缘与功能运动时的黏膜皱襞和系带吻合,以致所形成的义齿基托边缘与运动时的皱襞和系带相吻合,防止空气进入基托与无牙颌组织面之间,以达到良好的边缘封闭。

2.印模的种类

印模种类根据取印模的次数而分,可分为一次印模法和二次印模法,二次印模法亦名为联合印模法;根据印模的精确程度而分为初印模法和终印模法;依照是否进行肌肉功能整塑而分为解剖式印模法和功能印模法;按印模操作方法分为开口印模法和闭口印模法。

3.取印模方法

(1)开口式印模法:开口式印模法是指在患者张口的情况下,医师用手稳定印模在位而取得印模的方法。①一次印模法:是在患者口中一次完成工作印模的方法。先选择合适的成品托盘,若托盘边缘短,可用蜡或印模膏加长、加高边缘。如患者腭盖高,在上颌托盘中央加适量的印模膏,在口中试戴托盘后,用藻酸钠印模材料在患者口中取印模。此方法简便,但难以进行准确的边缘整塑。②二次印模法:又称双重印模法、联合印模法,是在患者口中制取二次印模完成工作印模的方法。此法操作复杂,但容易掌握,所取得的印模比较准确。

取初印模:取上颌初印模,选与患者口腔情况大致相似的成品托盘,将印模膏放置在 $60 \sim 70\ ℃$ 热水中软化。取适量软化的印模膏放置在托盘上,用手指轻压印模膏,使其表面上形成牙槽嵴形状的凹形;医师在患者的右后方,右手持盛有印模膏的托盘,左手示指拉开患者的左口角,将托盘旋转放入患者口中;托盘柄对准面部中线,拉开上唇,托盘对向无牙颌,向上后方加压,使托盘就位;以右手中指和示指在口盖处稳定托盘在一定位置,然后左手的拇指置于颊的外面,示指置于颊的内面,牵拉颊部肌肉向下前内方向运动数次。即可在印模边缘上,清晰地印出颊系带和上颌结节颊侧黏膜皱襞功能活动时的外形,而完成左颊侧区肌功能整塑。右颊侧区整塑方法和步骤同上,但手的方向相反。唇侧区肌功能整塑方法是医师用两手中指稳定托盘后,将拇指置于上唇外面,示指置于唇内,牵动上唇向下内方向运动数次;即可清晰地印出上唇系带印迹,冲冷水使印模膏硬后,使印模从上颌后缘脱位,从口内旋转取出。检查初印模,组织面应清晰,印模边缘伸展和厚薄合适,唇、颊系带印迹清晰。如印模边缘过厚过长,应去除过多的印模膏,然后逐段地在酒精灯火焰上烤软,在热水中浸一下,立即再放在患者口中就位,进一步作肌功能整塑。

取下颌初印模,医师在患者的右前方,右手持托盘,左手示指拉开患者右口角,将托盘旋转进入患者口中;将两手示指放在托盘两侧相当前磨牙部位,拇指固定在下颌骨下缘,轻压使印模托盘就位;在印模托盘就位过程中,嘱患者将舌微抬起,印模托盘完全就位后嘱患者舌向前伸并左右摆动;医师用右手示指稳定托盘,左手示指和拇指放置在患者左颊的内外,牵动颊部向上前内方向;用左手示指稳定托盘,右手示指和拇指放置在患者右颊的内外,牵动颊部向上前内方向,并拉动下唇向上内。应注意稳定托盘,以免印模移动而影响印模的准确性。

制作个别托盘:①将初印模的组织面均匀刮去一层,缓冲区域应多刮除些,去除组织面的倒凹,周围边缘刮去1~2 mm,经过处理后的初印膜就称为个别托盘。个别托盘更适合个别患者的口腔情况,便于取得准确的终印模。②用室温固化塑料或光固化基托树脂材料制作个别托盘。取初印模后灌注石膏模型,用变色笔在模型上画出个别托盘的范围,在画线范围内,铺一层基托蜡,目的是便于塑料托盘与模型分离,并留出放置第二次印模衬层材料的位置。调拌适量的室温固化塑料,于粥状期时,涂塑个别托盘,厚度约2 mm,边缘应低于移行皱襞1~2 mm。待塑料硬固后,经磨光形成个别托盘。也可以用预成的光固化塑料基托铺在模型上使之贴合,修整边缘,光照固化制作个别托盘。此种方法虽然费时、费事,但所取得的印模准确。

取终印模:先试个别托盘,检查托盘边缘不应妨碍系带和周围组织活动,取出托盘。嘱患者发"啊"音,找出颤动线的位置,用口镜柄轻轻自颤动线向前方稍加压,检查后堤区组织的活动性,用变色笔或甲紫标示出颤动线和后堤区范围;或在个别托盘后缘加一层蜡,使对后堤区组织加压。调拌藻酸钠印模材料或硅橡胶终印材料做二次印模材料,放置在托盘内,旋转放入口中,以轻微压力和颤动方式使印模托盘就位,作肌功能整塑。在整塑时,不应让肌肉活动度过大而超过功能性运动范围。活动度过大或印模材料流动性较大时,可使印模边缘过短。如活动度过小或印模材料过稠流动性小时,可使印模边缘过长、过厚。由于终印模与口腔软组织紧密贴合,边缘封闭好,吸附力大。如果印模取下有困难,不可强使印模脱位,否则印模将脱离托盘。最好让空气从上颌后缘进入印模和黏膜之间,破坏负压,使印模脱位。也可以让患者含漱或鼓气,从唇侧边缘滴水,使印模容易取下。

(2)闭口式印模:先在口中取上、下颌初印模,灌注石膏,形成初模型(研究模型),在模型上用室温固化塑料或蜂蜡板形成上、下颌暂基托。要求暂基托固位好、平稳、不变形。在上颌基托上形成𬌗堤,基托加𬌗堤形成𬌗托。𬌗堤平面的前部在上唇下缘露出约2 mm,并且平行于瞳孔连线,后部平行于鼻翼耳屏连线。测量面部下1/3垂直高度,垂直高度要比要求的距离约低2 mm,所低的距离是二次印模材料的厚度。确定下𬌗托的高度和形成正中𬌗位记录,先取下颌终印模,再取上颌终印模,采用氧化锌丁香油糊剂印模材取终印模。嘱患者咬在正中颌位时,借咬合力使印模材料分布均匀,而不会使压力过于集中在某一区域。让患者作吹口哨、噘嘴唇、舌前伸和左右摆动,以主动方式完成印模边缘的整塑。闭口式印模法操作步骤多,技术要求高。此法常用于全口义齿重衬。

(二)颌位记录

颌位关系或称颌位泛指上下颌之间的相对位置关系。颌位关系通常包括垂直关系和水平关系两个内容。垂直关系为上下颌之间在垂直方向上的位置关系,常用鼻底至颏底的面下1/3高度表示,称为垂直距离。水平关系为上下颌之间在水平方向上的位置关系。口颌系统在进行各种功能活动时,下颌可进行灵活的、有规律的运动,与上颌处于各种不同的相对位置。在下颌的各种颌位中多数是不稳定的(比如下颌前伸和侧方运动中的颌位),只有少数颌位是稳定的。这些稳定的颌位是口颌系统健康地行使功能的基础。当天然牙列存在时,下颌有 3 个最基本的稳定颌位,一个是正中𬌗位,又称为牙尖交错位,是指上下颌牙尖窝交错最广泛接触的位置。正中𬌗位使上、下颌之间保持稳定的垂直高度和水平位置关系,正中𬌗位时的垂直距离又称为咬合垂直距离。第二个稳定的颌位是当下颌后退到最后,髁突位于关节凹生理后位时的位置,称为正中关系位。少部分人的正中𬌗位与正中关系位为同一位置,但多数人的正中𬌗位于正中关系位的前方 1 mm 范围之内。第三个颌位是当升降颌肌群处于最小收缩,上下唇轻轻闭合,下颌处于休息的静止状态,称为息止颌位,又称下颌姿势位。下颌处于息止颌位时,上下牙列自然分开而无接触,上下牙列之间存在一个相对稳定的间隙称为息止间隙,此间隙在上下切牙切缘之间平均高度为 2～3 mm,因此息止颌位时的垂直距离应比正中𬌗位的咬合垂直距离高 2～3 mm。

当牙列缺失后,没有了上下颌后牙的支持和牙尖锁结作用,正中𬌗位消失,上下颌之间只有颞下颌关节、肌肉和软组织连接,下颌位置不稳定,由于肌张力的作用,常导致面下 1/3 高度变短和下颌习惯性前伸,采用全口义齿修复已无法完全准确地恢复原天然牙列正中。此时水平方向唯一稳定、可重复的颌位是正中关系位,最可靠的做法就是在适宜的垂直高度上,在正中关系位建立全口义齿的正中𬌗。因此,在制作全口义齿前,需要先取得无牙颌的颌位关系记录,即确定并记录垂直距离和正中关系。

1.确定垂直距离

确定垂直距离的方法有如下几种。

(1)息止颌位法:无牙颌患者采用全口义齿修复后,应与天然牙列一样,在息止颌位时上下人工牙列之间也应该存在相同的息止间隙。通过测量无牙颌患者息止颌位时的垂直距离,然后减去 2～3 mm 的息止间隙,即可得到该患者的咬合垂直距离。息止颌位法是确定无牙颌患者垂直距离最常用的方法。

(2)面部比例等分法:研究表明,人的面部存在大致的比例关系,其中垂直向比例关系有二等分法和三等分法。二等分法是指鼻底至颏底的距离(垂直距离)约等于眼外眦至口角的距离。三等分法是指额上发迹至眉间点,眉间点至鼻底,鼻底至颏底三段距离大致相等。可利用面部比例确定面下 1/3 调试。

(3)面部外形观察法:垂直距离恢复正常者,正中咬合时上下唇自然闭合,口裂平直,唇红厚度正常,口角不下垂,鼻唇沟和颏唇沟深度适宜,面部比例协调。

(4)拔牙前记录法:在患者尚有余留天然牙维持正常的正中咬合时记录其垂直距离,或记录面部矢状面侧貌剪影。

此外还有发音法、吞咽法,测量旧义齿,参考患者的舒适感觉等方法。临床上需要结合不同的方法,互为参考。

2.确定正中关系

无牙颌患者的下颌常习惯性前伸,如何使下颌两侧髁突退回到生理后位是确定正中关系的关键。确定正中关系的方法有如下几种。

(1)哥特式弓描记法:由于正中关系位为下颌后退的唯一最后位置,因此下颌在前伸和左右侧方运动过程中的任何其他颌位(又称非正中关系位)一定位于正中关系位的前方。哥特式弓描记法利用𬌗托将描记板和描记针分别固定于患者的上颌和下颌,当下颌做前后运动和左右侧方运动时,描记水平面内各个方向的颌位运动轨迹,获得一个"V"字形图形,因其形状像欧洲哥特式建筑的尖屋顶,因此称为"哥特式弓"。当描记板固定于上颌,描记针固定于下颌时,描记板上的哥特式弓尖端向后(图10-21)。当描记板固定于下颌,描记针固定于上颌时,哥特式弓尖端向前。哥特式弓的尖端即代表正中关系,当描记针处于此尖端时下颌的位置即为正中关系位。哥特式弓描记法有口外描记法和口内描记法。

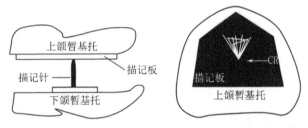

图 10-21　哥特式弓描记器(口内法)及"V"字形描记轨迹图形

(2)直接咬合法:直接咬合法是利用𬌗托上的蜡堤和𬌗间记录材料,设法使患者下颌后退并直接咬合在正中关系位的方法。有很多方法可以帮助患者下颌退回至正中关系位,具体如下。①卷舌后舔法:临床上常在上𬌗托后缘正中部位黏固一个小蜡球,嘱患者小开口,舌尖向后卷,舔住蜡球的同时慢慢咬合。因为舌向后方运动时,通过下颌舌骨肌等口底肌肉的牵拉可使下颌后退至正中关系位。②吞咽咬合法:在做吞咽动作时下颌通常需要退回至正中关系位。因此,在确定正中关系时可让患者边做吞咽动作边咬合。③后牙咬合法:当下颌退回正中关系位时,咀嚼肌可以充分发挥作用,患者感觉舒适。可嘱患者有意识地直接用后牙部位咬合,或者医师可将手指置于堤后部,让患者轻咬,体会咬合能用上力量时下颌的位置,然后医师将手指滑向堤颊侧,上下堤即可自然咬合在正中关系位。④反射诱导法:在确定正中关系时应使患者处于自然、放松的状态,避免因精神紧张而导致肌肉僵硬和动作变形。采用暗示的方法,比如嘱患者"上颌前伸"或"鼻子向前",可反射性地使其下颌后退。也可结合吞咽咬合法或后牙咬合法,同时医师用右手的拇指和示指夹住患者的颏部,左手的拇指和示指分别置于下托后部颊侧,右手轻轻向后用力,逐渐引导下颌后退。⑤肌肉疲劳法:在确定正中关系前,嘱患者反复做下颌前伸的动作,直至前伸肌肉疲劳,此时再咬合时下颌通常可自然后退。⑥肌监测仪法:利用肌监测仪释放的直流电脉冲刺激,通过贴于皮肤上的表面电极,作用于三叉神经运动支,使咀嚼肌产生节律性收缩,可消除肌紧张和疲劳。用肌监测仪法可分别确定垂直距离和下颌后退位。首先经过一定时间较温和的电刺激后,可获得准确的息止颌位,此时可确定息止颌位垂直距离。然后可采用直接咬合法确定正中关系,或者再加大刺激强度,直接确定正中关系位。

严格来说,采用肌监测仪直接确定的颌位,或者采用吞咽咬合法、后牙咬合法和肌肉疲劳法等方法确定的颌位并不是正中关系位,而应该是升下颌肌群肌力闭合道的终点,或称肌位,通常位于正中关系位的稍前方。在天然牙列,肌力闭合道终点通常与正中𬌗位一致。因此,在肌力闭合道终点建立全口义齿的正中𬌗可能更加合理。研究表明,在正中关系位向前1 mm范围内均可建立全口义齿的正中𬌗,称为"可适位"。而肌力闭合道终点为建立正中𬌗的"最适位"。但是,肌位的变异性较大,稳定性和可重复性不如正中关系位,因此在临床上为无牙颌患者确定准确的肌位要比确定正中关系位困难。如果全口义齿在正中𬌗关系位建𬌗,为了保证正中关系位、正中𬌗位和肌位之间的协调,可使义齿人工牙在正中附近的一定范围内(前后向1 mm)有稳定的咬合接触,即有"自由正中"或"长正中"。如果采用哥特式弓描记法确定水平颌位关系,也可以在哥特式弓顶点前方 0.5～1 mm 的位置建立义齿的正中,可能更接近其最适位。

(三)排牙技术

1.个性化排牙

个性化排牙不同于常规的整齐一致的排列方法,是指根据患者牙弓情况、天然牙大小及排列、患者的喜好等,在不影响义齿固位和稳定的前提下,将个别牙排列成轻微拥挤、重叠状,或者牙齿颜色略不同,以显现个性化特征,避免与年龄不符的过于整齐的"义齿外貌"。随着患者对美观要求增高,个性化排牙将会有更多的应用。

2.人工牙的𬌗型

全口义齿的𬌗型可以分为解剖式和非解剖式两类。

(1)解剖式牙:解剖式型是指采用解剖式人工牙或半解剖式人工牙的型。人工牙面形态与天然牙相似,有牙尖和窝沟,在正中上下牙可形成有尖窝交错的广泛接触关系,在非正中可以实现平衡咬合。与刚萌出的天然牙相似的解剖式牙的牙尖斜度为 33°角和 30°角。也有的人工牙模拟老年人的面磨耗,牙尖斜度略低,约为 20°角,又称为半解剖式牙。牙尖斜度大的解剖式牙咀嚼效率高,但咬合时通过牙尖作用于义齿的侧向力也大,对于牙槽嵴低平或呈刃状者,不利于义齿稳定和支持组织健康。某些特殊形式的解剖式牙与天然牙略有不同,如舌向集中,后牙的上牙舌尖较大而颊尖缩小,下牙的中央宽阔,易于达到侧方平衡,侧向力小。舌向集中是适用于牙槽嵴重度吸收无牙颌患者的一种改良型。

舌向集中𬌗的优点:具有解剖牙和非解剖牙的优点,美观、咀嚼效率高,水平力小;垂直向力集中于下颌牙槽嵴顶,下颌义齿更稳定;上颌义齿只有后牙舌尖起作用,颊尖可以更偏向牙槽嵴颊侧,可避免排列反𬌗,增进美观;在"正中支持"周围 2～3 mm 范围内易于获得有"正中自由"的平衡咬合。

(2)非解剖式𬌗型:非解剖式𬌗型是指采用非解剖式人工牙的𬌗型,人工牙𬌗面形态与天然牙不同,又包括平面𬌗和线性𬌗等。非解剖式牙的侧向力小,有利于义齿的稳定和支持组织的健康,而且正中咬合时有较大的自由度,适用于上下颌骨关系异常,或牙槽嵴条件较差者。非解剖式牙为平面咬合,因此排牙简单,可以不使用可调节𬌗架。但非解剖式牙的咀嚼效能和美观效果一般不如解剖式牙。平面𬌗为无尖牙,无尖牙𬌗面仅有窝沟而无牙尖,上下人工牙为平面接触,义齿平面也为平面式,无曲线。

线性𬌗,该设计源于 Goddard,后由 Frush 于 1966 年改进完成。其特点是上下后牙单颌为平面牙,对颌为颊尖刃状牙(图 10-22)。线性者𬌗,虽然上颌后牙𬌗面和义齿平面均为平面,但下颌后牙𬌗面成嵴状,上下颌后牙为平面与线的接触关系。使全口义齿的𬌗型从解剖牙的三维关系和平面的二维关系改为一维的线性接触关系。

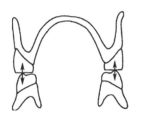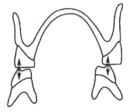

图 10-22　线性补示意图

(四)选磨调殆

全口义齿初戴及以后的随诊过程中,都要涉及选磨调殆的问题。在确认颌位关系正确之后,还需要检查咬合关系,确定正中殆、侧方殆和前伸殆时是否平衡。完善的平衡接触关系应该是正中殆时上下前牙不接触,上下后牙尖窝交错,上下后牙功能尖(上后牙舌尖和下后牙颊尖)均分别与对牙殆中央窝或边缘嵴接触;侧方殆时,工作侧上牙颊尖舌斜面均与下牙颊尖颊斜面接触,上牙舌尖舌斜面与下牙舌尖颊斜面接触,平衡侧上牙舌尖颊斜面与下牙颊尖舌斜面接触;前伸殆时,上前牙切端及其舌斜面与下前牙切端及其唇斜面接触。要认真检查有无早接触、干扰或低殆,然后进行选磨调殆。选磨是根据咬合检查的结果,调磨正中殆的早接触点,以及侧方殆和前伸殆时的牙尖干扰,使达到正中殆、侧方殆和前伸殆平衡接触关系。全口义齿即使采用面弓转移上可调节殆架排牙,取得了平衡,但义齿制作过程的任何步骤都可能产生误差,使得完成的义齿在口内不能达到咬合平衡。因此,咬合检查和选磨调殆是全口义齿修复不可缺少的步骤。

1.调殆的方式

咬合检查与选磨调殆分为口内调殆与上殆架调殆两种方式。将完成的义齿戴入患者口内进行咬合检查,根据咬合印记调殆时,由于全口义齿为黏膜支持,口内咬合检查时义齿有一定的动度,咬合检查结果的准确性和可重复性较差,使得口内调殆的准确性差。因此,正确的做法是将义齿重新上殆架调殆。

重新上殆架调殆的方法有两种:一种是在义齿装胶、热处理后,打开型盒时保持模型与义齿不分离,然后根据殆架上保留的模型对记录将模型连同义齿重新固定在殆架上,并进行选磨调殆。用此种方法可去除因蜡型制作、装盒、装胶等处理时导致的人工牙变位、垂直距离增高等误差。但如果是在颌位关系确定和面弓转移上架等步骤中出现的误差,则无法去除;另一种方法是将完成的义齿戴入患者口内,重新取得颌位关系记录,然后再重新上殆架调殆。

2.咬合检查

咬合检查的目的是确定正中殆、侧方殆和前伸殆咬合接触滑动过程中存在的早接触、殆干扰和低殆的部位。所谓早接触是指当正中殆多数牙尖不接触时个别牙尖的接触;殆干扰是指侧方和前伸接触滑动过程中多数牙尖不接触而个别牙尖的接触;低殆是指多数牙尖接触而个别牙尖不接触。咬合检查通常是将咬合纸置于上下牙之间,然后在咬合接触的部位会染色显示咬合印记,医师根据咬合印记判断需要调磨的部位,调磨后重新进行咬合检查。经过反复检查和调磨,最终达到平衡殆接触。咬合检查应用不同颜色的咬合纸,在正中殆、侧方殆和前伸殆分别进行。正中殆检查时应使上下牙在小开口范围内做快速叩齿动作,前伸检查时下牙从正中殆向前接触滑动至前牙切缘相对,侧方殆检查时下牙从正中殆向工作侧接触滑动至工作侧颊尖相对。

3.调殆注意事项

(1)保持垂直距离,避免调殆降低垂直距离。

(2)保持殆面形态,避免调磨过多而将人工牙殆面的牙尖和沟窝形态磨除。调殆工具应使用小的磨头或大号球钻。

(3)调殆时应单颌调磨,每次调磨量要少,每次调磨后重新咬合,检查时调磨过的接触点应保持接触,即"原地点重现",避免变成低殆,越调磨接触点越多,逐渐达到多点接触甚至完全接触平衡。调磨应顺沿接触点的走向。

4.选磨调殆的步骤

(1)正中殆早接触的选磨:正中殆早接触可分为支持尖早接触和非支持尖早接触。对于上牙颊尖和下牙或下牙舌尖与上牙的早接触,应按照 BULL 法则(buccal-upper,lingual-lower),调磨非支持尖,即调磨上后牙颊尖和下后牙舌尖。对于支持尖早接触,即上牙舌尖或下牙颊尖分别与对牙中央窝和近远中边缘嵴之间的早接触,应结合侧方𬌗平衡侧接触情况,如果正中𬌗有早接触的支持尖在作为平衡侧时也存在干扰,则调磨支持尖。如果作为平衡侧时无𬌗干扰,则调磨与支持尖相对的对𬌗牙的中央窝或边缘嵴。

(2)侧方𬌗𬌗干扰的选磨:工作侧的𬌗干扰发生在上后牙颊尖舌斜面和下后牙颊尖颊斜面之间,或上后牙舌尖舌斜面与下后牙舌尖颊斜面之间。同样应按照 BULL 法则,调磨非支持尖。平衡侧的𬌗干扰发生在上后牙舌尖的颊斜面和下后牙颊尖的舌斜面之间。应结合正中𬌗,如果平衡侧𬌗干扰牙尖在正中存在早接触,则调磨此牙尖,否则分别少量调磨上下功能尖的干扰斜面,避免降低牙尖高度。对于侧方𬌗工作侧前牙的干扰,应选磨下前牙的唇斜面或上前牙的舌斜面,避免磨短上前牙。

(3)前伸𬌗𬌗干扰的选磨:前伸后牙的干扰发生在上颌后牙远中斜面与下颌后牙近中斜面,调磨应同时遵守 BULL 法则和 DUML 法则(distal-upper,mesial-lower),即分别调磨上牙颊尖远中斜面和下牙舌尖近中斜面。对于前伸𬌗前牙𬌗干扰,应选磨下前牙的唇斜面或上前牙的舌斜面,避免磨短上前牙。

(五)重衬技术

全口义齿重衬是指在全口义齿基托的组织面上添加一层树脂衬层。当牙槽嵴骨吸收和软组织形态改变,导致基托组织面与承托区黏膜不密合时,通过重衬的方法,使重衬的树脂充满不密合的间隙,使基托组织面与承托区黏膜组织恢复紧密贴合,可增加义齿的固位力,有利于咀嚼压力在承托组织上的合理分布。由于无牙颌剩余牙槽嵴的持续性骨吸收,全口义齿戴用一段时间后,如果发现基托不密合,应及时重衬,以避免义齿固位不良,因翘动导致基托折裂,和因承托组织受力不均导致的疼痛及牙槽嵴过度吸收。还有一种重换基托的方法,是指保留人工牙,重新置换基托,这种方法不常用。在重衬处理前,应确定其颌位关系正确,咬合关系异常者应先做适当选磨调𬌗。对于存在明显压痛点和黏膜红肿、溃疡者,应先进行适当修改或停戴义齿,使黏膜组织恢复正常。

1.直接法重衬

所谓直接法重衬是采用自凝树脂直接在患者口内进行全口义齿基托组织面重衬的方法。首先需将义齿清洗干净,组织面均匀地磨除约 1 mm,形成粗糙面。为了避免重衬的自凝塑料黏固在义齿磨光面和牙面上,可在其上涂布一薄层凡士林,起分离剂的作用。为了避免自凝树脂刺激患者黏膜,也可在承托区黏膜上涂一薄层凡士林。然后,调拌自凝树脂,并在基托组织面及边缘涂布树脂单体,待调拌好的自凝树脂处于粘丝期时,将其涂在基托组织面上。将义齿戴入患者口里就位,引导患者轻轻咬合在正中位,同时进行边缘功能性整塑。在重衬的自凝树脂初步硬化而尚有一定弹性时,将义齿从患者口内取出,同时应避免义齿扭动变形。将义齿在温水中浸泡 3～5 分钟,至自凝树脂完全硬固,然后磨除多余的树脂,并将边缘磨光。最后,将重衬完成的义齿再戴入患者口内,检查义齿的固位、边缘伸展和咬合关系,进行适当的磨改和调𬌗。

重衬前应了解患者是否为过敏体质,避免引起变态反应。重衬过程中应在自凝树脂尚有一定弹性时及时将义齿取出,而不要等树脂完全硬固后再将义齿取出,避免树脂固化时放热灼伤黏膜,或因自凝树脂进入组织倒凹区而无法将义齿取出。

2.间接法重衬

间接法重衬是用义齿作为个别托盘,组织面加入终印模材后在口内取得闭口式印模,再将义齿及其上的印模材直接装盒、装胶,用热凝树脂替换义齿基托组织面上的印模材料,达到重衬目的。对于义齿基托边缘过短,需要接托的患者,或对自凝树脂过敏的患者,适合采用间接法重衬。

间接法重衬的操作方法是先将义齿清洗干净,将组织面均匀磨除约 1 mm。调拌适量的终印模材置于义齿基托组织面,将义齿在口内就位后咬合在正中𬌗位,同时进行边缘功能性整塑。待印模材凝固后从口内取出义齿,去除多余的印模材,将义齿直接装盒。待型盒内石膏硬固后,直接开盒,按常规方法涂分离剂、装胶和热处理。

3.软衬

软衬材料具有良好的弹性,无刺激性,能与义齿基托牢固结合,将其衬于基托组织面,使基托作用于承托区黏膜的咀嚼压力得以缓冲,可减小支持组织受力避免压痛。适用于牙槽嵴低平或刃状、黏膜薄、支持能力差的患者。常用软衬材料有丙烯酸树脂类和硅橡胶类两种,可采取直接重衬或间接重衬,也可在义齿制作过程中基托装胶时同时加入软衬。软衬材料的缺点是不宜抛光,易老化变硬。目前,常用的软衬材料最长可维持约 5 年的时间。对无牙颌患者进行软衬前必须对其口腔软硬组织情况进行全面评价。如果患者牙槽嵴较丰满,黏膜厚度适中,弹性好,进行一般的常规义齿修复即可取得较好的效果,有学者的研究表明口腔黏膜厚度有 1.5 mm 时没必要进行软衬,因为软衬可致基托位移加大。但如果患者年龄较大或有糖尿病、衰弱性疾病、磨牙症、口干症,以及牙槽嵴低平、口腔黏膜很薄缺乏弹性者宜进行软衬处理。若患者牙槽骨倒凹明显而不能承受手术治疗时,使用软衬材料有利于义齿的就位和减轻疼痛。使用软衬材料的意义如下。

(1)保护口腔软硬组织健康:Kawano 等的研究表明软衬材料相当于一个缓冲垫,可使支持组织上的压力分布更加均匀,能减轻局部组织的应力,在力的传递过程中能将冲击力减少 $28.2\%\sim96.5\%$,从而起到减压调节器的作用。Sato 和周小陆等采用有限元分析的方法进行研究,发现常规下颌全口义齿的应力主要集中在下前牙区的舌斜面和后牙区的颊舌斜面上,使用软衬材料后应力减小。Kawano 等发现下颌舌骨嵴区应力最大,软衬后应力分布范围无明显改变,但最大应力值明显减小。当患者年龄较大或有全身性疾病而牙槽骨吸收严重、口腔黏膜变薄或弹性下降时采用软衬材料,可利用其弹性缓冲力对黏膜及骨组织的压迫作用,减少疼痛的发生,从而提高患者的满意度;当组织倒凹较大或骨性隆突明显,其表面黏膜薄时采用软衬材料可减少局部受力,减少疼痛的发生,并利于义齿的顺利就位。

(2)增进修复体的固位:软衬材料作为义齿下的衬垫,可提高义齿组织面的密合度,封闭修复体边缘,缓冲和吸收过大或不均匀力,伸入组织倒凹区,从而提高修复体的固位能力。

(3)提高义齿的咀嚼功能:软衬后全口义齿的咀嚼功能有改善。Kayakawa 等对常规义齿和软衬后义齿进行了咀嚼功能的比较,结果证明软衬材料可使患者的肌肉、关节更协调,从而软衬后咀嚼效率增高,最大咬合力加大,咀嚼频率减低,咀嚼时间缩短,咀嚼肌活动趋于减低。

4.组织调整剂重衬

如果患者原来有旧义齿需重新修复,要认真检查原义齿并了解其使用情况,若由于旧义齿的不合适对口腔黏膜造成了不利影响,出现黏膜压痛、溃疡、变形变位时,在重新修复前有必要用一种特殊软衬材料——组织调整剂进行组织调整,先恢复其口腔黏膜的健康。帮助受压不均变形的黏膜恢复到原来状态,促进黏膜溃疡的愈合,然后再重新开始新的义齿制作。

(六)复制义齿技术

1.复制义齿的介绍

复制义齿就是通过不同的材料对旧义齿进行复制,将复制出的义齿加入新义齿的制作过程中,使新义齿的全部或部分与旧义齿相似或完全相同的义齿制作技术。利用复制义齿技术制作新义齿,可以更多地参考旧义齿的人工牙排列位置及磨光面形态,缩短患者适应新义齿的时间。临床上常可见到,一些多年戴用全口义齿的患者,当更换新义齿时,因为新义齿与旧义齿有较大区别难以适应,而将新义齿弃之不用的情况。尤其老年人,接受新事物的能力差,这种情况更加突出。利用复制义齿技术制作新义齿,将能很好地解决上述问题。

早在1953年,已有学者认识到复制义齿的重要性,其后,不同学者设计了很多复制旧义齿的方法。全口义齿复制技术从制作方法上,可以大致分为灌注式和加压式两种。灌注式是在旧义齿远中接上两蜡道后,利用特定容器通过不同的印模材料,复制出旧义齿的阴模,亦可直接在阴模的远中开窗,取出义齿后,再灌入蜡和/或树脂材料,完成义齿的复制。加压式是在各种密封容器中,通过不同材料复制出旧义齿的阴模,取出旧义齿后,在阴模内加入蜡和/或树脂材料,通过加压的方式制作出义齿。

2.复制义齿的分类

全口义齿复制技术从复制义齿的制成品上,可以分为全复制技术和部分复制技术。全复制技术复制出的义齿与原义齿完全相同。部分复制技术复制出的新义齿只有部分与原义齿相同。不同学者设计的部分复制技术各有不同,在新义齿加入的新元素主要集中在人工牙咬合面的调整和基托组织面的改变。随着旧义齿戴用时间增加,会出现人工牙牙面磨耗,垂直距离下降;牙槽嵴萎缩,义齿组织面与承托组织不贴合。因此,全复制技术较适用于备用义齿、过渡义齿、外科护板,或当义齿因损坏而修理时,需要复制出一副义齿临时应用等情况;而部分复制技术可保留一定的旧义齿信息,但又可以为义齿加入一些新的元素,因此,较适合用于戴用一定时间后的义齿更换。

3.改良复制义齿技术的特点

有学者结合目前临床常用材料及方法,用改良复制义齿技术,为需要更换旧义齿的患者制作新义齿,他们的制作步骤的特点如下。

(1)用藻酸盐印模材料复制旧义齿:由于使用复制义齿技术的目的主要是制作出一副义齿用于确定颌位关系,让技师可以参考旧义齿的人工牙位置进行排牙,参考磨光面形态进行义齿磨光面的制作,并且能用作暂基托取闭口式印模。因此,义齿复制的精度要求不需要很高。此外,在以往的研究中,用于义齿复制的容器较大,需要的复制介质材料的量也是比一般印模相对多的。考虑以上因素,他们选择了价格较低,容易获得的藻酸盐印模材料和常规义齿制作装盒时使用的金属型盒来进行,使本方法更容易推广。

藻酸盐材料凝固后置于空气或水中会影响尺寸的稳定性,一般建议在15分钟内灌注,但在100%的湿度下,尺寸变化较小,具有较好的尺寸稳定性。义齿复制步骤中,参照常规装盒的方法,用藻酸盐印模材料将旧义齿埋入型盒,待藻酸盐材料凝固后5~10分钟即可开始在人工牙部位灌注红蜡,在基托部位灌注自凝树脂材料,注入自凝树脂材料后便马上关闭型盒,型盒对于内部水分的挥发有一定阻隔作用,到自凝树脂材料完全固化大约需要20分钟。因此,使用藻酸盐材料和金属型盒配合,能满足对义齿复制的临床要求。同时,使用红蜡和树脂基托相配合,能充分利用红蜡的易于排牙操作和自凝树脂材料作为暂基托的强度两者配合,使复制出的义齿既有足够的强度又易于操作。

（2）利用旧义齿确定颌位关系：戴有旧全口义齿的患者，颌位关系的确定可以参考旧义齿的颌位和人工牙的磨耗程度进行，但是，常规全口义齿制作步骤中，对旧义齿的参考是很有限的。通过复制义齿技术，可以复制出与旧义齿相同的义齿作为工具，直接在旧义齿的殆面加上烤软的红蜡、确定新的颌位关系。垂直距离的确定可以根据旧义齿人工牙的磨耗量、息止颌位等进行确定；正中关系也可以直接参考患者旧义齿的正中关系进行确定；对于偏侧咀嚼的患者，可以根据两侧人工牙的磨耗量，习惯性肌力闭合道和息止颌位等进行调整、确定；对于人工牙严重磨耗，下颌代偿性前伸的患者，可在旧义齿人工牙面加上烤软的红蜡片，诱导患者下颌后退，重新确定颌位关系。对于颌位关系确定有困难的患者，可以加用哥特式弓描记法来确定。殆平面、中线位置的确定也可以同步进行。同时，亦可以直接与患者交流，更准确地达到患者对义齿的要求。

（3）根据旧义齿位置进行人工牙的排列与基托磨光面形成：全口义齿的人工牙位置和磨光面形态是影响义齿固位和稳定的重要因素。换而言之，全口义齿人工牙的位置如果不在中性区范围内，磨光面形态与周围肌肉组织不协调，不只影响义齿的固位与稳定，还会破坏周围肌肉的平衡状态。在患者戴用一副义齿多年后，若没有明显不适，就说明随着旧义齿戴用时间增加，周围的肌肉、神经调控已经适应义齿，根据旧义齿形态形成了口腔内的中性区。通过义齿复制方法，送到技师手上的就会是蜡牙形成的牙列，技师在排牙时，可以直接参照旧人工牙的位置，刮掉一个牙，排列一个新牙。使排列出的人工牙弓形与旧义齿非常接近。对于垂直距离升高较多的患者，要注意将升高的部分平分在上下颌上，以免平面过高或过低。而且义齿磨光面的制作，由于具有复制自旧义齿的自凝树脂暂基托，形态、角度也会自动形成，为技师节省了大量工作。由于有旧义齿的蜡型做参考，减少了人工牙位置、磨光面形态不符合医师或患者要求而重新制作的机会，人工牙的排列与基托磨光面的外形将会更适合患者。

（4）采用闭口式印模：印模的制取方法可以分为解剖式印模和功能性印模。解剖式印模能获得口腔黏膜在非功能状态下的形态。功能性印模是在功能压力下取得的印模，能获得口腔黏膜在功能状态下的形态。解剖式印模法一般是患者在开口状态下由医师操控下获得，容易受医师取印模时手指压力的力度与方向影响；功能性印模一般是在患者闭口状态下取得，能根据患者的咬合力而调整不同区域的压力，使取得的印模可以更接近患者口腔功能下的状态。通过复制义齿技术，可以在临床试牙成功后，采用闭口式印模技术，取得终印模。将终印模直接送技工室装盒，更换基托材料进行热处理。在取闭口式印模前，需要再次确定基托伸展是否合适，对过长的边缘予以调改，过短的边缘用边缘整塑材料加长。选择有高度尺寸稳定性和流动性的加成型硅橡胶材料取闭口式印模，避免了义齿印模材料从门诊送交技工室加工之间出现尺寸改变。由于加成型硅橡胶材料的操作时间较长，使患者有绝对足够的时间进行主动边缘整塑。此外，较高的流动性，避免了在闭口式印模过程中咬合垂直距离不必要的加高，减少患者戴义齿后出现不适的可能。

（5）缩短医师椅旁操作时间：义齿的复制步骤可以交由技师或护师进行，对于临床医师来说，要完成的步骤就只有在复制的义齿上，确定新义齿的咬合关系、殆平面高度和中线位置，检查复制效果，试牙，取闭口式印模和戴义齿，可以大大减少临床椅旁操作时间。此外，由于有复制出的义齿，颌位关系的确定有更多的参考因素，出现偏差的机会更少，花费的时间也更少。由于有闭口式印模，义齿组织面与基托在功能状态下可以贴合得更好，减少了戴用新义齿出现不适的机会，由于新义齿与旧义齿非常相像，患者适应快，同时减少了复诊调改的次数，也增加了患者对医师和新义齿的信心。减轻了患者在身体上和精神上的负担。

(6)复制义齿的适用范围:引入了颌位关系的重新确定、基托边缘的整塑和闭口式印模等,使义齿复制制作方法适用于旧义齿人工牙已有不同程度磨耗、基托边缘过长或过短的旧义齿、不同的牙槽嵴形态、不同吸收级别的牙槽嵴、与旧义齿基托组织面相比已经出现不同程度的吸收、甚至已出现松软牙槽嵴的情况等。但是,新义齿是参考旧义齿制作,因此,不适用于不能接受旧义齿,甚至对旧义齿有排斥意向的患者。此外,本方法使用了闭口式印模,而且使用了凝固时间较长的加成型硅橡胶印模材料,因此,不适用于不能保持稳定咬合状态完成闭口式印模的患者,如帕金森病、面肌痉挛等。

二、全口义齿的固定、稳定和支持

(一)固位、稳定和支持的定义及相互关系

固位是指义齿承托区和周边组织抵抗义齿从这些组织区域脱位的能力,是指义齿抵抗垂直向脱位的能力,即抵抗重力、黏性食物和开闭口运动时使义齿脱落的作用力——脱位力而不脱位。稳定是指义齿能够抵抗以一定角度加在义齿上的力(非垂直向力),即能抵抗水平和转动作用力,避免翘动、旋转和水平移动,从而使义齿在功能性和非功能性运动中保持其与无牙颌支持组织之间的位置关系稳固不变。固位、稳定和支持是全口义齿的3个基本要素。支持是指义齿承托组织抵抗义齿向组织方向移位的能力,也就是说当受力后,承托组织(牙槽嵴和黏膜)有足够的支持力,防止义齿下沉。支持是固位和稳定的先决条件,有了良好的牙槽嵴和黏膜条件,就有可能实现义齿的固位和稳定。固位又是稳定的前提,没有固位,稳定无从谈起。这3个要素既有区别又有联系,虽然说支持反映了患者的自身条件,但是经过医师的努力,提高义齿的固位和稳定,也能部分弥补支持的不足。对于任何条件不同的个体,只有充分利用其支持条件,将全口义齿的固位和稳定实现最大化,才是高质量的全口义齿。

(二)影响全口义齿固位的有关因素

全口义齿的固位力取决于义齿基托与黏膜的密合程度与吸附面积、唾液的质量、边缘封闭等因素。

1.颌骨的解剖形态

颌骨的解剖形态是指无牙颌颌弓的长度和宽度,牙槽嵴的高度与宽度,腭穹隆的形态,唇、颊、舌系带和周围软组织附着的位置等。这些因素均直接影响全口义齿基托的伸展,影响基托与黏膜吸附面积的大小,从而影响义齿固位力的大小。如果患者的颌弓宽大,牙槽嵴高而宽,系带附着位置距离牙槽嵴顶远,腭穹隆高拱,义齿基托面积大,固位作用好。反之,如果颌弓窄小,牙槽嵴低平或窄,系带附着位置距离牙槽嵴顶近,腭穹隆平坦,则义齿基托面积小,不易获得足够的固位力。

2.义齿承托区黏膜的性质

义齿基托覆盖下的口腔黏膜应厚度适宜,有一定的弹性和韧性。如果黏膜过于肥厚松软,移动度较大,或黏膜过薄没有弹性,则不利于基托与黏膜的贴合,影响义齿的固位。

3.唾液的质量

唾液的质量影响吸附力、界面作用力和义齿基托的边缘封闭。唾液应有一定的黏稠度和分泌量,才能使义齿产生足够的固位力。唾液过于稀薄会降低吸附力和界面作用力。口腔干燥症患者,或因颌面部放疗破坏了唾液腺分泌功能的患者,唾液分泌量过少,不能在基托与黏膜之间形成唾液膜,则不能产生足够的吸附力和界面作用力。而唾液分泌过多,使下颌义齿浸泡在唾液

中,不能发挥界面作用力,也会影响义齿的固位。

4.义齿基托的边缘

在不妨碍周围组织功能活动的前提下,全口义齿基托的边缘应充分伸展,并有适宜的厚度和形态。这样既可以尽量扩大基托的面积,又可以与周围软组织保持紧密接触,形成良好的边缘封闭作用。基托边缘伸展不足会减小基托的吸附面积,未伸展至移行黏膜皱襞或边缘过薄的基托边缘则不能形成良好的边缘封闭。但基托的过度伸展会妨碍周围组织的功能活动,对义齿产生脱位力,会破坏义齿的固位,并造成周围软组织的损伤。上颌义齿基托后缘无软组织包裹,为达到边缘封闭,义齿基托应伸展至软硬腭交界处的软腭上,并在基托边缘组织面形成后堤,利用此处黏膜的弹性,使基托边缘向黏膜加压,达到紧密接触。

(三)影响全口义齿稳定的有关因素

义齿的固位和稳定相互影响,良好的固位有助于义齿在功能状态时的稳定,但只有良好的固位并不能保证义齿在功能状态下能够完全保持稳定。义齿在功能状态下的稳定还取决于义齿受到的水平向和侧向作用力的大小,以及义齿支持组织抵抗侧向力的能力。义齿的设计和制作应尽量避免产生侧向力,尤其是对于义齿支持组织抵抗侧向力的能力较差的患者。

1.颌骨的解剖形态

颌骨的解剖形态不仅影响固位力的大小,而且也决定其抵抗义齿受到的侧向力的能力。颌弓宽大,牙槽嵴高而宽,腭穹隆高拱者,义齿较容易稳定。而颌弓窄小,牙槽嵴低平,腭穹隆平坦者,义齿的稳定性差。

2.上下颌弓的位置关系

上下颌弓的位置关系异常者,包括上下颌弓前部关系不协调(如上或下颌前突,上或下颌后缩),上下颌弓后部宽度不协调,其义齿均不易达到稳定。

3.承托区黏膜的厚度

承托区黏膜过厚松软,移动度大,也会导致义齿不稳定。承托区黏膜厚度不均匀,骨性隆突部位黏膜薄,义齿基托组织面在相应部位应做缓冲处理,否则义齿基托会以此处为支点而发生翘动。

4.人工牙的排列位置与咬合关系

人工牙排列的位置及基托磨光面形态应处于唇、颊肌向内的作用力与舌肌向外的作用力大体相当的部位,此时唇颊肌和舌肌作用于义齿人工牙及基托的水平向作用力可相互抵消(图10-23),此位置称为中性区。如果人工牙的排列位置偏离中性区,过于偏向唇颊或舌侧,唇、颊、舌肌的力量不平衡,就会破坏义齿的稳定。

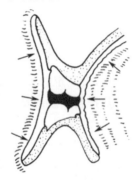

图10-23　人工牙及磨光面与颊舌的正确关系

人工牙的排列位置还应尽量靠近牙槽嵴顶。无论是水平向还是垂直向偏离牙槽嵴顶过多，会使义齿在受到咬合力时以牙槽嵴顶为支点产生翘动。人工牙的𬌗平面应平行于牙槽嵴，且应平分上下颌间距离。人工牙高度和倾斜方向应按照一定的规律排列，使牙尖形成适宜的补偿曲线和横𬌗曲线，正中咬合时上下牙具有适宜的覆𬌗、覆盖关系和均匀广泛的接触，前伸和侧方运动时达到平衡咬合，或者采用特殊面形态的人工牙，尽量避免咬合接触对义齿产生侧向作用力和导致义齿翘动。

5.颌位关系

天然牙列者，上下颌咬合在正中时位置关系恒定、可重复。无牙颌患者采用全口义齿修复时，首先应确定上下无牙颌的位置关系，使义齿的咬合关系建立在稳定、可重复的正确位置上。如果颌位关系确定错误，义齿戴入患者口内后就不能形成稳定的、尖窝交错的均匀接触关系和咬合平衡，而出现咬合偏斜、早接触和干扰，使义齿在行使功能时无法保持稳定。

6.义齿基托磨光面的形态

义齿基托的磨光面形态应形成一定的凹斜面，义齿唇、颊、舌侧肌肉和软组织的作用能对义齿形成挟持力，使义齿基托贴合在牙槽嵴上保持稳定。如果磨光面为突面，则唇颊舌肌的作用会对义齿产生脱位力。

(四)牙槽嵴吸收程度对修复效果的影响

牙槽嵴吸收程度分级：Atwood（1971年）根据无牙颌牙槽嵴的形态，将牙槽嵴吸收程度分为4级。

1.一级

牙槽嵴吸收较少，有一定的高度和宽度，形态丰满者。

2.二级

高度降低，尤其是宽度明显变窄，呈刀刃状的牙槽嵴。

3.三级

高度明显降低，牙槽嵴大部分吸收而低平者。

4.四级

牙槽嵴吸收达基骨，牙槽嵴后部形成凹陷者。

显然，牙槽嵴级别越高，修复效果会越好。一般年轻患者，或成为无牙颌时间不长的患者，多数为一级牙槽嵴。一级牙槽嵴可用常规修复方法修复，容易获得较好效果。而随着戴义齿时间延长，或全身健康状况差者，牙槽嵴条件将成为二级，甚至三级、四级，需要采用不同的特殊方法，使其义齿能恢复一定的功能。牙槽嵴的级别反映的是患者的支持因素，也间接影响义齿的固位和稳定。

三、单颌全口义齿修复

上下颌牙列缺失（全口无牙颌）是天然牙列因牙齿缺失导致的最终结果，在其演变过程中，会出现单颌牙列缺失，而其对颌可能为完整的天然牙列或有牙列缺损。单颌全口义齿是指修复单侧（上颌或下颌）牙列缺失的全口义齿，其对颌可能为完整的天然牙列，也可能为采用固定义齿或可摘局部义齿修复的牙列缺损。单颌全口义齿修复的难度要大于全口义齿。

(一)单颌全口义齿修复中的问题

与全口义齿比较，单颌全口义齿修复的难点主要表现在以下两个方面。

1.无牙颌支持组织负荷大

天然牙和无牙颌的负荷能力相差较大,其力耐受值分别为 56.75 kg 和 9.08 kg,两者的比值约为6∶1。因此,天然牙通过单颌全口义齿作用于无牙颌牙槽嵴的力较大,容易导致压痛和牙槽嵴的过度骨吸收。此外,由于牙列缺失后骨吸收导致无牙颌颌弓与对颌牙弓前后位置和宽度的不协调,常常导致单颌全口义齿的人工牙不能排列在牙槽嵴顶位置,也会增加牙槽嵴的负担。

2.义齿难取得良好的固位和稳定

单颌全口义齿依靠基托吸附力和大气压力固位,而其对颌的天然牙由牙周膜固定在牙槽骨内,如此相差悬殊的固位条件使得单颌全口义齿更容易脱位。而对于单颌全口义齿来说,更困难的是其很难获得满意的稳定效果。全口义齿的咬合平衡是其获得稳定的重要保证,在制作义齿时可以根据平衡的需要来调整人工牙的排列位置和倾斜角度,而天然牙列不存在平衡,不需要利用平衡来保持牙列的稳定。因此,根据对颌天然牙列的曲线和牙尖斜度来排列单颌全口义齿的人工牙时,难于达到平衡的要求,尤其是当天然牙列存在过长、下垂、倾斜、错位、磨损、深覆𬌗等曲线异常的时候。无牙颌颌弓与对颌牙弓位置关系不协调,单颌全口义齿的人工牙不能排列在牙槽嵴顶位置,也会对单颌全口义齿的稳定产生不利的影响。此外,由于对颌天然牙列的存在,患者容易保持原有的咀嚼习惯,而不利于单颌全口义齿的稳定和支持组织的健康。

(二)单颌全口义齿修复要点

1.天然牙调𬌗

调磨过高、过锐的牙尖和边缘嵴,改善𬌗曲线和𬌗面形态。需要调磨较多的过长、下垂牙,必要时需先进行牙髓失活处理。低位牙需采取牙体缺损修复方法恢复𬌗曲线。对颌缺牙较多,而余留牙健康情况较差时,可考虑采用覆盖义齿修复,有利于义齿达到平衡𬌗。

2.根据已有的咬合关系排列人工牙

为了使单颌全口义齿尽可能达到平衡𬌗,在排牙时应注意减小前牙覆𬌗,以利于获得前伸平衡𬌗。后牙尽量排在牙槽嵴顶上,必要时可排反𬌗。可修改后牙𬌗面形态,增大正中自由的范围,获得近似于舌向集中𬌗的效果,以减小侧向力。

3.减轻咬合力

为了减轻对颌天然牙对无牙颌的咬合负担,可通过以下措施来减小咬合力,同时增强无牙颌组织的支持能力。比如人工牙减径或减数,降低牙尖斜度,义齿基托充分伸展以分散𬌗力,单颌全口义齿基托组织面加软衬等。

4.增加义齿基托强度

由于单颌全口义齿受力较大,人工牙排列可能偏离牙槽嵴顶,义齿不易稳定,或颌间距离小等问题,导致义齿基托容易折裂。常见义齿中线纵裂。义齿制作时应在树脂基托中增加金属网或使用金属基托来增加基托的抗折强度。由于对颌天然牙硬度大、𬌗力大,义齿人工牙磨耗快。因此,在选择义齿人工牙时最好选用质地较硬、耐磨的硬质树脂牙。

四、即刻全口义齿修复

即刻全口义齿是在口内余留天然牙拔除前制作,在拔牙后即刻戴入的全口义齿。即刻全口义齿可以作为过渡性修复(暂时义齿),只在拔牙创愈合期间内短期使用,以后再重新修复;也可以在拔牙创愈合后,经过重衬处理,较长一段时间使用。

(一)即刻全口义齿的优点

(1)最主要的优点是可以避免因缺牙而影响患者的面部形态美观、发音和咀嚼功能,不妨碍患者的社交活动和工作。即刻全口义齿尤其适用于演员、教师、公众人物及其他对自身形象要求较高的患者。随着社会的文明进步,要更多地考虑到患者失牙的痛苦,尽可能采用即刻义齿进行过渡修复。

(2)拔牙后立即戴入义齿,可起到压迫止血,有利于血凝块形成,保护伤口免受刺激和感染,减少拔牙后疼痛,促进拔牙创愈合等作用。

(3)利用患者余留天然牙的正中咬合关系,易于取得即刻全口义齿的正确的颌位关系。

(4)即刻义齿在拔牙后支持面部软组织,保持原有的咬合垂直距离、肌肉张力和颞下颌关节状态不变,患者易于适应义齿的使用。

(5)采用即刻义齿修复可参照患者余留牙的形态、大小和颜色选择相近似的人工牙,并可参照天然牙排列的位置和牙弓形态来排列人工牙,使义齿修复后尽可能恢复患者缺牙前的外观。

(二)即刻全口义齿的缺点

(1)由于余留天然牙的存在,印模的准确性较差。此外,由于需在石膏模型上刮除余留牙,以及拔牙后牙槽嵴形态变化,使得义齿基托密合性较差。

(2)由于不能进行义齿蜡型试戴,即刻义齿戴入前患者不能准确了解修复后的外观情况。

(3)与常规全口义齿修复相比,即刻全口义齿修复技术较复杂,患者复诊次数和费用增加。

(4)由于在拔牙初期,牙槽嵴变化很大,有可能在等待伤口愈合过程中,需要多次重衬,以满足义齿行使功能的需要。

(三)即刻全口义齿的禁忌证

(1)全身健康状况差,不能耐受一次拔除多个牙和长时间治疗的患者。

(2)拔牙禁忌证的患者,如患有牙槽脓肿、牙周脓肿等;口腔内存在其他感染、溃疡、肿物等病变的患者。

(3)对即刻全口义齿修复的治疗过程、费用,以及戴义齿后可能出现的不适等问题不能接受的患者。

(四)即刻全口义齿修复治疗步骤

1.检查与治疗计划

即刻义齿修复前应了解患者全身健康状况、口内牙齿缺失和余留牙状况。如余留牙松动度、牙周袋深度、牙槽骨吸收程度,有无牙槽脓肿和牙周脓肿,余留牙咬合关系,有无咬合干扰和正中偏斜,缺牙区牙槽嵴形态,黏膜状况等。应先治疗严重的感染病灶,去除牙石,调去除咬合干扰。干扰严重的倾斜、移位后牙,常导致正中偏斜,影响颌位关系确定,可考虑先行拔除,待拔牙创面初步愈合(3~6周)后,再开始即刻义齿修复。原有可摘局部义齿的患者,如果义齿尚有一定的固位稳定性,可在拔牙前取印模,在旧义齿上加牙及延长基托,做成即刻全口义齿,拔牙后,立刻戴入。

2.制取印模

由于天然牙的存在,使即刻全口义齿印模的边缘整塑和印模准确性受到一定程度的影响。即刻全口义齿的印模技术有以下 3 种方式。

(1)成品托盘印模:采用成品有牙列托盘,在游离端缺隙处加印模膏取初印模,以此作为个别托盘,再加藻酸盐印模材取得终印模。此法简单,但印模的准确性差。

（2）个别托盘印模：先用成品有牙列托盘加藻酸盐印模材取初印模，灌制石膏模型后，用自凝树脂制作覆盖余留牙和缺隙牙槽嵴的个别托盘（见可摘局部义齿个别托盘制作），经过边缘整塑后，用硅橡胶、藻酸盐等终印模材取终印模。

（3）联合印模：先用成品有牙列托盘加藻酸盐印模材取初印模，灌制石膏模型后，用自凝树脂制作覆盖缺隙牙槽嵴（包括上腭）的个别托盘，或只空出余留牙的个别托盘。经过边缘整塑，在个别托盘上加终印模材取得牙槽嵴处功能性印模，保持个别托盘在牙槽嵴原位不动，再用成品有牙列托盘加印模材取得包括牙槽嵴和余留牙的完整印模。

3.颌位关系记录

首先在工作模型上制作暂基托，并在缺牙区基托上放置适当高度的蜡堤，根据余留牙排列位置确定𬌗平面和唇侧丰满度。如果患者口内余留牙能够维持正常的咬合垂直距离和正中关系，可将蜡堤烫软后让患者咬合在正中𬌗位，以记录上下颌颌位关系。如果患者口内的余留牙不能维持正常的垂直距离和正中关系，需利用上下堤恢复正确的垂直距离，并确定正中关系位。在记录颌位关系时必须明确上下颌余留牙之间无𬌗干扰和正中偏斜，如果余留后牙𬌗存在干扰，应在取印模前先调或将有𬌗干扰的余留牙先行拔除，以确保记录正确的颌位关系。对于上前牙缺失或排列位置异常的患者，还应在𬌗堤唇面记录中线、口角线和唇高线。

4.模型修整与排牙

即刻全口义齿修复的特殊之处是在拔牙前取印模和灌制石膏模型，因此在义齿制作前需要对工作模型进行修整，即将需要拔除的余留牙刮除，并修整牙槽嵴形态。模型修整时，首先将石膏牙在平齐两侧牙龈乳头处削除，然后修整其唇颊侧和舌腭侧斜面，形成圆钝的牙槽嵴形态。上颌牙拔除后拔牙窝唇颊侧组织塌陷相对较多，舌腭侧组织很少塌陷。下颌与此相反，拔牙窝舌侧组织塌陷较多。因此上颌牙的唇颊侧和下颌牙的舌侧应适当多刮除一些石膏。一般情况下，牙龈健康的上颌余留牙唇颊侧可刮除 2～3 mm，舌腭侧不超过 2 mm。牙槽骨吸收较多有牙周袋者，应将牙周袋袋底的位置（牙周袋深度）画在模型石膏牙的唇颊侧，牙槽嵴修整磨除至画线处。

石膏牙削除和牙槽嵴修整可一次全部完成，然后开始排列人工牙。如果需要复制余留牙（特别是余留前牙）的形态和排列位置时，可逐个牙分别进行。先选择或调改好与余留牙大小、形态相同的人工牙，在削除一个石膏牙并进行局部牙槽嵴修整后，将人工牙排列在相同的位置上。人工牙的排列应遵循全口义齿的排牙原则，达到平衡。

5.完成义齿

根据全口义齿蜡型制作要求完成义齿基托蜡型，经过装盒、装胶、热处理、打磨、抛光等步骤，完成义齿制作。最终完成的义齿在戴入患者口内前应浸泡在消毒溶液内备用。

6.拔牙与义齿即刻戴入

即刻义齿制作完成后，可进行外科手术拔除余留牙，并同时进行牙槽嵴修整术，去除牙槽嵴上的骨突和明显的组织倒凹。外科手术完成后，将即刻义齿从消毒液中取出，冲洗干净，以免义齿黏附的消毒液刺激伤口，然后将义齿戴入患者口内就位。如果戴入时有压痛或不能就位，可检查并磨改基托进入组织倒凹部位，使义齿能够顺利就位，然后进行初步调。

7.术后护理

（1）患者在术后 24 小时内不宜漱口和摘下义齿，否则不利于止血和拔牙窝内血凝块的形成。由于术后组织水肿，义齿摘下后重新戴入比较困难，还会刺激伤口引起疼痛。患者在术后 24 小时内应进流质或软食,避免吃较硬、过热的食物。

(2)术后 24 小时后复诊,摘下义齿,了解和检查患者戴用义齿情况,缓冲义齿压痛区,调𬌗。

(3)术后 1 周内,或在肿胀消退前,夜间戴用即刻义齿,以免因伤口夜间肿胀,导致次日早晨义齿就位困难。但患者应在饭后摘下义齿清洗并漱口,以保证拔牙创伤口的清洁。清洗后应马上重新将义齿戴入。术后 1 周拆除缝线后,患者可开始在夜间不戴用义齿。

8.复诊与基托重衬处理

患者戴即刻义齿后应定期复诊检查,如果出现疼痛或其他不适,应及时复诊处理。随着拔牙创愈合,牙槽嵴骨组织改建和吸收,即刻全口义齿戴用一段时间后,基托组织面可能与牙槽嵴黏膜不密合,影响固位和支持。即刻全口义齿一般需要在初戴后 3 个月至半年内进行基托组织面重衬处理。即刻义齿经过重衬处理后,可以较长期地使用。也可以在牙槽嵴骨组织形态基本稳定后,重新制作全口义齿。

(李华星)

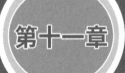

第十一章　口腔种植术

第一节　牙种植体植入术

一、牙种植一期手术

(一)适应证

(1)牙列缺损或缺失的患者。

(2)口腔颌面部软硬组织缺损患者,具备适合种植体植入的局部及全身条件,可通过种植体提供赝复体修复的固位或支持者。

(3)全身健康状况能承受种植体植入手术;骨的代谢状况可满足种植体植入后完成骨结合进程;牙种植修复完成并承受功能性负荷后骨组织的新陈代谢能维持骨的生理性改建及更新者。

(二)禁忌证

(1)如采用种植治疗有可能危及全身健康和生命者。

(2)骨代谢方面的障碍影响种植体的骨性整合进程或者在种植修复承受功能性负荷后不能继续完成骨的生理性改建及更新者。

(3)影响创区愈合、种植体骨结合进程及种植体周围骨改建更新的局部因素如急性炎症、骨量不足等。

(三)操作程序及方法

1.术前饮食

如采用局麻的话,术前可进适量的饮食。如果要使用全麻的话,要求病员术前 12 小时禁食禁饮。

2.术前用药

(1)预防性抗感染:根据患者的全身及局部状况,预计手术创伤大小及持续时间决定是否需预防性抗感染处理。如有必要时可使用青霉素类及其他抗菌药物,预防性用药时间为术前 30～60 分钟;口腔内的处理可于术前应用口腔抗菌含漱液漱口。

(2)镇静及镇痛药:术前 30～60 分钟通过一些镇静剂的应用可使患者能较放松和配合,提高痛阈。如口服镇静剂地西泮 2.5～5 mg,或肌内注射苯巴比妥钠 100 mg。对敏感的患者,术前

30 分钟使用 300 mg 布洛芬也可提高痛阈。

3.消毒铺巾

(1)口周皮肤消毒:调节椅位的高低及患者头位,用手术帽将患者头发包好,用眼罩遮盖保护眼睛。用 75％乙醇或 0.5％碘伏消毒口腔周围皮肤,从唇部向四周消毒,上至眶下,下至上颈部,两侧至耳前。用 75％乙醇或 0.5％碘伏消毒口腔内剩余牙列及口腔黏膜。

(2)铺无菌孔巾:孔巾仅显露口腔、鼻孔及口鼻周围的部分皮肤。无菌巾应覆盖至患者腰部以下,上方应越过头部。

4.局部麻醉

种植手术可采用口腔内局部浸润麻醉,必要附加神经阻滞麻醉。首选酰胺类麻醉药,如盐酸阿替卡因和盐酸甲哌卡因等。浸润麻醉时,麻醉药物的用量一般每个位点 0.8～1.2 mL。根据手术计划范围将药物缓慢注射于唇(颊)侧、舌腭侧及牙槽嵴顶黏膜下方。根据手术需要,必要时可附加神经阻滞麻醉,其操作要点与常规拔牙的麻醉操作相同。

5.切口与翻瓣

于牙槽嵴顶做切口,根据手术计划及显露的需要可于唇(颊)侧做辅助松弛切口,用骨膜分离器于骨膜下分离翻起黏骨膜瓣显露术区,清理骨面至种植区无软组织或肉芽组织等存留。有需要时用咬骨钳、骨锉或大球钻对牙槽嵴顶做必要的修整。

6.种植窝预备

(1)种植点定位:于计划植入部位用球钻或枪钻定位,并使之有利于后续的先锋钻进入,可利用一些辅助工具如外科模板、种植体间距尺等辅助定位。

(2)预备种植窝至预定深度:用先锋钻于定点部位在 4 ℃生理盐水冲淋冷却下钻磨进入。插入方向杆,利用方向杆观测种植窝三维空间上的方向和位置,与对颌牙的关系等。多牙种植时,在第一个种植窝制备至预定的深度并且方向杆确认其三维位置及角度正确后,将此方向杆保留于种植孔中,参照其进行后续的种植窝预备。如术前准备有外科模板者可利用其确认每个孔的位置及角度。

(3)扩孔钻逐级扩大种植窝:每个种植系统皆提供有直径逐渐增大的扩孔钻,按顺序逐级扩大种植窝,扩孔过程中注意调整钻速、钻磨时施加的压力等,并在持续 4 ℃生理盐水冲淋冷却下操作,避免种植窝的热灼伤。

(4)种植窝嵴顶部成形(可选):需要这一操作步骤的种植系统有两类,一类是植体外形设计为柱形,但其颈部有扩大,其种植窝预备工具中设计有与此颈部相对应的扩孔钻,其扩入深度与该类型种植体的颈部扩大相对应,最终形成与种植体外形设计相一致的种植窝外形;另一类是种植体本身设计是根形,但扩孔钻为柱形,最终利用嵴顶部成形钻将接近种植窝嵴顶部制备成上大下小,与根形种植体外形接近的形状。

7.植入种植体

根据种植体外形设计及外科操作程序的要求,将种植体植入种植窝。

8.安装覆盖螺帽或愈合基台

种植体植入就位后可选择埋入式愈合或穿龈愈合方式。种植体植入时初期稳定性不足,旋入就位所需的扭力＜15 N·cm,或同期进行了骨增量操作者可选择埋入式愈合方式;种植体植入时初期稳定性较为理想,种植体旋入就位所需的扭力＞15 N·cm,未进行骨增量手术者可选择穿龈愈合方式。埋入式愈合或穿龈愈合方式分别选择安装覆盖螺帽或愈合基台(又称牙龈成形器)。可采用手动或机动螺丝批将其安装于种植体上。

9.软组织瓣的复位及缝合

复位黏骨膜瓣,缝合关闭创口。

10.种植体植入后即刻修复

除了埋入式愈合及穿龈愈合方式外,如果骨的质和量较理想,植入后能达到足够的初期稳定性者,可在植入种植体后,立即放置临时基台,于此临时基台上完成临时修复体。种植体完成骨结合的同时,软组织围绕此临时修复体形成牙的穿龈轮廓。

11.术后医嘱及饮食建议

根据患者的全身健康状态,手术创伤大小、手术持续时间选择是否使用预防性抗感染治疗。如有必要时使用青霉素类及其他抗菌药物,用药3~5天。口腔抗菌含漱液如0.12%氯己定含漱液含漱,每天2~3次,用药7~10天。

根据手术创伤的大小和患者耐受疼痛情况,给予口服镇痛剂如布洛芬缓释胶囊300 mg,每天2次;疼痛较严重者可采用盐酸曲马多片50~100 mg,必要时可重复,但每天不超过400 mg。

术后48小时进流质。食物搭配以不干扰创口的愈合为原则。

(四)注意事项

(1)种植窝预备操作需在4 ℃生理盐水冲淋冷却下钻磨进入,逐级扩大,避免产热导致骨灼伤。

(2)整个操作过程应避免器械脱落后误吞或误吸,必要时可通过调整合适的体位、纱布保护咽喉部位、器械预先带线等方式避免。

(3)骨结合期应维持种植区无干扰健康环境,让种植体在无干扰下完成骨结合进程。

二、牙种植二期手术

对选择了埋入式愈合者,患者在完成骨结合进程后,需要进行二期手术显露种植体,接入后续的上部修复结构及进行必要的软组织成形或修复术;另外,选择了穿龈愈合方式者在完成骨结合后,如果存在有软组织方面的缺陷时,也需在此时进行二期手术,对软组织进行必要的修复或成形。二期手术包括暴露种植体、诱导形成种植体袖口及对软组织进行必要的修复前处理。

二期手术通常是在种植体已完成骨结合后进行。

(一)适应证

同"牙种植一期手术"。

(二)禁忌证

同"牙种植一期手术"。

(三)操作程序及方法

1.术前准备

(1)阅读病历,了解一期手术时的种植体类型、数量和位置,植入时扭力,愈合帽的种类,骨替代材料和屏障膜的应用情况,植入术时的并发症等。摄X线片,与一期手术后的X线片对照分析骨的愈合情况。并根据X线片了解种植体的位置。

(2)重温修复计划,确定二期手术后牙龈的处理方式,决定术后安装牙龈成形器、临时基台或最终的修复基台等。有时可在暴露时就将最终的修复基台安上,然而,常规的做法是术后先用暂时性牙龈成形器,让软组织围绕其形成种植体穿龈部分的袖口外形,且在此愈合过程中软组织有一定程度的退缩并在完成愈合后形成稳定的软组织外形。

2.手术方法

二期手术显露种植体可采用环切刀环切法或直接切开显露法。环切刀环切法适用于附着龈较为丰富,能够确定种植体位置者。可通过 X 线片、一期手术所用的外科模板等确定位置。操作是在局部浸润麻醉下,将略大于种植体直径的环切刀按压通过软组织,用力旋转 1～2 圈达所需深度后,取走环切刀,有时一圈软组织会跟随环切刀带出。如未随环切刀完全脱位,可用蚊式钳夹持后,用 11 号手术刀片游离取出。检查术区,确认能完全显露种植体顶端。必要时需要用尖刀去除更多软组织,如有骨质生长超过种植体边缘,可用小的锐利的骨凿或者用球钻在 4 ℃生理盐水冷却下小心钻磨去除。多余骨去除后的牙槽嵴外形应与愈合基台或永久修复基台的穿龈外形一致。最后用专用螺丝批旋出覆盖螺帽,将牙龈成形器就位后缝合。

切开显露法适用于无法确定种植体确切的位置,或希望保留更多附着龈的患者。于局部浸润麻醉后用手术刀做嵴顶切口,在预计位置的近远中各延长约 3 mm,接着小心翻起颊舌侧全厚黏骨膜瓣,直至完全显露种植体上端。用止血钳清理种植体周围,取出愈合螺丝。如有骨质生长越过种植体上方,影响牙龈成形器就位时应先将其去除。用带刻度的牙周探针或其他测量器具测量软组织厚度,选择合适高度的牙龈成形器。其高度高出牙龈 1.5～2 mm 的高度,确保软组织在术后围绕其愈合而不会越过其上部平面而影响穿龈轮廓的形成。选择后将牙龈成形器旋入,旋入时应注意其方向与种植体方向一致以免损坏种植体内部螺纹。旋入后确认其完全就位,如临床不能确认是否就位,可拍 X 线片证实。复位软组织使其贴合于牙龈成形器颈部,有需要时间断或褥式缝合。

安装牙龈成形器后,种植体周围的软组织围绕其完成愈合并形成种植体袖口。一般来说,应用预成的牙龈成形器即能满足大部分需求,但由于袖口的形态和位置就是种植牙穿龈部位的形状,在美学上如需要达到与天然牙相似的穿龈形态时,可制作个性化的牙龈成形器,诱导牙龈按要求的位置和形态生长。有的患者在二期时还需同时做必要的软组织成形术,修除过厚的牙龈组织或修复附着龈等。

(四)注意事项

(1)整个操作过程应避免器械脱落后误吞或误吸,必要时可通过调整合适的体位、纱布保护咽喉部位、器械预先带线等方式避免。

(2)二期手术去除过多的覆盖于种植体上端的骨质时,应注意避免刮伤种植体表面;在将牙龈成形器或基台固定在种植体上时,应注意两者之间不可卡住或滞留任何组织成分。

(陈利民)

第二节　软组织游离移植术

种植区软组织游离移植术是矫正牙种植体周围角化黏膜缺损或黏膜过薄的一类外科技术。根据治疗目的,该类手术可分为全层黏膜游离移植术和结缔组织游离移植术两种术式。

一、全层黏膜游离移植术

(一)适应证

种植区角化黏膜缺损或宽度不足 2 mm,导致牙种植美学欠佳或种植体周围黏膜封闭不良。

(二)操作程序及方法

1.麻醉

术区局部浸润麻醉。

2.黏膜切口

在角化黏膜缺损区边缘,沿牙槽嵴顶水平、并向唇(颊)侧做梯形切开黏膜。

3.黏膜移植床制备

沿骨膜上向唇(颊)侧翻起黏膜瓣,并向根方滑行、缝合固定,制备黏膜移植床。

4.全层黏膜瓣切取

硬腭黏膜是黏膜移植的临床常用供区,具体部位通常选择在上颌前磨牙腭侧硬腭黏膜部位。根据黏膜缺损大小,切取全层腭黏膜,修除黏膜下脂肪和腺体组织。供区创面可用纱布压迫止血或采用碘仿纱布缝合保护。

5.黏膜瓣缝合固定

将全层黏膜瓣缝合固定在移植区,并与黏膜创面边缘对位缝合。

(三)注意事项

(1)黏膜瓣应充分伸展,并牢固固定在移植床表面。

(2)黏膜瓣与移植床之间应紧密贴合,避免黏膜瓣下积血或积液。

二、结缔组织游离移植术

(一)适应证

牙种植体周围黏膜薄,影响黏膜健康或种植美学效果。在特殊情况下该术式可以与植骨手术同期进行。

(二)操作程序及方法

1.麻醉

术区局部浸润麻醉。

2.切开与翻瓣

沿牙槽嵴顶向唇(颊)侧做梯形切开黏膜,于骨膜上向唇(颊)侧翻起黏膜瓣。在同期植骨情况下,也可以从骨面翻起黏骨膜瓣。

3.结缔组织瓣切取

硬腭黏膜是黏膜移植的临床常用供区,具体部位通常选择在上颌前磨牙腭侧硬腭部位。根据黏膜缺损大小,翻起腭黏膜表皮层,切取黏膜下结缔组织,修除黏膜下脂肪和腺体组织。供区创面可用纱布压迫止血或采用碘仿纱布缝合保护。

4.黏膜瓣缝合固定

将结缔组织瓣缝合固定在移植区,黏膜伤口对位缝合。

（三）注意事项

（1）结缔组织瓣应充分伸展，并牢固固定在移植区。

（2）结缔组织瓣与黏膜瓣之间应紧密贴合，避免黏膜瓣下积血或积液。

（陈利民）

第三节 即刻种植术

一、适应证

除了与常规的牙种植相同的适应证以外，以下情况可选择即刻种植。

（1）牙体牙髓病治疗失败需拔牙者。

（2）牙周病患牙，无法通过牙周治疗保存者。

（3）外伤性牙脱位。

（4）根折或冠根折，已不能通过传统的方式进行治疗修复者。

（5）以上患牙局部无明显污染及急性炎症，牙槽嵴骨量无大的缺失者。

二、禁忌证

除了与常规的牙种植相同的禁忌证外，以下情况不适宜即刻种植。

（1）拔牙前或后有严重的骨缺损。

（2）牙根尖周围骨量不足，种植体难以获得足够的初期稳定性。

（3）拔牙或外伤脱落牙槽窝有严重污染或急性炎症者。

（4）邻近牙病变（未经治疗控制的牙周病、根尖周炎等）可能污染种植区者。

三、操作程序及方法

（一）术前用药、麻醉及消毒铺巾等

与"牙种植一期手术"程序相同。

（二）拔除患牙

微创拔牙技术拔除患牙，尽量减少根周牙槽骨的损伤。

（三）牙种植技术的选择

可选择翻瓣或不翻瓣技术进行牙种植操作。

（四）种植窝预备并植入种植体

1.定点

虽然拔牙窝对种植的方向和位置有一定的参考意义，但通常不能完全按照原拔牙窝的位置和方向植入种植体，需要根据修复的需求重新于牙槽窝内定位。由于牙槽窝内壁通常为斜面，定点时需用球钻在牙槽窝腭侧骨壁斜面上形成一小的平台，以利先锋钻按需要的方向和位置钻磨进入。

2.先锋钻制备至预定深度

根据手术设计将先锋钻于定点部位钻磨进入至预定深度,注意在整个过程中观察其进入的三维位置和角度上符合最终修复的需求,可利用术前准备的外科模板、邻牙的位置和方向等协助判定。

3.扩孔钻逐级扩大种植窝及植入种植体

操作方式与前述牙种植一期术相同。

植入种植体后,未愈合的拔牙窝通常在牙槽嵴顶部大于种植体直径,这样在种植体牙槽窝骨壁间有一间隙,如果小于 2 mm 者可不用植入骨替代材料,大于 2 mm 时需植入人工骨替代材料;另外,为避免骨结合进程中牙槽骨的过度吸收或有部分种植体暴露者,需要采用 GBR 技术进行骨替代材料植入及覆盖屏障膜,这时通常需进行翻瓣操作。

(五)封闭牙槽窝

由于即刻种植者,术前拟拔除的牙或牙根所占据的部位没有软组织,在即刻种植牙种植体后,如果简单地复位黏骨膜瓣通常无法关闭创口,可采用以下方式之一进行创口的关闭,封闭牙槽窝。

1.愈合基台或过渡性修复体关闭法

完成前述的操作后,上入愈合基台或过渡性修复体,复位黏骨瓣使其紧贴愈合基台或过渡性修复体,缝合创口。这种方法适用于单根牙即刻种植,并且在种植体植入时有足够的初期稳定性者。

2.游离角化黏膜瓣移植关闭法

游离角化黏膜瓣移植关闭法是将口腔内其他部位的黏膜游离移植,关闭创口。操作方法:完成前述的植牙及可能的骨替代材料植入操作后,将唇颊腭侧软组织复位,修整牙槽窝周围的软组织边缘,去除上皮并修剪整齐,测量此时牙槽窝黏膜缺损区域的形状和大小,于口腔其他部位切取类似形状和同样大小的角化黏膜瓣,覆盖于牙槽窝表面,进行必要的修剪,使其边缘的结缔组织面与牙槽窝边缘的结缔组织面紧密贴合,十字交错缝合固定。供区通过简单缝合(不要求完全关闭创口)止血,也可采用碘仿纱条反包扎止血。常用的供区是上颌第一、第二前磨牙腭侧 5 mm 处的角化腭黏膜;也可从腭部其他部位、无牙牙槽嵴顶处、上颌结节处等部位切取角化黏膜瓣。

3.移行瓣关闭法

移行瓣关闭法是通过松解唇(颊)侧黏骨膜瓣,将其向牙槽嵴顶方向推移关闭创口。这种方法由于破坏了原附着龈的附着位置,在种植体完成骨结合,二期手术时还需对附着龈进行修复处理。另外也可采用颊舌龈乳头交错缝合法关闭伤口。

4.生物胶原材料封闭伤口法

生物胶原材料封闭伤口法是利用生物胶原材料如胶原膜、胶原塞等经缝合固定于创口处关闭创口。由于这些胶原材料暴露于口腔内后短期内溶解消失,所以这种方法仅仅用于植入区软硬组织较为充足,种植体植入时有较好的初期稳定性及植入的深度部位较为理想者。

四、注意事项

(1)拔牙时应注意微创操作,尽量避免破坏牙槽窝骨壁。

(2)由于失牙后,不管是否即刻植入种植体,牙槽窝唇侧骨板高度和宽度皆有一定程度的吸收退缩,种植体植入位点应略偏向腭(舌)侧。

(3)术后保证创区清洁,有必要时使用青霉素类或其他抗菌药物预防性抗感染治疗,用药

3～5天。

（4）种植体在无干扰下愈合，如安装了愈合基台或临时修复体者,应注意日常功能性活动不对种植体产生过度负荷。

（陈利民）

第四节 自体骨切取术

一、下颌骨颏部取骨术

(一)适应证
（1）取骨区域位于下颌前牙根方区域。
（2）需要较大量的骨皮质和骨松质。

(二)操作程序及方法
（1）双侧颏孔或下齿槽神经孔阻滞麻醉和前庭沟局部浸润麻醉。
（2）下颌33～43前庭沟内切口＋远中松弛切口。骨膜下剥离黏骨膜瓣,暴露颏部取骨区域。
（3）取骨范围位于双侧颏孔前 5 mm,下前牙根尖下 5 mm,下颌骨下缘以上 5 mm 的范围内,通常保留中线颏隆突处的唇侧骨板。
（4）在中线两侧使用裂钻、来复锯或者超声骨刀制备两个长方形截骨线,仅切透骨皮质。
（5）用单面凿沿着骨截开线轻轻敲击,将骨块从舌侧骨板表面折断翘起。也可将块状骨分割,分段获取。
（6）骨块取出后,可使用刮匙等工具再获取一定骨松质颗粒。
（7）骨面止血,取骨量较大时填入骨替代材料以恢复颏部外形。
（8）缝合软组织。

(三)注意事项
（1）术中严格避免损伤邻近重要解剖结构,如颏神经、下前牙根尖。
（2）颏部取骨术后有可能出现下唇部或者下前牙感觉异常等并发症,需要术前向患者详细交代,避免纠纷。

二、下颌骨外斜线取骨术

(一)适应证
外斜线取骨常用于牙槽突块状植骨供骨区。

(二)操作程序及方法
（1）下颌骨外斜线区域、升支前缘行局部浸润麻醉。
（2）外斜线偏舌侧前庭沟切口,向后沿升支前缘向上,一般不高于𬌗平面 1 cm,切开软组织直达骨面,向前延伸至下颌第一磨牙颊侧。
（3）使用骨膜分离器从下颌体翻起软组织瓣,骨面上沿下颌升支的方向上下滑动将黏骨膜瓣翻起,显露升支的外侧面。

（4）供骨区域可包括下颌升支及下颌体部的颊侧骨皮质部位，可根据所需骨量大小设计截骨线。常用的截骨线包括上、下、前、后 4 条。

（5）上截骨线：第一磨牙远中根的颊侧开始向后达下颌升支与下颌体交界稍后。截骨线需要位于外斜线内侧 2 mm 以上，使用裂钻或者超声骨刀与牙长轴平行、垂直骨面进行截骨。

（6）前、后截骨线：前截骨线通常设计在下颌第一磨牙远中根的颊侧，后截骨线设计在下颌升支与下颌体交界稍后，与上截骨线相连。

（7）下截骨线：下截骨线与上截骨线平行，与前后截骨线相连。

（8）完成各截骨线切口操作后，先用一薄的骨凿通过敲击楔入骨内，轻轻敲击将骨块分离后取出，用吸收性明胶海绵填塞取骨区。

（9）复位软组织瓣，严密缝合。

(三)注意事项

（1）外斜线取骨以骨皮质为主，先用钻或者骨锯截开骨皮质，然后用超声骨刀紧贴骨皮质继续完成取骨。操作过程避免损伤下牙槽神经。

（2）软组织切口不应过高，不要超过颊脂垫尖的位置，以免切开后导致颊脂垫脱出干扰术野。

三、髂骨取骨术

(一)适应证

需要较大移植骨量时选择髂骨作为供区。

(二)操作程序及方法

（1）全身麻醉，仰卧位，用沙袋将术侧臀部垫高以使髂嵴突出。

（2）将髂嵴内侧皮肤向中线方向推压，使髂嵴表面皮肤移向嵴的内侧，然后平行于髂嵴切开皮肤、皮下组织和及覆盖在髂嵴上的肌层及骨膜，切口向后的长度根据需要采取的骨量而定。

（3）向内翻开骨膜至髂嵴下达切口下 3 cm 以上，外侧翻开至髂嵴边缘。

（4）使用骨凿或者骨锯截取髂骨内侧单层骨皮质联合骨松质骨块，最少应距离髂前棘 1 cm 处的顶部开始行截骨术。

（5）取骨创面生理盐水冲洗，充分止血。

（6）分层缝合骨膜、肌层、皮下及皮肤，保证解剖复位。渗出较多可放置引流条。

(三)注意事项

（1）皮肤切口应该起于髂前上棘后方 1～1.5 cm 处，避免损伤肋下神经，以及股外侧皮神经。

（2）术后 6 周内应避免剧烈运动。

（陈利民）

第五节　牙槽突骨劈开种植术

牙槽突骨劈开是针对牙槽突宽度不足所采用的一种水平骨增量方法，通常与牙种植体植入术联合应用。根据牙槽突水平骨缺损程度，该方法可分为牙槽突单纯骨劈开种植术和牙槽突骨劈开联合引导骨再生植骨同期种植术两种术式。

一、牙槽突单纯骨劈开种植术

(一)适应证

缺牙区牙槽突唇(颊)侧凹陷,牙槽骨宽度大于 5 mm,牙槽嵴劈开后唇(颊)侧骨板厚度应大于 3 mm。

(二)禁忌证

(1)术区局部存在急性炎症。

(2)牙种植体无法获得初期稳定性。

(3)牙槽突唇(颊)侧根方伴有明显倒凹。

(4)牙槽突以骨皮质为主,中央无明显骨松质。

(5)全身禁忌证同本章"牙种植体植入术"。

(三)操作程序与方法

1.麻醉

术区局部麻醉(浸润和/或阻滞麻醉)。

2.手术切口设计

通常采用牙槽嵴顶横向或联合唇(颊)侧纵向切口设计。

3.翻瓣

沿骨膜上向唇(颊)侧翻起黏膜瓣,显露牙槽嵴顶和唇(颊)侧牙槽突。

4.种植窝定位

按牙种植体的设计位置,略偏舌/腭侧定位。

5.牙槽嵴水平骨劈开

采用薄骨刀或超声骨刀,水平向劈开牙槽嵴,方向保持与牙槽突唇(颊)侧骨面平行或略呈唇颊向倾斜。

6.牙槽嵴唇(颊)侧纵向骨劈开

采用薄骨刀或超声骨刀,在唇(颊)侧劈开骨板的近中和远中纵向劈开,呈梯形切口设计。深度不超过水平劈开深度。

7.牙槽嵴扩张

采用专用扩张器或薄骨刀,向唇颊向缓慢扩张骨板。

8.牙种植窝制备

按牙种植体植入术外科操作方法和程序,逐级制备牙种植窝,深度应超过骨劈开深度。

9.牙种植体植入

以手动或机动植入牙种植体。

10.骨间隙植骨

在扩张的骨间隙内植入骨充填材料。如间隙<2 mm,可不植骨。

11.伤口缝合

严密缝合,关闭黏膜伤口。

(四)注意事项

(1)黏膜翻瓣应保留牙槽突唇(颊)侧骨膜。

(2)水平骨劈开长度应超过牙种植体边缘,保证种植体被唇(颊)侧骨板完全覆盖。

(3)骨劈开深度应避开重要解剖结构。种植体的植入深度应超过骨劈开深度 2 mm 以上。

(4)唇(颊)侧骨板厚度应大于 3 mm。

(5)骨劈开与扩张操作中应保持骨板的完整性,避免造成骨板折裂。

(6)牙种植体应具有良好初期稳定性。

(7)黏骨膜瓣应充分减张,确保伤口无张力缝合。

(8)术后 1 小时内术区适度压迫止血,防止黏膜瓣下积血或积液。

(9)术后预防性使用抗生素,防止出现感染并发症。

(10)术后加强口腔护理,保持术区清洁。

二、牙槽突骨劈开联合引导骨再生植骨同期种植术

(一)适应证

缺牙区牙槽突唇(颊)侧凹陷,牙槽骨宽度 3~5 mm,牙槽嵴劈开后唇(颊)侧骨板厚度 2~3 mm。

(二)禁忌证

(1)术区局部存在急性炎症。

(2)牙种植体无法获得初期稳定性。

(3)牙槽突唇(颊)侧根方伴有明显倒凹。

(4)牙槽突以骨皮质为主,中央无明显骨松质。

(5)全身禁忌证同本章"牙种植体植入术"。

(三)操作程序与方法

1.麻醉

术区局部麻醉(浸润和/或阻滞麻醉)。

2.手术切口设计

通常采用牙槽嵴顶联合唇(颊)侧纵向切口设计。

3.翻瓣

沿骨面向唇(颊)侧翻起黏骨膜瓣,显露牙槽嵴顶和唇(颊)侧牙槽突。

4.种植窝定位

按牙种植体的设计位置,略偏舌腭侧定位。

5.牙槽嵴水平骨劈开

采用薄骨刀或超声骨刀,水平向劈开牙槽嵴,方向保持与牙槽突唇(颊)侧骨面平行或略呈唇颊向倾斜。

6.牙槽嵴唇(颊)侧纵向骨劈开

采用薄骨刀或超声骨刀,在唇(颊)侧劈开骨板的近中和远中纵向劈开,呈梯形切口设计。深度不超过水平劈开深度。

7.牙槽嵴扩张

采用专用扩张器或薄骨刀,向唇颊向缓慢扩张骨板。

8.牙种植窝制备

按牙种植体植入术外科操作方法和程序,逐级制备牙种植窝,深度应超过骨劈开深度。

9.牙种植体植入

以手动或机动植入牙种植体。

10.唇(颊)侧植骨

在唇(颊)侧植骨,并覆盖生物屏障膜。

11.伤口缝合

严密缝合,关闭黏膜伤口。

(四)注意事项

(1)水平骨劈开长度应超过牙种植体边缘,保证种植体被骨板完全覆盖。

(2)骨劈开深度应避开重要解剖结构。种植体的植入深度应超过骨劈开深度 2 mm 以上。

(3)唇(颊)侧骨板厚度应大于 1 mm。

(4)骨劈开与扩张操作中应保持骨板的完整性,避免造成骨板折裂。

(5)牙种植体应具有良好初期稳定性。

(6)黏骨膜瓣应充分减张,确保伤口无张力缝合。

(7)术后 1 小时内术区适度压迫止血,防止黏膜瓣下积血或积液。

(8)术后预防性使用抗生素,防止出现感染并发症。

(9)术后加强口腔护理,保持术区清洁。

(陈利民)

第六节 上颌窦底提升术

一、经牙槽嵴入路上颌窦底提升术

(一)适应证

(1)上颌窦缺牙区牙槽骨剩余高度不足,一般应≥4 mm。

(2)牙槽骨宽度正常。

(二)禁忌证

上颌窦区域解剖结构异常,伴有急性上颌窦炎等病理改变。

(三)操作程序及方法

(1)局部浸润麻醉:牙槽嵴顶切口,翻起黏骨膜瓣,暴露牙槽嵴顶。

(2)球钻定点:先锋钻确定种植方向。采用不同直径的钻序列制备窝洞,深度距上颌窦底 1～2 mm。

(3)选用专用上颌窦底内提升骨冲击器,逐级预备,轻轻敲击,逐级扩大到种植体植入所需相应直径。

(4)检查上颌窦底黏膜是否完整,根据情况经种植体窝洞植入骨充填材料。

(5)能获得初期稳定性的情况下,植入相应长度的种植体。若初期稳定性良好,直接安装愈合基台。若初期稳定性较差,安装覆盖螺丝,软组织瓣对位缝合。种植体无法获得初期稳定性,关闭伤口,延期种植。

(四)注意事项

(1)临床上常采用捏住患者鼻翼,并让患者鼓气检查上颌窦底黏膜是否完整。如发生穿孔一般需中止手术,愈合 3 个月后再行外侧壁开窗植骨种植手术。

（2）提升幅度根据解剖情况,避免裂开,不宜过高。种植体应获得良好的初期稳定性。

（3）术后口服抗生素 7 天,漱口液漱口 2 周。

（4）交代术后注意事项,避免剧烈运动等。

二、经外侧壁入路上颌窦底提升术

（一）适应证

上颌窦缺牙区牙槽骨剩余高度不足,不能满足种植体植入及功能修复。

（二）禁忌证

伴有急性上颌窦炎、恶性肿瘤等病理改变。

（三）操作程序及方法

（1）局部浸润麻醉:从牙槽嵴顶正中或偏腭侧切口,并在颊侧缺牙区两侧做 2 个松弛切口。向上翻起黏骨膜瓣,充分暴露拟上颌窦开窗区。

（2）用直径约 2 mm 球钻在上颌窦外侧骨壁上开窗,其窗口下缘应高于上颌窦底 3～5 mm,窗口上缘距牙槽嵴大于拟植入种植体长度 2 mm。在接近上颌窦黏膜时,改用超声骨刀去除剩余骨组织达上颌窦黏膜层。

（3）细心向上方分离抬起上颌窦腔黏膜,并使开窗后的薄骨片向内旋转形成植骨区域的顶。

（4）在牙槽嵴顶球钻定点,行常规种植术的逐级备洞。

（5）经上颌窦外侧壁预备的窗口,在抬起的上颌窦黏膜下方腔内先植入骨替代品或混入少量自体骨,经牙槽嵴顶备洞植入种植体。种植体必须有良好的初期稳定性。然后再经开窗口在植入的种植体颊侧再次植入骨替代品。

（6）复位黏骨膜瓣,严密缝合。

（四）注意事项

（1）黏膜穿孔:若出现上颌窦黏膜穿孔＜5 mm 时,建议首先充分抬起穿孔周围黏膜,使穿孔周围黏膜无张力后自然重叠,然后用可吸收胶原膜盖住穿孔区域,再行植骨术。当穿孔＞5 mm 时,建议中止手术。

（2）术中明显出血:多发生于骨壁开窗过程中,器械损伤上颌骨外侧壁上的血管束时,出血会使术野看不清楚,建议使用少量骨蜡准确封闭位于骨壁中的小血管束后继续抬起上颌窦黏骨膜。

（3）术后口服抗生素 7 天,漱口液漱口 2 周。

（陈利民）

第七节　牙槽嵴保存术

一、适应证

（1）非急性炎症期的拔牙或其他原因导致的失牙位点。

（2）为达到最佳的预期美学效果者。

（3）失牙位点存在骨缺损,经牙槽嵴保存术后二期种植有更好的预期效果者。

二、禁忌证

（1）拔牙或其他原因失牙部位局部有严重污染或急性炎症者。

（2）邻近牙病变（未经治疗控制的牙周病、根尖周炎等）可能影响到术区者。

三、操作程序及方法

（一）微创拔牙

常规局部麻醉下,分离牙龈后,遵循微创拔牙的原则拔除患牙,拔除过程中尽量保护患牙周围骨壁,避免发生不必要的骨折及骨壁的破坏。

（二）拔牙窝清创

选用锐利刮匙和小弯蚊式止血钳彻底清除软组织、肉芽及其他病变组织,生理盐水冲洗后,进一步搔刮拔牙槽窝骨壁形成新鲜出血。

（三）植入骨替代材料

在拔牙窝内植入骨替代材料,填塞使之与拔牙窝牙槽嵴顶平齐,不必过度挤压,确保骨代用品之间有足够的间隙允许血液充分润湿材料。植入骨替代材料后,表面覆盖屏障膜会有更好的预期效果,尤其是牙槽窝有明显骨缺损时,更有必要覆盖屏障膜。必要时可翻瓣,过量植入骨替代材料及覆盖屏障膜。

（四）封闭牙槽窝

封闭牙槽窝可以选择多种方法,其目的是包埋固定植入的骨替代材料,并尽可能地将牙槽窝内的骨再生环境与外界环境相隔离。

除了可选用前述即刻种植中提到的封闭牙槽窝方法之一以外,有的患者其牙槽窝骨壁因慢性炎症形成一较为厚实的增生结缔组织,可将其从牙槽窝内剥离,冠向翻转形成带蒂的局部结缔组织瓣,在牙槽窝内填入骨替代材料后,将此结缔组织瓣覆盖于其上,并与牙槽窝边缘缝合关闭创口。

四、注意事项

（1）操作中应确保骨替代材料被血液充分润湿,血凝块可有助于稳定骨替代材料并有利于成骨细胞、成血管细胞等生长进入。

（2）术后注意局部维护,避免污物滞留。确保骨替代材在无干扰状态下愈合。

（3）根据创区是否有污染、手术创伤大小等,可选择必要的术前及术后预防性抗感染治疗。

（陈利民）

第八节　牙种植印模技术

种植修复体制作过程中的印模技术与传统的修复体印模技术有很大的不同。为了确保种植体或基台与周围组织及邻牙位置关系的精确度,需要一些特殊的配件来完成定位、转移工作,例如印模转移体、种植体或基台替代体等。印模材料的选用也有特定要求。而依据所转移的部位不同分为种植体水平印模和基台水平印模;依据印模的方式不同分为闭口时印模和开窗式印模。

一、种植体水平印模技术

通过种植体转移体与种植体直接连接,准确复制种植体的三维空间位置和方向的印模技术。

(一)适应证

(1)种植体获得良好骨结合,种植体周围软组织无炎症,并获得良好成形。

(2)种植术后需即刻修复的患者。

(二)操作程序及方法

(1)清洁愈合螺丝表面,并旋下愈合螺丝。种植体颈部周围软组织袖口完整、无炎症和充血。

(2)将种植体转移体与口内的种植体精确对接(种植体转移体下段的结构完全复制基台下段的结构,当与种植体头端连接时完全模拟种植体与基台连接的方式)。

(3)检查确定印模帽和种植体在口内连接准确,植体内壁和转移基桩间密合。必要时可以拍摄 X 线片来确定两者是否完全就位。最后用螺丝固定。

(4)根据托盘类型不同,可将种植体水平印模分为闭合式牙种植印模和开窗式牙种植印模。

(5)用输送枪将硅橡胶或聚醚橡胶印模材输送到种植体周围组织及转移体上,完全覆盖转移体及种植体周围组织。避免气泡产生。

(6)印模材固化后将印模从口内脱位。检查印模周围是否有缺损;转移杆的定位平面是否清晰。

(7)从口内种植体上旋下转移杆,将其与种植体替代体连接并确定其精确就位后用螺丝固定。按照印模上定位平面的位置和方向将其插入印模内并精确就位。完成印模的制取过程。

(三)注意事项

(1)确保转移体在种植体上的完全精确就位并保持稳定。

(2)转移体与替代体精确对位连接,并在印模内精确就位。

(3)建议选用橡胶类印模材。

(4)余留牙倒凹过大时,需要填塞倒凹。

二、基台水平印模技术

通过基台转移体与基台直接连接,准确复制种植体上基台与周围组织的三维空间位置关系的印模技术。

(一)适应证

(1)种植体获得良好骨结合,种植体周围软组织无炎症,并获得良好成形。

(2)基台已经在种植体上安装就位的患者。

(二)操作程序及方法

(1)在基台上戴入基台转移体,并确定其精确就位。

(2)用输送枪将硅橡胶或聚醚橡胶印模材输送到基台周围组织转移体上,并将其完全覆盖。避免气泡产生。

(3)印模材固化后将印模从口内脱位,基台转移体埋入印模内。检查印模周围是否有缺损,基台转移体的定位平面是否清晰。

(4)将基台替代体按照基台转移体上定位平面的位置和方向将其插入基台转移体内并精确就位。完成印模的制取过程。

(5)用基台保护帽保护实心基台。

(三)注意事项

(1)确保转移体在种植体上的完全精确就位并保持稳定。

(2)转移体与替代体精确对位连接,并在印模内精确就位。

(3)建议选用橡胶类印模材。

(4)余留牙倒凹过大时,需要填塞倒凹。

三、闭合式牙种植印模技术

(一)适应证

(1)适应于单个种植体或少数种植体修复牙列缺损的患者。

(2)张口受限的患者。

(二)操作程序及方法

(1)口外确认种植体替代体和封闭式印模转移体是否匹配。

(2)旋出口内愈合基台,清洁口内种植体连接处后,将封闭式印模转移体在口内种植体上准确就位,并拧紧螺丝,必要时平行头照法拍 X 线片确认封闭式转移体是否准确就位。

(3)将印模帽固定于转移体顶端。

(4)印模材料仔细充填转移体龈方周围及天然牙的倒凹区,确保充填无死角和气泡,印模材料灌满托盘,常规取模,并进行肌功能修整,需注意,放置托盘时应确保托盘完全就位,未受转移体的干扰。

(5)待印模材料完全凝固后直接取下印模,可见转移体在口内。

(6)旋松转移体螺丝,将转移体从口内种植体上取出,口外连接转移体与种植体替代体并拧紧螺丝,将转移体头端平压如印模帽内准确就位。

(三)注意事项

(1)确保转移体在种植体上的完全精确就位并保持稳定。

(2)转移体与替代体精确对位连接,并在印模内并精确就位。

(3)建议选用橡胶类印模材。

(4)余留牙倒凹过大时,需要填塞倒凹。

四、开窗式牙种植印模技术

(一)适应证

(1)单个种植牙修复时取模。

(2)多个种植体固定桥修复牙列缺损或牙列缺失的患者。

(二)操作程序及方法

(1)选择大小合适的托盘,在种植体相对应的部位开窗。

(2)口外确认种植体替代体和开窗式转移体是否匹配。

(3)旋出口内愈合基台,清洁口内种植体连接处后,将开窗式转移体在口内种植体上准确就位,并拧紧螺丝,必要时平行头照法拍 X 线片确认开窗式转移体是否准确就位。

（4）利用流动复合树脂或自凝树脂将多个转移体在口内固定在一起，防止转移体之间的移位和松动。

（5）制取印模时，印模材料仔细充填转移体龈方周围及天然牙的倒凹区，确保充填无死角和气泡，印模材料灌满托盘，常规取模，并进行肌功能修整。需注意，放置托盘时应确保托盘完全就位，转移体的顶端正对托盘穿孔处。

（6）印模材料固化后，旋松转移体固位螺丝，然后脱模，转移体被埋在印模材料中一并取出。

（7）口外将种植体替代体就位于开窗式转移体上并拧紧螺丝，完成印模。

（三）注意事项

（1）根据患者实际情况和修复方式选择合适的取模方法。

（2）检查转移体和种植体替代体等部件没有损坏。

（3）印模材料的选择，既需要有一定的强度，也要有较好的流动性，能够包裹转移体的颈缘。

（4）转移体和种植体替代体能准确就位，无松动。

（5）确保转移体与替代体一一对位，避免混淆及对位错误。

（6）将预成的桥修复体蜡型用强度较高的成型树脂连接成一体，在口腔内试戴以检查印模的精确性。如果将螺丝固定后，成型树脂连接处发生断裂，表明模型与口内实际有误差，需要重新制取印模。

（陈利民）

参 考 文 献

［1］房兵.临床整合口腔正畸学［M］.上海:同济大学出版社,2020.

［2］戴辛鹏.口腔专科诊疗技术与临床［M］.北京:中国纺织出版社,2022.

［3］王玮.现代实用口腔医学［M］.昆明:云南科技出版社,2020.

［4］黄元清,黎祺.口腔颌面外科学［M］.武汉:华中科学技术大学出版社,2021.

［5］董刚.口腔解剖生理学［M］.北京:北京科学技术出版社,2020.

［6］姜松磊.实用口腔疾病诊疗［M］.北京:科学技术文献出版社,2021.

［7］刘学聪.实用口腔正畸诊治策略与重点［M］.哈尔滨:黑龙江科学技术出版社,2020.

［8］欧平花,李翠,苏花,等.口腔疾病规范化诊治方案［M］.长沙:中南大学出版社,2022.

［9］易建国,孙雪梅.口腔修复学［M］.武汉:华中科学技术大学出版社,2022.

［10］徐鲁勇.实用口腔疾病诊断与治疗［M］.北京:科学技术文献出版社,2021.

［11］殷悦,李轶杰,么远.口腔医学基础与临床实践［M］.郑州:郑州大学出版社,2022.

［12］杜礼安,宋双荣.口腔正畸学［M］.武汉:华中科学技术大学出版社,2021.

［13］秦晶.现代儿童口腔医学［M］.西安:陕西科学技术出版社,2021.

［14］张锡忠.口腔正畸学［M］.北京:北京科学技术出版社,2020.

［15］杜芹,林木.儿童口腔疾病诊治与舒适化操作［M］.北京:中国纺织出版社,2022.

［16］徐翠蓉.现代口腔技术与治疗［M］.天津:天津科学技术出版社,2020.

［17］管红雨,孙昌娟,梁露露.现代口腔疾病诊疗［M］.广州:世界图书出版广东有限公司,2022.

［18］邹慧儒.口腔内科学［M］.北京:北京科学技术出版社,2020.

［19］张文.口腔常见病诊疗［M］.北京:科学出版社,2020.

［20］王佐林.口腔种植临床操作与技巧［M］.北京:人民卫生出版社,2021.

［21］方贺.现代口腔科实用诊疗技术［M］.北京:中国纺织出版社,2022.

［22］陈菲.临床口腔病学［M］.上海:上海交通大学出版社,2020.

［23］王培军,吕智勇.口腔疾病诊疗与康复［M］.北京:科学出版社,2021.

［24］卢嘉静.口腔正畸工艺技术［M］.沈阳:辽宁科学技术出版社有限责任公司,2022.

［25］李长太.口腔医学基础与进展［M］.长春:吉林科学技术出版社,2020.

［26］赵文华,梁晓棠,曲千里,等.口腔科疾病诊疗与护理［M］.成都:四川科学技术出版社,2021.

［27］樊洪.口腔修复学［M］.北京:北京科学技术出版社,2020.

[28] 闫伟军,朴松林,刘鑫.临床口腔疾病诊疗指南[M].厦门:厦门大学出版社有限责任公司,2021.

[29] 王辉.实用儿童口腔医学[M].天津:天津科学技术出版社,2020.

[30] 阴绪超,李春燕,吕海秀.临床口腔诊疗技术[M].长春:吉林科学技术出版社,2021.

[31] 李春茹,米娜,闫嘉群,等.口腔科操作技术与疾病处置[M].北京:中国纺织出版社,2022.

[32] 张昊.口腔基础与临床[M].北京:科学技术文献出版社,2020.

[33] 史彦,杨健.口腔医学导论[M].北京:清华大学出版社,2021.

[34] 宫苹.口腔种植学[M].北京:人民卫生出版社,2020.

[35] 刘庆熙.口腔修复体制作[M].北京:科学出版社,2022.

[36] 刘洪臣.口腔医学美学[J].口腔颌面修复学杂志,2023,24(1):33.

[37] 周陆军,陈柏延,李雨霖,等.口腔微生物与全身系统性疾病的关系[J].四川大学学报(医学版),2023,54(1):1-6.

[38] 樊壮壮,陆支越,金建秋.口腔过敏综合征的研究进展[J].中华预防医学杂志,2023,57(3):341-347.

[39] 唐瞻贵,郭俊涛.口腔白斑非药物治疗的研究进展[J].口腔医学研究,2023,39(2):97-100.

[40] 张乔云,陈立忠.口腔黏膜沟纹样改变2例[J].临床口腔医学杂志,2023,39(2):66,127.